Verlag Hans Huber
Programmbereich Gesundheit

Wissenschaftlicher Beirat
Felix Gutzwiller, Zürich
Manfred Haubrock, Osnabrück
Klaus Hurrelmann, Bielefeld
Petra Kolip, Bremen
Horst Noack, Graz
Doris Schaeffer, Bielefeld

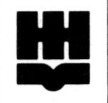

John Øvretveit

Evaluation gesundheitsbezogener Interventionen

Einführung in die Bewertung von gesundheitsbezogenen
Behandlungen, Dienstleistungen, Richtlinien und
organisationsbezogenen Interventionen

Aus dem Englischen von Dr. Klemens Felden

Verlag Hans Huber
Bern · Göttingen · Toronto · Seattle

John Øvretveit
Professor für Gesundheitspolitik und Management an der Nordic School of Public Health in Göteborg, Schweden

Die Deutsche Bibliothek – CIP Einheitsaufnahme

Øvretveit, John: Evaluation gesundheitsbezogener Interventionen : Einführung in die Bewertung von gesundheitsbezogenen Behandlungen, Dienstleistungen, Richtlinien und organisationsbezogenen Interventionen / John Øvretveit. Aus dem Engl. von Klemens Felden. – 1. Aufl. – Bern ; Göttingen ; Toronto ; Seattle : Huber, 2002 (Verlag Hans Huber, Programmbereich Gesundheit) Einheitssacht.: Evaluating health interventions <dt.> ISBN 3-456-83685-6

Das vorliegende Buch ist eine Übersetzung aus dem Englischen. Der Originaltitel lautet «Evaluating Health Interventions» von John Øvretveit. © Open University Press, Buckingham/Philadelphia 1998

1. Auflage 2002. Verlag Hans Huber, Bern © der deutschsprachigen Ausgabe 2002. Verlag Hans Huber, Bern

Anregungen und Zuschriften an: Verlag Hans Huber Lektorat: Gesundheitsberufe z.Hd.: Jürgen Georg/Dr. Klaus Reinhardt Länggass Strasse 76 CH-3000 Bern 9 Tel: 0041 (0)31 300 4500 Fax: 0041 (0)31 300 4593 E-Mail: georg@hanshuber.com E-Mail: reinhardt@hanshuber.com

Lektorat: Jürgen Georg, Jacqueline Vitacco, Dr. Klaus Reinhardt Herstellung: Kurt Thönnes, die Werkstatt, Liebefeld-Bern Titelillustration: Harald Schröder, Wiesbaden Satz: SatzTeam Berger, Ellwangen/Jagst Druck und buchbinderische Verarbeitung: Druckerei Hubert & Co, Göttingen

Printed in Germany

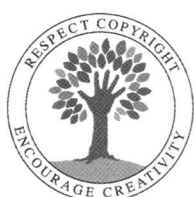

Inhaltsverzeichnis

Geleitwort

Sowohl der Umfang der gesundheitlichen Betreuung als auch die in ihr praktizierten Fertigkeiten nehmen zu; parallel dazu müssten aber auch die Ergebnisse sowie die Auswirkungen der erbrachten Dienstleistungen evaluiert werden.

In diesem Buch gibt uns John Øvretveit aktuelle, durchdachte und durchgreifende Richtlinien für die methodische Evaluation gesundheitlicher Serviceleistungen an die Hand.

Auch wenn eine hochwertige Medizin – neue Technologien wie neue Medikamente – in immer schnellerem Tempo Raum gewinnt, wird sie oft mit einer nur unzureichenden Evaluation und nur wenigen systematischen Untersuchungen ihrer Effekte in der Praxis realisiert. Gleiches gilt für viele eingeführten Behandlungsformen und Serviceleistungen: Man setzt sie ein, auch wenn die Wirksamkeitsnachweise spärlich sind. Die unübersehbaren Unterschiede bei den Resultaten chirurgischer Eingriffe wie bei den Behandlungsarten für identische Diagnosen zusammen mit medizinisch nicht erklärbaren Unterschieden bei der Hospitalisierung sind nur zwei Indikatoren für die Notwendigkeit einer Medizin, die in größerem Umfang auf Kontrollnachweisen und einer besseren wissenschaftlichen Rechtfertigung der von ihr getroffenen Entscheidungen basiert. Es ist offensichtlich, dass die medizinische Profession wie die Institutionen des Gesundheitswesen dafür gemeinsam die Verantwortung tragen.

Aus vielen Gründen begrüße ich das Erscheinen dieses Buches, vor allem aber weil es ein Beitrag dazu sein soll, der Bevölkerung eine bessere gesundheitliche Betreuung zur Verfügung zu stellen. Die Patientinnen und Patienten haben ein Recht darauf, dass die Leistungen und die Behandlungen, die sie erhalten, angemessen evaluiert worden sind. Wissenschaftlern sowie Fachkräften im Gesundheitswesen wird dieses Buch helfen, Methoden der Evaluation einzusetzen und auf diese Weise eine sichere und effektive gesundheitliche Betreuung von hoher Qualität zu gewährleisten.

Gudmund Hernes
Gesundheitsministerin Norwegens

Vorwort

Die meisten im Gesundheitswesen Tätigen nutzen Evaluationen oder werden in irgendeiner Weise von ihnen tangiert. Andererseits sind viele Fachkräfte im Gesundheitswesen, Führungskräfte und politisch Verantwortliche schlecht dafür gerüstet, eine Evaluation zu nutzen, durchzuführen oder zu überwachen. Es besteht die Gefahr, dass der auf Evidenz fokussierte Diskurs im Gesundheitswesen ein begrenztes Verständnis des Begriffs «Nachweis» suggeriert. Bei der Anleitung von Gruppen, an denen mehrere Professionen beteiligt waren, merkte ich, dass es nur wenige Texte gibt, die einen knappen Überblick über die Ansätze und Methoden der Evaluation geben, die im Gesundheitswesen eingesetzt werden können. Mit diesem Buch möchte ich einen derartigen Überblick geben. Es basiert auf meinen Erfahrungen als Wissenschaftler, der auf Kontraktbasis Evaluationen in Gesundheitseinrichtungen durchgeführt hat, und aus meiner Lehrtätigkeit an der Brunel University in Großbritannien, wobei es um Kurse über Evaluationen im öffentlichen Sektor ging. Profitiert habe ich auch aus meiner eigentlichen Lehrerfahrung mit Fachkräften aus dem Gesundheitswesen sowie mit leitenden Beamten skandinavischer Staaten und aus der Durchführung von Evaluationen im staatlichen Gesundheitssektor nordeuropäischer und anderer Länder.

Dieses Buch enthält keine detaillierten Anweisungen für den Wissenschaftler, der eine bestimmte Evaluation durchführen will: Es gibt bereits eine ganze Reihe von ausgezeichneten Texten für Forscher zu ökonomischen, experimentellen und anderen Arten von Evaluationen, die der Leser zu Rate ziehen möge, um Einzelheiten zu fin-

den. Andererseits will dieses Buch die Aufmerksamkeit der Wissenschaftler auf bestimmte Vorgehensweisen bei der Evaluation lenken, die sie vielleicht bislang nicht beachtet haben.

«Learning by doing» ist sicherlich eine der effektivsten Verfahrensweisen, um Kenntnisse und Fähigkeiten zu erlangen. Für mich allerdings ist das Verfahren «Learning by teaching» ebenso effektiv. Seit 1980 habe ich auf Vertragsbasis Serviceleistungen und strategische Entscheidungen im Gesundheitswesen und der Sozialarbeit evaluiert. Aber erst durch die Beschäftigung mit der Evaluation im Rahmen meiner Lehrtätigkeit entdeckte ich, dass mein Wissen tatsächlich begrenzt und zu spezialisiert war. Ich entdeckte eine Vielzahl von Ansätzen, die viel weitläufiger waren, als ich mir bisher vorstellen konnte, und dass eine Reihe von Konzepten und Ideen eines bestimmten Typs in anderen Arten von Evaluationen ebenfalls Verwendung finden könnte. Ich bekam Respekt vor Ansätzen, die anders als die meinigen waren, und ich fand heraus, dass andere Evaluatoren sich mit denselben praktischen und methodologischen Probleme herumgeschlagen haben, mit denen auch ich konfrontiert war, dass ich aber effektive Strategien entwickelt hatte, um mit ihnen fertig zu werden.

Diese Entdeckung war mir möglich, weil ich mich dem Zwang ausgesetzt sah, mir bei der Unterrichtung von Menschen unterschiedlichster Herkunft und Bedürfnissen einen umfassenden Überblick über das Thema zu verschaffen, und nur begrenzte Zeit zur Verfügung hatte, um diese Verschiedenartigkeit zu begreifen. In der gesundheitlicher Betreuung verfügen Führungskräfte und Entscheidungsträger, die einerseits nicht mit Evaluation oder Forschung vertraut sind, andererseits aber eine Evaluation nutzen oder sie in Auftrag geben möchten, nicht über den Luxus, unbegrenzt viel Zeit und Ressourcen zu haben. Dies gilt auch für Fachkräfte, die eine bescheiden dimensionierte Evaluation durchführen möchten oder bei denen der Druck wächst, Evaluationen einzusetzen zwecks einer Optimierung ihrer Praxis. Viel Zeit haben aber oft auch Wissenschaftler nicht zur Verfügung, die – auf Zeit oder auf Dauer – aus der «Rolle» des Forschers innerhalb ihrer wissenschaftlichen Disziplin in die Rolle eines Evaluators schlüpfen müssen.

Doch Manager, Fachkräfte und Wissenschaftler können nur über die Kenntnis unterschiedlicher Interventionen im Gesundheitswesen, wie etwa Behandlungen, Serviceleistungen, strategische Entscheidungen, Organisationsinterventionen und Programme der Erziehung und Weiterbildung, das Wissen und die Fähigkeiten erwerben, die sie benötigen, um die Reichhaltigkeit des Themas zu realisieren. Ziel dieses Buchs ist es, einen umfassenden Überblick zu vermitteln, etwas von dem Enthusiasmus weiterzugeben, den meine Kollegen und ich für dieses Bukett von Disziplinen empfinden, und «Anfängern» eine sichere Basis zu geben.

Einige der Texte könnten auf diejenigen entmutigend wirken, die erst unlängst auf dieses Thema gestoßen sind, weil sie zu detailliert sind, bestimmte Ansätze ignorieren oder darauf fixiert sind, Vorgehensweisen zu kritisieren, die dem Anfänger fremd sind. Es gibt ausgezeichnete Arbeiten für bestimmte Verfahrensweisen wie die experimentelle Evaluation von Behandlungen oder die ökonomische Evaluation; dies könnte aber den Eindruck entstehen lassen, als ob es nur eine Art von Evaluation gäbe. Amerikanische Arbeiten über die «Programmevaluation» bieten eine brauchbare Verständnishilfe für die Art, wie bestimmte Typen von Evaluationen durchgeführt werden können; viele dieser Beispiele stammen jedoch nicht aus dem Gesundheitswesen, sie benutzen Begriffe und setzen die Kenntnis von Rahmenbedingungen voraus, die außerhalb der USA unbekannt sind. Ich bin auch der Ansicht, dass nur wenige Texte einem Ansatz gerecht werden, für den ich den Ausdruck «entwicklungsorientierte Evaluation» geprägt habe, oder der auf Handlung gerichteten Orientierung der meisten Evaluationsprojekte. Auch die Berücksichtigung ethischer Werte kommt zu kurz. In keinem Buch fand ich den Überblick, den die Menschen, die ich unterrichtete, brauchten – eine heterogene Gruppe von Leuten mit unterschiedlichem Hintergrund, die sehr unterschiedliche Arten von Interventionen bewerten wollten und die alle eine breit angelegte Einführung benötigten, bevor sie sich spezialisierten.

Dieses Buch identifiziert sich nicht mit einer bestimmten Richtung; aus meiner Sicht kritisieren die Kritiker des experimentellen Ansatzes oft etwas, das tatsächlich ihre eigene ungenaue Karikatur dieser Vorgehensweise ist, oder sie sind wenig vertraut mit der aktuellen Debatte innerhalb dieses Paradigmas. Einige experimentelle Evaluatoren und Ärzte machen ähnliche Fehler, wenn sie entwicklungsorientierte Evaluationen oder bestimmte qualitative Methoden kritisieren. Jeder Ansatz hat seinen eigenen Wert und kann seinen Beitrag in anderen Bereichen leisten: Unterschiedliche Ansätze werden für die vielen verschiedenen Arten von Interventionen benötigt, die wir für Interventionen im Gesundheitswesen brauchen; da gibt es Platz für jeden, jeder wird gebraucht in diesem neuen und rasch expandierenden Betätigungsfeld. Ich möchte an dieser Stelle allen Kolleginnen und Kollegen danken, die mir in vielen Jahren geholfen, mich inspiriert und beeinflusst haben, insbesondere Maurice Kogan und Christopher Pollitt am Centre for Public Politics and Practice an der Brunel University, Martin Buxton von der Abteilung Health Economics Research an derselben Universität, David Hunter und Steve Harrison am Nuffield Centre for Health, meinen Kolleginnen und Kollegen am Institute of Health Economics in Lund, Arja Rimpala, jetzt Leiterin der School of Public Health an der Universität von Tampere in Finnland, sowie Edgar Borgenhammer, Mats Brommels und Keith Barnard. Ein Dank auch an Barbara, Gill und Mary für die Unterstützung und ihr Lachen. Dank sagen möchte ich insbesondere Don Berwick und Brent James für ihre Ermutigung und ihr Beispiel während all der Jahre.

1. Was ist eine Evaluation?

«Was sind Zahlen wert, wenn sie dem Körper oder der Seele nicht gut tun?»

(Eyler 1979)

«Ohne Evaluation geht im praktischen Leben nichts, nichts im intellektuellen Leben und auch nicht in der Ethik; ohne sie ist alles auf Sand gebaut. Die Frage ist also nur, wie man richtig evaluiert, nicht, wie man einer Evaluation aus dem Weg geht.»

(Scriven 1991)

1.1 Einleitung

Dieses Buch zeigt, wie die Evaluation einer gesundheitlicher Behandlung, Dienstleistung oder einer strategischen Entscheidung am besten genutzt und durchgeführt werden kann. Es soll Ihre Fähigkeit steigern, eine einfache Evaluation durchzuführen und die verschiedenen Arten von Evaluationen zu verstehen und richtig einschätzen zu können. Der Fokus ist auf die Praxis gerichtet – auf die Evaluation einer Aktivität, auf den Einsatz und die Anwendungsmöglichkeiten der Evaluation mit dem Ziel, menschliche Gesundheit sowie die Dienstleistungen, in denen wir tätig sind, zu verbessern. Es geht hier um einen multidisziplinären Ansatz, der das Ziel verfolgt, die praktische Tätigkeit im Gesundheitswesen auf wissenschaftlicher Basis weiterzuentwickeln; das gleiche gilt ebenfalls für das Management und strategische Entscheidungen.

Dieses Buch bezieht keine Stellung für oder gegen bestimmte Vorgehensweisen bei der gesundheitlichen Evaluation. Es zeigt vielmehr die Notwendigkeit auf, sich für bestimmte Methoden und für ein bestimmtes Design zu entscheiden, die der Zweckbestimmung der Evaluation und dem Charakter der Intervention, die wir mit der Evaluation beurteilen möchten, am besten entsprechen. Es beschreibt eine Vielzahl von Verfahrensweisen innerhalb der vier umfassenden Kategorien der experimentellen, ökonomischen, Entwicklungs- und Managementevaluation. Das Buch zeigt die Stärken und Schwächen der verschiedenen Varianten auf und nennt Kriterien, denen die Evaluation gerecht werden muss, um aussagekräftig zu sein.

Wir sind in Gefahr, an die Stelle der Gleichgültigkeit gegenüber der Effektivität eine eingeengte und dogmatische Sicht des Begriffs «Beweis» treten zu lassen.

Dieser pluralistische und pragmatische Ansatz entspricht unserem Thema, bei dem es um die Evaluierung von ganz unterschiedlichen gesundheitlichen Interventionen geht. Selbst im Hinblick auf eine bestimmte Intervention wie eine Veränderung der Arbeitsorganisation von Teams sind viele verschiedene Methoden und Designs möglich. Sowohl die Evaluatoren selbst wie auch die Nutzer von Bewertungen sollten wissen, welche Art von Evaluation am besten dazu geeignet ist, und deren Vor- und Nachteile kennen. Alle Beteiligten sollten eine Vorstellung von den Stärken und Schwächen der quantitativen wie der qualitativen Methoden haben und abschätzen können, wann und wie eine Kombination derselben angebracht wäre.

Evaluation ist nicht langweilig, obschon einiges in der Fachliteratur nicht unbedingt geeignet ist für Leute mit Konzentrationsproblemen. Das ist nicht als Kritik der experimentellen Evaluation gemeint, die oft auf gestresste Praktiker zugeschnitten sind, sondern muss als Kritik am überflüssigen Jargon und den umständlichen Erörterungen verstanden werden, die in einigen Arbeiten über Evaluationen den Mangel an Substanz kaschieren. In diesem Buch gibt es auch Stellen, wo es nur langsam vorangeht, doch ich vermittle hoffentlich den Eindruck, dass ich Ihnen etwas von den faszinierenden Problemen und menschlichen Tragödien in diesem schnell expandierenden Gebiet vermitteln kann, ohne dabei die notwendige wissenschaftliche Gründlichkeit vermissen zu lassen. Wir werden auf Konflikte eingehen, die entstehen, wenn unterschiedliche Ansichten darüber herrschen, was die beste Vorgehensweise bei Untersuchungen oder der beste Weg ist, Veränderungen einzuleiten, was als «Beweis» zu zählen ist und welche Art der Begründung eine Evaluation enthalten sollte. Eine weitere häufig gestellte Frage ist, ob Evaluatoren dafür Verantwortung übernehmen müssten, dass nach dem Abschluss ihrer Arbeit die entsprechenden Veränderungen vorgenommen werden.

Im modernen Gesundheitswesen ist es unethisch, sich nicht für Evaluation zu interessieren, und nicht länger akzeptabel, auf diesem Gebiet Analphabet zu sein.

Die Evaluation im Bereich der Gesundheit stellt die Frage nach unseren Werten und denen der anderen und was wir für wichtig im Leben halten. Es löst Fragen nach der Art und Weise aus, wie wir die klinische Praxis und die des Managements verändern wollen und wie Politiker und Institutionen Gesundheitspolitik machen, die uns alle betrifft. Wir werden beobachten können, wie Evaluationen benutzt werden, um die Interessen der Machthaber zu fördern und zu verteidigen, und wie Evaluatoren ständig zwischen dem Ideal und dem praktisch Möglichen entscheiden müssen. Wir werden sehen, wie einfache Evaluationsmethoden die Kluft zwischen Forschung und Praxis überbrücken und wie immer mehr Fachkräfte diese Methoden anwenden, um die von ihrer Organisation erbrachten Leistungen sowie die Betreuung ihrer Patienten zu verbessern.

Als Fachkräfte im Gesundheitswesen verfolgen wir die Reaktionen unserer Patienten auf die Behandlung und haben die ethische Verpflichtung, unsere Tätigkeit zu evaluieren. Als Führungskräfte und Entscheidungsträger müssen wir sicherstellen, dass Ressourcen auf bestmögliche Weise genutzt werden und dass wir der Öffentlichkeit erklären können, warum wir bestimmte Entscheidungen in ihrem Interesse getroffen haben – einer Öffentlichkeit aus Konsumenten und Steuerzahlern, die sich in zunehmendem Maß die Ergebnisse von gesundheitlichen Bewertungen zu eigen macht. Wir alle können Prinzipien und Methoden der Evaluation anwenden, um unsere Tätigkeit und die Art, wie wir unsere Dienstleistungen gestalten, zu verbessern.

1.1.1 An wen wendet sich dieses Buch?

Dieses Buch wendet sich an alle, die Evaluationsschlussberichte lesen und verwenden müssen, sowie an diejenigen, die eine Evaluation planen oder durchführen möchten. Dazu gehört die Gruppe der Fachkräfte im Bereich des Gesundheitswesens oder der Forschung, für welche eine Evaluation neu ist. Sie sind vielleicht daran interessiert, Berichte über Evaluationen in Fachzeitschriften für ihre Zwecke nutzen oder ihre eigene Tätigkeit und die ihrer Kolleginnen und Kollegen besser bewerten zu können (Selbsteinschätzung). Möglich wäre auch, dass sie eine gewisse Behandlungsmethode bewerten müssen, die in der Institution, für die sie arbeiten, zur Anwendung komme soll, oder dass sie für eine Organisation tätig sind, die ihre Dienstleistungen in eine neue Richtung lenken will oder bestehende Dienstleistungen evaluieren will. Es kann sich auch um externe Evaluatoren handeln, die eine Evaluation planen oder bereits ausführen. Diejenigen, die eine Evaluation durchführen, werden vor allem dann Interesse an diesem Buch haben, wenn sie sich in einer Phase befinden, in der es um die Bestimmung des Untersuchungsgegenstands geht, um die Kriterien der Evaluation sowie um die Erhebung und die Analyse der entsprechenden Daten.

Das Buch richtet sich auch an Manager, Berater und Politiker, die Evaluationen nutzen oder sponsern: Sie sind genauso Nutzer von Evaluationen, wie es Fachkräfte sind und in zunehmendem Maß auch Patienten und Selbsthilfegruppen. Wer Evaluationen nutzt, sollte eine Evaluation auch verstehen und sie in relativ kurzer Zeit angemessen bewerten können, um entscheiden zu können, ob die Evaluation eine Veränderung der Verfahrensweisen nahe legt. Sie werden möglicherweise interne wie externe Evaluatoren beauftragen, eine Bewertung durchzuführen. Dabei gilt ihr Interesse vor allem dem Gegenstand und den Kriterien der Evaluation, der Bewertung der Untersuchungsangebote sowie der Beurteilung des Werts, der Planung und der Ausführung des Vorhabens.

Ziel des Buches ist, die Fähigkeit der Evaluatoren zu erhöhen, nützliche Evaluationen durchzuführen, sowie die Fähigkeit anderer zu fördern, einen höheren Nutzen aus diesen Bewertungen zu ziehen. Evaluationen erfreuen sich im Gesundheitswesen einer immer größeren Verbreitung. Jeder Leser kann ziemlich sicher sein, dass er einmal an einem Evaluationsprozess beteiligt wird oder zumindest auf irgendeine Art aus einer Evaluation Nutzen zieht. Alle Fachkräfte im Gesundheitswesen, unabhängig von der Position, in der sie tätig sind, müssen die Grundprinzipien der Evaluation verstehen. Es wird in Zukunft noch selbstverständlicher der Fall sein, Resultate aus Evaluationen in die Praxis umsetzen zu können und Methoden der Evaluation einzusetzen, um die eigene klinische Praxis oder Vorgehensweisen im Rahmen des Managements oder im Umfeld der Betreuung zu verbessern.

1.1.2 Wie das Buch verwendet werden sollte

Warum haben Sie dieses Buch in die Hand genommen? Was haben Sie für Erwartungen? Wenn mir ein Thema neu ist, dann weiß ich nicht genug darüber, um sagen zu können, was ich wissen müsste. Für einige wird dieses Buch als Einführung dienen und dabei helfen zu entscheiden, ob man mehr über das Thema wissen möchte, welche Fertigkeiten oder welche zusätz-

lichen Informationsquellen notwendig wären. Die folgenden Textpassagen enthalten Hinweise, wie der Leser oder die Leserin den besten Nutzen aus dem Zeitaufwand ziehen kann, den er oder sie auf das Buch verwenden. Der Anhang 4 enthält einige Übungen, die der Leser für sich machen oder im Rahmen einer Gruppenarbeit verwenden kann, um sich mit den behandelten Themen näher auseinander zu setzen. Die erste Übung ist eine zum Thema «Lernbedürfnisse und Aufgabenstellungen». Sie dient dazu, sich klar zu werden darüber, was sie von diesem Buch erwarten, von einem Weiterbildungskurs oder von einer Tagung zum Thema «Evaluation». Der letzte Abschnitt dieses Kapitels enthält eine Übersicht aller Kapitel.

Fachleute im Gesundheitswesen

Fachkräfte im Gesundheitswesen – Ärzte, Pflegekräfte, Therapeuten und andere – könnten zu dem Ergebnis kommen, dass Kapitel 3 der geeignetste Ausgangspunkt für eine schnelle und einfache Einführung ist. In diesem Kapitel wird die Evaluation einer Behandlung benutzt, um verschiedene Evaluationensdesigns vorzustellen. Um einen Überblick über die Evaluationen zu gewinnen, könnte man mit diesem Einführungskapitel fortfahren, das auch bei der Entscheidung, was man als nächstes lesen sollte, behilflich sein könnte. Nachdem Sie etwas von der Einleitung gelesen haben, verwenden Sie ein paar Minuten auf den Abschnitt «Lernbedürfnisse und Aufgabenstellungen» in Anhang 4, so dass Sie sich darüber klar werden können, was Sie von diesem Buch erwarten. Wenn es Ihnen vor allem darum geht, geübter in der kritischen Einschätzung eines Evaluationsberichts zu werden und schneller zu begreifen, wie man eine komplexe Studie schnell versteht, dann überprüfen und verbessern Sie Ihre Fähigkeiten durch eine Analyse der Fallbeispiele in Kapitel 4.

Führungskräfte im Gesundheitswesen

Führungskräfte im Gesundheitswesen sollten mit dem Kapitel 9 anfangen, wenn es ihnen darum geht zu wissen, wie eine Evaluation organisiert wird. Kapitel 9 ist an einer fiktiven Kollegin orientiert, die die Bewertung einer Serviceleistung, für die sie die Verantwortung trägt, extern in Auftrag gibt, um Hilfe bei der Entscheidung zu erhalten, ob sie einen ähnlichen Service in einer anderen Region einrichten sollte. Danach könnten Sie die Lektüre der Einleitung abschließen und zu Kapitel 8 übergehen, das sich mit Management-Evaluationen beschäftigt, was Ihnen ein vertrautes Feld sein wird; sodann können Sie entscheiden, was Sie sich als nächstes vornehmen wollen.

Politische Entscheidungsträger und Einkäufer externer Dienstleistungen

«Politische Entscheidungsträger» sind Politiker, deren Berater und Manager, die strategische Entscheidungen treffen, wie z.B. über die Verteilung von Ressourcen, Veränderungen bei der Tätigkeit von Organisationen im Gesundheitsbereich oder Maßnahmen zur Gesundheitsförderung. Einkäufer und andere, die für Organisationen tätig sind, die die Kosten von gesundheitlichen Serviceleistungen übernehmen, nutzen Evaluationen in zunehmendem Maß für eine Reihe von Aufgaben. In diesem Kapitel wird die Vielzahl von Ansätzen dargestellt, und in Kapitel 14 wird diskutiert, wie man unterschiedliche Arten von Evaluationen am besten einsetzt. Dazu ist es nicht erforderlich, die verschiedenen Evaluations- oder Datenerhebungsmethoden zu kennen; doch die Erörterung der ökonomischen Evaluation (Kapitel 6) sowie der auf Qualität und Ergebnissen basierenden Bewertung (Kapitel 13) wird nützlich sein und Ihnen bei der Entscheidung helfen, welche anderen Abschnitte dieses Buches Sie sich ansehen sollten.

Lehrkräfte

Wenn Sie sich mit dem Buch beschäftigen, weil Sie bereits einen Kurs oder eine Veranstaltung zum Thema Evaluation durchgeführt haben, dann können Sie ohne meine Empfehlungen beurteilen, welche Kapitel für Sie nützlich sind. Einige Teile des Buches sind bereits in Fernkursen zum Thema gesundheitliche Evaluation benutzt worden. Werfen Sie einen Blick auf die zehn Übungen in Anhang 4: Einiges davon können Sie benutzen oder für die Einzel- oder Gruppenarbeit adaptieren. Lehrkräfte ohne Vorkenntnisse

möchten vielleicht überlegen, welche Art von Kenntnissen oder Fertigkeiten ihre Studenten am meisten nötig haben, und den Zeitaufwand kalkulieren, den die Studenten dafür aufwenden müssten. Wie viele müssen in der Lage sein, eine Bewertung durchzuführen, und von welchem Typus sollte sie sein? Wie viele brauchen nur einen Evaluationsbericht schnell verstehen und angemessen beurteilen zu können?

Das erste Kapitel dient der Orientierung der Studenten und stellt einige Grundbegriffe vor. Meines Erachtens stellen die Modelle des Evaluationsdesigns in Kapitel 3 eine rasche und effektive Methode dar, um die meisten Typen von Evaluationsberichten schnell aufnehmen, verstehen und richtig einzuschätzen zu können; im Kapitel 4 wird diese Fähigkeit getestet und vertieft. (Anhang 2 enthält einen Bezugsrahmen, mit dem Studenten eine Evaluation kritisch einschätzen können, Anhang 3 bietet sechs «leere» Designschemata für Anmerkungen, die eine Evaluation zusammenfassen.) Dann folgen einige Kapitel, die sich auf alle Arten von Evaluationen beziehen wie diejenigen, die die Methoden der Datensammlung unter die Lupe nehmen, und andere, die für Einzelthemen wichtig sind. Nach meinen Erfahrungen gehören die Diskussion über das, was «als Beweis gelten kann», zu den spannendsten Augenblicken der Lehrtätigkeit: Der letzte Abschnitt des Kapitels 14 ist ein guter Ausgangspunkt für eine anregende Debatte.

Wissenschaftler

Für Forscher besteht der größte Wert dieses Buches darin, eine einfache Einführung in Arten der Evaluation zu erhalten, denen sie noch nicht begegnet sind. Ebenso dient es denjenigen, die aus der reinen Forschung kommend entscheiden müssen, wie sie sich am besten mit den praktischen Fragen auseinander setzen können, die bei der Durchführung einer Evaluation eine Rolle spielen. Eine dieser Fragen ist, was den Unterschied zwischen Evaluation und Forschung ausmacht. Das Kapitel 9, in dem die Phasen der Evaluation beschrieben werden, wird Ihnen bei der Beantwortung dieser Frage helfen; Sie werden dann auch besser die Denkweise eines Sponsors und Nutzers verstehen, sollten Sie einmal aufgefordert werden, eine solche Bewertung vorzunehmen.

Anfänger werden vermutlich das Kapitel 2 über Theorie, Geschichte und Perspektiven der Evaluation für einen guten Ausgangspunkt halten. Sie können dann einschätzen, ob sie sich mehr Wissen über Designs in Kapitel 3 aneignen müssen, indem sie das Fallbeispiel in Kapitel 4 lesen und prüfen, wie schnell sie es analysieren können. Sie werden merken, dass die Erörterung der Methoden der Datengenerierung, die sie bereits kennen, etwas vom kleinen «Einmaleins» an sich hat (Kapitel 11), aber Kapitel 14 wird sie mit der Frage konfrontieren, wie sie ihre Zuständigkeit für die Implementierung einschätzen, und Kapitel 10 wird ihr Fingerspitzengefühl für die praktischen Probleme und die politische Relevanz der Evaluation verbessern.

Mehr über die Inhalte der Kapitel finden Sie am Ende dieses Kapitels. Jedes schließt mit einer Liste der fundamentalen Punkte, die nützlich für diejenigen sind, die das Kapitel nicht gelesen haben und nun wissen wollen, ob es sich für sie lohnt. Dann beschäftigen wir uns mit einigen Grundbegriffen und mit den möglichen Arten der Evaluation von Interventionen im Gesundheitsbereich.

1.2 Evaluation: Einige Grundbegriffe

Evaluation ist einfach – wir evaluieren ständig, ohne uns etwas dabei zu denken. Ständig beurteilen wir den Wert oder die Wichtigkeit der Dinge oder was wir oder andere tun. In die Alltagssprache übertragen bedeutet Evaluation normalerweise, dass wir den Wert von etwas einschätzen. Manchmal drücken wir damit auch aus, dass wir uns eine Sache genauer ansehen, bevor wir über deren Wert urteilen: Wir überlegen z.B., wie wir unsere Zeit verbringen, bevor wir darüber urteilen, welchen Wert die verbrachte Zeit hatte. Viele von uns neigen aber zu vorschnellen Urteilen.

Eine überlegtere Evaluation ist komplexer. Wir suchen sorgfältiger nach der sachgerechten Information, wir gehen sorgfältiger mit ihr um, um zu unserem Werturteil zu kommen. Es wird uns präziser bewusst, was wichtig für uns ist: unsere Urteilskriterien. Wir gehen auch umsichtiger dabei vor, wenn wir eine Brücke von unserem Werturteil zu Verhaltensoptionen schlagen. Bei einer systematischen Evaluation geht man normalerweise so vor, dass man die Sammlung der Erfahrungen (die Aufgabe des Evaluators) von der Beurteilung ihres Werts und deren Umsetzung (die Aufgabe des Nutzers der Evaluation) trennt. Anders als bei Alltagsurteilen besteht die Notwendigkeit, genau zu definieren, was vom Evaluator bewertet werden soll und welche Daten benötigt werden, sowie die Methoden bei der Sammlung und Aufbereitung der Informationen sorgfältig auszuwählen.

Eine systematische Evaluation ist auch insofern komplex, als der Evaluator über eine Vielzahl von Methoden und Verfahrensweisen Bescheid wissen sollte, damit er die Besten im Hinblick auf das Ziel der Evaluation auswählen kann. Methoden wie die teilnehmende Beobachtung oder die Grounded Theory benutzen wir nicht, um Informationen über die Kosten eines Pflegeheims in Relation zu einer stationären Behandlung zu erhalten; wir könnten diese Methoden jedoch einsetzen, um herauszufinden, wie Patienten und Pflegende diese beurteilen oder diese Formen der Betreuung einsetzen. Im Idealfall muss der Evaluator mehrere Methoden anwenden können oder zumindest wissen, welche die beste für den intendierten Zweck ist. Im Idealfall sollten auch die Auftraggeber und verantwortliche Manager zu einem unabhängigen Urteil darüber kommen können, ob andere Verfahrensweisen nicht vielleicht effektiver sind im Hinblick auf die Kosten und was wirklich von der jeweiligen Evaluation erwartet werden darf.

Auf den folgenden Seiten werden wir immer wieder zur Frage der Zweckbestimmung einer Evaluation zurückkehren und zu den Kriterien, die dabei angewendet werden. Wir beginnen mit einigen Grundbegriffen, erörtern dann den Begriff, den wir benutzen, um den Gegenstand einer Evaluation zu beschreiben (eine Intervention), und führen dann die verschiedenen Interventionen vor, die bewertet werden sollen.

Als Test Ihres Verständnisses der Grundbe-

Grundbegriffe

Evaluator: Person, die die Evaluation vornimmt.

Sponsoren: Personen, die die Evaluation intiieren oder die Kosten übernehmen.

Nutzer: Personen, die die Evaluation nutzen oder umsetzen.

Intervention: Eine Aktivität in Richtung auf die Veränderung einer Person, einer Population oder einer Organisation, die Gegenstand der Evaluation ist, oder ein entsprechender Versuch.

Ziel(gruppe): Ein Teil einer Person oder die Person als Ganzes, eine Population oder eine Organisation, die durch die Intervention beeinflusst werden soll.

Ergebnis: Die Konsequenzen einer Evaluation, das, was aus ihr folgt.

Zielergebnis: Die durch die Intervention ausgelöste Veränderung (beabsichtigte wie auch unbeabsichtigte Veränderungen am Zielgegenstand).

---

griffe können Sie für sich die Frage beantworten, was das Ziel einer Evaluation eines Programms der Primärpflege für werdende Mütter wäre. Das ist eine Fangfrage, weil man üblicherweise eher vom Gegenstand einer Beurteilung spricht als vom Ziel. Gegenstand dieser Beispielevaluation ist ein Programm der Primärpflege (welche die Intervention darstellt), und die «Ziele» dieses Programms sind werdende Mütter. Damit möchten wir Sie nicht verwirren, sondern Sie für die Tatsache sensibilisieren, dass in einigen Berichten das Wort «Ziel» verwendet wird, um auf das Ziel einer Evaluation hinzuweisen (z.B. Breakwell & Millward, 1995). In diesem Buch wird der Begriff «Ziel» benutzt, um die Person oder die Sache zu bezeichnen, die die Intervention verändern möchte. Der Begriff «Gegenstand» wird benutzt, um die zu evaluierende Intervention zu bezeichnen.

Beachten Sie, dass das «Ergebnis» das Ender-gebnis der Intervention ist; es handelt sich dabei um ein umfassendes Konzept, das eine Vielzahl von Auswirkungen der Intervention abdeckt, von denen einige beabsichtigt sind, andere nicht. Viele Evaluationsstudien untersuchen die Ergebnisse an den Zielpunkten der Evaluation. In unserem Beispiel ist das Resultat des Programms der Primärpflege die Wirkung der Intervention auf die werdenden Mütter (die Zielpersonen), d.h. ob sie in irgendeiner Weise durch das Programm beeinflusst wurden. Oft werden bestimmte Merkmale einer Person oder einer Population vor und nach einer Intervention getestet. Viele Dinge, die mit der Intervention nicht direkt zu tun haben, können für die Unterschiede zwischen «vorher» und «nachher» verantwortlich sein, die die Evaluation sichtbar werden lassen. «Zielgruppenergebnis» bezieht sich hier auf den Unterschied, der der Intervention zugerechnet werden kann. Er bezieht sich

---

Wer führt Evaluationen durch?

Externe Evaluatoren: Wissenschaftler oder beratende Institutionen, die nicht direkt von den Kostenträgern oder von den Nutzern geführt werden und unabhängig von ihnen tätig sind.

Interne Evaluatoren: Institutionen der Aus- und Weiterbildung, der Evaluation oder Wissenschaftler, die der Organisation angehören und Behandlungen oder strategische Entscheidungen evaluieren, die von dieser Organisation oder einer Tochtergesellschaft durchgeführt werden.

Selbstevaluation: Fachkräfte oder Teams, die ihre eigene Tätigkeit evaluieren, um sie zu verbessern.

nicht auf die Unterschiede zwischen «vorher» und «nachher» insgesamt, sondern nur auf die Veränderungen, die mit der Intervention in Zusammenhang stehen.

1.3 Was evaluieren wir?

1.3.1 Das Konzept der Evaluation (auch «das Evaluierte»)

Bei Evaluationen werden Daten zum Zwecke der Evaluierung einer Intervention gesammelt. Eine Intervention ist eine Aktivität, die eine Veränderung auslöst; z.B. gibt eine Pflegekraft einer Mutter eine Informationsbroschüre über das Stillen und die Mutter liest diese Information. Eine Intervention ist etwas, das sich zwischen etwas anderes schiebt (*inter venire*) und verhindert, was passieren würde, wenn niemand eingreifen bzw. «intervenieren» würde. Ziel einer Intervention ist eine Veränderung, d.h. das menschliche Leben zu verändern.

Untersuchungsgegenstand der meisten Evaluationen ist eine Intervention, die den Lauf der Dinge ändern möchte, so dass die Personen einen gesundheitlichen Vorteil von diesem Eingriff haben – Personen oder Populationen sind die Ziele von Interventionen. Es gibt auch Interventionen für Organisationen im Gesundheitswesen wie Weiterbildungsprogramme oder Veränderungen bei der Art und Weise, wie Arbeit delegiert wird, oder bei der Kooperation zwischen denjenigen, die Primärpflege leisten, und dem Krankenhaus oder den Sozialdiensten. In diesem Fall ist das Personal für die gesundheitliche Betreuung oder die Organisation das unmittelbare Ziel der Intervention.

Was ist falsch daran, die Dinge (oder Phänomene) Interventionen zu nennen, die wir evaluieren müssen? Zielt doch das meiste, was wir im Gesundheitsbereich tun, auf eine Veränderung ab – im Leben der Menschen oder in deren Organisationen. Dies ist zwar gut und recht, aber wie steht es mit der Einschätzung oder den diagnostischen Methoden, die einer Evaluation unterzogen werden sollten, z.B. eine neue Technik, das Gehirn zu scannen, oder ein neues System der Einschätzung von Pflegemanagement?

Sind das Interventionen? Zweck vieler neuer Diagnosetechniken ist Unterstützung bei der Einschätzung eines Patienten, ohne eine Intervention im Sinn einer direkten Veränderung beim Patienten durchführen zu müssen. Und wie steht es mit der Evaluation der Frage, ob Patienten aus unterschiedlichen sozialen Schichten gleichermaßen Zugang zu einer Dienstleistung haben und in gleicher Weise von ihr Gebrauch machen können? Bekommen alle Mütter Informationen über das Stillen in einer Sprache, die sie verstehen?

Es gibt deshalb zwei Probleme bei der Verwendung des Ausdrucks «Intervention», um die verschiedenen Gegenstände von Interventionen zu beschreiben: Erstens zielen nicht alle Interventionen auf Veränderungen beim Menschen ab. Zweitens haben nicht alle Evaluationen zum Ziel herauszufinden, ob die Intervention etwas verändert hat. Vielleicht halten wir den Wert des Stillens oder die Effektivität der entsprechenden Programme für selbstverständlich, oder wir sind an der Effektivität nicht interessiert, sondern eher daran, wie viele Mütter von diesem Programm erreicht werden. Aufgabe einiger Evaluationen ist nicht die Wirkung zu untersuchen, sondern z.B. ob alle in der Zielgruppe in der gleichen Weise erreicht wurden. Verwendet man den Begriff der Intervention, dann besagt dies, dass unser wichtigstes Kriterium bei der Evaluation ist, ob das Evaluierte eine Veränderung zur Folge hat, auch wenn wir uns eher auf andere Kriterien konzentrieren möchten wie z.B. auf die Kosten oder deren Verteilung. Denkbar wäre auch, dass die Intervention zwar Wirkung gezeigt hat, wir aber ihren Wert anhand ganz anderer Kriterien bestimmen möchten.

Es gibt nun wirklich in dieser Phase keinen Anlass zur haarspalterischen Frage, ob «Intervention» als allgemeiner Begriff am besten geeignet ist, den Gegenstand einer Evaluation zu beschreiben – Sie werden alle Ihre Energien später für wichtigere Haarspaltereien benötigen. Wenn man den Gegenstand einer Evaluation als «Intervention» bezeichnet, wird vorausgesetzt, dass die Sache gewirkt oder sich verändert hat. Doch genau das wollen doch viele Evaluationen erst herausfinden. Genau gesagt bedeutet Intervention ein Geschehnis an einer gewissen Stelle im Ablauf, das verhindern konnte, was ohne diese Intervention passiert wäre, und das bedeutet nicht notwendigerweise, dass sich eine Veränderung ergeben hat. Um die Assoziation auszuschließen, dass sich eine Veränderung ergeben hat, wird in diesem Buch die noch etwas grobschlächtigere Formulierung «das Evaluierte» benutzt, um den Gegenstand der Evaluation zu charakterisieren. Dieser Ausdruck weist somit nur auf den Gegenstand der Evaluation hin, ohne bestimmte Merkmale des Gegenstands zu implizieren, wie z.B. ob er in das Leben einer Person interveniert oder eine Veränderung ausgelöst hat.

1.3.2 Definition des Gegenstands der Evaluation und Einschätzung der Auswirkungen

Bevor wir uns verschiedene Arten von Interventionen anschauen, müssen wir noch zwei Dinge klarstellen. Erstens ist die Art und Weise, wie wir eine Sache oder ein Phänomen, das evaluiert werden soll, definieren und spezifizieren wollen, für eine brauchbare Evaluation außerordentlich wichtig. Mit Definition meine ich eine «Grenzziehung» (de-finire), also das Ein- bzw. Ausschließen bestimmter Dinge oder Phänomene. Was war im Beispiel mit der Mutter und der Krankenschwester die Intervention? Definieren wir sie als die Übergabe der Informationsbroschüre durch die Krankenschwester? Oder war es das zusätzliche Lesen der Information durch die Mutter? Was tun wir, wenn die Mutter die Information nicht zur Kenntnis nimmt? Sprechen wir dann überhaupt von einer Intervention oder sagen wir, dass die Intervention keine Wirkung gehabt hat?

In diesem Beispiel wurde unterstellt, dass die Intervention darin bestand, dass die Krankenschwester der Mutter die Infobroschüre gab und diese sie las. Bei der Planung einer Evaluation und dem entsprechenden Bericht muss die Intervention präzise definiert und die Schlüsselelemente «innerhalb» der Grenzen der Intervention genau festgelegt sein: z.B. müssen die Details der Informationsbroschüre spezifiziert sein.

Einige Evaluationen begnügen sich mit einer guten Beschreibung des Evaluierten – also mit der Spezifizierung möglicher wichtiger Elemente und der Definition dessen, was als wichtiger Bestandteil des Evaluierten betrachtet werden sollte. Auf diese Weise zeigt sich vielleicht ein Unterschied zwischen der intendierten Intervention und dem, was tatsächlich passierte; wir müssen aber genau wissen, was wirklich gemacht und evaluiert wurde, um die Ergebnisse interpretieren und umsetzen zu können.

Der zweite Punkt bezieht sich auf die Veränderungen, die wir erwarten, und auf den Zeitpunkt, zu dem wir dies tun. Entdeckt man, dass eine intendierte Intervention keine Veränderung am Zielgegenstand bewirkt, dann lässt sich ihr Wert entsprechend einem allgemeinen Kriterium der Evaluation leicht beurteilen. Beachten Sie jedoch, dass es andere Arten von Veränderungen geben kann, die wichtig sind, z.B. dass die Pflegekraft meint, sie müsse etwas tun, das zu einer Veränderung der inneren Einstellung zum Stillen führt. Außerdem gibt es so etwas wie eine unbeabsichtigte Intervention, ein ungeplantes Ereignis oder eine Aktivität, die eine Veränderung zur Folge hat: Rückwärtsgewandte Evaluationen decken oft auf, dass eine Fachkraft oder eine Dienstleistung tatsächlich eine nachhaltige Wirkung nach sich zog, obschon diese nicht beabsichtigt war.

Zusammenfassend lässt sich sagen, dass viele Evaluationen versuchen, Veränderungen zu beschreiben oder zu messen, die die Intervention am Zielgegenstand bewirkt hat. Sie wollen Daten darüber ermitteln, wie groß die wichtigen Veränderungen gewesen sind und ob es Veränderungen gab, die als negativ empfunden werden oder sogar als schädlich. Mit diesen Informationen lässt sich der Wert der Intervention einschätzen.

Evaluationen unterscheiden sich auch im Hinblick auf die Bandbreite der potentiellen Veränderungen, die sie untersuchen: Die Untersuchung könnte der Anzahl oder der kurz- oder langfristigen Dauer von Wirkungen gelten. In unserem Beispiel nimmt eine begrenzte Intervention die Veränderung in der Einstellung der Mütter ins Visier. Eine umfassender angelegte

Intervention würde auch ihr Verhalten einbeziehen: Stillt sie jetzt selbst oder überredet sie andere dazu? Noch umfassender angelegt, würden auch alle Veränderungen im gesundheitlichen Zustand von Mutter und Kind einbezogen werden. Evaluationen unterscheiden sich auch hinsichtlich des Zeitraums, während der mögliche Veränderungen beobachtet werden. Umfang und Zeitspanne hängen von der Zielsetzung der Evaluation ab sowie von den Fragen oder Hypothesen, die getestet werden.

Die wichtigsten Punkte dieses Abschnitts sind, dass der Gegenstand einer Evaluation eine Intervention ist und dass Evaluationen mindestens das Folgende beinhalten: Sie beschreiben die beabsichtigte und die tatsächlich ausgeführte Intervention, sie beschreiben oder quantifizieren die Auswirkungen, ermitteln Informationen, um den Wert der Intervention einschätzen zu können, und erklären, warum das, was beschrieben wurde, passiert ist.

1.4 Definition der Evaluation

Die Evaluation nimmt eine vergleichende Einschätzung des Evaluierten oder der Intervention vor und benutzt dabei systematisch gesammelte und analysierte Daten, um entscheiden zu können, wie man sich verhalten soll.

Eine geringfügig längere Definition unterstreicht die wichtigen Merkmale der Evaluation:

Die Evaluation weist einer Intervention einen bestimmten Wert zu, indem sie relevante, zuverlässige und valide Daten systematisch ermittelt sowie Vergleiche durchführt mit dem Ziel, informiertere Entscheidungen zu treffen oder Kausalzusammenhänge oder allgemeine Prinzipien zu verstehen.

Wir wollen diese Definition auseinander nehmen und uns jedes Element anschauen.

Die Evaluation weist einer Intervention einen bestimmten Wert zu …

Die Intervention ist die Sache oder der Prozess, dessen Wert wir beurteilen wollen. Das «Evaluierte», das wir uns ansehen wollen, sind Behandlungen, Dienstleistungen, strategische Entscheidungen, Interventionen sowie Veränderungen in Organisationen des Gesundheitswesens. Diese Sachverhalte sind ihrem Wesen und ihrer Struktur nach sehr unterschiedlich. Einige sind leichter zu definieren als andere. Die Definition oder Spezifikation des Gegenstands, das wir evaluieren, ist wichtig, weil wir genau wissen wollen, wessen Wert wir einschätzen. Schon die präzise Umschreibung von Behandlungen kann schwierig sein, was besonders augenfällig wird, wenn wir uns z.B. «alternativen» Heilmethoden zuwenden wie der Aroma- und der Homöopathie.

Genaue Definitionen werden oft umso schwieriger, je mehr wir uns von biophysikalischen Systemen weg bewegen und uns sozialen Systemen und den entsprechenden Dienstleistungen zuwenden und dann zu sozialen Systemen «höherer Ordnung» kommen, oder wenn wir uns mit der Gesundheitspolitik beschäftigen wie z.B. mit dem Rauchverbot in Einrichtungen des Gesundheitswesens und anderen Sektoren. Wir werden sehen, dass eine Reihe von Evaluatoren viel Zeit darauf verwendet, das Evaluierte festzulegen, bevor sie mit der Evaluation beginnen, und dass der einzige Zweck einiger Evaluationen ist, eine genauere Vorstellung von einer bestimmten Intervention zu bekommen.

Wenn wir das Evaluierte definieren können, wie beurteilen wir dann seinen Wert oder weisen ihm einen Wert zu? Zunächst einmal sind es die Nutzer einer Evaluation, die den Wert des Evaluierten beurteilen, also unter anderem Politiker, Manager, Bürgerinnen und Bürger, Fachkräfte im Gesundheitswesen. Genau genommen beurteilen Evaluatoren nicht den Wert; sie sammeln nur Informationen, analysieren und präsentieren sie. Die Informationen, die sie eruieren wollen, und die Art und Weise, wie sie sie präsentieren, dienen dem Zweck, sich auf bestimmte Dinge zu konzentrieren, von denen viele oder alle Beteiligten meinen, dass sie wichtig sind, um den Wert eines Sachverhalts zu beurteilen.

Warum gehört die Zuordnung von Werten zur Definition der Evaluation? Wird dadurch nicht suggeriert, dass die Evaluatoren ein Werturteil fällen, ohne die Nutzer einzubeziehen? In den Kapiteln 9 und 14 werden wir zur Frage nach den Werten der Evaluatoren zurückkehren. Halten wir an diesem Punkt nur fest, dass es unterschiedliche Ansichten zu diesen Fragen gibt. Zur Definition gehört die Zuordnung von Werten, weil sie darauf aus ist, den gesamten Prozess der Evaluation einzubeziehen und die Aufmerksamkeit auf den Teil zu lenken, den die Nutzer bei den Evaluationen übernehmen, bzw. diesen nicht unberücksichtigt zu lassen. Ich meine, dass etwas in der Definition und dem Verständnis der Evaluation fehlt, wenn die Bewertung nicht eingeschlossen wird. Die Definition berücksichtigt den Prozess der Bewertung und dieses Buch zeigt, wie Werte in die meisten Schritte des Evaluationsprozesses einfließen.

… indem sie relevante, zuverlässige und valide Daten systematisch ermittelt…

Dieser zweite Teil der Definition zeigt eine Möglichkeit auf, wie eine Evaluation Nutzern hilft, einer Intervention einen Wert zuzuordnen: Mit der Evaluation erhalten sie Informationen über das Evaluierte, die zuverlässig und valide sind und die von den Evaluatoren in systematischer Weise zu dem Zweck gesammelt wurden, den Wert zu beurteilen. Das unterscheidet die Evaluation vom Journalismus beispielsweise, weil der Journalist nicht die gleichen gründlichen Methoden verwendet. Wodurch unterscheidet sich dann die Evaluation von anderen Arten der Forschung, die ebenfalls gültige und verlässliche Informationen über das Evaluierte ermittelt?

… sowie Vergleiche durchführt …

Der Vergleich ist die wichtigste Methode, mit der eine Evaluation den Nutzern bei der Wertzuordnung hilft; dies unterscheidet auch – zusammen mit der Bewertung – die Evaluation von anderen Arten der Forschung. Mit unterschiedlichen Arten von Evaluationen werden verschiedene Arten von Vergleichen durchgeführt. Ein Typus, der uns vertraut ist, ist eine Intervention bei einer Gruppe, die mit einer anderen verglichen wird, welche keiner Intervention unterzogen wurde, um festzustellen, ob die Intervention bei der ersten Gruppe einen Effekt erzielt (der experimentelle Testversuch). Hier handelt es sich um einen Vergleich mit dem quantifizierten Status zweier Gruppen. Evaluationen dieses Typus setzen verschiedene Verfahrensweisen ein, um sicherzustellen, dass jede Abweichung vom quantifizierten Zustand der Intervention verlässlich zugerechnet werden kann. Andere Arten von Vergleichen sind:

- Vergleich des Zustands eines oder mehrerer Menschen, Populationen oder Organisationen vor einer Intervention mit dem Zustand nach einer Intervention;
- Vergleich der Bedürfnisse eines oder mehrerer Menschen vor einer Intervention mit denen nach einer Intervention;
- Vergleich der beabsichtigten Ziele einer Intervention mit den tatsächlichen Auswirkungen;
- Vergleich dessen, was tatsächlich passiert ist, mit den Standards oder Richtlinien (z.B. einem Audit).

Den Wert können wir nur feststellen, wenn wir vergleichen. Viele Evaluationen benutzen «Wertkriterien», um zu einem Vergleich zu kommen, oder nur einen Maßstab, wie z.B. das Abklingen eines Symptoms, die Kosten oder die Anzahl derer, die einen Anspruch auf eine bestimmte Leistung haben. Im Evaluationsmodell, das mit zwei Gruppen arbeitet, ist das Messkriterium das, was man beim Vergleich der beiden Gruppen einsetzt. In «Vorher-Nachher-Evaluationen» ist das Kriterium das, womit der vergleichbare Zustand gemessen wird. In den zwei anderen genannten Typen sind die Ziele, Standards oder Richtlinien die Kriterien.

Woher stammen die Kriterien? Diese Frage ist deshalb so wichtig, weil wir voraussetzen, dass wir einen Wert nur durch den Vergleich erkennen können, und wenn wir das Kriterium heranziehen als Verfahrensweise beim Vergleich, dann bestimmt das gewählte Kriterium die gesammelten Daten wie die Beurteilung des Werts des Evaluierten. Die Kriterien stammen von einem oder mehreren Nutzern des Evaluierten oder sind a priori festgelegt (z.B. allgemein akzeptierte Standards), und die Nutzer sind sich einig darüber, dass genau diese Kriterien herangezogen werden müssen, um den Wert des Evaluierten zu bestimmen. Seien Sie sich dennoch bewusst, dass Menschen den Wert des Evaluierten anhand vieler Kriterien beurteilen, von denen die meisten uns kaum bewusst sind oder andeutungsweise formulierte Maßstäbe darstellen, welche von Mensch zu Mensch und von Interessengruppe zu Interessengruppe verschieden sind. Evaluatoren können Menschen dabei unterstützen, sich über die Kriterien der Evaluation, die sie durchführen möchten, klar zu werden. Dass eine Evaluation einen begrenzten Vergleich mittels einer begrenzten Zahl von Kriterien zieht, führt uns zum nächsten Teil der Definition:

… mit dem Ziel, informiertere Entscheidungen zu treffen …

Wann und bei welchen Voraussetzungen eine Behandlung vorgenommen, wie eine Serviceleistung verbessert, eingeschränkt oder völlig eingestellt werden soll, wären Beispiele für Entscheidungen. Denkbar sind Entscheidungen wie die Einrichtung ähnlicher Dienstleistungen oder womöglich die grundsätzliche Entscheidung für oder gegen eine Dienstleistung oder die Frage, ob man eine strategische Entscheidung wieder rückgängig machen, ausweiten oder modifizieren soll.

Zum Ausdruck «informiertere Entscheidungen» müssen wir den Ausdruck «als sonst geschehen würde» hinzusetzen. Man braucht keine Evaluation, um den Wert eines Gegenstands beurteilen zu können oder um sich für ein bestimmtes Handeln zu entscheiden. Nur sehr wenige Behandlungen, Serviceleistungen oder andere Interventionen sind bislang evaluiert worden bzw. werden je evaluiert werden. Im Allgemeinen gehen Manager, Fachkräfte und Leute wie du und ich ihrem Tagesgeschäft nach, als ob es keine Evaluation gäbe. Aufgabe der Evaluation ist es, zu den Informationen, über die die Menschen schon verfügen, weitere hinzuzufügen und die Art und Weise zu verbessern, mit der sie einen Wert beurteilen, so dass sie informiertere Entscheidungen treffen können, als dies sonst möglich wäre.

Die Evaluation funktioniert dann, wenn sie die Kriterien aufdeckt, die bei einem Werturteil zum Tragen kommen; wir werden damit in die Lage versetzt, entscheiden zu können, ob diese Kriterien akzeptierbar sind und welche Bedeutung wir ihnen zuordnen wollen bei der Formulierung eines Werturteils. Es hilft auch bei der Entscheidungsfindung, indem Informationen über die Intervention und deren Leistung in Relation zu den Kriterien zur Verfügung gestellt werden. Dennoch wird man über Handlungsoptionen entscheiden, indem man auf Kriterien und Werte zurückgreift, die nicht in der Evaluation enthalten sind, und indem man die Machbarkeit und die Auswirkungen verschiedener Aktivitäten beurteilt.

… oder Kausalzusammenhänge oder allgemeine Prinzipien zu verstehen.

Der letzte Teil der Definition lenkt die Aufmerksamkeit auf die Tatsache, dass der wichtigste Zweck einiger Evaluationen allein wissenschaftliche Erkenntnisse sind. An diesem Punkt deckt sich die Evaluation eindeutig mit der wissenschaftlichen Forschung. Wissenschaftler in der Medizin und anderer Forschungsrichtungen benutzen bestimmte Evaluations-Designs, weil sie für die Untersuchung der Ursache-Wirkungs-Beziehung sehr geeignet sind sowie für Erklärungen und Vorhersagen je nach untersuchtem Phänomen. Der Ausdruck «allgemeines Prinzip» bezieht sich auf das Ziel der meisten Evaluationen, nämlich Resultate zu generieren, die über die untersuchte spezifische Intervention hinaus generalisiert werden können – deshalb überschreitet die Evaluation den Rahmen einer Beratung oder Weiterentwicklung.

1.4.1 Andere Definitionen

Die obige Definition ist nur eine von vielen, die sich mit der Evaluation beschäftigen. Weitere sind am Schluss von Anhang 1 aufgeführt, z.B.:

> «Die Programmevaluation versucht den überzeugenden Nachweis zu führen, dass ein Programm effektiv ist. Die dazugehörigen Standards sind die spezifischen Kriterien, mit denen die Effektivität gemessen wird» (Fink 1993).

Hier wird die Evaluation in Bezug auf den Nachweis der Effektivität definiert. Es trifft zu, dass viele Evaluationen die Effektivität untersuchen; es gibt aber auch andere Verfahren der Wertbeurteilung. Auch neigen wir dazu, das zu finden, was wir suchen. Sollten wir uns nicht einer skeptischeren Vorgehensweise befleißigen als überzeugende Beweise dafür aufzuspüren, dass ein Programm effektiv ist? Sollte der Evaluator nicht statt dessen davon ausgehen, dass das Programm keinerlei Wirkung gezeigt hat?

Ein anderer Typus der Evaluation geht die Einschätzung unter dem Vorzeichen an, dass das Evaluierte die gesteckten Ziele erreicht hat:

> «Die kritische Einschätzung des Grades, mit dem die gesamte Dienstleistung oder ihre Teile (z.B. diagnostische Tests, Behandlungen, Pflegemaßnahmen) auf einer möglichst objektiven Basis die festgesetzten Ziele erreichen» (St. Leger et al. 1992).

Die erreichten Ziele wären ebenfalls ein Kriterium, das wir hinzuziehen könnten, um das Evaluierte zu beurteilen. Doch wessen Ziele? Die des Managements? Soll man davon ausgehen, dass Bedürfnisse zu befriedigen kein Ziel ist? Sowohl die Realisierung von Zielen als auch Effektivität sind Kriterien, anhand derer wir das Evaluierte bewerten können, doch auch weitere Kriterien wären möglich. Die umfassendere Definition am Beginn dieses Abschnitts ermöglicht uns die Einbeziehung anderer Arten von beschreibenden, Entwicklungs- und «zielfreien» Evaluationen (Scriven 1973); sie vermag auch die Evaluation von anderen Tätigkeiten zu trennen.

1.4.2 Worin besteht der Unterschied zwischen Evaluation und Grundlagenforschung?

Wie unterscheidet die obige Definition Evaluation von anderen Aktivitäten? Evaluation ist Forschung in dem Sinn, dass sie eine systematische Untersuchung des Evaluierten darstellt und auf die Gewinnung neuer Kenntnisse abzielt. Evaluatoren ziehen dieselben Erhebungen, Interviews, Messinstrumente und andere Methoden der Datengewinnung heran wie andere Wissenschaftler. Einige Evaluationen weisen auch ein experimentelles Design auf, z.B. eine kontrollierte

Triade bei der Untersuchung einer chirurgischen Technik, und diese Evaluationen sind ebenfalls zur wissenschaftlichen oder medizinischen Forschung zu zählen. Die vorangegangene Definition lässt genug Spielraum für die herkömmliche Forschung innerhalb der Kategorie der Evaluation, indem die Aufdeckung von kausalen Zusammenhängen als Zweck der Evaluation genannt wird, bei denen derartige Konzeptionalisierungen angebracht sind.

Aus meiner Sicht ist nicht die Art der Datensammlung oder das Untersuchungsdesign charakteristisch für die Evaluation, sondern die Sammlung von Daten zum Zweck eines Werturteils, das Element des Vergleichs und der Fokus auf die Praxis. Dies bedeutet, dass die Methoden in einem umfassenden «Prozess der Evaluation» Anwendung finden, der die Kriterien spezifiziert, die eingesetzt werden, um einen Wert einzuschätzen (z.B. das Kriterium der Effektivität). Dann werden Informationen über das Evaluierte gesammelt und einem oder mehreren Kriterien gegenübergestellt. Wie die Methoden ausgewählt und zu einem «Evaluation» genannten Prozess kombiniert werden, der einen Praxisbezug hat, das unterscheidet die Evaluation von anderen Formen der reinen Forschung, vom investigativen Journalismus und anderen Tätigkeiten. Dieser Prozess wird hier «Evaluationen in Handlungen umsetzen» genannt und auf den folgenden Seiten beschrieben.

Dieses Buch legt besonderen Wert auf die praktische Zielsetzung der Evaluation und trennt zwischen der reinen oder Grundlagenforschung auf der einen Seite (bei der es ausschließlich um wissenschaftliche Erkenntnisse geht) und der Evaluation auf der anderen Seite (deren Ziel es ist, Menschen bei praktischen Entscheidungen durch bessere Informationen zu helfen). Ein Teil der wissenschaftlichen Forschung kommt ohne Vergleich aus oder befähigt nicht, den Wert eines Gegenstands zu beurteilen oder informiertere Entscheidungen zu treffen. Es gibt sicher eine Schnittmenge zwischen Evaluation und Forschung, aber während einerseits die meisten Evaluationen als Forschung der einen oder anderen Art bezeichnet werden können, sind nur bestimmte Typen der reinen Forschung

---

Definitionen: Unterschiedliche Aktivitäten für unterschiedliche Ziele

Reine oder Grundlagenforschung: Benutzt wissenschaftliche Methoden, die angemessen sind, wenn es um die Entdeckung valider und generalisierbarer Kenntnisse über ein Phänomen geht, um so den Wissensfundus über diesen Gegenstand zu erweitern.

Audit: Eine Untersuchung der Frage, ob eine Aktivität expliziten Standards entspricht, wie sie in einem Audit-Dokument niedergelegt sind mit der Absicht, die untersuchte Aktivität zu prüfen und zu verbessern. Der Audit-Prozess kann durch externe Prüfer oder intern durch eine Selbstüberprüfung vorgenommen werden; das daraus resultierende Wissen ist spezifisch und kann nicht generalisiert werden. Die Standards können externe oder bereits vorhandene sein oder können von den Leistungserbringern für die Selbstüberprüfung entwickelt werden, so z.B. in einem klinischen Audit, im Idealfall auf der Basis wissenschaftlicher Forschungen.

Überwachung: Die ständige Supervision ist eine Aktivität, die diese Aktivität mit einem ausdrücklich formulierten Plan, mit Kriterien oder Standards vergleicht (oder auch nicht). (Die meisten Audits oder Überwachungen sind eine Art kritische Einschätzung. Viele «Managementevaluationen» sind Einschätzungen oder Überwachungen.)

Evaluation: Eine vergleichende Beurteilung des Werts einer Intervention in Relation zu Kriterien, um informiertere Entscheidungen darüber treffen zu können, wie man handeln sollte.

Action Research: Eine systematische Untersuchung, die sowohl den Wissensfundus erweitern als auch ein praktisches Problem lösen möchte. (Ein Teil der Action Research nimmt die Form einer Evaluation an. Bei vielen «Entwicklungsevaluationen» handelt es sich tatsächlich um Action Research.)

---

auch Evaluationen. Weil der Fokus dieses Buches auf die Praxis gerichtet ist, wird die Grenze zwischen Evaluation und bestimmten Forschungsarten deutlicher gezogen, als dies in anderen Büchern oder Texten der Fall ist; einige Autoren ziehen diese Grenze überhaupt nicht.

Wo liegt der Unterschied zwischen einer Evaluation und einem klinischen Audit oder der Qualitätssicherung? Den gibt es meines Erachtens nicht, und spätere Kapitel verstehen klinische wie andere Arten von Audits als eine Art der Evaluation. Im Begriff Audit lässt sich alles unterbringen, und Qualitätssicherung ist meist auch eine Art Evaluation. Außerdem wird dieses Wort in verschiedenen Ländern unterschiedlich definiert (Øvretveit 1997a). Einige Autoren unterscheiden zwischen Audit und Forschung, so z.B. Black (1992), der darauf hinweist, dass ein Audit «bewertende Untersuchungen» als Basis verwendet für eine Antwort auf die Frage, was gute Pflege sei. Er weist auch darauf hin, dass die Daten in einigen Audits für die Forschung nützlich sind wie z.B. die Datenbank der *UK Intensive Care Society* aus 28 Intensivstationen.

Ich halte es für nützlich, zwischen einem Audit und bestimmten Arten von Untersuchungen zu unterscheiden, weil es die Tendenz gibt, Forschungen gelegentlich «umzutaufen», weil deren Finanzierung auf dem Spiel steht und weil einige Experten, die ein Audit durchführen, wissenschaftliche und ergebnisorientierte Methoden einzusetzen versuchen, die zu kompliziert und zu teuer sind und auch nicht unbedingt eine Antwort auf die praktischen Fragen liefern, um die es geht. Black (1992) formuliert es folgendermaßen: «Die Gefahr besteht, ein Audit als wissenschaftliche Forschung zu tarnen, dies aber dann ohne die notwendige Gründlichkeit zu tun oder vorzugeben, bei einer Untersuchung handele es sich um ein Audit, aber ohne jeden Versuch, die untersuchte Pflegequalität zu verbessern».

Meiner Ansicht nach sind einige Arten von Audits Forschungen und ebenfalls Evaluationen, doch die meisten Audits und Qualitätssicherungsmaßnahmen sind es nicht und müssen auch nicht den gleichen rigorosen wissenschaftliche Kriterien entsprechen, die in der reinen oder der Grundlagenforschung Verwendung finden. Ihre Aufgabe ist eine andere. Ein Audit ist eine Art der Evaluation, die die Frage stellt: «Führen wir die Dinge richtig aus?» Die experimentelle Evaluation hingegen (die Black und einige andere meinen, wenn sie von «bewertender Forschung» sprechen) fragt: «Was sind die richtigen Dinge?», wenn es kein anerkanntes Wissen gibt, an das wir uns halten könnten.

1.4.3 Zusammenfassung: Was Evaluation kann und was sie nicht kann

- Eine Evaluation allein bewirkt keine Veränderungen, sie liefert vielmehr die Informationsbasis, mit der Veränderungen realisiert werden können.
- Eine Evaluation allein schreibt dem Evaluierten keinen Wert zu, hilft jedoch dabei, die dafür notwendigen Informationen zur Verfügung zu stellen. Bei der Wahl der zu sammelnden Informationen entscheidet der Evaluator, welche Information für die Wertzuweisung relevant ist, und lässt andere Informationen unberücksichtigt. Die Evaluation selbst weist keine Werte zu, doch ihre Vorgehensweise lässt erkennen, wie andere dies tun.
- Die Evaluation verdeutlicht bestimmte Kriterien, die andere benutzen können, um den Wert des Evaluierten zu beurteilen.
- Eine Evaluation kann nicht alle Kriterien berücksichtigen, welche die Menschen heranziehen, um zu einem Werturteil zu kommen. Ebensowenig kann sie alles mit einbeziehen, was die Menschen benötigen, um zu einem Entscheid zu kommen, wie sie sich verhalten sollen.
- Eine Evaluation muss keine teure, mehrere Jahre andauernde Untersuchung sein, die aus nach dem Zufallsprinzip ausgewählten Testgruppen besteht; sie kann auch eine einfache Beschreibung beispielsweise einer neuen strategischen Entscheidung und deren Implementation sein.
- Nicht alle Evaluationen im Gesundheitswesen haben die Effektivität im Visier – es gibt andere Kriterien der Evaluation –, doch die meisten sind auf die Wirkung der Evaluierten ausgerichtet.

1.5 Evaluationen in Handlungen umsetzen

Als Ergebnis einer Evaluation sollte jemand in die Lage versetzt werden, besser zu handeln oder eine bessere Entscheidung zu treffen – die Nutzer dieser Entscheidungen sollten besser informiert sein.

Dieses Buch bietet nicht nur einen allgemeinen Überblick über die Evaluation, sondern beschreibt auch einen Ansatz, der die praktischen Ziele der Evaluation unterstreicht, was im Ausdruck «Evaluationen in Handlungen umsetzen» zusammengefasst wird. An anderer Stelle ist von «Handlungs- oder Aktivitätsevaluation» die Rede. (Ich bin Steve Harrison für die Empfehlung dankbar, dass «Evaluationen in Handlungen umsetzen» ein besserer Ausdruck als «handlungsorientierte» oder «Handlungs- und Aktivitätsevaluation» ist, weil diese mit der Action Research verwechselt werden könnte.) «Evaluationen in Handlungen umsetzen» ist eine objektive und systematische Vorgehensweise, um ein vergleichendes Urteil über den Wert eines Gegenstands in Relation zu Kriterien anzugeben. Damit wird man in die Lage versetzt, entscheiden zu können, wie man am besten handeln sollte. Der «Gegenstand» kann als Behandlung aufgefasst werden, als Serviceleistung oder als strategische Entscheidung (als das «Evaluierte» oder als Intervention definiert). Evaluationen in Handlungen umzusetzen bedeutet:

- die unterschiedlichen Sichtweisen der verschiedenen beteiligten Gruppen (Interessengruppen) zu beachten, die ein Interesse an den Resultaten der Evaluation haben sowie an der Sache, die evaluiert wird (politische Dimension);
- Kriterien heranzuziehen, denen eine oder mehrere Interessengruppen zugestimmt haben (die primären Nutzer der Evaluation), um zu entscheiden, welche Daten gesammelt werden sollen und wie der Wert des Gegenstands einzustufen ist (auf Kriterien basierend);
- in jeder Phase der Evaluation diejenigen Aktivitäten in der Praxis zu berücksichtigen, die

die Ergebnisse implizieren könnten und die andere realisieren würden, wenn sie auf der Basis der Resultate agieren würden (ein auf Verhalten ausgerichtete Orientierung ist ein integraler Teil dieses Ansatzes);

- die wichtigsten Theorien und Methoden aus diversen Disziplinen bei der Entscheidung über die Kriterien der Evaluation zu berücksichtigen, bei der Sammlung und der Analyse der Daten und um die Folgewirkungen der Wertbeurteilung deutlich zu machen und in Handlungen umzusetzen (multidisziplinär);

- die Phasen der Definition des zu evaluierenden Objekts und der Abklärung der Kriterien der Evaluation, die Sammlung und Analyse der Informationen, die Einschätzung des Werts sowie die Planung und Ausführung der Aktivitäten zu berücksichtigen.

Bedeutet dies, dass das Ziel der Evaluation die Veränderung ist? Sicherlich – ihr Ziel ist es, Fachkräfte, Manager und andere zu befähigen, als Resultat der Evaluation Dinge anders und besser zu machen. Ziel der Evaluation ist wie bei der gesundheitlichen Intervention etwas zu ändern, selbst wenn die Veränderung nur darin besteht, dass die Leute weiter das tun, was sie vorher gemacht haben, aber mit mehr Vertrauen, dass sie das Richtige tun oder die Dinge richtig machen. Wenn überhaupt eine Veränderung stattfindet – und wir werden im letzten Kapitel sehen, dass mehr als eine konsistente Evaluation notwendig ist, um eine Veränderung herbeizuführen –, dann nimmt man normalerweise eine Veränderung nach der Durchführung der Evaluation vor. Ebenso zutreffend ist aber auch, dass bei vielen Verfahrensweisen – bei vielen «entwicklungsorientierten Evaluationen» – Methoden eingesetzt werden wie die Action Research, bei denen Veränderungen stattfinden, während die Evaluation durchgeführt wird.

Wie kann man etwas bewerten, das man zur gleichen Zeit verändert? Hier berühren wir einen der Unterschiede zwischen den Perspektiven der verschiedenen Arten von Evaluationen: normalerweise wird bei Evaluationen, die einen experimentellen Ansatz wählen, alles getan, damit die Intervention nicht während der Evaluation verändert wird. entwicklungsorientierte Evaluationen geben oft während der Evaluation ein Feedback der Ergebnisse an diejenigen zurück, die in einer bestimmten Funktion tätig sind, so dass diese in der Lage sind, sofort etwas ändern zu können.

Wichtig für uns in diesem Zusammenhang allerdings ist, dass das Ziel der Evaluation eine Aktivität in der Praxis ist. «Evaluationen in Handlungen umsetzen» ist deshalb eine umfassende Überschrift für eine Vielzahl unterschiedlicher Ansätze, die zum Zweck der Verbesserung der Praxis eingesetzt werden können. Es überschreitet die Phasen einer Untersuchung, die üblicherweise in Texten beschrieben wird, die auf eine wissenschaftlich orientierte Evaluation ausgerichtet sind, weil eine handlungsorientierte Evaluation besonders darauf achtet, praktische Aktivitäten zu unterstützen, die aus den gesammelten Daten resultieren können.

1.6 Was kann man evaluieren?

Ein Grund, die umfassende Definition der Evaluation zu verwenden, die weiter oben dargelegt wurde, ist die Zweckbestimmung dieses Buches für Fachkräfte des Gesundheitswesens sowie für Wissenschaftler. Die meisten MitarbeiterInnen von Einrichtungen im Gesundheitswesen müssen heute in der Lage sein, Evaluationen für vier Kategorien von Phänomenen durchzuführen: Behandlungen, Service- oder Dienstleistungen, strategische Entscheidungen und Veränderungen in der Organisation. In diesem Abschnitt wollen wir die wesentlichen Unterschiede ansprechen, welche Auswirkungen auf die Evaluationsart und die entsprechende Datengenerierung haben, wie wir in den folgenden Kapiteln uns näher ansehen werden. Die Theorie und die Techniken, die für eine Sorte von Interventionen Verwendung finden, überlappen mit der Theorie und Evaluationstechniken anderer Interventionen. Sie können sich auch gegenseitig ergänzen. Dies ist ein weiterer Grund, warum dieses Buch sich mit allen vier Kategorien beschäftigt – weil es zahlreiche Möglichkeiten für eine stärkere gegenseitige Bereicherung zwischen Teilbereichen der Evaluation im Gesundheitswesen gibt.

Gesundheitliche Behandlungen, Programme und Services wie strategische Entscheidungen sind allesamt «Interventionen», die zum Zug kommen, wenn in das Leben von Menschen eingegriffen wird, um ihre Gesundheit zu verbessern. Diese Interventionen unterscheiden sich in ihrem Wesen und haben auch verschiedene «Ziele». Es gibt drei unterschiedliche «Ebenen» der Evaluation in dem Sinn, dass das Ziel einer Behandlung (die einen Teil oder das Ganze einer Person betrifft) eine andere Ebene unter dem Gesichtspunkt des Ziels eines Services oder eines Programms (eine Population) darstellt, was wiederum eine andere Zielebene darstellt als die der Gesundheitspolitik (eine große Population). Der Umfang und das Wesen dieser Ziele ist verschieden. Alle Ziele können als «Systeme» gesehen werden, aber das «Niveau» eines biochemischen Systems ist von dem eines menschlichen Wesens als System verschieden, das wiederum

etwas anderes ist als das System einer Population oder einer Serviceleistung.

Eine vierte Kategorie der Phänomene, die im Gesundheitswesen evaluiert werden, sind Veränderungen bei der Funktionsweise der gesundheitlichen Services und wie die MitarbeiterInnen dort arbeiten. Zu diesen Veränderungen gehören Weiterbildungsprogramme, ein neues System, Verantwortungsgefühl zu entwickeln, oder ein Bewertungsverfahren für das Personal. Bei diesen Veränderungen handelt es sich auch um Interventionen, obschon sie keinen Patienten oder Populationen als primäres Ziel haben – das Ziel könnte die Einsparung von Finanzmitteln sein.

Die **Tabelle 1.1** hilft Ihnen bei der Entscheidung, welches Design oder welche Methode am besten für eine Evaluation geeignet ist, und macht Sie auch mit der Art und Weise bekannt, wie bestimmte Begriffe in diesem Buch verwen-

Tabelle 1.1: Verschiedene direkte und indirekte gesundheitliche Interventionen

Fokus oder Ziel der Intervention	Beispiele für Interventionen
Ein Individuum: eine Person oder ein Patient	*Behandlung:* Hernien-OP (D) *Pflege:* Ehrenamtliche Mitarbeiterin besorgt die Einkäufe für jemanden, der gerade aus dem Krankenhaus entlassen wurde (D) *Einschätzung oder Test:* Einschätzung des Bedarfs an Röntgenaufnahmen oder Pflegemanagement (I) *Gesundheitsförderung:* Beratung bei einer Herzerkrankung über die entsprechenden Risikofaktoren
Eine Population: eine Gruppe von Patienten	*Leistungen:* Eine chirurgische Leistung (D); eine Leistung des Pflegemanagements *Programme:* Ein Programm zur Gesundheitsförderung, Förderung einer gesunden Lebensweise (D) *Projekte:* Steigerung der Öffentlichkeitsbeteiligung am Management der gesundheitlichen Dienstleistungen (I)
Eine größere Population	*Politik:* Den Bürgerinnen und Bürgern über 65 wird eine Grippeschutzimpfung angeboten (D); Raucher und Raucherinnen werden bestimmten Arten von Herz-OP nicht unterzogen.
Ein Betreuungssystem (wie ein System organisiert ist und welche Elemente darin enthalten sind wie z.B. Fachkräfte mit einer gesundheitsbezogenen Qualifikation)	*Reorganisation:* Alle Abteilungen sind einem Verwaltungsleiter unterstellt, der dem Verwaltungsdirektor berichtet; ein Fax-Kommunikationssystem wird zwischen der für die Entlassungen zuständigen Abteilung und allen Pflegestationen installiert (I) *Entlohnungssystem:* Nach Leistung (O) *Strategische Entscheidungen:* Überstunden werden für die nächsten 6 Monate nicht genehmigt (O) *Weiterbildung:* Weiterbildung zum Thema Behandlung und Prävention von Wundliegen (I)

det werden. Beachten Sie, dass einige Interventionen direkt die Gesundheit verbessern (D), was auch für einige andere zutrifft, die aber die Gesundheit eher indirekt verbessern (I) – das Ziel ist immer die Verbesserung der Gesundheit. Beide werden «gesundheitliche Interventionen» genannt (genau genommen «beabsichtigte gesundheitliche Interventionen»). Es gibt andere Interventionen, die weder direkt noch indirekt den Gesundheitszustand verbessern wollen, sondern die Effizienz steigern oder Kosten einsparen sollen (O für operationale Interventionen).

1.6.1 Behandlungen

Die Kategorie der «Behandlungen» umfasst diverse Behandlungsarten wie die medikamentöse, die chirurgische, die physikalische, die psychologische und die soziale Therapie. Therapien unterscheiden sich naturgemäss: Die aktive Komponente in den meisten medikamentösen Behandlungen ist eine chemisches Substanz; in der physikalischen Therapie ist es eine körperliche Manipulation, normalerweise durch den Physiotherapeuten. Genau genommen sollten die Formulierung lauten: «die aktive Komponente sollte sein», weil in vielen Evaluationen von Therapien herausgefunden werden soll, was die aktive Komponente ist. Zudem ist die hypothetische Effektivität des als Behandlung bezeichneten Gegenstands zu überprüfen. Bisher hatten die meisten Evaluationen von medizinischen Behandlungen, in denen eine kontrollierte Triade eingesetzt wird, einen pathologischen Sachverhalt (bzw. dessen Heilung). Ziel einiger Evaluationen von Behandlungen ist es, das Wesen der Behandlung aufzudecken, z.B. eine neue Behandlungsart zu beschreiben wie die Behandlung von Frostbeulen mit Pflanzen, wie sie beispielsweise in Lappland angewandt wird.

Alle gesundheitlichen Behandlungen haben indes die gleiche Art von Ziel – d.h. eine Person oder ein Teil von ihr. Die Definition einer Behandlung umfasst normalerweise nicht den organisatorischen Kontext, in dem die Behandlung erfolgt. Wir können z.B. ein neues Medikament für Bluthochdruck oder eine neue Verbandstechnik für Beinulzerosen unabhängig vom Ort

des Geschehens evaluieren. Bis zu einem gewissen Grad ist die Grenze zwischen Behandlung und Serviceleistung willkürlich. Sehr wenige Behandlungen sind wirklich Einzelinterventionen wie eine Behandlung mit Medikamenten. Auch sind viele medikamentöse Therapien nicht als Einzelintervention zu betrachten, weil die Effizienz und Effektivität vieler Medikamente davon abhängt, wie sie mit anderen Interventionen kombiniert werden, selbst wenn diese nur darin bestehen, den Patienten darüber zu informieren, wann er seine Medikamente nehmen muss. Die Behandlung von Karzinomen ist ein Beispiel für Behandlungen, die normalerweise sehr komplex sind und an bestimmten Punkten zu einem Sachverhalt verschmelzen, den man eine Serviceleistung nennen könnte. Es gibt unterschiedliche Ansichten, ob bestimmte Maßnahmen zur Krankheitsverhütung oder der Gesundheitserziehung als Behandlung, als Service, als Programm oder als politische Maßnahme aufgefasst werden sollten. Wie wir in den späteren Kapiteln sehen werden, hat die Art, wie wir Interventionen konzeptualisieren und definieren, Auswirkungen auf die Art, wie wir sie evaluieren.

1.6.2 Serviceleistungen und Programme

Wenn wir eine Serviceleistung oder ein Programm evaluieren, dann ist die Sache, die wir evaluieren, umfangreicher und komplexer als eine Behandlung. Die Wirkungen und die Kosten von Behandlungen können davon abhängen, wie und wo sie durchgeführt werden; in diesen Fällen definieren wir das zu Evaluierende als die Behandlung plus den organisatorischen Kontext. Eine Serviceleistung besteht aus einer oder mehreren Behandlungen sowie aus der Art und Weise, wie eine Behandlung gegenüber dem Patienten erfolgt. Sie schließt die Organisation und die Pflegesituation mit ein.

Ist ein Zentrum, in dem Primärpflege geleistet wird, ein Programm, ein Service oder beides? Das Wort «Service» wird manchmal in der gleichen Bedeutung wie Programm verwendet, aber ein Service meint üblicherweise eine Organisation, die eine Reihe von Programmen anbietet. In den USA wird das Wort «Programm» öfter verwendet als das Wort «Service» und die «Programmevaluation» ist zu einer beachtlichen Industrie geworden, die meist von der Regierung bezahlt wird, um unabhängige Evaluationen staatlicher Maßnahmen im Rahmen der Sozialpolitik durchzuführen. Allgemein gesagt handelt es sich bei einem Service um eine aktive Organisation oder Institution, während ein Programm zeitlich begrenzt oder bei bestimmten Zielsetzungen wiederholbar ist (wie ein Projekt). Um die Dinge noch komplizierter zu machen, kann es sich bei einem Service auch um eine strategische Entscheidung handeln: So kann z.B. «Fall- oder Pflegemanagement» ein Service für die Koordination der Pflege sein oder die politische Ausrichtung einer Organisation, also die grundsätzliche Intention dieser Organisation.

Im Gesundheitswesen wird ein «Projekt» manchmal als Begriff benutzt, um ein zeitlich begrenztes internationales Programm im Gesundheitswesen zu bezeichnen: z.B. ein dreijähriges Gesundheitsprogramm für Kindergesundheit in Entwicklungsländern, das von einer Hilfsorganisation finanziert wird. In diesem Buch werden die Begriffe «Service» und «Programm» in der gleichen Bedeutung verwendet, allerdings mit einer Ausnahme: Wenn wir uns auf eine Institution der Erziehung oder Weiterbildung beziehen, dann wird der Ausdruck «Erziehungsservice» verwendet; der Ausdruck «Erziehungsprogramm» hingegen wird gebraucht, um eine spezifische Form der Aus- und Weiterbildung für Fachkräfte des Gesundheitswesens oder für Patienten zu bezeichnen. Evaluationen des Services kann eine Einschätzung der Ergebnisse beinhalten, der Prozesse, des Inputs oder der Bedürfnisse von Patienten, Populationen oder MitarbeiterInnen im Gesundheitswesen, und oft ist mehr als eine der Dimensionen eines Service oder der Ziele eines Service gemeint (in **Abb. 2.1** dargestellt).

1.6.3 Grundprinzipien, Reformen und Interventionen in einer Organisation

Grundprinzipien sind Anweisungen oder Regeln, die darauf abzielen, das Verhalten von Menschen zu regeln oder zu verändern. In diesem Buch unterscheiden wir zwei Typen. Beim ersten Typus handelt es sich um Grundprinzipien im Gesundheitswesen, die die menschliche Gesundheit als wichtigstes und direkt angestrebtes Ziel haben: z.B. die gesundheitspolitischen Maßnahmen, die Immunität zu erhöhen, das Rauchen einzuschränken oder Infekte zu vermeiden.

Beim zweiten Typus handelt es sich um die Politik von Organisationen bezüglich Diskriminierung, Wartezeiten, Dezentralisierung oder Überstunden, um nur einige Beispiele zu nennen. Es gibt Interventionen mit dem unmittelbaren Ziel, die Arbeitsweise einer Gesundheitsorganisation zu verändern. Viele auf die Organisation bezogenen Grundprinzipien haben die Verbesserung der Gesundheit letztendlich als Ziel, und es ist manchmal schwierig, «Gesundheitspolitik» von der «Politik einer Organisation» zu unterscheiden. In diesen Fällen unterscheidet die Evaluation zwischen der unmittelbaren Wirkung (Veränderung der Funktionsweise der Organisation) und den langfristigen Effekten auf die Gesundheit der Bevölkerung. Wir benutzen verschiedene Methoden, um die verschiedenen Arten der Politik von Organisationen zu evaluieren: eine Grundausrichtung mag lokaler Natur oder auf die Organisation beschränkt sein, regional oder national oder für viele Organisationen gelten. Manager «vor Ort» müssen oft die nationale Politik interpretieren, und sie interpretieren sie an unterschiedlichen Orten unterschiedlich. Die Tatsache, dass die Politik einer Evaluation unterzogen wird, wird die Implementierung der Politik durch Manager und Fachkräfte beeinflussen.

Manchmal wird eine umfassend formulierte Politik Reform genannt, typischerweise dann, wenn eine Regierung die Erbringung von Leistungen einer Reform unterzieht. Beispiele hierfür sind Kostenumwälzungen auf den Patienten oder die Einführung neuer Verfahrensweisen für den Arztwechsel. Eine Reform ist «eine Anzahl wichtiger Veränderungen der Finanzierungsmethoden, der Organisation oder des Managements von Dienstleistungen im Gesundheitswesen oder der Festlegung der Patientenrechte» (Øvretveit 1996c). Beispiele dafür sind die Verlagerung der Verantwortung für die Betreuung äl-

Ihre Meinung ist uns wichtig – und auch etwas wert!

1. Bitte nennen Sie uns den Buchtitel, den Sie erworben haben:

_____

_____

2. Wie bewerten Sie das Buch?

	1	2	3	4	5
(1 = sehr gut) [Gesamteindruck]	○	○	○	○	○

3. Bitte beurteilen Sie das Buch nach folgenden Kriterien:

(1 = sehr gut)	1	2	3	4	5
Fachliche Qualität	○	○	○	○	○
Praxisorientierung	○	○	○	○	○
Abbildungen	○	○	○	○	○
Verständlichkeit der Sprache	○	○	○	○	○
Layout	○	○	○	○	○
Ausstattung (Umfang, Format, Bindung)	○	○	○	○	○
Preis-Leistungs-Verhältnis	○	○	○	○	○

4. Wie könnte das Buch verbessert werden?

_____

_____

_____

5. Welche vergleichbaren Bücher decken diese Thematik besser ab?

_____

_____

6. Zu welchen Themen vermissen Sie noch ein gutes Lehrbuch/Fachbuch?

_____

_____

7. Wie wurden Sie auf das Ihnen vorliegende Buch aufmerksam?

○ Empfehlung durch Kollegen/in   ○ Nova/Halbjahresvorschau

○ Buchhandel   ○ Rezension in _____

○ Fachgebietsprospekt   ○ Anzeige in _____

○ Internet   ○ Fachbuch _____

○ Fachzeitschrift   ○ Sonstiges _____

 Siehe Vorderseite

_____

Absender/in

_____

_____

@ _____

Ich bin in folgender Funktion tätig:

_____

Alter:

◯ 17–21 J.　◯ 22–28 J.　◯ 29–35 J.　◯ 35–42 J.　◯ >43 J.

Sind Sie an einer Mitarbeit im Verlag Hans Huber als Autor/in,
Bearbeiter/in oder Übersetzer/in interessiert?

◯ Ja, als _____　◯ Nein

Zur weiteren Information können Sie uns unter nebenstehender
Anschrift erreichen oder auch gerne anrufen:
Tel.: 0041-31-300 45 00 / Fax: 0041-31-300 45 93
E-mail: georg@hanshuber.com / huber.reinhardt@t-online.de

🔖 Wir verlosen unter den eingegangenen Rücksendungen jeweils
am 1.12. eine Reihe von Fachbüchern unter den Einsendern.*

*) Die Verlosung findet unter Ausschluss des Rechtsweges statt.
Die Gewinner/innen werden von uns schriftlich benachrichtigt.

Esther Guignard / Peter Meerwein
**Krankheitslehre
für die medizinische
Praxisassistenz**

**Krankheitslehre für die
medizinische Praxisassistenz**
8., überarbeitete Auflage 2000.
268 Seiten, 18 Abb., 9 Tab., Kt
DM 49.80 / Fr. 44.80 / öS 364.–
(ISBN 3-456-83507-8)

Antwort

Verlag Hans Huber
Lektorat Gesundheitsberufe
zHv. Jürgen Georg / Dr. Klaus Reinhardt
Länggass-Strasse 76

CH-3000 Bern 9

bitte
frankieren

terer Menschen von überregionaler auf kommunaler Ebene in Schweden, die Dezentralisation im Gesundheitswesen in einer Reihe von afrikanischen Staaten oder die «Marktreform» genannte Veränderung des National Health Service in Großbritannien. Bei der Planung von Reformen spielt die Evaluation eine wichtige Rolle: indem z.B. lokale Pilotstudien, Vergleichsanalysen mit ähnlichen Reformen an anderen Stellen, theoretische Analysen der Politik durchgeführt werden, zum Teil mit Hilfe eines Simulationsmodells. Bis heute sind die meisten Gesundheitsreformen allerdings aus ideologischen Gründen eingeführt worden und nicht aufgrund des Nachweises ihrer Effektivität oder anderer Ergebnisse einer Evaluation.

Es gibt auch «Interventionen bei Organisationen». Beispiele dafür sind Weiterbildungsprogramme für Fachleute des Gesundheitswesens, ein Qualitätssicherungssystem oder wöchentliche Sitzungen, um gemeinsam zu entscheiden, wie Patienten aufgeteilt werden sollen, die an einen gewissen Service überwiesen werden müssen. Jede dieser Interventionen sollte im Hinblick auf die unmittelbaren Effekte auf das Gesundheitspersonal oder die Patienten evaluiert werden. Die Interventionen bei Organisationen werden mitunter auch «neue Politik» genannt oder «Gesundheitsreform»: So beispielsweise verlangt ein Gesetz in Norwegen, dass ein Qualitätssicherungssystem in den Krankenhäusern des Landes besteht, das den Typus einer Intervention in einer Organisation zugeordnet werden könnte, für den man auch den Begriff einer strategischen Entscheidung oder einer Reform prägen könnte.

1.6.4 Gesundheitsförderung

Wir brauchen mehr Evaluationen der Gesundheitsförderung: Wie können wir am besten die Gesundheitsförderung evaluieren?

Dies ist eine Versicherung und eine Frage, die immer häufiger gestellt wird. Aber um welche Art von Evaluation geht es? Ist die Gesundheitsförderung eine Behandlung, ein Service, eine Politik oder eine Intervention innerhalb einer Organisation? Eine Intervention gesundheits-

förderlicher Natur kann alles sein. Behandlungen, die jemand davon abhalten, weiter zu rauchen, wie eine entsprechende Beratung, eine Hypnose oder ein Nikotinpflaster, alles ist ein Intervention, die der Gesundheitsförderung dient. Ein Service, der in Schulen über die Gefahren des Rauchens informiert, stellt einen weiteren Typus der Gesundheitsförderung dar wie die Entscheidung, in öffentlichen Gebäuden das Rauchen zu verbieten, oder ein Weiterbildungsprogramm für nicht spezialisierte Fachkräfte über die beste Vorgehensweise, Patienten vom Rauchen wegzubringen. Wir werden später sehen, wie wichtig es ist, die Intervention, die wir evaluieren wollen, präzise zu definieren.

1.7 Grundgedanken der Buchkapitel

Wofür sind Evaluationen gut? Und wodurch unterscheiden sich die experimentellen von den ökonomischen Evaluationen, von den auf Erziehung und Ausbildung sowie auf das Management fokussierten Evaluationen? Das sind die beiden wichtigsten Fragen, die im zweiten Kapitel behandelt werden. Wir werden uns die Gründe ansehen, warum eine Evaluation durchgeführt werden soll und warum die Evaluation zunehmend an Bedeutung im Gesundheitswesen gewinnt. In Kapitel 2 werden die vier wichtigsten Perspektiven in der Evaluation vorgestellt. Es soll auch zeigen, was wir mit dem Begriff der Perspektive meinen und wie die Perspektive des Evaluators die Zielrichtung der Evaluation beeinflusst. Es umfasst auch einen kurzen geschichtlichen Abriss der Evaluation und eine Erörterung der Begriffe «Evaluationstheorie», «Beweis» und Erklärung.

Wie würden Sie eine völlig neue Behandlung von Schlafstörungen beurteilen? Diese Frage wurde mir kürzlich von einer Bekannten gestellt, die überzeugt war, dass sie eine derartige Behandlungsmethode entdeckt hatte. Sie funktionierte auch bei ihren Kindern. Im dritten Kapitel wird diese Frage den Lesern gestellt. Gleichzeitig wird der Leser anhand dieser Frage mit sechs möglichen Evaluationsdesigns bekannt gemacht. Dieses Beispiel führt den Neuling in Sachen Evaluation an einige Prinzipien der Evaluation heran und an einige der wichtigeren Konzepte und Begriffe, die auch im Index von Anhang 1 aufgeführt sind.

Wie schnell können Sie sich ein Urteil über einen Evaluationsbericht bilden? Testen Sie sich und entwickeln Sie Ihre Fähigkeit der kritischen Analyse, indem Sie die Zusammenfassungen der Evaluationsstudien in Kapitel 4 durchlesen und die Diagramme studieren, die die Kernelemente der Evaluationen zusammenfassen. Sie lernen, wie man ein Diagramm einer Evaluation anfertigt – ein intensiver und schneller Weg, zum Kern eines Berichts über eine Evaluation vorzudringen. Es ist außerdem sehr nützlich, wenn es um die Verdeutlichung verschiedener Designs geht, die in der von Ihnen geplanten Evaluation einsetzbar wären.

Die Kapitel 5, 6, 7 und 8 beschreiben verschiedene Vorgehensweisen bei der Evaluation: die experimentelle, die ökonomische, die auf Erziehung und auf Management fokussierte Evaluation. In Kapitel 9 tritt Susan auf: Sie leitet einen Service und wir nehmen teil an ihren Erfahrungen beim Abschluss eines Vertrags für eine externe Evaluation. Wichtigster Punkt dieses Kapitels ist die Beschreibung einiger allgemeiner Probleme und Überlegungen in den acht Phasen der Planung, der Konzeption und der Ausführung einer Evaluation. Aus der Perspektive eines Managers, der auch der finanzielle Sponsor der Evaluation ist, illustrieren wir für Wissenschaftler, wie ihr Angebot und ihre Arbeit eingeschätzt und verwendet werden könnte.

Worauf sollten Sie achten, wenn Sie eine Evaluation durchführen? Wie könnten Sie am besten eine Evaluation sabotieren, in der Sie oder ihr Service schlecht aussehen würden, wären Sie ein Manager? In Kapitel 10 werden einige Geheimnisse der Branche erörtert; damit möchten wir dem Leser helfen, mehr von den Kenntnissen des praktischen Lebens zu erwerben, indem er die taktischen Finessen bei der Durchführung der Evaluation besser versteht. Es werden Rollen, Zuständigkeiten und praktische Probleme bei der Durchführung einer Evaluation erörtert wie Vertraulichkeit, Zugang zum Erhebungsort, Berichterstattung und Kommunikation.

In Kapitel 11 geht es nüchterner und wissenschaftlicher zu, wenn ein Kernbereich der Evaluation diskutiert wird: die Generierung und Analyse von Daten. Es werden verschiedene Methoden zusammengefasst wie Beobachtung, Interview, Fragebogen, Messverfahren und vorhandene Datenquellen. Kapitel 12 beschäftigt sich detaillierter mit den Theorien und Konzepten zur Datengewinnung – es wird diskutiert, was mit dem Begriff «valider Beweis» gemeint ist sowie mit den unterschiedlichen Arten von Daten, die ein Evaluator benötigen könnte. Zudem wird erörtert, wie man sicherstellt, dass die Methoden valide, reliabel und sensibel sind, was auch für die Frage des Samplings gilt. Dort gibt es auch Hinweise auf weiterführende Literatur und Hilfestellungen, was besonders wichtig ist für Evaluatoren, die mit der Methodik nicht vertraut sind, die im Gesundheitswesen eingesetzt wird. Kapitel 13 beschäftigt sich mit einer Form der Evaluation, die immer öfter anzutreffen und von besonderer Bedeutung für das Gesundheitswesen ist – die Bewertung der Qualität. Es werden Konzepte und Methoden beschrieben für die Beurteilung von Qualität, Beispiele werden angeführt und verschiedene Wege beschrieben, auf denen Evaluationsmethoden einen Beitrag zur Qualitätsverbesserung leisten können.

Liegt es an den Evaluatoren, dass ihre Arbeit so selten umgesetzt wird? Kapitel 14 wendet sich ganz dem fundamentalen Thema der Aktivitäts-Evaluation zu und untersucht das schwache Bindeglied zwischen den Ergebnissen der Evaluation und deren Implementierung. Es geht der Frage nach, wie der praktische Wert der Evaluationen gesteigert werden könnte, wie die Umsetzung in die Praxis optimiert werden kann sowie wo die gemeinsamen und unterschiedlichen Zuständigkeiten von Evaluatoren und Nutzern liegen.

Wenn Sie das nicht schon getan haben, so werfen Sie jetzt einen Blick auf die Übungen in Anhang 4 und versuchen Sie sich zumindest an einer: Dieses Buch basiert auf dem Prinzip des Learning by doing. Wenn Sie schon einmal da sind, dann sehen Sie sich auch die übrigen Anhänge an, die als Ressource gedacht sind, auf die Sie jederzeit zurückgreifen können.

1.8 Schlussfolgerungen

Fachleute im Gesundheitswesen müssen verstehen, wie die Evaluation von Behandlungen, Dienstleistungen, strategischen Entscheidungen und Interventionen in Organisationen durchgeführt werden. Die Durchführung von Evaluationen und die Umsetzung ihrer Ergebnisse sind Teil des Alltagsgeschäfts im Gesundheitswesen, und es ist an der Zeit, dass wir alle über Evaluationen Bescheid wissen.

- Evaluation bedeutet die Zuordnung von Werten zu Interventionen, indem auf systematische Weise verlässliche und valide Informationen darüber gesammelt und Vergleiche angestellt werden. Ziel der Intervention ist die Anwender dabei zu unterstützen, zu informierteren Entscheidungen zu kommen, Kausalzusammenhänge oder allgemeine Prinzipien zu verstehen.
- Bei Evaluationen werden Daten zusammengetragen, um eine Intervention zu bewerten. Welche Daten gesammelt werden, richtet sich nach dem Zweck der Evaluation (z.B. um Wirkungen zu beschreiben, zu erklären, zu bewerten), nach den Kriterien der Evaluation (z.B. die Effektivität, die Angemessenheit, die Kosten, die Autonomie), die Art der Intervention (z.B. eine Behandlung, ein Service, eine strategische Entscheidung oder eine Intervention in einer Organisation) sowie nach der Perspektive des Evaluators (z.B. eine experimentelle Evaluation, eine ökonomische oder eine in der Ausbildung oder im Management angesiedelte Evaluation).
- «Evaluation in Aktivität umsetzen» beschreibt den Definitionsprozess von Kriterien, die für die Evaluation und für die Sammlung von Informationen über das Evaluierte gedacht sind und dem Nutzer dabei unterstützen, informiertere Entscheidungen zu treffen. Das Ziel ist, die Kriterien aller Interessengruppen, für die die Implementierung der Veränderung relevant ist, bei der Evaluation zu berücksichtigen. Dieser Prozess umfasst alles, was in einer wissenschaftlichen Evaluationsstudie enthalten ist, und geht darüber hinaus.

- Evaluation unterscheidet sich von einer Beratung, einer Management-Einschätzung und dem investigativen Journalismus dadurch, dass in ihr ein stärkerer Akzent auf der wissenschaftlichen Gründlichkeit liegt, im Einsatz von Methoden aus der medizinischen und sozialwissenschaftlichen Forschung sowie durch die Zielsetzung, zu Ergebnissen zu gelangen, die verallgemeinert werden können, und in der Heranziehung der veröffentlichten Forschung und Theorie. In dieser Hinsicht ist Evaluation deckungsgleich mit wissenschaftlichen Untersuchungen.
- Die Evaluation ist etwas anderes als reine Forschung, obschon einige Arten der Forschung wie das Audit, das Monitoring oder die Qualitätssicherung ebenso Evaluationen sein könnten.
- Evaluations-Studien unterscheiden sich in den folgenden Punkten:
  1. bezüglich des *Gegenstandes:* eine Behandlung, ein Service, Politik oder eine Intervention in einer Organisation.
  2. hinsichtlich des *Ziels* der Intervention: Teil einer Person oder die Person als Ganzes, eine Population, die Erbringer einer Leistung oder eine Organisation.
  3. hinsichtlich der Nutzer: Manager, Kliniker, Patienten, für strategische Entscheidungen Verantwortliche, die Öffentlichkeit als Finanzierer, andere Wissenschaftler bzw. Forscher (Kapitel 2).
  4. hinsichtlich des Designs: beschreibend (Typus 1), Audit (Typus 2), vorher-nachher (Typus 3), vergleichend- experimentell (Typus 4), ein kontrollierter Test mit einer Zufallsstichprobe (Typus 5) sowie eine Intervention in einer Organisation (Typus 6) (Kapitel 3 und 4).
  5. bezüglich der *Methoden* der Datensammlung und -analyse innerhalb breiterer Kategorien der quantitativen und qualitativen Methodik (Kapitel 11 und 12).

2. Zielsetzung der Evaluation, Theorie und Perspektiven

Ziel der Evaluation ist die Verbesserung des Lebens einer Person. Als Resultat einer Evaluation sollte sich jemand besser verhalten oder eine bessere Entscheidung treffen können in einer Sache, die wichtig für ihn oder sie ist.

Die Perspektive, die ein Evaluator einnimmt, sowie die Art der durchgeführten Evaluation sollten den Fragen entsprechen, die die Nutzer der Evaluation stellen.

2.1 Einleitung

Ein Grund, warum Evaluationen auch verwirrend sein können, ist die Existenz von so vielen Evaluationsarten: fall-kontrollierte, formative, summative, prozessorientierte, auf die Auswirkungen bzw. das Resultat fokussierte, auf die Kosten-Nutzen-Dimension ausgerichtete oder Audit-Evaluationen. Patton schätzt, dass es über 100 verschiedene Ansätze gibt. Nur wenige Bücher bieten eine guten Überblick über die für Fachkräfte des Gesundheitswesens relevanten Ansätze: Viele favorisieren hingegen eine bestimmte Vorgehensweise, sagen wenig über andere Ansätze aus und beschreiben oft einen Typus von Evaluation mit Begriffen, die in verschiedenen Büchern ganz anders verwendet werden. Sind alle diese Arten von Evaluationen auch wirklich verschieden? Worin besteht der Unterschied, und wann sollte man sich für eine bestimmte Vorgehensweise entscheiden und wann nicht? Das sind die Fragen, die dieses Kapitel beantworten möchte, indem eine einfache Klassifikation der Perspektiven beschrieben wird und die gebräuchlichsten Arten der Evaluation dargestellt werden.

Warum brauchen wir Evaluationen? Wenn es darauf keine überzeugende Antwort gibt, kann der zeitliche und finanzielle Aufwand, der für eine Evaluation notwendig ist und anderen Leistungen genauso zusteht, nicht rechtfertigt werden. Dieses Kapitel setzt bei der Überlegung an, wie verschiedenen gesellschaftlichen Gruppen durch eine Evaluation geholfen werden könnte; es fragt nach den Gründen für eine Evaluation und ihren Zwecken. Nach einem einführenden Überblick diskutieren wir die Theorie der Evaluation und skizzieren die Geschichte der Evaluation im Gesundheitswesen. Dieser Rückblick soll uns die Augen dafür öffnen, dass die Evaluation bislang von der wissenschaftlichen experimentellen Perspektive im Gesundheitswesen beherrscht wurde, dass aber die Anzahl möglicher Vorgehensweisen, um Dienstleistungen und strategische Entscheidungen zu bewerten, stetig steigt.

Um einen Bezugsrahmen für das Verständnis der verschiedenen Evaluationsarten zu stellen, führt dieses Kapitel an vier Perspektiven heran: die experimentelle, die ökonomische sowie die auf Ausbildung und das Management ausgerichtete Perspektive, die alle in den folgenden Kapiteln detailliert dargestellt werden. Die meisten gesundheitsbezogenen Evaluationen werden aus diesen Perspektiven heraus durchgeführt. Das Konzept der Perspektive verdeutlicht nicht nur die Notwendigkeit einer Vielzahl von Evaluationen, sondern lässt auch Annahmen ins Bewusstsein dringen, die in den Darstellungen mitunter nicht deutlich wurden oder bei der Planung einer Evaluation nicht berücksichtigt wurden. Einige dieser Annahmen werden in diesem Kapitel erörtert, wenn wir uns mit der Kritik beschäftigen, die von manchen Evaluatoren an der experimentellen und naturwissenschaftlich bestimmten Vorgehensweise geübt wird, oder wenn wir uns den neueren Ansätzen der Evaluation im Gesundheitswesen zuwenden. Wir schließen dieses einführende Kapitel mit einigen Bemerkungen zu häufig in Zusammenhang mit der Evaluation verwendeten Begriffen wie Prozess, formativ, pluralistisch und summative Evaluation ab.

2.2 Warum Evaluation?

Warum müssen wir Behandlungen im Gesundheitsbereich, Dienstleistungen und strategische Entscheidungen evaluieren?

2.2.1 Entscheidung über die Ressourcenallokation

Gewisse gesundheitliche Produkte wie Hustensaft werden auf den freien Markt verkauft und sind jedem zugänglich. Die Theorie bezüglich eines solchen Marktes geht dahin, dass der Preis beispielsweise von Hustensaft steigen wird, wenn die Nachfrage nicht befriedigt werden kann. Sobald die Nachfrage sinkt oder neue Anbieter als Wettbewerber in diesen Markt drängen, sinken die Preise. Obschon in Wirklichkeit kaum ein Markt so funktioniert wie in diesem Beispiel, gibt es einen Preismechanismus, der die Nachfrage mit dem Angebot in Beziehung setzt. Wir kennen den Wert, den die Menschen Hustenmedizin zuordnen, durch den Preis, den sie zu zahlen bereit sind; der Preis fungiert als Mechanismus, der zu beeinflussen vermag, wie viel von einem Produkt in einer bestimmten Gesellschaft hergestellt wird.

Das öffentliche Gesundheitswesen ist anders. Die Bevölkerung zahlt nicht direkt dafür, sondern über einen «Dritten» – eine Versicherung oder die Regierung entscheidet, wie viel von welcher Leistung der Öffentlichkeit zur Verfügung gestellt wird. Der Grund dafür ist, dass wir gezwungen sind, Art und Umfang der gesundheitlichen Leistungen nach anderen Kriterien zu bemessen als nach der Kaufkraft der Bevölkerung. Oft wissen wir nicht, wie viel bestimmte Dienstleistungen kosten, und die Art und Weise, wie wir Kosten im Gesundheitswesen einschätzen, ist ganz anders als diejenige, die auf dem freien Markt praktiziert wird. Management-Informationssysteme vermitteln uns jetzt eine bessere Vorstellung von den Kosten und ermöglichen uns einen Vergleich zwischen dem Aufwand für bestimmte Behandlungen und Dienstleistungen; dennoch benötigen wir häufig spezielle Evaluationsstudien, um die Kosten detailliert ermitteln und die Systeme validieren zu können.

Weil es keine Preis-Evaluation gibt und weil wir andere Kriterien heranziehen möchten, um den Wert einer Behandlung oder Dienstleistung zu bestimmen, brauchen wir Evaluationen, um zu informierteren Entscheidungen darüber zu gelangen, wofür wir unser Geld ausgeben und wie viel. In zunehmendem Maß wird Evaluation als eine Form der Unterstützung betrachtet, bei auf rationale und faire Weise mit dem Wettbewerb um begrenzte Mittel ungegangen wird, die unter verschiedenen Services und verschiedenen Patientengruppen verteilt werden müssen; außerdem vermag die Evaluation, einen wichtigen zur Rechtfertigung oder Infragestellung von Ressourcenallokationen zu leisten.

2.2.2 Die Unwissenheit der Patienten

Immer mehr Patienten möchten über alle Vorteile, Nachteile und Nebenwirkungen von Behandlungen Bescheid wissen und wünschen sich Zugang zu unabhängigen Evaluationen, die sie verstehen können. Patientenvertretungen sind immer öfter bereit, Evaluationen zu finanzieren, besonders für alternative Heilmethoden. Patienten zu informieren, damit sie eine informierte Entscheidung darüber treffen können, ob sie sich einer bestimmten Behandlung unterziehen oder eine Leistung in Anspruch nehmen sollen, ist einer der Gründe für eine Evaluation: eine auf Beweisen beruhende Patientenentscheidung.

Es gibt sicherlich gute Gründe für eine Evaluation, aber keine Rechtfertigung für eine schlechte Evaluation oder einen Ergebnisbericht, der irreführend ist. Das Konsumverhalten und die Betonung der Patientenrechte haben eine zusätzliche Nachfrage nach Evaluationen geschaffen sowie für «benutzerfreundliche» Informationen. Im besten Fall hat diese Nachfrage nach schnell verfügbaren und verständlichen Informationen die Verständlichkeit der Darstellungen und der Informationssysteme erhöht. In den USA z.B. besteht die Praxis, Patienten mit Daten über das Operationsrisiko auszustatten. Im schlimmsten Fall hat dieser Trend dazu geführt, dass die Darstellungen komplexer Therapien und Dienstleistungen in gefährlicher Weise vereinfacht wurden. Damit ihre Entscheidungen realistisch ausfallen, brauchen Patienten mehr von der richtigen Sorte Informationen; deshalb ist keine Information besser als bruchstückhafte oder irreführende Informationen.

Ein weiterer Grund, eine Evaluation durchzuführen, ist, sich den Interessen einzelner Patienten oder von Teilgruppen entgegenstellen zu können. Nicht nur die Ansichten von Patienten sollten Eingang in die Entscheidungen über Therapien und Dienstleistungen finden. Ihre Meinungen und Werturteile sind nicht und sollten nicht die einzigen Kriterien für ein Werturteil sein. Patienten können eine Therapie nur partiell beurteilen, z.B. eine Behandlung, die zwar eine symptombezogene Erleichterung verschafft, das zugrunde liegende pathologische Phänomen jedoch nicht heilt. Patienten können auch einen Service nur partiell einschätzen: Sie können weder die Qualität noch die Relation zwischen Aufwand und Nutzen umfassend bewerten. Ohne Evaluation wären wir zu stark von den Ansprüchen der Patienten oder einer kleinen Bevölkerungsgruppe abhängig, die nicht die ganze Bandbreite der Merkmale einer Leistung oder einer Behandlung oder eine alternative Nutzung der Ressourcen bedacht haben.

2.2.3 Berufliche Kompetenz und Entscheidungsfindung verbessern

Wir wissen meist wenig darüber, wie eine bestimmte Behandlung funktioniert oder wie kosteneffektiv sie ist. Ein Schätzung geht davon aus, dass 21% von 126 Therapien evaluiert worden sind (Dubinsky und Ferguson 1990). Einige davon waren unwirksam oder von zweifelhaftem Wert bzw. fraglich in der Wirkung. Damit möchten wir nicht den Schluss nahe legen, dass mehr Evaluationen die Lösung wären – Fachkräfte zu veranlassen, auf der Basis von Evaluationen zu handeln, ist die weitaus schwierigere Aufgabe, die mehr erfordert als die Durchführung einer gut angelegten Evaluation. Eher möchten wir empfehlen, bei kostspieligen oder oft durchgeführten Therapien Evaluationen durchzuführen, da sie zu Einsparungen führen können oder Leiden als Folge überflüssiger Behandlungen verringern würden. Evaluationen sollten mehr Rücksicht auf die Rahmenbedingungen des pflegerischen Alltags nehmen. Wir brauchen bessere Verfahren, damit Fachkräfte abschließende Evaluationen in die Praxis umsetzen. Am wichtigsten ist jedoch eine positivere Einstellung der Fachleute und Manager zu erreichen, sowohl was die Nutzung von Evaluationen als auch was die Zeit und die Anstrengung betrifft, die sie auf die Evaluierung ihrer eigenen Tätigkeit und die Organisation der Betreuung verwenden.

2.2.4 Wissensgrundlagen und Entscheidungsfindung auf Managementebene optimieren

Obschon erst wenigen Therapien evaluiert worden sind, sind Evaluationen von Dienstleistungsbetrieben oder Managementmodellen noch seltener. Wahrscheinlich wird mehr Geld für Veränderungen in Dienstleistungsbetrieben und für neue Managementmodelle ausgegeben, wie beispielsweise für Qualitätssicherungsprogramme, als für unwirksame Therapien (Øvretveit 1996b; 1997c). Eine wertende Einstellung auf Seiten der Manager ist ebenso wichtig wie die Steigerung der tatsächlichen Anzahl Evaluationen von Dienstleistungen und Managementmodellen. Die Leistung des Managements kann gesteigert werden, indem sich Manager Evaluationsfertigkeiten und -methoden aneignen, die sie in ihrer Alltagsarbeit einsetzen, und indem sie lernen, die von anderen durchgeführten Evaluationen kritisch einzuschätzen und effektiver zu nutzen.

Die Evaluation ist ein wichtiges Instrument,

> Das Erfordernis, dass Manager, Fachkräfte und andere Berufsgruppen Evaluationen durchführen und Gebrauch von ihnen machen sollten, hat seit 1980 zugenommen und wächst weiter. Wenn man all die genannten Gründe zusammengenommen betrachtet, kommt man zum Schluss, dass die im Gesundheitswesen Tätigen ein besseres Verständnis der Evaluation brauchen, um:
> - einen Evaluationsbericht sofort zu verstehen und in die Tat umzusetzen, z.B. ein Bericht über eine Therapie oder eine Leistung, die befürwortet oder abgelehnt wird
> - die allgemeinen Prinzipien der Evaluation in ihren eigenen Tätigkeitsbereich zu integrieren und einen Service systematisch und kritisch zu durchleuchten
> - eine interne oder externe Evaluation einer Behandlung, einer Leistung oder einer beabsichtigten Veränderung selbst initiieren und überwachen zu können.

um Manager und andere Berufsgruppen dabei zu unterstützen, Ressourcen auf vernünftige Weise einzusetzen. Die Nachfrage nimmt zu, während die Ressourcen weniger werden. Wir müssen die Dienstleistungen und Therapien schützen, die sich als wirksam und kosteneffektiv erwiesen haben, und sollten uns weniger von denen beeinflussen lassen, die an Dienstleistungen und Therapien festhalten, welche von zweifelhaftem Wert sind. Sponsoren und Einkäufer auf diesem Sektor setzen Evaluationen ein, um über die Zuweisungen von Ressourcen zu entscheiden und diese zu begründen. Die «Evidence-based Medicine» gewinnt im Gesundheitssektor zunehmend an Einfluss.

2.2.5 Evaluation muss sein

Angesichts konkurrierender Ansprüche an begrenzte Mittel müssen Führungskräfte wie Fachkräfte den Beginn, die Ausweitung oder die Beendigung einer Therapie oder Leistung rechtfertigen. Weiterführende Therapien oder Dienstleistungen können mit Verweisen auf Evaluationen begründet. Die öffentliche Verantwortung erfordert in zunehmendem Maß, dass sowohl Veränderungen wie auch die aktuelle Verwendungsart von öffentlichen Mitteln begründet werden: die Verantwortlichkeit für jede Art von Ausgaben. Ein Klima, das von begrenzten Mitteln und einer wachsamen Öffentlichkeit geprägt ist, bedeutet, dass Manager wie Fachleute wissen müssen, ob es Belege für die Wirksamkeit aktuell praktizierter Verfahrensweisen gibt.

Führungskräfte sind aber nicht nur dazu angehalten, Evaluationsergebnisse umzusetzen oder eine Evaluation durchzuführen, um zu begründen, wie Ressourcen eingesetzt werden. Alles, was sie finanzieren oder kontrollieren, hat Konsequenzen. Gewisse Verhaltensweisen können schädlich für die Gesundheit sein. Wie diverse Gerichtsfälle zeigen, ist die Öffentlichkeit heute weniger bereit als je, Unwissenheit als Entschuldigung für die Folgen von Therapien oder falschen strategischen Entscheidungen zu akzeptieren. «Zu diesem Zeitpunkt wussten wir noch nicht…» ist im Informationszeitalter eine kaum akzeptable Entschuldigung. «Warum nicht?», würde die Gegenfrage lauten. Die Öffentlichkeit erwartet, dass die Verantwortlichen, einschließlich der professionellen Fachleute, sich eingehender damit beschäftigen, welche schädlichen Folgen ihr Tun möglicherweise haben könnte.

Es gibt jetzt mehr Direktiven der Regierungen, Evaluationen auszuführen. Ein frühes Beispiel ist die Forderung des US-Kongresses 1962, für einige bundesstaatlich finanzierten Programme Evaluationen durchzuführen, auf die viele ähnliche Forderungen für weitere bundesstaatlich und einzelstaatlich finanzierten Programme folgten. Seit 1980 gibt es auch in Europa ein schnelles Anwachsen der Programme auf lokaler, staatlicher und EU-Ebene, von denen man verlangt, dass sie von unabhängiger Seite evaluiert oder bewertet werden. Vorschläge für neue gesetzliche Regelungen werden ebenfalls im Hinblick auf die zu erwartenden Kosten eingeschätzt. Manager müssen sich in immer stärkerem Maß mit Evaluationen auseinander setzen oder nur solche initiieren, die den Voraussetzungen bei der Vergabe von Mitteln gerecht werden; die Bedeutung der Kontrakt-Evaluation nimmt zu und ist zu einer eigenständige Unterdisziplin geworden.

2.2.6 Informiertere politische Entscheidungen

Politiker analysieren die Kosten und Konsequenzen einer beabsichtigten neuen oder der aktuellen Politik oft nicht bis ins Detail. Ein gutes Beispiel dafür war das Fehlen einer Einschätzung oder sogar eines Testlaufs im kleineren Rahmen vor der Einführung von Reformen des Gesundheitswesens in Schweden, Finnland und Großbritannien. Das soll nicht heißen, dass jedes politische Konzept evaluiert werden muss oder dass die Resultate einer Evaluation die einzige Basis sein sollten, von der aus Politiker entscheiden, ob eine grundsätzliche Änderung im Gesundheitswesen eingeführt, ausgedehnt oder aufgehoben werden sollte: Die Folge davon wäre allerdings, dass Politiker öffentliche Gelder einsparen oder einem intelligenteren Verwendungszweck zuführen könnten, wenn sie einen besseren Gebrauch von der Evaluation und der entsprechenden inneren Einstellung machen würden.

2.2.7 Der Zweck der Evaluation

Es ist inzwischen allen klar, dass Evaluationen unterschiedlichen gesellschaftlichen Gruppen von Nutzen sein können sowie verschiedenen Zwecken dienen. Ein Thema dieses Buches ist der Einfluss der Zielsetzung der primären Nutzer einer Evaluation, die auf das Design und die Perspektive der Evaluation ausgeübt wird. Führungskräfte haben oft ganz andere Fragen und

müssen ganz andere Entscheidungen treffen als Kliniker; deshalb benötigen sie meist ein anderes Forschungsdesign und einen anderen Ansatz als denjenigen, der Klinikern nützen würden. Manchmal gibt es Überschneidungen zwischen den Bedürfnissen verschiedener Nutzer. Es ist dann zwar möglich, vielen Interessen gerecht zu werden und mehr als eine Fragestellung anzugehen; aber dies ist andererseits schwierig zu realisieren und selten erfolgreich.

Diese Betonung der Zielsetzung der Evaluation, des Nutzers und seiner Fragen soll nicht nahe legen, dass der Evaluator zum Sklaven der Nutzer werden soll. In den späteren Kapiteln werden wir sehen, dass er eine wichtige Rolle bei der Festlegung der Fragestellung spielt, einen beträchtlichen Freiraum bei der Durchführung der Evaluation besitzt und die Aufmerksamkeit der Nutzer auf Probleme und Fragestellungen lenken kann, die sie noch nicht beachtet haben, aber beachten sollten. Jemandem einen Dienst zu erweisen, bedeutet noch lange nicht, dass man sich ihm unterwirft, vor allem wenn Klarheit über die folgenden, auf den Zweck fokussierten Fragen herrscht, die entscheidend für eine nützliche und valide Evaluation sind.

- Für wen wird die Evaluation durchgeführt?
- Welche Fragen sollen beantwortet werden?
- Welche Entscheidungen und Aktivitäten sollen auf eine fundiertere Grundlage gestellt werden?
- Wie viel Zeit und wie viele Ressourcen stehen zur Verfügung? Ist es möglich, das Ziel mit den vorhandenen Mitteln zu erreichen, oder sollte die Zielsetzung eingeschränkt oder Zeit und Mittel erhöht werden?

Wie der Zweck der Evaluation zu definieren ist

Es sollte möglich sein, die folgenden Sätze zu ergänzen:
Die Evaluation ist für … (primäre Nutzer) bestimmt, um die Fragen … zu beantworten, damit der Nutzer bessere Entscheidungen über … treffen kann …
Ziel der Evaluation ist nicht …

2.2.8 Allgemeine Fragen bei Evaluationen

* Funktioniert sie? Ist sie in einer idealen Situation oder in normalen Rahmenbedingungen effektiv? (Effizienz?)
* Warum und wie funktioniert sie? (Erklärung?)
* Wie sehen alle Effekte aus, einschließlich der nicht beabsichtigten und der langfristigen? (Auswirkungen?)
* Wie lange halten die Wirkungen an? (Langfristige Ergebnisse?)
* Wie hoch sind die Kosten? (Verbrauchte Ressourcen?)
* Wie gut ist die Kosteneffektivität? (Im Vergleich mit anderen Vorgehensweisen)? (Folgen für die Ressourcen?)
* Wie ist die Einstellung von Patienten und Leistungserbringer zu den Evaluationen? (Akzeptanz, Zufriedenheit?)
* Können die Mitglieder aller gesellschaftlichen Schichten davon profitieren? (Gleichbehandlung?)
* Wie kann man die Evaluation verbessern? (Entwicklung?)
* Entspricht die Evaluation vereinbarten Standards und den Vorschriften? (vorschriftsmäßig und sicher?)
* Sollte die Evaluation storniert oder ausgeweitet werden? (Beenden oder ausweiten?)

2.3 Theorie und Geschichte der Evaluation

Als Teil dieses Überblicks über die Evaluation im Gesundheitswesen geben wir nun einen kleinen Abriss der Theorie und Geschichte der Evaluation in den Gebieten Therapie, Leistungen und strategische Entscheidungen. Die Evaluation ist im Gesundheitswesen so weit verbreitet, dass man leicht vergisst, wie relativ jung die Evaluation als professionelle und systematische Aktivität noch ist. Richtig ist zwar, dass wir Beispiele für Evaluationen in der antiken Verwaltung Chinas und Griechenlands finden können, in der Kirche, in Handel und Gewerbe aller Zeitalter. Evaluation im Sinne von Wertbeurteilung und einem Nachdenken über das Handeln – vor und nach einer Tat im Hinblick auf Verbesserungen – ist so alt wie das menschliche Bewusstsein. So, wie wir heute Evaluation kennen, begann sie sich allerdings erst im 16. und 17. Jahrhundert zusammen mit den Naturwissenschaften zu entwickeln. Die wissenschaftliche Revolution zog einen Trennungsstrich zwischen Wert und Tatsache: Die Wissenschaft war mit der Sammlung und dem Gebrauch von Fakten beschäftigt, nicht mit der Festlegung eines Werts. In gewissem Sinn war die Trennung von Faktensammlung und Wertzuweisung die Geburtsstunde der Evaluation als einer systematischen Tätigkeit.

Zu einer spezialisierten Tätigkeit wurde die Evaluation allerdings erst in der zweiten Hälfte des 20. Jahrhunderts und zu einem bedeutenden «Wirtschaftszweig» erst in den Jahren nach 1960. Die Evaluation ging aus etablierten wissenschaftlichen Disziplinen hervor und wurde von den praktischen Interessen der Gesellschaft stimuliert. Kürzlich haben einige Evaluatoren die Trennung zwischen der Faktensammlung, die traditionell Sache des Evaluators ist, und der Wertzuweisung, die Aufgabe der Nutzer ist, in Frage gestellt. Sie haben auf die wechselseitige Beeinflussung hingewiesen und auch darauf, dass die Definition von «Problemen der Gesellschaft», die von den Evaluatoren übernommen wird, oft die Interessen von einflussreichen Gesellschaftsgruppen wiedergibt, welche auf diese Weise ihre Macht absichern wollen.

Die Evaluation gesundheitsrelevanter Tatbestände ist sowohl von traditionellen Disziplinen wie auch – was die Theorie anbelangt – von der Einschätzung von Programm- und Ausbildungsevaluation abhängig. Die frühen Evaluationen im Gesundheitswesen waren vor allem Therapie-Evaluationen, die sich aus der medizinischen klinischen und epidemiologischen Forschung heraus entwickelten und sich teilweise mit ihr überschnitten. Den Beginn der Evaluation von strategischen Entscheidungen kann man in den ersten soziologischen und von der Regierung beauftragten Arbeitsgruppen sehen, die die Aufgabe hatten, Vorschläge für die staatliche Gesundheitspolitik und die Gesundheit der

Bevölkerung zu machen. Seit etwa 1960 wächst die Zahl der rückwärts wie vorwärts gerichteten systematischen Untersuchungen der staatlichen Gesundheitspolitik, die von wissenschaftlichen Einrichtungen und von privaten Beraterfirmen initiiert wurden, stetig an. Mit der intensiveren Nutzung von betriebswirtschaftlichen Führungsmodellen war in den Jahren seit 1980 ein Anwachsen der Evaluationen im Gesundheitssektor zu beobachten. Viele zielten darauf ab, über die Ressourcenverteilung und neue Dienstleistungen besser entscheiden zu können oder herkömmliche Begutachtungen gründlicher durchzuführen. Seit 1990 liegt der Akzent auf dem Einsatz von umfassenden Evaluationen klinischer und betriebswirtschaftlicher Entscheidungen im Gesundheitssektor; für die Fachkräfte im Gesundheitswesen existieren seither außerdem systematischere Methoden der Selbsteinschätzung wie z.B. die Qualitätssicherung.

Theorie und Geschichte der Evaluation haben sich in den Bereichen Therapie, Dienstleistung und politische Bewertung anders entwickelt, auch wenn eine wechselseitige Beeinflussung und Bereicherung erkennbar ist. Der folgende Abschnitt greift einiges aus dieser Geschichte auf, nachdem wir uns zunächst darüber Gedanken gemacht haben, was unter «Evaluations-Theorie» zu verstehen ist.

2.3.1 Evaluationstheorie

Eine Theorie ist die Kenntnis eines Sachverhalts, mit der sich prognostizieren lässt oder wichtige Merkmal des Sachverhalts erklären und verstehen lassen. Eine Evaluations-Theorie ist nicht nur eine Aussage darüber, wie man eine Evaluation erfolgreich durchführt – das wäre eher die Methodologie der Evaluation. Eine Evaluations-Theorie ist auch mehr als eine Äußerung des Evaluators über seine Annahmen zur Natur des Gegenstands, der evaluiert werden soll – was von amerikanischen Autoren «Programm-Theorie» genannt wird, wenn es sich um Evaluationen von Dienstleistungen handelt. Eine Evaluations-Theorie beinhaltet eine Theorie über den Gegenstand, der evaluiert werden soll, sowie eine Theorie über die Verfahrensweise, wie man

valide Kenntnisse über diesen Gegenstand zum Zweck einer Evaluation erlangen kann.

Shadish et al. (1991) betrachten die «Programm-Theorie» als eins von fünf Punkten, mit denen sich die Evaluations-Theorie befassen sollte. Insgesamt sollte die Evaluations-Theorie folgende Themenbereiche umfassen:

1. Das Wesen der zu evaluierenden sozialen Programme einschließlich der Theorien über Struktur, Funktionsweise, Art, wie Veränderungen erzielt werden können, und die Position dieser Programme in einem größeren Kontext (d.h. einer Programm-Theorie).
2. Die Art von Wissen über das Evaluierte, das als valide und glaubwürdig betrachtet wird.
3. Die Rolle, die Werte in der Evaluation spielen und dabei, wie eine Evaluation aus dem Evaluierten entsteht.
4. Überlegungen zur Praxis der Evaluation und der Rolle des Evaluators.
5. Die Art, wie wissenschaftliche Erkenntnisse über soziale Phänomene, die aufgrund der Evaluation gewonnen wurden, verwendet werden können, um das Programm zu verbessern.

Wenige Theorien der Evaluation decken all diese Bereiche ab; die meisten konzentrieren sich auf den vierten Punkt (Praxis und Methodologie) oder – bei der Evaluation von Therapien – auf den zweiten. Cronbach et al. unterstreichen die Bedeutung der Theorie bei der Betrachtung von politischen Prozessen, weil «die Politik» sowohl auf Dienstleistungen wie auch auf zu evaluierende strategische Entscheidungen und den Evaluations-Prozess selbst Auswirkungen hat: «Eine Evaluations-Theorie muss in gleichem Maß eine Theorie der politischen Interaktion sein wie eine Theorie über die Definition von Fakten» (Cronbach et al. 1980). Chen (1990) spricht sich in Übereinstimmung mit diesen Autoren für «theoriebestimmte Evaluationen» aus, welche diejenigen Annahmen und Theorien analysieren, die sozialen Programmen zugrunde liegen und zu einer Theorie über derartige Programme beisteuern. Er definiert Programm-Theorie als eine «Spezifikation dessen, was getan werden muss, um die angestrebten Ziele zu erreichen, welche wichtigen

Konsequenzen vorhergesagt werde können und wie diese Ziele und Konsequenzen entstehen.»

Weil Behandlungen, Services, strategische Entscheidungen und organisatorische Veränderungen so unterschiedliche Sachverhalte sind, gibt es zu jedem Sachverhalt eine Evaluations-Theorie. Im Sinne von expliziten Feststellungen und Erörterungen über jeden der fünf von Shadish et al. vorgeschlagenen Punkte ist die Evaluations-Theorie allerdings noch nicht weit genug entwickelt mit der bemerkenswerten Ausnahme der Theorie über die experimentelle Evaluation von Therapien. Später werden wir sehen, dass es eine Diskussion über natur- und sozialwissenschaftliche Ansätze in der Evaluation gibt sowie über die Rolle der qualitativen und quantitativen Methodik. Diese Debatten haben viel zur Entwicklung einer Evaluations-Theorie beigetragen. Wir werden auch feststellen, dass ein neuer Theoriebereich entsteht, der sich auf die Evaluation bezieht, als Resultat der Diskussionen über die Verbindungen und Überschneidungen zwischen dem klinischen Audit und der Forschung sowie über die «Wissenschaft von den Verbesserungen» (Berwick 1996) und der «klinischen Epidemiologie» (Sackett et al. 1991).

Im weiteren Verlauf dieses Kapitels werden wir uns mit den theoretischen Diskussionen beschäftigen, die in Zusammenhang mit der Evaluation darüber geführt werden, wie im Gesundheitswesen Dienstleistungen evaluiert werden sollten: die «experimentell-phänomenologische» Debatte. Im Augenblick wollen wir generell festhalten, dass Evaluations-Theorien insofern wichtig sind, weil sie dem, was der Evaluator sieht, einen Bezugsrahmen geben; bei der Wahl eines Designs und der Methoden lenken sie die Aufmerksamkeit des Evaluators und beeinflussen die Art, wie er deren Ergebnisse analysiert und zusammenfasst.

2.3.2 Die Evaluation von Therapien

Die Geschichte der Evaluation im Gesundheitswesen beginnt mit Ansätzen zur Evaluation von Behandlungen und ist von ihr geprägt worden. Das medizinische Wissen hat sich wesentlich erweitert durch die Anwendung von wissenschaftlichen Methoden und durch die wissenschaftliche Perspektive in der täglichen Praxis von Seiten der Fachkräfte wie auch der Forscher. Es gibt ein Kontinuum, das von reinen Laboruntersuchungen über «Versuch-und-Irrtum-Experimente» bis zu den Beobachtungen von Ärzten und anderen Berufsgruppen in der täglichen Praxis reicht. Ein frühes Beispiel ist James Lancasters Entdeckung 1601, dass Zitronensaft bei Seeleuten Skorbut verhindert, und sein sich daran anschließendes «Experiment».

Die Evaluation von Therapien hat seinen Ursprung in der Landwirtschaftsforschung, wurde danach bei klinischen Experimenten angewandt und wuchs rasch, als randomisierte kontrollierte Testreihen in den vierziger und fünfziger Jahren des 20. Jahrhunderts eingeführt und verfeinert wurden. Eine der frühesten und am weitesten bekannt gewordenen Versuchsreihen auf der Basis einer systematischen Zufallsauswahl war der einer Tuberkulosebehandlung mit Streptomyzin 1948 (Pocock 1983; Cochrane und Blythe 1989). Darüber hinaus führten Fortschritte in der epidemiologischen Methodik sowie der statistischen Erfassung und Analyse zu wichtigen Entdeckungen: Viele dieser Untersuchungen können als retrospektive Evaluationen aufgefasst werden. Kürzliche Entwicklungen sind neue Evaluations-Designs für alternative Behandlungen, Simulations-Evaluationen und Meta-Evaluationen. Die Durchführung von Behandlungs-Evaluationen ist in der Zwischenzeit außerordentlich ausgereift, und die Kenntnis verschiedener Evaluations-Methoden für die einzelnen Therapien ist umfassend. Wie wir jedoch bei der Erörterung der Evidence-based Medicine feststellen werden, herrscht eine rege Debatte über die Grenzen der experimentellen Evaluation und die Angemessenheit dieses Ansatzes für die Evaluierung einiger Therapien oder Dienstleistungen, die mehrere Behandlungen umfassen (Kapitel 5 und 14).

2.3.3 Die Evaluation von Dienstleistungen und strategischen Entscheidungen

Es ist eine traurige Tatsache, dass ein auf einer Zufallsstichprobe basierendes Testdesign nur unter bestimmten Umständen möglich ist, in denen Sozialwissenschaftler Messungen durchführen und nach interpretierbaren Vergleichen suchen. Die Zahl derartiger Möglichkeiten mag nicht gerade überwältigend sein, aber wenn ein derartiges Design gegeben ist, dann sollte es auf jeden Fall genutzt werden (Webb et al. 1966, S. 6).

Diese Ansicht wird von nicht mehr vielen Evaluatoren geteilt, die sich mit Dienstleistungen und strategische Entscheidungen beschäftigen, aber sie war viele Jahre dominierend. Die Evaluation von Programmen in der Politik, dem Sozialwesen und den Dienstleistungen begann zwar im 19. Jahrhundert, doch eine beachtliche Anzahl von Studien und eine bessere methodologische Technik kam erst in den sechziger und siebziger Jahren in den USA auf. Dies lag an den dafür vorhandenen Mitteln und der Gesetzgebung. Zu dieser Zeit begann die US-Regierung von einer Vielzahl von Regierungsprogrammen eine Evaluation zu verlangen. Gleichzeitig adaptierten Evaluatoren gesundheitlicher Leistungen Methoden, die Kollegen benutzten, um Behandlungen zu evaluieren; sie machten methodologische Anleihen im Bereich der Programm-Evaluation und einen besseren Gebrauch von den Methoden der Sozialwissenschaft und der Action Research. Das experimentelle Paradigma wurde für die Evaluation von Services und politischen Entscheidungen adaptiert, was zu einer Vielzahl von quasi-experimentellen Designs führte (Kapitel 5).

In den achtziger Jahren erlangten qualitative und entwicklungsorientierte Evaluationsansätze eine ebenso große, wenn nicht größere Bedeutung für die Evaluation von Services und strategische Entscheidungen (Kapitel 7 und 8). Die Zahl und die Arten der Aktivitäten im Bereich der Evaluation und der Überwachung hatten im Gesundheitswesen seit den achtziger Jahren beträchtlich zugenommen, vor allem deshalb, weil die Regierung versuchte, die Kosten einzudämmen angesichts des Rufs nach einer stärkeren Kostenkontrolle und neuer Informationstechnologien. Eine neue Entwicklung gab es insofern, als Fachkräfte systematische Evaluationen ihrer eigenen Tätigkeit ausführten und diese als Teil von Qualitätssicherung und Qualitätsverbesserungsprogrammen veränderten (Kapitel 13).

Die Evaluation der Gesundheitspolitik als eigenständige systematische Aktivität ist erst kürzlich als Therapie- und als Behandlungs-Evaluation auf den Plan getreten und sogar noch schwieriger von Tätigkeiten wie der politischen Analyse zu trennen. Viele intendierte und praktizierte strategische Entscheidungen in der Gesundheitspolitik werden auf verschiedene Weise untersucht – und dies im Hinblick auf Kriterien wie Gleichbehandlung, auch wenn diese Studien nicht oft Evaluationen genannt werden. In den achtziger Jahren war auch eine Zunahme von «Evaluationen der internationalen Politik» zu verzeichnen, gesamteuropäische politische Studien und die ehrgeizigen WHO-Kampagnen wurden initiiert, mit dem Ziel, «Gesundheit für alle» zu schaffen und Gesundheitsprogramme, Projekte und politische Entscheidungen in Entwicklungsländern zu evaluieren.

Evaluationen von Interventionen in Gesundheitsorganisationen gibt es erst seit kurzem. Sie wurden vom Anwachsen der geplanten Interventionen in Gesundheitsorganisationen und Systemen ausgelöst sowie von der expandierenden Anzahl Entwicklungstechniken für derartige Interventionen. Seit den frühen neunziger Jahren hat es viele unterschiedliche Evaluationen der Qualitätssicherung und Programme zur Qualitätssteigerung gegeben: Diese und andere Typen von Evaluationen für Organisationen werden in den Kapiteln 7, 8 und 13 diskutiert.

2.3.4 Evaluationstheorien: eine Zusammenfassung

Die Evaluation im Gesundheitswesen hat sich aus verschiedenen Disziplinen und Rahmenbedingungen entwickelt, vor allem aus der medizinischen Forschung, der Epidemiologie, der Statistik, wozu kürzlich noch die Sozialwissenschaften und deren Theorien hinzugetreten sind. In Europa wurde die Evaluation im Gesundheitswesen nicht unerheblich von den generellen Evaluationstheorien und Methoden beeinflusst, die aus den Bereichen der Programm- und Ausbildungsevaluation stammen. Hier dominieren die experimentellen und ökonomischen Perspektiven.

Als Ergebnis der unterschiedlichen Gegenstände, Perspektiven und fachlichen Rahmenbedingungen stoßen wir bei den Evaluatoren auf differierenden Ansichten über Theorie und Praxis der Evaluation. Selbst auf dem Gebiet der Programmevaluation stellen Shadish et al. (1991) an einige Punkten abweichende Meinungen fest über:

- die Rolle des Evaluators
- Werte, auf die man sich in der Evaluation beziehen sollte
- die Fragen, die der Evaluator stellen sollte
- die besten Methoden angesichts begrenzter Ressourcen und der zur Verfügung stehenden Zeit
- die Art, wie der Evaluator die Nutzung der Ergebnisse sicherstellen sollte
- die Faktoren, die die genannten Entscheidungen über Rolle, Werte, Fragen, Methoden und Umsetzung beeinflussen.

Andererseits gibt es jedoch eine Reihe von Übereinstimmungen und von Versuchen, eine allgemeine Theorie der Evaluation zu entwickeln. Scriven (1991) weist auf einige gemeinsamen Elemente vieler Typen von Evaluationen hin und schlägt vor, in der Evaluation eine «Über-Disziplin» zu sehen. Oben haben wir uns bereits die Bereiche angesehen, die von der «Fünf-Elemente-Evaluations-Theorie» abgedeckt werden, die Shadish et al. (1991) zu entwickeln versuchten. Nach einer gründlichen Durchsicht der Theorien der Programm-Evaluation kamen die Autoren zu dem Ergebnis, dass die Theoretiker in vier Bereichen übereinstimmen:

- Evaluationen werden normalerweise mit einem knappen Zeit- und Kostenbudget durchgeführt, was schwierige Verhandlungen zur Folge hat.

- Evaluatoren sind nur selten gern gesehen.
- Eine einfache Evaluation hat ziemlich enge Grenzen.
- Evaluatoren sollten sich stärker darum bemühen, dass ihre Resultate umgesetzt werden.

2.4 Vier Perspektiven der Evaluation

Der Evaluator sieht die Intervention unter einer bestimmten Perspektive. Diese Perspektive kann den Nutzern der Evaluation dabei helfen, Dinge zu sehen, die er sonst nicht gesehen hätte, und so den Wert der Evaluation besser einzuschätzen. Sie kann aber auch die Nutzer blind machen für Tatbestände, die sie sehen sollten, vor allem wenn sie vorbehaltlos auf eine Evaluation vertrauen, die ihre Perspektiven und Grenzen nicht beschreibt.

Dieses Buch schlägt vor, dass jede Evaluation aus einer der vier «Evaluations-Perspektiven» vorgenommen wird, die man auch «Evaluations-Paradigmata» nennen könnte. Dies geschieht aus zwei Gründen: zum einen um die Bandbreite der Evaluationen im Gesundheitsbereich überschaubarer und leichter verständlich zu machen, zum anderen um die Aufmerksamkeit auf die Annahmen zu lenken, die den verschiedenen Ansätzen der Evaluation zu Grunde liegen und die in der Darstellung der Evaluationen meist nicht explizit formuliert werden, nicht einmal in einer detaillierten Erörterung der Methoden. Im Folgenden diskutieren wir, was wir unter einer «Perspektive» verstehen und fassen die vier Perspektiven zusammen, die in diesem Buch behandelt werden. Im nächsten Abschnitt werfen wir zunächst einen Blick auf die Debatte, bei der es um die Stärken und Schwächen der dominierenden Perspektive geht, nämlich der experimentellen.

2.4.1 Was ist eine Evaluationsperspektive?

Eine Evaluations-Perspektive nimmt bestimmte Aspekte einer Evaluation und deren Konsequenzen ins Visier. So fokussiert eine ökonomische

Evaluation den Ressourcenverbrauch durch das Evaluierte, andererseits aber ebenso die Nutzen, die entstehen. Ich verwende das Wort «Perspektive» um drei Dinge zu vermitteln. Wenn man eine bestimmte «Brille» aufsetzt, sieht man erstens einige Dinge viel besser als ohne sie. Zweitens ist unsere Wahrnehmung selektiv; gewisse Dinge nicht sehen wir deshalb nicht. Drittens wohnen einer Perspektive Annahmen inne über etwas, das wirklich existiert: Eine Perspektive beinhaltet Annahmen darüber, was gewusst werden kann (Epistemologie), über die Aspekte des Evaluierten, die ausgewählt werden, und über die Art, wie diese Kenntnisse generiert werden können (Methodologie). Diese Annahmen geben den Rahmen vor, wie der Evaluator die Intervention konzeptionalisiert, sie bestimmen das Design der Evaluation, die Art der Datensammlung und die Analysemethoden.

In diesem Kapitel werden vier Perspektiven vorgestellt – die experimentelle, die ökonomische, die entwicklungsorientierte und die managementorientierte –, und in den folgenden Kapiteln werden diese im Detail diskutiert. Bei einer Evaluation kann jeder dieser Perspektiven herangezogen werden: Man kann jede Perspektive dazu verwenden, eine der vier Kategorien Behandlungen, Services, strategische Entscheidungen und Interventionen in Organisationen zu evaluieren. Eine Perspektive wird indes weitaus häufiger eingesetzt als die anderen, um eine Kategorie von Interventionen zu beurteilen. So wird z.B. die entwicklungsorientierte Perspektive häufiger herangezogen, um Dienstleistungen oder Interventionen in Organisationen als Therapien zu evaluieren. Welche Perspektive der Evaluator einsetzt, hängt von der Zielsetzung der Evaluation ab, von der Art des Evaluierten und den erwarteten Effekten, aber auch von der Ausbildung des Evaluators und seinem fachlichen Hintergrund.

Der Zweck dieses und der folgenden Kapitel ist nicht, Sie mit der Fähigkeit auszurüsten, selbst eine Evaluation durchzuführen und dabei eine dieser Perspektiven einzusetzen. Sie sollen vielmehr dazu befähigt werden, die richtige Perspektive für den Gegenstand auszuwählen, den Sie evaluieren möchten, und die Fähigkeit erlan-

gen zu wissen, wo Sie weitere Informationen finden könnten. Sie lernen außerdem die Stärken und Schwächen einer Evaluation verstehen, bei der eine bestimmte Perspektive verwendet wurde. Für Nicht-Wissenschaftler ist diese Fähigkeit besonders wichtig, also z.B. für Manager, weil viele Evaluationsberichte auf den ersten Blick den Anschein erwecken, als ob jeder Aspekt berücksichtigt worden sei, die Annahmen und Grenzen werden jedoch oft nicht verbalisiert.

2.4.2 Die experimentelle, die ökonomische, die entwicklungsorientierte und die managementorientierte Perspektive einer Evaluation: eine Einführung

Experimentelle Evaluationen wollen erhellen, ob eine Intervention einen Effekt hat und warum das so ist. Diese Evaluation ist so angelegt, dass Hypothesen geprüft werden; man folgt dabei dem Modell des wissenschaftlichen Experiments. Im Beispiel von Kapitel 1, in dem eine Krankenschwester einer Mutter Informationen über das Stillen gab, würde eine Evaluation frühere Untersuchungen berücksichtigen und eine Hypothese formulieren, z.B. dass «Informations-Interventionen der dargestellten Art keine Auswirkungen auf die Art haben, wie Mütter ihre Babys ernähren».

Die Intervention müsste klar definiert und kontinuierlich praktiziert werden, indem Pflegekräfte auf eine bestimmte Verfahrensweise verpflichtet werden. Es müsste eine «operationale Definition» der Stillmethoden der Mütter erfasst werden – die Erzählungen der Mütter über ihr Verhalten würden nämlich als nicht sonderlich verlässlich Messgröße eingestuft. Man würde sich auch bemühen, Wirkungen zu erfassen, die nicht direkt von der Intervention mittels Übergabe einer Informationsbroschüre ausgehen, aber das Verhalten der Mütter beeinflussen könnten. Das Ideal wäre ein im Voraus festgelegtes Experiment, das vor seiner Ausführung geplant wurde, weil auf diese Weise der Evaluator bei seinem Bemühen unterstützt wird, alle Einflüsse außerhalb der Intervention unter Kontrolle zu bringen. Der übliche Weg, dies zu bewerkstelligen, ist, die Mütter nach dem Zufallsprinzip einer Gruppe zuzuordnen, die die Information erhält, und einer zweiten Gruppe gegenüberzustellen, die die Informationen nicht erhält. Auf diese Weise lässt sich die Sicherheit erhöhen, dass alle Veränderung bei der Ernährung der Babys der Intervention zugerechnet werden können und nicht anderen Faktoren.

Dies war eine einfache Zusammenfassung der experimentellen Perspektive – ein Versuch, ein paar Merkmale und Unterschiede zu anderen Perspektiven darzustellen. In dieser Perspektive gelangen zahlreiche Designs zum Einsatz (Kapitel 5). Wichtiger sind aber die Idee hinter dem Experiments, eine explizite Hypothese, die getestet wird, ein Maximum an Kontrolle der Intervention und der Rahmenbedingungen sowie ein objektives Messkriterium oder deren mehrere.

Ökonomische Evaluationen sollen klären, wie viele Ressourcen durch eine Intervention verbraucht werden, und üblicherweise darüber hinaus auch die Wirkung einer Intervention quantifizieren, manchmal in Geld. Für ökonomische Evaluationen gelten viele Annahmen, die auch auf das experimentelle Paradigma bezüglich der objektiven Messkriterien und der Kontrolle der Rahmenbedingungen zutreffen. Oft bauen sie auch auf experimentellen Evaluationen auf. So würde in unserem Beispiel der übliche Typus einer ökonomischen Evaluation den Ressourcenverbrauch zu quantifizieren versuchen, die bei der Information an die jungen Mütter aufgewendet wurden, und diese in Geldbeträgen angeben. Man würde auch versuchen die Konsequenzen der Intervention darzustellen und diese als eine Relation zwischen verbrauchten und eingesparten Ressourcen zu beschreiben. Diese Perspektive geht davon aus, dass die nicht verwendeten Ressourcen stets für einen anderen Zweck eingesetzt werden könnten, und versucht deshalb, die Kosten und Wirkungen der Intervention mit denen zu vergleichen, die sich bei einer anderen Art der Ressourcenverteilung ergeben würden.

Entwicklungsorientierte Evaluationen basieren auf einer anderen Wissenschaftstheorie mit anderen Annahmen über Wesen und Zweck einer Intervention. Entwicklungsorientierte Evaluationen setzen systematische Methoden und Theorien im Rahmen einer Evaluation ein, um den Erbringern einer Dienstleistung zu ermöglichen, ihre Behandlungen, Dienstleistungen, strategische Entscheidungen und ihre Politik aufzubauen und stetig zu verbessern. Beim obigen Beispiel würde der Evaluator im Rahmen einer entwicklungsorientierte Evaluation 10 Mütter unmittelbar vor der Intervention und zwei Wochen danach interviewen, um herauszufinden, ob sich ihr Verhalten oder ihre Einstellung zum Stillen verändert hätten. Die Resultate würden den Pflegekräften berichtet, und der Evaluator würde mit ihnen zusammen die Chancen zu steigern versuchen, dass Mütter ihre Kinder stillen, und vielleicht nach Wegen suchen, wie man mit den Müttern in Kontakt kommen könnte, die die Pflegekräfte nicht regelmäßig treffen. Entwicklungsorienterte Evaluationen haben einen unmittelbar auf die Praxis gerichteten Fokus und binden den Evaluator in einer unabhängigen Rolle in die Zusammenarbeit mit den Leistungserbringern ein, um diesen zu ermöglichen, den Wert dessen, was sie tun, richtig einzuschätzen und ihre Tätigkeit zu verbessern. Entwicklungsorientierte Evaluationen können auch von den Leistungserbringern selbst durchgeführt werden, um an sich selbst zu arbeiten, oder in einem Bewertungsprozess mit Gleichgestellten.

Managementorientierte Evaluationen werden für Manager und Führungsgremien durchgeführt, um die Leistung von Services und die Umsetzung von politischen Maßnahmen zu kontrollieren oder zu verbessern oder um zu überprüfen, ob die vereinbarten Veränderungen oder Projekte wie beabsichtigt ausgeführt wurden. Ihr Ziel ist es, die Zuständigkeit zu verifizieren, die Kosten-Nutzen-Relation festzustellen und Leistungsverbesserungen zu erfassen. So könnte eine managementorientierte Evaluation in unserem Beispiel darin bestehen, dass der Evaluator einen kurzen Fragebogen verschickt, um festzustellen, wie vielen Müttern eine Broschüre ausgehändigt worden ist, ob sie stillen oder nicht. Eine weitere mögliche Absicht wäre,

Tabelle 2.1: Unterschiede zwischen den vier Vorgehensweisen bei der Evaluation

	Primäre Nutzer	Zweck	Fokus der Studie	Methoden	Rolle des Evaluators
Experimentell	Wissenschaftler und gelegentlich Fachkräfte im Gesundheitswesen	Nachweis von Ursachen und Wirkungen	Ergebnisse	Test von Hypothesen; Ergebnismessung; Kontrolle und Quantifizierung von Variablen, statistische Analyse	Unabhängig, extern, distanziert, wissenschaftlich
Ökonomisch	Manager, politisch Verantwortliche	Kalkulation von verbrauchten Ressourcen und Nutzen	Input, Aktivitäten, Output und Resultate	Quantitative und spezialisierte Messung des Ergebnisses	Unabhängig, extern, distanziert, wissenschaftlich
Entwicklungs-orientiert	Manager und MitarbeiterInnen der in Frage stehenden Dienstleistung	Hilfe für die Leistungserbringer, kurzfristig Verbesserungen zu realisieren	Prozess	Primär qualitativ	Unabhängig, kollaborativ oder sich selbst einschätzend
Management-orientiert	Manager und Führungsgremien	Verantwortlichkeit und Leistungsmanagement	Input, Prozess und Output	Qualitative und quantitative	Einschätzend, distanziert, quasi-unabhängig

Informationen darüber zu bekommen, welche sozialen Gruppen am ehesten Kontakt mit der Krankenschwester haben. Viele managementorientierte Evaluationen im Gesundheitswesen vergleichen aktuelle Tätigkeiten mit den Standards und Vorschriften, die die Sicherheit, Effektivität, Effizienz und die Gleichbehandlung sichern sollen. Im Normalfall werden diese Evaluationen von MitarbeiterInnen einer Gesundheitseinrichtung ausgeführt, wenn auch eine externe Evaluation vorstellbar wäre, um ein System für Audits zu schaffen oder für die Evaluation von Management-Leistungen.

Diese kurze Zusammenfassung soll auf einige der Unterschiede zwischen den Perspektiven hinweisen; vieles haben die Perspektiven jedoch auch gemeinsam. Bei allen genannten Perspektiven wird versucht, Informationen über die Intervention zu gewinnen, in unserem Beispiel auch Daten über die Wirkungen. Jede Evaluation gewinnt diese Informationen auf systematische Weise, wobei diejenigen Methoden der Datengenerierung zur Anwendung kommen, die für diese Perspektive anerkannt sind. Die gewonne-

nen Informationen helfen den Nutzern, die Intervention richtig einzuschätzen. Jede Perspektive ist sich einer ethischen Dimension bewusst und kann mit ihr umgehen: die ethischen Implikationen einer Situation, bei der eine Intervention verworfen wird, obwohl Erkenntnisse vorliegen, dass sie Vorteile hat; der Grundsatz, den Wert des Stillens zu quantifizieren und unter dem Gesichtspunkt des Ressourcenverbrauchs mit anderen Verwendungen zu vergleichen, sowie der Grundsatz, dem Management Informationen darüber zukommen zu lassen, dass MitarbeiterInnen im Gesundheitsbereich die politischen Grundsätze beachten bzw. missachten.

In der **Tabelle 2.1** werden die Unterschiede zwischen diesen Perspektiven zusammengefasst, und **Tabelle 3.1** stellt Beispiele für Evaluationen aus jeder Perspektive dar sowie die Designs, die dabei verwendet wurden.

2.5 Die Perspektivendebatte in der Evaluation – Beweis und Erklärungen

Die beiden folgenden Zitate charakterisieren den Diskurs «experimenteller versus phänomenologischer Ansatz» in der gesundheitsbezogenen Evaluation:

Wie kann man eine Leistung angemessen evaluieren, ohne das Ergebnis objektiv zu messen und auf Einflüsse hin zu kontrollieren, die nicht aus der Intervention resultieren?

Wie kann man eine Behandlung angemessen evaluieren, ohne die subjektiven Erfahrungen der Patienten zu untersuchen und zu berücksichtigen, dass der statistische Durchschnitt wichtige Effekte auf einzelne Patienten kaschiert, dass die Behandlung je nach Patienten variiert und auf ihn zugeschnitten sein sollte und dass Behandlung und Kontext nicht voneinander isoliert kontrolliert werden können?

Eine Frage sollte der Leser bedenken: «Sind es die Perspektiven der verschiedenen wissenschaftlichen Paradigmen, die unvereinbar sind, oder lassen sich Elemente aus verschiedenen Perspektiven miteinander kombinieren?» In diesem Abschnitt beschäftigen wir uns mit der Kritik der Sozialwissenschaft an der experimentellen Perspektive mit dem positivistischen Konzept von «Fakten» und «Beweisen». Dies ermöglicht einen Blick auf die Theoriedebatte bei der gesundheitlichen Evaluation, eine Diskussion, die sich erst kürzlich ergeben hat infolge von Überlegungen, die die «Evidence-based Medicine»-Bewegung in der Medizin vorgebracht hat, bei der es um die Effektivität einer medizinischen Leistung geht; wir diskutieren diesen Punkt in Kapitel 14.

Wir hatten bereits festgestellt, dass Evaluationen von Therapien normalerweise unter Verwendung der experimentellen und ökonomischen Perspektive durchgeführt werden. In den letzten 20 Jahren ist die ökonomische Perspektive bei der Evaluierung von Dienstleistungen immer öfter zum Einsatz gekommen; in letzter Zeit war dies auch bei politischen Entscheidungen und Programmen der Gesundheitsförderung der Fall. Man hat versucht, mit Hilfe des experimentellen Ansatzes Dienstleistungen und strategische Entscheidungen zu evaluieren. Einige meinen, dass dies immer noch möglich sei und auch getan werden sollte. Viele bezweifeln jedoch die Machbarkeit wie auch Angemessenheit der experimentellen Perspektive für die Bewertung von politischen Maßnahmen und Dienstleistungen. Die «sozialwissenschaftliche Kritik» hat nicht nur die Entwicklung und die Akzeptanz von verschiedenen Ansätzen für die

---

Dimensionen der Evaluation

Zielsetzung: Die Dimension der Selbstentwicklung versus Kontrolle und Zuständigkeitsabgrenzung (dies ist eine von vielen Dimensionen der Zielsetzung).

Zeitpunkt der Evaluation im Entwicklungsverlauf von Interventionen: bei einem ausgereiften Service oder einer abgeschlossenen Intervention oder bei einer Intervention, die sich noch im Entwicklungsstadium befindet, bei bevorstehenden Veränderungen oder bei einer Behandlung, die erst eingeführt werden soll.

Primärer Fokus: Input, Prozess, Output (wie oft?) oder Resultate (welche Veränderungen oder Effekte?)

Spannweite: Auführlich – begrenzt.

Methoden: Qualitative – quantitative.

Rolle des Evaluators: Mitglied der Organisation – extern und unabhängig

Wie oft: Nur bei einer speziellen Gelegenheit – ständig und routinemäßig

Bewertung von politischen Maßnahmen und Dienstleistungen zur Folge gehabt, sondern auch die Vorherrschaft der experimentellen Perspektive bei Evaluationen bestimmter Behandlungsarten wie alternativer Therapien in Frage gestellt (Johannessen et al. 1994).

2.5.1 Die Kritik an den für soziale Evaluationen eingesetzten naturwissenschaftlichen Modellen

Es gibt eine traditionelle Debatte in der Evaluations-Wissenschaft, die die sozialwissenschaftliche Diskussion zur Verwendung von naturwissenschaftlichen Methoden beim Studium gesellschaftlicher Phänomene widerspiegelt. In der Evaluation lassen sich vier Argumentationsstränge unterscheiden. Beim ersten geht es darum, ob und wie bei der Evaluation experimentelle Modelle eingesetzt werden sollen, wenn wir die Bewertung als ein Experiment auffassen – die «Design-Debatte». Beim zweiten geht es um den Status der «Fakten»: Besitzen Fakten eine unabhängige objektive Existenz oder sind sie von der Gesellschaft geschaffen worden? Ein Teil dieser Debatte wird im Hinblick auf den Einsatz qualitativer Methoden bei der Datenerhebung geführt, z.B. die Relevanz und Validität von Äußerungen über die Patientenzufriedenheit oder die Kommentare von Patienten – die «Debatte über die subjektiven Daten» (Kapitel 11 und 12).

Beim dritten Strang geht es um die wissenschaftliche Methodik: Ist es Aufgabe des Evaluators, sich an die hypothetisch-deduktive Methode zu halten und Hypothesen über die Intervention zu formulieren, die man dann durch deduktive Tests zu falsifizieren sucht, oder soll man Informationen über die Intervention induktiv aus einer Reihe von Beobachtungen generieren, oder wäre eine Mischung beider Verfahrensweisen besser? Zum vierten gibt es die Diskussion über die richtige Zielsetzung der Evaluation: Wie sollen Einzelpersonen, Populationen und Organisationen berücksichtigt werden? Sollen sie als Einheiten evaluiert werden, der Selbstreflektion und des Wandels fähig? Dies ist die «philosophische Debatte», die beiden ersten zu Grunde liegt.

Ist es möglich, Kausalzusammenhänge zu finden, wenn der Untersuchungsgegenstand Menschen sind, die die Bedeutung von Phänomenen reflektieren können und diesen Phänomenen Bedeutung zuweisen können? Inwieweit ist das, was wir tun, davon beeinflusst, dass wir der «Gründe» ansichtig werden können und uns dann anders verhalten, vielleicht als Folge der Evaluation? Jedem, der sich mit der «Philosophie der Sozialwissenschaften» abgemüht hat, werden diese Fragen vertraut erscheinen. Das Phänomen der «Reflexivität» bezieht sich in der Evaluation sowohl auf die Ziele der Intervention, wie z.B. Patienten, als auch auf die Personen, die die Evaluation ausführen, und beide können Gegenstand einer Evaluation sein. In unserem Beispiel war die Mutter-Pflegekraft-Intervention keine Intervention an einer Einheit, die nur entsprechend physikalischer und chemischer Gesetzmäßigkeiten funktioniert: Sowohl Pflegekraft wie Mutter sind bewusste Wesen, besitzen Wahlmöglichkeiten und weisen dem Stillen und der Informationsbroschüre eine bestimmte Bedeutung in vielerlei Hinsicht zu. Die Konzepte von Ursache und Wirkung haben eine gewisse Relevanz, aber sie lassen wichtige Merkmale der Mutter wie der Pflegekraft außer Acht und haben eine nur begrenzte Bedeutung für das Verständnis oder die Einschätzung des Werts der Intervention. Was verliert man, wenn man die Untersuchung der Wirkungen auf eine einzige oder einige wenige objektiv messbare Verhaltenskriterien beschränkt? Würde dies das Verständnis des Werts der Intervention bei muslimischen Frauen und Kindern erleichtern?

Einige Evaluatoren sehen im naturwissenschaftlichen Modell das Ideal; beim Evaluationsdesign versuchen sie, sich ihm anzunähern, indem sie Modifizierungen vornehmen, die die Problematik der Kontrolle und der Befangenheit («Bias») überwinden sollen, und indem sie einfache, doppelte und dreifache Blindstudien durchführen. Bei der Evaluation medizinischer Behandlungen war der experimentelle Ansatz sehr erfolgreich. Dies hatte auch einige Veränderungen für quasi-experimentelle Einschätzungen von sozialen Interventionen zur Folge. Andere Evaluatoren lehnen jedoch dieses Modell ab, da sie der Ansicht sind, dass die Evaluation weder das Evaluierte noch dessen Effekte mittels naturwissenschaftlicher Methoden ermitteln kann und auch nicht versuchen soll, die Wirkungen mit Hilfe von Erklärungsmodellen aus den Naturwissenschaften einzuschätzen. Dieses Argument wird nicht nur bezüglich der Evaluationen von sozialen Einheiten oder politischen Maßnahmen ins Feld geführt, sondern auch für Evaluationen vieler herkömmlicher und alternativer Behandlungen (Johannessen et al. 1994). Mit dieser Kritik werden wir uns im Rahmen der Erörterung der Stärken und Schwächen der experimentellen Evaluation im Kapitel 5 beschäftigen.

Unsere persönliche und soziale Existenz wird sowohl determiniert als auch von uns selbst determiniert.

Viele Evaluatoren nehmen eine Mittelposition ein. Menschliche Wesen sind in zweierlei Hinsicht determiniert: Auch wenn es uns nicht behagt, so sind wir doch physikalischen und biologischen Gesetzen unterworfen, doch mit Entschlossenheit und persönlicher Anstrengung können wir uns dieser Einflüsse bewusst werden und sie gelegentlich überwinden oder uns ihnen zumindest anpassen. Eine Mittelposition erkennt auch an, dass der einzunehmende Ansatz der Evaluation auch vom Charakter des zu evaluierenden Gegenstands abhängt sowie von der Zielsetzung der Evaluation: Wenn es bei der Evaluation um einen Sachverhalt der nationalen Politik geht und das Ziel darin besteht, diese Politik in der Phase der Implementierung zu optimieren, dann können Elemente der experimentellen Vorgehensweise nützlich sein; doch bei der Datensammlung sollten qualitative wie quantitative Verfahrensweisen eingesetzt werden. Einige Autoren argumentieren, dass das Evaluierte als System gesehen werden muss und deshalb die Methoden für die Konzeptualisierung, die Analyse und die Intervention von Systemen angewendet werden sollten.

Der wichtigste Punkt allerdings ist, dass die Mehrheit der Evaluatoren, die aus der entwicklungsorientierten Perspektive heraus arbeiten, einfach keine methodologische Präferenz für qualitative Methoden haben. Sie haben unter-

schiedliche Ansichten bezüglich der experimentellen Evaluation, wenn es um den Zweck und die Begründung der Evaluation geht, und arbeiten in phänomenologischen und anderen Paradigmata, die in den Sozialwissenschaften üblich sind. Berücksichtigen Sie jedoch, dass zu den entwicklungsorientierten Evaluationen auch eine kleine Untergruppe von Evaluationen gehören, die experimentelle Regeln anwenden, doch qualitative Methoden benutzen, Informationen über einige Ergebnisarten zusammentragen und die Äußerungen von Leistungserbringen und -empfängern (subjektive Daten) als wichtige Einblicke und Daten für die Evaluierung des Evaluierten berücksichtigen.

Tatsächlich gibt es eine genaue Grenzlinie zwischen quasi-experimentellen und einigen entwicklungsorientierten Evaluationen, weil ein Teil der letzteren beweiskräftige Daten über die Resultate zu erheben versucht, jedoch ohne rigorose Kontrollen oder Techniken anzuwenden, die zu erreichen versuchen, den Bias zu reduzieren, der durch eine uneingeschränkt experimentelle Evaluation oder durch das experimentelle Design mit nur einem Fall verursacht wird. Wir können uns ein Spektrum von entwicklungsorientierten Evaluationen vorstellen, angefangen von solchen, die dem experimentellen Paradigma nahe stehen, bis zum anderen Extrem der phänomenologischen und naturalistischen Methoden. Mit letzteren versucht man Leistungserbringern oder den für strategische Entscheidungen Verantwortlichen regelmäßig Feedback zu geben, das sie zum Zweck der Optimierung eines Services oder einer Intervention verwenden können. Oft versuchen sie, das Evaluierte während der Evaluation zu verändern (Øvretveit 1987a). Diese Arten von Evaluationen befinden sich am anderen Ende des Spektrums von «Kontrolle», wo Evaluationen auf der Basis von experimentellen Zufallsstichproben angesiedelt werden würden. Häufig wird nicht eine Dienstleistung mit Zielen oder Kriterien verglichen, sondern man will die MitarbeiterInnen dabei unterstützen, derartige Kriterien oder Ziele zu formulieren. Es handelt sich um die kollaborative, praxisbezogene, direkte und unmittelbare Arbeit mit Dienstleistungserbringern, die die

Tabelle 2.2: Beispiele für unterschiedliche Arten von Evaluationen, bei denen für die Evaluation verschiedene Perspektiven verwendet werden

	Experimentell	Ökonomisch	Entwicklungs-orientiert	Management-orientiert
Behandlung (Diagnostische Interventionen werden ebenfalls dieser Kategorie zugeordnet)	Kontrollierter Test eines neuen chirurgischen Verfahrens in Relation zum herkömmlichen	Kosten und Effekt einer chirurgischen Technik verglichen mit einer medikamentösen Therapie für die gleiche Indikation	Feedback an die Erbringer von Dienstleistungen zu den Erfahrungen der Patienten und deren Zufriedenheit mit der neuen Behandlung	Einschätzung der Wirkung der neuen Behandlung auf die Services und die Patienten für das Management
Service	Kontrollierter Test der Effektivität einer kommunalen psychiatrischen Notfallstation verglichen mit der eines Krankenhauses	Evaluation der Kosten, der Einsparungen und Auswirkungen eines psychologischen Services in einer Allgemeinpraxis	Beschreibung der Arbeitsorganisation in der Betreuung sowie der unterschiedlichen Wahrnehmungen von deren Stärken und Schwächen für die Dienstleistungserbringer	Audit der Beachtung der Regularien für die Qualitätssicherung durch einen Service
Strategische Entscheidungen	Quasi-experimenteller Vergleich der Wirkung einer eingekauften Dienstleistung mit der eigenen Praxis auf Patienten	Kosten und Effekte einer nationalen Maßnahme der Gesundheitsvorsorge für Menschen über 75 Jahre	Feedback an politisch Verantwortliche zu den Fortschritten, die bei der Implementierung einer politischen Maßnahme gemacht werden, um noch während der Implementierung Korrekturen vornehmen zu können	Einschätzung der wahrscheinlichen Effekte und Implikationen einer geplanten politischen Maßnahme für das Management
Interventionen bei einer Organisation	Kontrollierter Test der Methode, wie klinische Literatur von Medizinstudenten kritisch eingeschätzt werden kann	Ökonomische Evaluation der Kosten und Einsparungen bei der Personalfortbildung für anforderungsreiche Tätigkeiten	Unabhängiges Feedback an das Personal über Wirkung von Änderungen der Öffnungszeiten und des Überweisungssystems auf andere Services	Evaluation des Einflusses von Veränderungen der Arbeitszeiten für Ärzte in Ausbildung für das Management

entwicklungsorientierte Evaluation von anderen Arten von Evaluationen unterscheidet, wobei der Evaluator in einer unabhängigen Rolle fungiert.

Eine Zusammenfassung muss drei Punkte nennen. Erstens gibt es unterschiedliche und mit Nachdruck vertretene Ansichten darüber, wie Interventionen im Gesundheitswesen zu evaluieren sind; diese Auffassungsunterschiede werden in einem der nächsten Kapitel erörtert. Zum zweiten vertreten wir die Ansicht, dass alle Perspektiven berechtigt sind. Welche man verwendet, hängt vom Zweck und den zu beantwortenden Fragen ab sowie davon, was für die Nutzer der Evaluation besonders hilfreich und glaubwürdig wäre. Drittens wäre festzuhalten, dass der Grundsatz «leben und leben lassen» nicht von vielen Evaluatoren geteilt wird, was besonders in Diskussionen über Interventionen an der Grenze zwischen Behandlung und Service deutlich wird, wie es z.B. in einigen onkologischen Kombinationstherapien der Fall ist. Auf

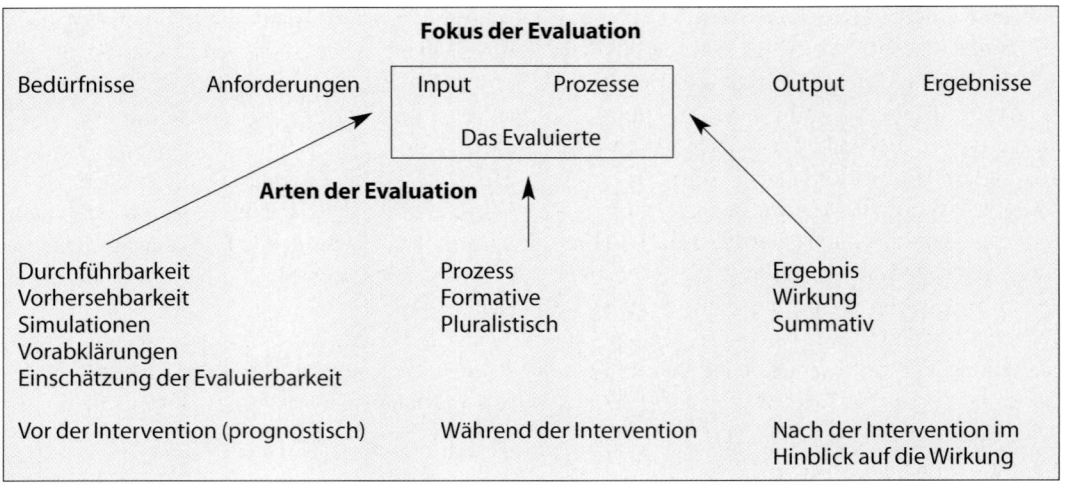

Abbildung 2.1: Fokus verschiedener Evaluationen
Hinweis: Hier handelt es sich nur um eine grobe Darstellung

Nachweisen fußende Medizin ist derzeit auf dem Vormarsch, um einiges an Boden zurückzugewinnen, der an die Sozialwissenschaftler verloren ging, die einen Teil der Evaluationen von Services übernommen haben, nachdem sie fast das gesamte Territorium der Evaluation strategischer Entscheidungen okkupiert haben.

Der nächste Abschnitt dieses Kapitels beschreibt einige der verschiedenen Etiketten, die die Vorgehensweisen bei der Evaluation verdeutlichen. **Tabelle 2.2** fasst die in diesem Kapitel gemachten Unterscheidungen zusammen; in Kapitel 1 werden unterschiedliche Typen von Interventionen und Perspektiven im Gesundheitsbereich behandelt.

2.6 Arten von Evaluationen

Die Kategorien der vier Perspektiven und der vier Arten von Interventionen wurden entwickelt, um die vielen verschiedenen Arten von Evaluationen im Gesundheitsbereich verständlich zu gliedern (Tabelle 2.1). Wie jedes Modell hat auch dieses seine Schwächen; eine davon ist, dass bestimmte Vorgehensweisen nicht gut in dieses Modell passen und die Kategorien überschreiten. Ein weiteres Modell wird in **Abbildung 2.1** dargestellt, um einige Begriffe einzuführen, die benutzt werden, um bestimmte

Arten von Evaluationen zu beschreiben. Der nächste Abschnitt des Kapitels enthält eine kurze Zusammenfassung dieser verschiedenen Arten von Evaluationen, von denen die meisten zu den «entwicklungs-» oder den «managementorientierten» zählen. Auf diese Begriffe wird manchmal in Berichten über Evaluationen oder in generelle Diskussionen über die Evaluation zurückgegriffen, und sie bilden mithin einen Teil des Sprachgebrauchs innerhalb der Evaluation.

Im Folgenden beginnen wir mit Evaluationen, die vor einer Intervention durchgeführt werden: z.B. eine Machbarkeitsstudie über die Kosten und die Nutzen eines neu einzuführenden Services. Dann beschäftigen wir uns mit Evaluationen, die sich auf den Prozess der Intervention konzentrieren: Dazu zählen z.B. Evaluationen von strategischen Entscheidungen oder Programmen während der Implementierung. Dann betrachten wir Evaluationen, die sich mit den Wirkungen beschäftigen, und schließlich mit der kombinierten Evaluation von Bedürfnissen, Input, Prozessen und Ergebnissen.

2.6.1 Einschätzung der Evaluierbarkeit

Die Einschätzung einer Intervention, die den Zweck hat zu beurteilen, ob eine Evaluation überhaupt durchgeführt werden kann, nennt man eine Einschätzung der Evaluierbarkeit. Eine derartige Einschätzung bringt Klarheit über die Intervention und ihre Grenzen, die wichtigsten Fragen der Evaluation und die wichtigsten Elemente des zu evaluierenden Sachverhalts. Auf diese Weise kann das Management präziser die Zielsetzung eines Services definieren und festlegen, was genau evaluiert werden soll. Die Einschätzung der Evaluierbarkeit zeigt die verschiedenen möglichen Wege auf, wie eine Sache evaluiert werden kann, sowie die Kosten und den Ertrag der unterschiedlichen Evaluations-Designs (Wholey 1977, 1983).

2.6.2 Eingangsevaluation, Vorabklärungen und die Evaluation der Machbarkeit

Bevor eine Evaluation durchgeführt wird, könnte eine Einschätzung der möglichen Kosten und Konsequenzen angezeigt sein, z.B. bei der politischen Maßnahme, niedergelassene Ärzte mit Mitteln auszustatten, um Nichtraucher-Kurse anbieten oder ein neues IT-System einführen zu können. Derartige Studien werden manchmal Gutachten genannt und im Hinblick auf eine geplante Intervention ausgeführt oder auf eine neue oder nur selten angewandte Intervention. Sie unterscheiden sich von einer Einschätzung der Evaluierbarkeit insofern, dass sie sich nicht um die möglichen Verfahrensweisen bei einer Evaluation kümmern, sondern nur die möglichen Konsequenzen anvisieren.

2.6.3 Modellevaluation und Simulation

Haben Sie schon einmal ein Tabellenkalkulationsprogramm benutzt, um Eingaben und Ausgaben so zu verändern, dass Sie beurteilen konnten, wie sich diese Veränderungen auswirken? Sollten Sie schon so etwas gemacht haben, dann kennen Sie bereits den Typus einer Simulation oder einer Modellevaluation. Betriebswirtschaftler benutzen ständig mathematische Modelle und Computer, um verschiedene Interventionen oder politische Veränderungen zu simulieren. Einige ökonomische Evaluationen schätzen vor einer Intervention die Kosten und Konsequenzen der Durchführung einer Inter-

vention ein, im Normalfall durch den Vergleich mit den vorhandenen Dienstleistungen und politischen Maßnahmen. Ein Beispiel ist die Benutzung eines Simulationsmodells durch Barer (1981), um für Kanada die Einsparungen für den Fall zu kalkulieren, dass die gesamte Primärpflege von kommunalen Gesundheitszentren übernommen würde. Methodologien für diese Art von Einschätzungen sind in HERG (1994) beschrieben.

Die Bedeutung von Simulationen hat zugenommen, z.B. um medikamentöse oder Therapie-Interventionen zu simulieren, besonders dann, wenn aus ethischen oder anderen Gründen eine experimentelle Überprüfung nicht möglich ist. In einem Projekt wurde die Simulation dazu benutzt, um die Auswirkungen von vier Techniken der Qualitätsverbesserung bei einem Service für Frühgeburten und der Entbindungsstation in einem Krankenhaus zu testen. Evaluationen von neuen Krankenhausgebäuden nutzen ebenfalls die Möglichkeiten der virtuellen Realität: Patienten und MitarbeiterInnen «begehen» die simulierten Gebäude und stufen bestimmte Merkmale ein, indem sie sie evaluieren.

2.6.4 Die Evaluation von Optionsalternativen und der Entscheidungsanalyse

Die Evaluation von Optionsalternativen soll den Menschen helfen, sich zwischen mehreren Optionen zu entscheiden. Es handelt sich um eine Art Simulationstechnik. Man benutzt Analysetechniken für Gruppenentscheidungen, um die Kriterien der Evaluation deutlich zu machen, die von den Verantwortlichen herangezogen werden, um anhand dieser Kriterien die Leistungsfähigkeit der Optionen systematisch zu bestimmen. Im Gesundheitswesen wird diese Vorgehensweise von Führungskräften benutzt, um Computersysteme vor dem Kauf zu bewerten oder um ein System für die Qualitätsbeurteilung zu entwickeln und die Serviceleistung einzuschätzen (Øvretveit 1992b). Diese Technik ist dann besonders nützlich, wenn die Zeit für eine Datensammlung fehlt und wenn Entscheidungsträger ihre subjektiven Ansichten systematisieren müssen, um zwischen Alternativen entscheiden zu können, vor allem wenn es viele Aspekte gibt, die miteinander verknüpft werden müssen. Edwards und Newman (1988) sowie Øvretveit (1992a, b) haben diese Methode beschrieben.

2.6.5 Formative Evaluation

Bei der formativen Evaluation handelt es sich um eine Art entwicklungsorientierter Evaluation. Ihre Aufgabe ist es, denjenigen Informationen und Unterstützung zukommen zu lassen, die eine Intervention verändern können, so dass sich Verbesserungen ergeben. Im Normalfall handelt es sich bei diesen Personen um die Erbringer von Dienstleistungen. Der Evaluator arbeitet eng mit ihnen zusammen, indem er ihnen bei der Überprüfung und Abklärung von Zielen hilft und ihnen in jedem Fall Feedback und Informationen verschafft. Bei der Information kann es sich um Ergebnisse handeln (z.B. über die Einschätzungen von Patienten); öfter geht es um Aspekte des Behandlungsprozesses oder um die Tätigkeit einer Serviceeinrichtung und die Diskrepanzen zwischen Intentionen und der täglichen Praxis.

In dieser Form arbeitende Evaluatoren neigen dazu, eine Präferenz für qualitative Methoden zu entwickeln. Formative Evaluationen beschreiben auch die Entwicklung der Intervention. Diese Beschreibung ist jedoch für andere Services nur beschränkt nützlich, weil der Evaluator normalerweise die Entwicklung einer Intervention beeinflusst. Sie eignen sich am besten für Services im ersten Entwicklungsstadium, in einer kritischen oder einer Übergangssituation; dieser Ansatz kann aber auch verwendet werden, um alternative Behandlungen oder Therapien zu entwickeln wie bestimmte Vorgehensweisen in der Sozialarbeit. Formative Evaluationen werden als ein Typus der Action Research aufgefasst (Hart und Bond 1996).

> Eine Evaluation kann durchgeführt werden, um diejenigen, die etwas verbessern möchten, Feedback zu geben (formative Evaluation), oder um diejenigen, die für strategische Entscheidungen zuständig sind, darüber zu informieren, ob sie etwas finanzieren, verwerfen

oder kaufen sollen (summative Evaluation) (Scriven 1980).

2.6.6 Evaluation des Prozesses

Wie schon der Name vermuten lässt, ist hier der Fokus auf den «Prozess» des Evaluierens gerichtet und wird hauptsächlich bei Dienstleistungen und Programmen angewendet sowie bei der Evaluierung der Realisierung von politischen Maßnahmen. Die Prozess-Evaluation unterscheidet sich von der formativen Evaluation insofern, als letztere auch Daten über die Resultate ermitteln kann. Ziel der Prozessevaluation ist, Personen innerhalb oder außerhalb eines Service eine Vorstellung davon zu vermitteln, *wie* diese Dienstleistungseinrichtung funktioniert und *wie* sie zu ihren Ergebnissen kommt und nicht so sehr, *was* sie produziert. Dies ist dann von besonderem Interesse, wenn man an anderer Stelle eine ähnliche Einrichtung etablieren möchte oder zwar weiß, dass dieser Service effektiv arbeitet, aber nicht warum und experimentelle Methoden nicht eingesetzt werden können. Designs der Wahl sind Fallstudien und beschreibende Designs, die Methoden normalerweise Interviews und die Analyse von Unterlagen. Bei der Durchführung von Prozessevaluationen sind Hypothesen über die Stärken und Schwächen besonders wichtig, aber auch die theoretische Perspektive, die benutzt wird, um ein Konzept des Prozesses auszuarbeiten. Laufzettel oder andere Methoden der Verfolgung der «Karriere» eines Patienten werden ebenfalls eingesetzt (vgl. Kap. 11).

2.6.7 Evaluation der Implementierung

Diese Evaluationen werden durchgeführt, um herauszufinden, wie gut oder in welchem Umfang eine Behandlung, eine Dienstleistung oder eine politische Maßnahme realisiert wurde. Es handelt sich also um eine Art «Audit», weil das Evaluierte mit dem Modell der angestrebten Politik oder Leistung verglichen wird und man dabei über das Ausmaß informiert wird, in dem das Evaluierte mit dem beabsichtigten Ziel übereinstimmt. Wir haben es also hier mit einer Art managementorientierter Evaluation zu tun, die in steigendem Maß von Geldgebern eingesetzt wird, die die Realisierung von Gesundheitsprogrammen in Entwicklungsländern einschätzen möchten.

2.6.8 Summative Evaluation

Scriven (1967) definiert und unterscheidet die summative Evaluation von der formativen im Hinblick auf die Zielsetzung der summativen Evaluation, den Verantwortlichen bei der Entscheidung zu helfen, ob eine Dienstleistung oder eine politische Maßnahme fortgeführt werden soll. Das Ziel besteht darin, den Entscheidungsträgern eine Einschätzung von den Auswirkungen und der Effektivität einer Intervention an die Hand zu geben, sozusagen den Saldo. Der Fokus der summativen Evaluation ist auf Ergebnisse und Auswirkungen gerichtet sowie auf die verbrauchten Ressourcen Sie wird normalerweise für das Management oder für Außenstehende durchgeführt, also nicht für MitarbeiterInnen dieses Programms innerhalb einer Serviceeinrichtung.

2.6.9 Evaluation des Ergebnisses oder der Wirkung

Hier handelt es sich um Begriffe, die für eine Evaluation verwendet werden, welche sich auf die Resultate oder den umfassenden Eindruck konzentriert, den eine Therapie, eine Leistung oder eine politische Maßnahme zur Folge hat (Rossi und Freeman 1993). Die Evaluation eines Ergebisses wird sicherlich Teil einer summativen oder einer formativen Evaluation sein, aber nicht einer auf den Prozess gerichteten Evaluation. Robertson und Gandy (1983) unterscheiden folgendermaßen zwischen einer auf das Ergebnis und den Prozess gerichteten Evaluation:

> Die Evaluation der Ergebnisse versucht die Wirkungen von politischen Maßnahmen oder Programmen einzuschätzen sowie das Ausmaß, in dem die gesteckten Ziele mit ihnen erreicht wurden… Zweck des Forschungsprozesses ist zu identifizieren – normalerweise durch «weiche» Methoden wie die teilnehmende Beobachtung –, was die wichtigsten Faktoren sind, die zum Ergebnis eines bestimmten Programms beitragen… Diese Art von Untersuchungen basiert deshalb auf Beschreibungen und Auszügen aus Beobachtungen, um ein sinnvoll strukturiertes Bild vom Funktionieren des Programms zu entwerfen.

2.6.10 Pluralistische Evaluation

Was macht den Erfolg aus? Viele Evaluationen, vor allem die von Dienstleistungen und politischen Maßnahmen, unterstützen die Nutzer bei der Beurteilung des Werts einer Intervention, indem sie Informationen über den Erfolg der Intervention sammeln. Es ist schon vorgekommen, dass Evaluationen von Ergebnissen oder der Gesamtwirkung kritisiert wurden, und zwar aufgrund einer einseitigen Auffassung darüber, was ein wertvolles Ergebnis ausmacht; oft handelte es sich dabei um die Auffassung einflußreicher Manager. Eine pluralistische Evaluation geht demgegenüber den Ansichten verschiedener Interessengruppen nach und evaluiert die unterschiedlichen Meinungen über das, was als Erfolg anzusehen ist und inwieweit die Intervention aus ihrer Sicht ein Erfolg war. Ein gutes Beispiele dafür ist die Evaluation einer Tagesklinik für ältere Menschen mit mentalen Problemen, die von Smith und Cantley 1985 durchgeführt wurde, die feststellten: «Pluralistische Evaluationen sind insofern ethnografisch angelegt, als sie der Funktionsweise der Serviceeinrichtung nachgehen und die entsprechenden Prozesse erklären (in den Begriffen der pluralistischen Interessen der beteiligten Gruppen) wie auch den (manchmal komplexen) Schlussfolgerungen über den Erfolg der Einrichtung anhand einer Vielzahl von Kriterien.»

2.6.11 Meta-Analyse

Eine Meta-Analyse ist eine Evaluation von Evaluationensdarstellungen oder anderen Forschungsberichten. Einige Meta-Analysen kombinieren die Resultate verschiedener wissenschaftlicher Studien, indem sie die Qualität der Schlussfolgerungen einschätzen und dann die gewichteten Folgerungen kombinieren oder zu anderen Techniken greifen. Kritisiert wird dieses Verfahren der Kombination von Studien, um den Wert einer bestimmten Art von Intervention zu bestimmen u.a. unter dem Gesichtspunkt, dass die verglichenen Darstellungen qualitativ unterschiedlich sind. St. Leger et al. (1992, S. 178f.) geben eine knappe Zusammenfassung und stellen ihre Vorbehalte dar. Eine Meta-Analyse kann von einem Gremium durchgeführt werden, oder indem die Originaldaten aus Untersuchungen mit einem vergleichbaren Design noch einmal analysiert werden.

Eine weitere Art von Meta-Analyse ist die Bewertung und Selektion von Untersuchungsberichten zu einem bestimmten Zweck beispielsweise als eine Methode der Evaluation (um z.B. klinische Tests mit homöopathischen Verfahren zu bewerten; Kleijnen et al. 1991), als eine Methode, bisherige Forschungsbemühungen im Rahmen einer Evaluationsstudie zu bewerten (z.B. Cummings et al. 1989) und als eine von Klinikern verwendete Methode, um frühere Evaluationen einer Behandlung einzuschätzen, um die klinische Relevanz in Bezug auf einen bestimmten Fall zu bestimmen (wie z.B. in der Evidence-based Medicine; Rosenberg und Donald 1995; Gray 1997) oder um Richtlinien zu formulieren. Orientierungspunkte für eine systematische Überprüfung der klinischen Effektivität von Therapien finden sich in NHSDR&D (1996) sowie in Unterlagen, die vom Cochrane Zentrum in Dänemark, Großbritannien und Kanada erhältlich sind (Sheldon und Chalmers 1994).

2.6.12 Die Evaluation von Gesundheitsprojekten (z.B. in Entwicklungsländern)

Wie würden Sie ein AIDS-Programm in Kenia evaluieren? Es gibt in den Entwicklungsländern viele Gesundheitsprogramme, die von Industriestaaten finanziert wurden. Gesundheitsprogramme sollen den Gesundheitszustand verbessern oder Krankheiten in bestimmten Populationen verhindern; sie sind normalerweise zeitlich begrenzt. Neue Techniken und Evaluationsdesigns werden eingesetzt, um die Wirkung dieser Programme einzuschätzen und zu verbessern, wobei sich ein professioneller Tätigkeitsbereich entwickelt, für den sich die Bezeichnung «Evaluation von gesundheitsbezogenen Projekten» ergeben hat. Zu diesen Techniken gehören Methoden, die unter der Überschrift «Schnelleinschätzungen» zusammengefasst werden können, worunter Untersuchungen und Methoden der Datenerfassung zu verstehen sind, die den Entwicklungsländern angemessen sind. Viele halten das Programm «Gesundheit für alle bis zum Jahr 2000» der WHO für ein internationales Gesundheitsprojekt (WHO 1994). Die Techniken, mit denen dieses Programm evaluiert wird, sind von besonderem Interesse angesichts seines Umfangs und seiner Tragweite, angesichts der Veränderungen, die die WHO nach der ersten Evaluation 1988 eingeleitet hatte und weil die WHO von Regierungsseite finanziert wird, deren Fortschritte im Hinblick auf die Zielsetzungen wiederum durch die WHO evaluiert werden.

Tabelle 2.3: Die am häufigsten verwendeten Perspektiven, um unterschiedliche Arten von Interventionen zu evaluieren

	Experimentell	Ökonomisch	Entwicklungs-orientiert	Management-orientiert
Behandlung	Oft	Oft	Selten	Selten
Service	Manchmal	Oft	Oft	Oft
Gesundheitsprogramm oder -projekt	Manchmal	Manchmal	Oft	Oft
Politische Maßnahme	Selten	Manchmal	Oft	Oft
Reform	Nie	Selten	Manchmal	Manchmal
Intervention bei einer Organisation	Manchmal	Manchmal	Oft	Oft

2.7 Schlussfolgerungen

- **Tabelle 2.3** stellt die unterschiedlichen Perspektiven und Kategorien von Interventionen dar und zeigt, welche Perspektive für welche Art von Intervention am häufigsten eingesetzt wird.
- Die Evaluation gesundheitsbezogener Sachverhalte ist ein umfassendes und heterogenes Thema und Tätigkeitsfeld: viele Arten von Interventionen werden evaluiert, es gibt bei einer Intervention verschiedene Perspektiven sowie eine Vielzahl von Designs, die Evaluationen werden von Personen mit unterschiedlichem professionellen Hintergrund durchgeführt, die verschiedenen Organisationen angehören.
- Wir brauchen Evaluationen für gesundheitliche Interventionen, damit Patienten informiertere Entscheidungen treffen können, damit die Entscheidungen von Fachleuten und Managern von einer sicheren Grundlage aus getroffen werden, um über die bestmögliche Verwendung knapper Ressourcen zu befinden, um eine Unterstützung für die Politik und die Realisierung von Maßnahmen zu bieten, um die Ausgabe öffentlicher Mittel zu rechtfertigen und die Qualität von Dienstleistungen zu erhöhen.
- Perspektive, Design und Methode in einer Evaluation sollten durch den Zweck und die Fragestellung der Evaluation bestimmt werden; sie sollten aus der Sicht der Nutzer glaubwürdig sein und ihnen helfen, informiertere Entscheidungen zu treffen. Es gibt keine guten oder schlechten Evaluationen, sondern nur solche, die sich für den Zweck und die Fragestellung der Evaluation besser oder schlechter eignen.
- Es ist noch nicht entschieden, ob eine eigenständige «übergreifende Disziplin der Evaluation» entsteht (Scriven 1991) auf der Grundlage einer «Evaluations-Theorie» (Shadish et al. 1991), doch es ist eine Tatsache, dass die Zahl der multidisziplinären Evaluationen im Gesundheitswesen sowie das Verständnis für die aus verschiedenen Disziplinen stammenden Methoden steigt.
- Obschon die Evaluation eine praxisbezogene Disziplin ist, gibt es in diesem Bereich zwei Richtungen: eine akademisch-wissenschaftliche Orientierung, die stärker von den Forschungen und Theorien der etablierten Disziplinen beeinflusst ist, und eine auf die praktische Dienstleistung ausgerichtete Orientierung, bei der der Evaluator eher daran interessiert ist, den Nutzern schnell praktisch umsetzbare Hilfestellung zu geben.
- Die vier gebräuchlichsten Perspektiven im Gesundheitswesen sind die experimentelle, die ökonomische, die auf die Entwicklung und die auf das Management bezogene. Jeder Perspektive liegen eine Reihe von Annahmen zugrunde, wie der Sachverhalt zu konzeptionalisieren ist, was bezüglich der Evaluation valides Wissen ausmacht, welche Strategien ideal sind für den Erwerb von Kenntnissen und welche Methoden für die Datensammlung und die Analyse bevorzugt einzusetzen sind (**Tab. 2.4**).
- Experimentelle Evaluationen wollen die Ursachen der Ergebnisse aufdecken sowie herausfinden, ob eine Intervention Wirkungen zeitigt. Die Evaluation wird im Hinblick auf die Überprüfung von Resultaten angelegt und ist am Modell des wissenschaftlichen Experiments orientiert (Kap. 5).
- Ökonomische Evaluationen wollen herausfinden, wie viele Ressourcen durch eine Intervention verbraucht werden; sie möchten oft auch die Konsequenzen der Intervention quantifizieren, manchmal in Mark und Pfennigen (Kap. 6).
- Auf Entwicklung bezogene Evaluationen setzen systematisch Methoden und Theorien im Rahmen einer Evaluation ein, um den Leistungserbringern die Entwicklung und Verbesserung ihrer Behandlungen, Dienste, strategischen Entscheidungen oder organisatorischen Interventionen zu ermöglichen, und dies oft parallel zur Durchführung der Evaluation (Kapitel 7).
- Auf das Management bezogene Evaluationen dienen Managern und Führungsgremien, um die Leistungen von Services und politischen Maßnahmen zu kontrollieren und zu verbes-

sern oder um zu überprüfen, dass die verein-barten Veränderungen und Projekte wie beabsichtigt realisiert wurden. Ihre Zielsetzung ist die Sicherung der Verantwortlichkeit, die Kosten-Nutzen-Relation sowie eine Leistungsverbesserung.

- Häufiger für die Beschreibung von Evaluationen benutzte Begriffe sind formativ, Prozess, summativ, Gesamtergebnis oder Gesamteindruck, pluralistisch und Evaluation der Implementierung. Die meisten dieser Begriffe werden benutzt, um Evaluationen von Dienstleistungen und politischen Maßnahmen zu beschreiben.

Tabelle 2.4: Arten von gesundheitlichen Evaluationen innerhalb der vier hauptsächlichen Perspektiven (in den Kapiteln 5 bis 8 beschrieben)

1. Experimentell (Kap. 5)
  1.1 Kontrollierter Test – randomisiert
  Quasi-experimentell
  1.2 Kontrollierter Test – nicht randomisierte Kontrollen (z.B. Vergleichsgruppen)
  1.3 Selbst-kontrollierte Versuchsanordnung – zeitliche Reihenfolge («Längsschnitt»)
    a) Gruppentests vor und nach der Intervention
    b) Einzelfall-Experiment
  1.4 Retrospektive Fallstudie
  1.5 Beobachtung (zwischen Testgruppen oder als Längsschnittstudie)

2. Ökonomisch (Kap. 6)
  2.1 Kosten
  2.2 Kostenminimierung
  2.3 Kosteneffektivität
  2.4 Kosten/Nutzen
  2.5 Kosten/Leistung

3. Entwicklungsorientiert (Kap. 7)
  3.1 Deskriptive Sozialforschung
  3.2 Evaluation von Aktivitäten
  3.3 Selbstkontrolle

4. Managementorientiert (Kap. 8)
  4.1 Befolgung von Standards und Regularien
  4.2 Beachtung von Zielen und Planungen
  4.3 Effizienz
  4.4 Auf die Bedürfnisse bezogene Effektivität

Hinweis: Per Definition sind auf Beobachtung basierende Studien nicht experimentell. Die Arten der auf Beobachtung basierenden Studien sind hier der experimentellen Perspektive zugeordnet, weil es sich bei diesen Untersuchungen um Annahmen über Fakten und Methoden handelt, die für diese Perspektive charakteristisch sind.

3. Sechs Designs

Was geschieht im «Schwarzen Kasten» und was wurde verglichen?

Welche Kriterien gab es für die Evaluation und woher stammen sie?

3.1 Einleitung

Auch wenn wir die wesentlichen Merkmale des experimentellen Testdesigns verstehen, das auf einer Zufallsstichprobe basiert, könnten wir uns einmal in einer Managementposition finden, wo man 30 Minuten Zeit hat, Stellung zu beziehen zu einer Empfehlung bezüglich einer Evaluation für ein Fortbildungsprogramm für Pflegekräfte, in der qualitative Methoden und eine retrospektive Fallstudie eingesetzt werden sollen. Viele Fachkräfte im Gesundheitswesen müssen rasch das Wesentliche einer Evaluation begreifen und diese manchmal ausführen oder managen können: Programme zur Gesundheitsförderung, Behandlungen, Gesundheitsreformen, Veränderungen der Organisation und Weiterbildungsprogramme, um nur einige zu nennen. Es gibt viele Vorgehensweisen und technische Begriffe selbst für die Evaluation einer dieser Arten von Interventionen, und die gleichen Begriffe werden manchmal von unterschiedlichen Autoren verwendet, um Unterschiedliches zu bezeichnen.

Dieses Kapitel wendet sich an diejenigen, für die die Evaluation neu ist. Ziel ist, einige fundamentale Konzepte und Designs vorzustellen und dies in einer Weise, die den Anfänger nicht noch zusätzlich verwirrt, d.h. es wird versucht, möglichst einfach zu sein, ohne zu simplifizieren. Als Beispiel wird eine Therapie benutzt. Die Frage wird aufgeworfen, wer an ihr interessiert sein könnte und welche Fragen Interessenten haben könnten. Es werden Wege aufgezeigt, wie man diese Therapie evaluieren könnte, um generelle Konzepte und Überlegungen zu verdeutlichen. Das Kapitel zeichnet ein Grundmodell, das benutzt wird, um sechs Arten von Evaluationsdesigns zu beschreiben, die wir zur Einschätzung der Therapie einsetzen könnten. Dies geschieht unter Verwendung eines Diagramms, das sechs Typen von Evaluationdesigns darstellt, die zur Evaluation der Therapie verwendbar wären. Das Diagramm soll der Verdeutlichung einer bestimmten Evaluation, die wir rasch begreifen müssen, und bestimmter Unterschiede zwischen den Verfahrensweisen dienen. Das Kapitel schließt mit einer detaillierteren Darstellung der Probleme, die für die Evaluation der Therapie relevant sind, und führt gleichzeitig andere Grundbegriffe ein wie abhängige und unabhängige Faktoren sowie Faktoren, die «Bias» genannt werden. Kapitel 4 führt Beispiele für Evaluationen an und fordert den Leser auf zu entscheiden, welches der sechs Designs in jedem Beispiel benutzt wurde.

3.1.1 Beispiel für eine Intervention

Eine meiner Bekannten meint, die Evaluation sei «viel Lärm um nichts». Sie und ihre Kinder sind von der Wirkung einer bestimmten «Therapie» überzeugt, von der die moderne Medizin keine Vorstellung hat. Sie forderte mich dazu heraus, die «Therapie» zu evaluieren. Ich wusste, dass sie mich in eine Falle locken wollte und dass es ihr nicht nur um das Thema Evaluation ging, sondern um die Medizin im Allgemeinen, den Zustand der Serviceeinrichtungen im Gesundheitswesen und wahrscheinlich auch um die Einstellung von Männern zu Gefühlen. Sie bat Kerstin, ihre älteste Tochter, mir die «Therapie» zu bringen, was Kerstin widerwillig tat, weil sie wusste, dass sie damit eine lange und langweilige Diskussion zwischen Erwachsenen in Gang setzte.

Kerstin öffnete eine kleine Schachtel, in der eine etwa 2 cm kleine weibliche Puppe lag. Sie wurde ernst, als ich zu lachen begann, und erklärte mir geduldig, dass es eine besondere Puppe sei, die aus Guatemala stamme; wenn man ihr seine Sorgen erzähle, dann würden die Sorgen verschwinden. Ihre Mutter erklärte, dass sie die Puppe unters Kopfkissen legen, wenn sie oder ihre Tochter Probleme mit dem Einschlafen hätten, und dann wirklich besser schlafen würden. «Wir kennen den Wert unserer Puppen aus Guatemala, und für uns funktionieren sie, aber ich wette, Ihre wissenschaftlichen Evaluationsmethoden würden das Gegenteil behaupten. Wie würden Sie also diese Puppen evaluieren?»

Ich will Ihnen den ganzen Verlauf des Gesprächs nicht wiedergeben, aber ich möchte Sie dazu auffordern, anhand dieses Beispiels auszuprobieren, was Sie von der Evaluation begriffen haben. Wir haben ein Behandlung, die man «Therapie mit einer Puppe aus Guatemala» (TPG) nennen könnte. Wir könnten ihre Wirkung auf die Behebung von Sorgen evaluieren – schließlich wird das von Kerstin behauptet. Machen wir es uns einfach und beurteilen wir das Ganze als ein Mittel gegen Schlaflosigkeit, weil das einfacher zu messen ist.

3.2 Perspektiven von Interessengruppen

«Wie würden Sie das denn jetzt evaluieren?», lautete die Herausforderung. In dieser Situation fiel mir prompt die akademische Antwort ein, die man immer dann gibt, wenn man mehr Bedenkzeit braucht: «Es kommt darauf an.» Mir wurde augenblicklich klar, dass es die richtige Antwort war, weil am Beginn jeder Evaluation die Frage steht, für wen man den Sachverhalt evaluieren soll. Seine Fragen und die Entscheidungen, die er treffen muss, müssen wir verstehen, ebenso, was ihn dazu bewogen hat, um eine systematische Evaluation zu ersuchen. Wie in Kapitel 2 beschrieben, ist das Ziel einer Evaluation, jemandem zu helfen, anhand von Informationen eine bessere Entscheidung zu treffen – wir müssen also begreifen, was er wissen muss, um sich anders verhalten zu können. Menschen in verschiedenen sozialen Rollen haben unterschiedliche Fragen, die in Beziehung stehen zu dem, was sie in ihren sozialen Rollen machen müssen.

Eine Intervention wie die TPG könnten wir aus sechs Perspektiven evaluieren, von denen jede eine unterschiedliche Kombination von Fragen und Reaktionen nach sich zieht, die sich aus informierten Antworten auf die entsprechenden Fragen ergeben. Im Normalfall würden wir das Design für unsere Evaluation so entwerfen, dass wir die Fragen einer oder mehrerer Interessengruppen oder «Nutzer» beantworten könnten, und wir würden ein unterschiedliches Design für unterschiedliche Fragen benutzen.

In unserem Beispiel schließen wir uns allerdings nicht der Perspektive von Kerstin und ihrer Mutter an: Sie glauben, dass TPG wirksam ist, und die Theorie, dass es die Schlaflosigkeit reduziert, beruht auf Erfahrung. Doch andere Leute, die ebenfalls nicht gut schlafen, haben Fragen, die sie gern beantwortet hätten, bevor sie bereit sind, die Mühe auf sich zu nehmen, sich eine Puppe zu besorgen und das Verfahren an sich selbst auszuprobieren. Wir können die Leute, die sich wegen einer gesundheitsbezogenen Leistung an einen Service wenden, «Patienten» nennen. Die Frage von Patienten lautet: «Hilft es?» Und wenn es hilft: «Wie gut hilft es?» Es könnte sein, dass sie schon andere Behandlungen ausprobiert haben, und wenn TPG hilft, dann möchten sie gern wissen, wie gut es im Vergleich zu Schlaftabletten wirkt oder zu anderen «Strategien» beim Einschlafen wie «Schäfchen zählen».

Wenn wir eine Evaluation nur für diese Interessengruppe durchführen oder aus ihrer Perspektive, dann würden wir die Dinge mit diesen «Nutzern der Evaluation» weiter vorantreiben. Wir würden uns auf die wichtigsten Aspekte konzentrieren, indem wir überlegen, welche Antworten Menschen veranlassen würden, sich anders zu verhalten. Dies würde uns dabei helfen, die «interessanten Fragen» von denen zu trennen, die wirklich Konsequenzen für ihr Leben hätten, und uns darauf zu konzentrieren. Auch würden wir die Kriterien definieren, mit denen sie den Wert einer Behandlung bemessen: z.B. die Reduzierung der Schlaflosigkeit, die damit verbundene Anstrengung und Nebenwirkungen. Wir würden die Kriterien der Evaluation benutzen, um zu entscheiden, welche Ergebnisvariablen zu messen und welche Daten zu sammeln wären.

Sollten wir uns einer experimentellen Perspektive bedienen, dann würden wir die Fragen der Patienten in «Theorien» oder Hypothesen im Hinblick auf einen Test übersetzen, z.B. «Die Benutzung von TPG hat überhaupt keinen Einfluss auf die Schlaflosigkeit». Dies alles greift aber späteren Abschnitten dieses Kapitels vor. Es könnte sein, dass die Patienten das Gefühl hätten, ihre Fragen seien befriedigend beantwortet durch eine detaillierte Beschreibung, wie Kerstin, ihre Schwestern und ihre Mutter TPG benutzen und welche Erfahrungen sie dabei gemacht haben. Im Moment müssen wir allerdings entscheiden, ob die Perspektive der Patienten die einzige ist, die wir beim Design der Evaluation berücksichtigen wollen. Wer sonst könnte ein Interesse an einer Evaluation von TPG bei Schlaflosigkeit haben? Wer sonst könnte Nutzer dieser Evaluation sein und welche Fragen hätten sie gern durch die Evaluation beantwortet?

Eine zweite Gruppe potentieller Nutzer sind MitarbeiterInnen im Gesundheitswesen wie z.B. Pflegekräfte und Ärzte, an die sich Menschen mit Schlafstörungen wenden. Wenn Sie als Krankenschwester oder als Arzt von dieser Therapie gehört hätten, welche Fragen hätten Sie an eine entsprechende Evaluation? Was müssten Sie wissen, damit Sie sich in Zukunft anders verhalten? Weil Pflegekräfte und Ärzte die Sorgen ihrer Patienten verstehen, gehen wir davon aus, dass sie ähnliche Fragen wie die Patienten haben, aber sie würden überzeugendere Beweise erwarten als einen detaillierten Bericht über die Erfahrungen einer Familie: «Ist allen Patienten mit diesem

Programm geholfen?» Sie würden auch Fragen zu den Nebenwirkungen haben, über langfristige Effekte und Wechselwirkungen mit anderen Therapien, die ein Teil der Patienten vielleicht erhält.

Eine dritte Interessengruppe könnten Führungskräfte sein wie Manager in privaten und öffentlichen Einrichtungen des Gesundheitswesens. Welche Fragen würden sie bezüglich einer Evaluation der TPG haben? «Wie viel kostet sie?» und «Wie groß wäre der Einspareffekt?» wären wahrscheinlich die wichtigsten Fragen. Diese Gruppe würde ebenfalls Antworten auf Fragen erwarten, die von Ärzten gestellt werden, und wenn es nur mit der Absicht wäre, MitarbeiterInnen glaubwürdige Antworten auf die Frage zu geben, warum sie die Einführung der TPG-Behandlung in ihren Einrichtungen unterstützen sollen; sie würden davon ausgehen, dass Patientengruppen diese Behandlung verlangen werden und dass sie von MitarbeiterInnen im Gesundheitswesen kritisiert würden, weil ihnen nur an einer Kosteneinsparung gelegen sei. Sie wären ebenfalls an möglichen Risiken interessiert, weil ihre Einrichtung vielleicht beschuldigt werden könnte, eine Therapie anzubieten, die möglicherweise schädlich ist.

Eine vierte Interessengruppe, deren Perspektive wir in der Evaluation berücksichtigen müssten, sind Politiker. Politiker haben zu entscheiden, wie viel Geld sie für welchen Zweck zur Verfügung stellen sollen, und müssen ihre Entscheidungen rechtfertigen. Ihre soziale Rolle verlangt überdies von ihnen, auf die Wünsche der Menschen, die sie repräsentieren, zu reagieren. Außerdem möchten sie wiedergewählt werden, deshalb sollen sie bei der Bevölkerungsgruppe, von deren Wahlstimmen sie abhängen, gut dastehen. Auch sie haben ähnliche Fragen an Patienten, Ärzten und Manager, doch mit anderer Priorität und Akzentuierung: Sie sind vor allem an der Kosteneffektivität interessiert, weil sie ihre Entscheidungen begründen müssen; sie möchten aber auch wissen, wie viele Leute an der Therapie interessiert wären und was das für Leute sind. Sind sie außerdem für soziale und Bildungseinrichtungen zuständig und deshalb die Frage aufwerfen, ob es infolge dieser Maßnahme zu zusätzlichen Kosten oder Vorteilen oder zu Auswirkungen von größerer Tragweite für diese Einrichtungen kommt.

Die fünfte Interessengruppe sind Wissenschaftler und Forscher im Gesundheitswesen. Sie fragen: «Was ist bereits über ähnliche Therapien bekannt?», «Welche Wirkungen hat diese Behandlung?» und «Woraus resultieren die Effekte – was sind die Ursachen für alle Arten von Wirkungen?» Eine auf diese Gruppe abgestellte Evaluation würde ein anderes – und sehr wahrscheinlich sehr teures – Design erfordern, ein Design, mit dem sich auch die Fragen der übrigen Gruppen beantworten ließen.

Zu guter Letzt gibt es eine sechste Gruppe, an die Evaluatoren auch denken sollten: Journalisten und Medien. Theoretisch repräsentieren sie die Öffentlichkeit, d.h. die Steuerzahler, die die Frage nach der besten Verwendung ihres Gelds stellt. Meist sind sie an einer guten Story und dramatischen Effekten interessiert. Bei dieser Gruppe handelt es sich nicht um eine Interessengruppe mit einer Perspektive, die mit denen der übrigen Gruppen vergleichbar wäre, dazu gibt es zu wenig gemeinsame Interessen. Trotzdem sollten Evaluatoren ihre Fragen berücksichtigen und in Erwägung ziehen, wie die Medien die Evaluation verwenden könnten, vor allem dann, wenn die Medien die Evaluation in Auftrag geben.

Es gibt noch weitere Perspektiven anderer Interessengruppen, die in einer Evaluation übernommen werden könnten, wie die von Arzneimittelherstellern, Sozialversicherungen und Arbeitgebern. Es kommt uns an dieser Stelle vor allem darauf an, dass die Perspektive, welche die Evaluation übernimmt, über die Fragen entscheidet, deren Beantwortung sie intendiert, und über das Design, das sich dafür am besten eignet, wenn man die vorhandene Zeit und Ressourcen in Betracht zieht.

3.2.1 Definition der Fragen und der Intervention

Bevor wir uns der Erörterung der sechs Designs zuwenden, müssen wir noch einige andere Punkte aufgreifen, die in der vorausgegangenen Diskussion zu Tage getreten sind. Wenn die Evaluation nur eine einzige Perspektive aufgreifen würde, dann müssten wir, bevor wir uns auf ein Design festlegen, die Schlüsselfragen und die Entscheidungen, die Kriterien der Nutzer für die Validierung (z.B. die Reduzierung der Schlaflosigkeit, die Kosten-Nutzen-Relation) sowie die Kriterien für den Vergleich (z.B. andere Therapien) klären und diese in Beziehung zu setzen zur überprüfenden Hypothese, d.h. wenn wir die gebräuchlicheren Formen des experimentellen Designs einsetzen wollen.

Der zweite Punkt ist, dass die Evaluation zwar

Die Perspektiven der Interessengruppen

Wir können einen Gegenstand evaluieren im Interesse einer oder mehrerer der folgenden Perspektiven und Interessengruppen:

• Patienten und mögliche Patienten
• Fachkräfte im Gesundheitswesen
• Manager
• Politiker
• Wissenschaftler und Forscher im Gesundheitswesen
• Medien

Die Umsetzung der Evaluationsergebnisse ist umso wahrscheinlicher, je genauer die Evaluation auf die Sorgen und Fragen der Interessengruppen fokussiert ist, die Veränderungen unterstützen oder ablehnen können. Es gibt sechs Gruppen, die oft in der Umsetzungsphase wichtig sind, welche auf eine Evaluationsstudie folgt. In jeder Gruppe gibt es unterschiedliche Teilinteressen und Perspektiven.

von einer bestimmten Gruppe gesponsert sein kann, dass diese aber auch noch andere Perspektiven berücksichtigt sehen möchte als nur ihre eigenen. So könnte z.b. eine Evaluation durch Fördermittel einer Institution finanziert werden, die eine Evaluation sowohl aus der wissenschaftlichen Perspektive als auch aus der Patienten-Perspektive wünscht. Der Evaluator muss vielleicht Vermutungen anstellen über die für diese Interessengruppen wichtigen Fragen und dem Sponsor vorschlagen, wie diese Fragen beantwortet werden könnten. Er hat vielleicht den Sponsor davon zu überzeugen, dass diese Fragen für die betreffenden Interessengruppen relevant sind und dass die Antworten darauf Konsequenzen auf das Verhalten der Mitglieder dieser Gruppen haben könnten.

Ein dritter Punkt ist, dass der Evaluator im Normalfall Prioritäten setzen muss bei einer, zwei oder drei Schlüsselfragen, die die Evaluation beantworten soll. Dies ist selbst bei nur einer Gruppe nicht einfach; wenn aber mehrere Perspektiven zu berücksichtigen sind, dann sind Entscheidungen darüber zu treffen, welchen Perspektiven und Wertkriterien man den Vorzug geben soll. Evaluatoren haben aber auch die Verpflichtung, die Aufmerksamkeit von Sponsoren auf Fragen zu lenken, die andere haben und eventuell beantwortet werden können – idealerweise sind wir in der Lage, unseren Sponsor von einem zu Design überzeugen, mit dem sich auch die Fragen der Patienten beantworten lassen.

Beachten Sie bitte auch, dass es sich hier um eine Behandlung handelt. Die gleichen Konzepte und Prinzipien gelten auch für Dienstleistungen, politische Maßnahmen und Interventionen bei Organisationen. Dies wäre z.B. der Entwurf einer Evaluation für eine Serviceeinrichtung, die TPG anbietet, oder eine politische Entscheidung auf lokaler oder nationaler Ebene, TPG als Alternative zu Schlaftabletten zur Verfügung zu stellen oder MitarbeiterInnen im Gesundheitswesen dafür auszubilden, TPG anzuwenden.

Lassen Sie uns zur Frage zurückkehren: «Wie würden Sie es evaluieren?» Als Kerstins Mutter mich mit dieser Frage konfrontierte, konnte ich ihr erklären, dass dies davon abhinge, für wen ich diese Evaluation vornehme. Darauf wollte ich ihr erklären, wie wir die Wirkung messen können, indem wir Konzepte der Evaluation heranziehen, doch dann merkte ich, dass die Sache zu abstrakt wurde. Ich entschied mich dafür, das zu tun, was die meisten Leute tun, wenn sie gefragt werden, wie sie diese Therapie evaluieren würden – als erstes die Designs für die Evaluation ansprechen und die Erklärung von technischen Begriffen für später aufzuheben.

3.2.2 Was ist im «Schwarzen Kasten»?

Ich benutzte Papier und den Vierfarbstift, den Kerstin auf den Küchentisch gelegt hatte, um das «Basis-Diagramm» zu zeichnen, das in **Abbildung 3.1** wiedergegeben ist. Es zeigt die zu evaluierende Intervention in einem «Kasten». Dieser «Kasten» repräsentiert die Behandlung, den

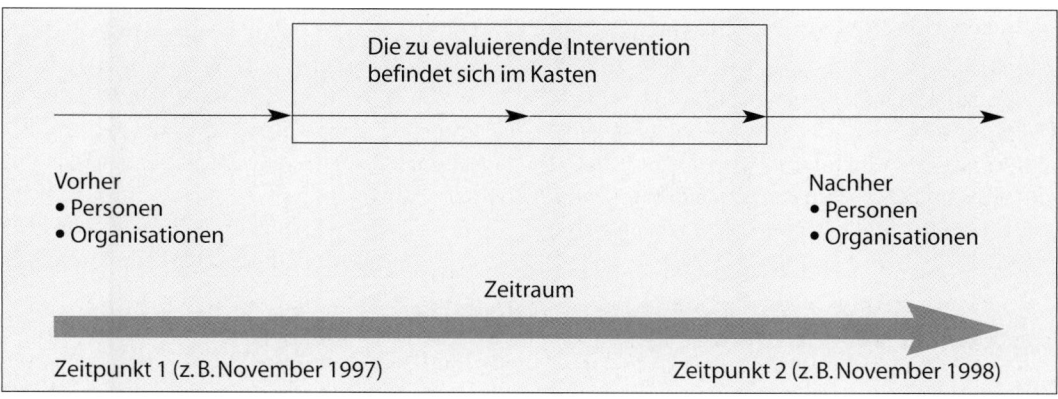

Abbildung 3.1: Das Grundmuster eines Evaluationsdesigns

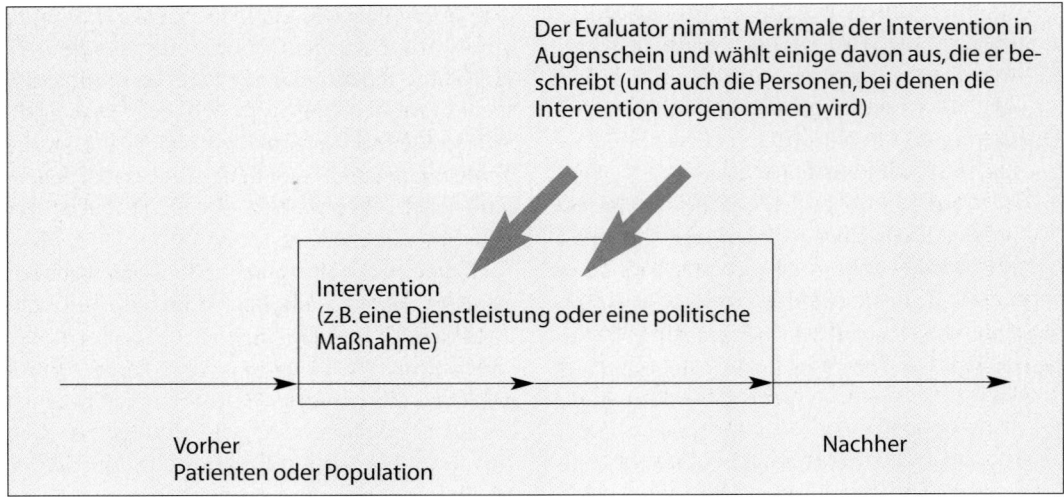

Der Evaluator nimmt Merkmale der Intervention in Augenschein und wählt einige davon aus, die er beschreibt (und auch die Personen, bei denen die Intervention vorgenommen wird)

Intervention
(z.B. eine Dienstleistung oder eine politische Maßnahme)

Vorher
Patienten oder Population

Nachher

Service, eine strategische Entscheidung oder eine Veränderung in einer Organisation, die evaluiert werden sollen. Der Kasten ist gleichzeitig eine Art Grenze: Was sich innerhalb des Kastens befindet, soll evaluiert werden, was sich außerhalb des Kastens befindet hingegen nicht. Ich erklärte Kerstin, dass der Kasten die «Puppentherapie» darstelle. Der fortlaufende Pfeil steht für Menschen, die die Puppe noch nicht benutzt haben, benutzten (Pfeile innerhalb des Kastens) und dann nicht mehr benutzten (Pfeile wieder außerhalb des Kastens).

«Warum gehen Leute in den Kasten?», fragte Kerstin. «Sie machen das einfach», antwortete ich, aber diese Antwort schien Kerstins Mutter nicht zufrieden zu stellen. «Das soll zeigen, dass Leute durch die Intervention ‹hindurchgehen›. In unserem Geschäft sprechen wir davon, dass die Menschen ‹Ziele› sind, die der Intervention ‹ausgesetzt› sind.» Das Mädchen guckte irritiert. «Warum brauchen die Leute die Puppe nicht mehr, obwohl sie hilft?» «Damit wir herausfinden können, ob sie hilft!» «Warum…» «Das ist einfach so», unterbrach ich sie und bat Kerstin um ein zweites Stück Papier, damit ich ein weiteres Modell zeichnen konnte.

3.3 Sechs Evaluationsdesigns

Wie würden Sie die Behandlung mit der Puppe aus Guatemala evaluieren? Die meisten Leser haben eine Vorstellung davon, wie man so etwas machen könnte. Überlegen Sie, welches der folgenden sechs Designs dem Ihren am nächsten kommt und ob ein anderes nicht vielleicht besser wäre. Denken Sie daran, dass das geeignetste Design vom Charakter des zu evaluierenden Sachverhalts abhängt, und fragen Sie sich, ob das Design die Fragen der Nutzer zu beantworten vermag, wie viele Ressourcen und wie viel Zeit wir für die Evaluation aufwenden müssen. Stellen Sie sich vor, wir würden diese Evaluation für eine Patientenorganisation ausführen, die wissen möchte, ob TPG funktioniert, uns 12 Monate Zeit einräumt und 50 000 DM für die Untersuchung zahlen will.

3.3.1 Deskriptive Evaluation (Typ 1)

- **Durch dieses Design beantwortete Fragen:** Worum handelt es sich? Was passiert?
- **Zweck dieses Evaluationsdesigns:** Die zu evaluierende Intervention angemessen zu beschreiben sowie die «wichtigen» Merkmale der «Umgebung» der Intervention, um auf diese Weise die Nutzer in die Lage zu versetzen, zu einem informierten Werturteil der Intervention zu gelangen.
- **Häufige Verwendung:** Bei entwicklungs- und managementorientierten Evaluationen, um die wichtigsten Merkmal der Dienstleistung, der politischen Maßnahme oder der Inter-

vention in einer Organisation zu beschreiben sowie einige einfach strukturierte Beschreibungen der Konsumentenzufriedenheit. Eine Charakterisierung der verbrauchten Ressourcen kann in einer einfachen ökonomischen Evaluation bestehen.

- **Schlüsselpunkte:** Der Evaluator beobachtet und beschreibt nicht nur; bei seiner Entscheidung wird er auch von Konzepten und Theorien über die Art und Weise, wie er die Beschreibung gestalten und die Intervention konzeptualisieren soll, beeinflusst. Greift die Beschreibung auf explizite Standards und Kriterien zurück bei der Entscheidung darüber, was in die Beschreibung einbezogen werden soll, dann handelt es sich um ein Auditdesign vom Typ 2. Enthält die Beschreibung einen Vorher-nachher-Vergleich, dann handelt es sich um eine Ergebnisevaluation vom Typ 3 (vgl. weiter unten).
- **Stärken:** Geringer Ressourcenverbrauch, kann in Zusammenarbeit mit Leistungserbringern und den Personen, die die Behandlung erhalten, erstellt werden, kann Ziele und Probleme verdeutlichen.
- **Schwächen:** Kann als unwissenschaftlich abqualifiziert werden, als verzerrt oder trivial. Hängt von der Geschicklichkeit, dem Wissen und der Glaubwürdigkeit des Evaluators ab sowie von der theoretischen Perspektive, die bei der Auswahl und Konzeptualisierung dessen, was er beschreibt, zur Anwendung kommt – eine beschreibende Evaluation durch einen Wirtschaftsfachmann aus dem Gesundheitsbereich würde anders ausfallen als eine von einem Anthropologen und Psychologen durchgeführte Evaluation.

In unserem Beispiel würde die TPG im «Kasten» stehen, und die Evaluation würde die Verwendungsweise und die Folgewirkungen beschreiben. Von den sechs Designs würde ich dieses Design vorziehen für eine Evaluation der TPG und Beobachtungen und Material aus Tagebüchern bei der Datensammlung verwenden (Kap. 11). Ich würde mich deshalb für diese Vorgehensweise entscheiden, weil ich nicht genau weiß, um was es sich bei dieser Therapie handelt und nach

welcher Art von Resultaten ich Ausschau halten muss. Bei dieser Vorgehensweise stünden mir ungefähre Beschreibungen der Therapie von Patienten zur Verfügung; ich würde aber trotzdem genauer wissen wollen, wie die Patienten die Puppe verwendet haben, und andere Dinge im Kontext der Intervention in Betracht ziehen, die relevant sein könnten.

Einige dieser beschreibenden Evaluationen sind vor allem für Manager hilfreich, die keinen Einblick in die Tätigkeit eines zu evaluierenden Services haben. Oft wird nach einem Gespräch wird deutlich, dass sie weder über die Zeit noch über das Geld für eine Ergebnisevaluation verfügen und tatsächlich nur von einem unabhängigen Beobachter eine Beschreibung von dem erhalten möchten, «was tatsächlich passiert». Ein weiterer Grund, der für eine beschreibende Evaluation spricht, ist die Aussicht auf eine genaue Beschreibung einer vorhandenen Serviceeinrichtung oder einer politischen Maßnahme, die es anderen ermöglicht, eine ähnliche Serviceeinrichtung zu etablieren oder eine entsprechende politische Maßnahme durchzuführen. Auch könnte der Versuch verfrüht sein, den Wert von etwas zu beurteilen, von dem noch keine explizite und einvernehmliche Beschreibung existiert.

Kann man wirklich eine einfache Beschreibung, wie im Typ 1 beschrieben, eine Evaluation nennen? Einige würden diese Frage verneinen. Es kommt aber oft vor, dass man nicht genau weiß, was evaluiert werden soll, welche Ziele man bei der Evaluation verfolgen möchte und welche Fragen beantwortet werden sollen. Evaluatoren schlagen mitunter zu schnell ein komplexes und kostspieliges Design vor, auch wenn in gewissen Fällen eine genauere Abklärung der Bedürfnisse und Fragen der Nutzer deutlich machen würde, dass alles, was die Nutzer brauchen, eine unabhängige Beschreibung ist, die ihnen dann hilft, den Wert der Intervention einschätzen zu können.

Mitunter hätten Nutzer gern eine «Einschätzung» eines Teilaspekts einer Patientengruppe, z.B. des Blutdrucks, oder eine eher umfassende Einschätzung beispielsweise der Lebensqualität. Einschätzungen dieser Art nennt man manchmal Evaluationen. Es gibt entsprechende Messverfahren, und wir könnten sie als einen Typ von beschreibender Evaluation kategorisieren – als einer Beschreibung des Zustands der Ziele der Intervention nach der Intervention. Zu wissen, was die Patientengruppe von einer Intervention hält, kann auch eine Informationsquelle sein, die bei der Beurteilung ihres Werts nützlich ist.

Beschreibende Evaluationen können auch dazu eingesetzt werden, um eine neue oder wenig bekannte Therapie zu beschreiben, werden aber öfters dazu herangezogen, eine Dienstleistung oder politische Maßnahme einzuschätzen, von der nur unklare Vorstellungen existieren oder die sich in der Anfangsphase der Umsetzung befindet. Im Fall von Dienstleistungen beinhaltet der «Kasten» sowohl die Prozesse (Aktivitäten der Serviceeinrichtung) als auch den Aufwand (Personalaufwand, eingesetzte Mittel usw.). Diese Evaluationen beschreiben, was eine Dienstleistung macht (Prozess), für welchen Zweck sie eingesetzt wird (Zielsetzungen), wer was genau macht, welche Mittel verwendet werden und in welchem Kontext die Dienstleistung erbracht wird. Sie werden dazu eingesetzt, eine generelle Beschreibung der Ergebnisse zu erhalten, eignen sich aber nicht für die Einschätzung der Effektivität. Oft besteht die

Aufgabe darin, eine Serviceeinrichtung zu beschreiben und zu konzeptionalisieren, um eine Grundlage zu schaffen, damit Leistungserbringer und politisch Verantwortliche über Verbesserungen nachdenken können.

Beschreibende Evaluationen können auch die Kosten eines Services ermitteln, müssen es aber nicht. Sie können «retrospektiv» angelegt sein oder erst bei Veränderungen ausgeführt werden oder nachdem eine Maßnahme abgeschlossen wurde (bei vielen «summativen» Evaluationen). Ebenso können sie «begleitend» durchgeführt werden oder während der Implementation einer politischen Maßnahme (bei vielen «entwicklungsorientierten» oder «formativen» Evaluationen).

3.3.2 Audit (Typ 2)

- **Fragen:** Folgte die Intervention Verfahrensregeln oder die ihr gesetzten Ziele?
- **Ziel:** Bewertung dessen, was Personen tun, im Vergleich zu dem, was sie tun sollten.
- **Häufige Verwendung:** Kontrolle der Funktionsweise einer Serviceeinrichtung oder der Implementierung einer Maßnahme des Managements, einfache ökonomische Audits, Übungen in der Selbsteinschätzung oder in

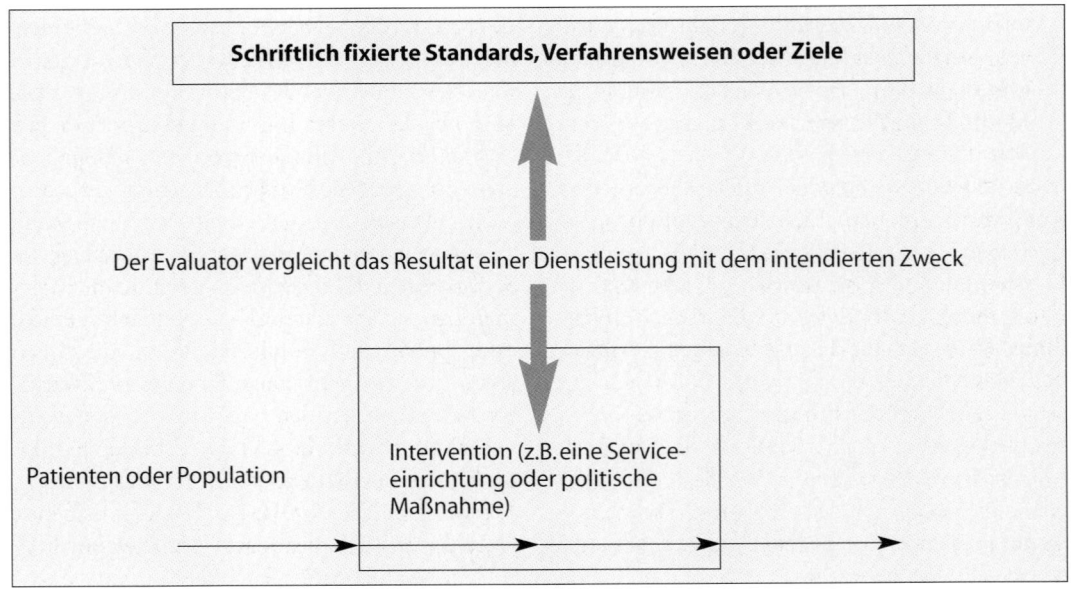

der Beurteilung durch Kollegen sowie einige Typen der Qualitätssicherung und klinischer Audits.

- **Schlüsselpunkte:** Die gleichen wie bei den beschreibenden Evaluationen, die Intervention wird jedoch in Relation zu den intendierten Zielen, Verfahrensweisen oder Standards beschrieben, die üblicherweise schriftlich festgelegt sind. Das Audit kann von externen Evaluatoren ausgeführt werden (z.B. von Kollegen) oder durch Leistungserbringer selbst, wobei die akzeptierten Standards berücksichtigt werden.

- **Schwächen:** Hängt vom Vorhandensein genau spezifizierter Standards, Verfahrensweisen oder Zielen ab oder davon, ob diese als Bestandteil der Evaluation erarbeitet werden können. Trägt nichts zur Einschätzung des Werts der Intervention bei, sondern informiert nur darüber, ob MitarbeiterInnen den Anweisungen folgen – wobei man davon ausgeht, dass die MitarbeiterInnen etwas Wertvolles tun, wenn sie Anweisungen folgen, unabhängig davon, ob die Intervention effektiv oder angemessen ist.

- **Stärken:** Geringer Ressourcenverbrauch, schnell durchführbar, für eine Selbsteinschätzung geeignet, normalerweise nützlich, hilft beim Verständnis des Grunds, warum eine Serviceeinrichtung oder eine Politik Erfolg hat oder ein Fehlschlag ist, und führt manchmal zu generalisierbaren Erkenntnissen. Vorausgesetzt, dass die Standards empirisch unterbaut sind, ist sie eine kostengünstige Methode, die Praxis zu verbessern.

Dieses Design wird oft in Audits zwecks Befolgung von klinischen, finanziellen und organisatorischen Regularien eingesetzt sowie bei Evaluationen, die für Kostenträger von Gesundheitsprogrammen in Entwicklungsländern durchgeführt werden. Bei den Audits geht man davon aus, dass ein positives Ergebnis die Folge sein wird, wenn die Leistungserbringer den Standards folgen, was aber vorab nicht nachgewiesen werden kann. Dieses Evaluationsdesign ermittelt keine Wirkungen oder mögliche Ursachen, es kann aber zur Beurteilung Ergebnissen oder Leistung verwendet werden, z.B. inwiefern eine

Serviceeinrichtung Patientenrechte, entsprechende Zusicherungen oder Vereinbarungen berücksichtigt. Eine Art von Audit besteht darin zu überprüfen, ob die Fachkräfte den Behandlungsrichtlinien folgen. Der Begriff «klinischer Audit» meint aber auch klinische Fachkräfte, die entscheiden, welchen Richtlinien oder Kriterien sie folgen sollen: Wenn ihre Entscheidung auf einer nachgewiesenen Effektivität basiert, dann steigt der Wert des Audits.

Ein auf das Finanzgebaren fokussierter Audit vergleicht die Verfahrensweisen bei den Ausgaben und den Buchungen mit den etablierten Standards auf diesem Gebiet. Er beurteilt, ob in der Serviceeinrichtung die entsprechenden Verfahrensweisen eingehalten werden und die Mittel wie vorgesehen ausgegeben wurden und vermag darüber hinaus einzuschätzen, ob die Einrichtung die festgelegten Finanzziele erreicht hat oder nicht, z.B. eine 6%ige Verzinsung des eingesetzten Kapitals.

Andere Arten der Audit-Evaluation beziehen sich auf Serviceeinrichtungen: z.B. ein Qualitätssicherungs-Audit, das auf entsprechende Standards zurückgreift, oder der Audit einer politischen Maßnahme, bei der untersucht wird, ob sich MitarbeiterInnen an die politischen Vorgaben halten. Der «King's Fund Audit» (Brooks 1992) und die Qualitätsüberprüfung für eine Auszeichnung (Øvretveit 1994a) sind Methoden, die sich für einen Vergleich von Serviceeinrichtungen mit Standards und Kriterien eignen, von denen Experten meinen, dass sie wichtig sind für die Erbringung einer guten Servicequalität. Audits können retrospektiv oder begleitend sein, mit und ohne Berücksichtigung der verursachten Kosten.

Einige sind der Meinung, dass Audits keine Evaluationen sind, weil ihr Design nicht darauf abgestellt ist, die Effektivität einer Intervention zu erfassen, sondern beurteilen wollen, ob Personen sich an Verfahrensweisen halten, Ziele erreichen oder sich den Standards entsprechend verhalten. «Kontrollieren» ist sicherlich ein zutreffender Begriff, um viele der Aktivitäten zu beschreiben, die sich dieses Designs bedienen, doch dieses Buch wirft einen umfassenden Blick auf die Evaluation und schließt deshalb Audits ein. Ein Grund dafür ist, dass Informationen darüber, ob MitarbeiterInnen oder Serviceeinrichtungen Richtlinien folgen oder Ziele erreichen, immer wichtiger werden, um den Wert dessen zu beurteilen, was sie tun, wenn Spezifikationen und Zielsetzungen auf Nachweisen für effektive Verfahrensweisen beruhen. Grundsätzlich ist der Wert von Audits von der Validität der Richtlinien, Standards, Verfahrensweisen oder Ziele abhängig und davon, ob sie von Evaluationen abgeleitet sind, die auf der Basis anderer Designs durchgeführt wurden.

Eine Audit-Evaluation wäre für die Evaluierung von TPG nicht geeignet, weil keine Interessengruppe wissen will, ob man bei dieser Behandlung einer bestimmten vorgeschriebenen Verfahrensweise folgt oder nicht. In einigen experimentellen Evaluationen wird die Befolgung standardisierter Vorgehensweisen bei einer Therapie während der Evaluation eingeschätzt, so dass die Kontrollen bei der Evaluation verstärkt werden. Im Fall einer experimentellen Evaluation von TPG könnte ein Audit innerhalb des umfassenderen Rahmens einer Evaluation erfolgen, mit dem Ziel herauszufinden, ob sich Patienten an die Anweisungen bei der Anwendung von TPG halten und ob sich die Fachkräfte im Gesundheitswesen den Richtlinien folgen, die die Information der Patienten über die Verwendung von TPG betreffen. Eine Audit-Evaluation könnte nützlich sein für die Evaluierung einer neuen Politik bei der Einführung von TPG und der Umsetzung von TPG-Richtlinien in einer Klinik. Kapitel 8 geht auf diese Arten von Design detaillierter ein, weil sie die am häufigsten verwendeten Designs in managementorientierten Evaluationen sind.

3.3.3 Vorher-Nachher-Evaluation (Typ 3)

- **Fragen:** Welche Wirkungen werden verzeichnet? Zu welchen Veränderungen am Zielgegenstand führt die Intervention?
- **Zweck:** Unterstützung bei der Beurteilung des Werts einer Intervention durch den Vergleich des Zustands von Menschen oder Organisationen vor und nach der Intervention (Ergebnismessung).

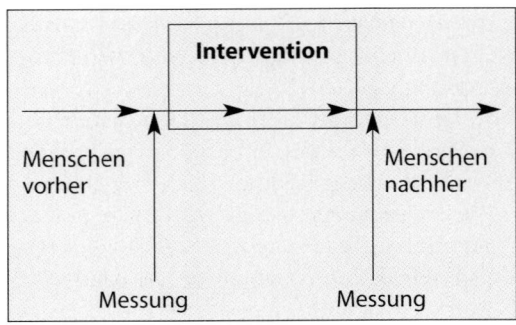

- **Häufige Verwendung:** Aufdeckung von begrenzten oder umfassenden Veränderungen bei denjenigen, die behandelt wurden, bei Serviceeinrichtungen und Organisationen in einfachen quasi-experimentellen, ökonomischen, entwicklungsorientierten und managementorientierten Evaluationen.
- **Schlüsselpunkte:** Der Vorher-Nachher-Vergleich kann aus einer einzigen Messung bestehen (z.B. Blutdruck oder die Ausgaben einer Organisation) oder aus vielen Merkmalen des Zielgegenstands, die vor und nach der Intervention ermittelt wurden (z.B. Erwartungen und Erfahrungen von Patienten, physische Messungen, die Einschätzung der Fortschritte der Patienten seitens der Dienstleister, finanzielle Einbußen der Patienten).
- **Schwächen:** Schlüssige objektive Nachweise sind auf diese Weise nicht zu erzielen, weil die Effekte – wenn es denn solche gibt – durch andere Dinge als die Intervention verursacht sein können (durch die vielen intervenierenden Variablen, die nicht kontrolliert wurden) oder durch die Auswahl von Zielpersonen, die diese Effekte im Laufe der Zeit auch ohne Intervention gezeigt hätten.
- **Stärken:** Dieser Typus erfordert keine umfangreichen Arbeiten und kann relativ schnell durchgeführt werden. Er kann so konzipiert werden, dass ein größerer Aufwand nicht erforderlich wird, sofern der Evaluator nur wenige Testpersonen auswählt, nur einige wenige Vorher-Nachher-Messungen durchführt möglichst unmittelbar nach der Intervention.

Für viele Leser ist dies bis jetzt das erste erkennbare Evaluationsdesign, weil es sich den Ergebnissen zuwendet oder besser gesagt der Veränderung, der beim Zielgegenstand bewirkt wurde. Wer diesen Standpunkt vertritt, wäre wohl auch unzufrieden mit der Verfahrensweise, wie dieses Design den Effekt der Intervention zu erfassen versucht: Wie kann dieses Design einen Unterschied nachweisen, der von der Intervention abhängt und nicht von anderen Faktoren? Was wäre überhaupt ohne Intervention passiert?

Diese Evaluationsart vergleicht eine Gruppe von Patienten vor und nach einer Intervention. Im quasi-experimentellen Design des Typs 3 werden die Zielpersonen zunächst ausgewählt, dann werden die Messungen vorgenommen, die Intervention sozusagen als Experiment ausgeführt und dann werden die Messungen an den Zielpersonen noch einmal durchgeführt. Es gibt Hypothesen über die Wirkung der Intervention sowie eine oder einige objektive, von der Hypothese logisch abgeleitete Messungen, wie z.B. des Blutdrucks, des Cholesterinspiegels oder der Lebensqualität.

Vorher-Nachher-Messungen im Rahmen einer entwicklungsorientierten Perspektive gehen eher von Fragen über mögliche Effekte als von Hypothesen aus: Als Beispiele können die Designs dienen, die in der Evaluation von Serviceeinrichtungen verwendet werden. Dort wird vor und nach der Intervention eine Vielzahl von Daten über den Forschungsgegenstand eruiert, manchmal sogar während der Durchführung der Intervention. Ein derartiges Design unterscheidet sich vom Typus 1 insofern, als im Typus 1 zwar der Zustand der Personen nach dem Erhalt der Leistung beschrieben, aber nie der Vergleich zwischen dem Status vorher und nachher gezogen wird (d.h. es gibt keine Ergebnismessung).

Bei vielen Evaluationen dieses Typus wird keine einmalige Messung jeweils vor und nach der Intervention vorgenommen, sondern mehrere Male zu verschiedenen Zeitpunkten der Intervention. So setzte die Evaluation einer Lichttherapie für jahreszeitbedingte affektive Verstimmungen eine Depressions-Skalierung in zweiwöchigen Abständen im Monat vor und im Monat nach der Behandlung ein (Dam et al. 1993). Im Hinblick auf Varianten dieses Designs

ist unser Diagramm insofern etwas irreführend, als der Eindruck entsteht, dass Menschen durch eine Leistung oder eine Behandlung «hindurchgehen» und dass diese dann enden. Dies ist aber nicht immer der Fall. Manchmal erhalten die Patienten weiter diese Behandlung oder diese Leistung. Beispiele dafür sind Bluthochdruckmedikamente, Interventionen bei chronischen Leiden und die häusliche Pflege. Im Hinblick darauf deutet das Diagramm an, dass vor dem Beginn der Behandlung gemessen wird und dann wieder in Abständen nach dem Erhalt der Behandlung.

Die TPG könnte zwar mit diesem Design überprüft werden, doch die zeitliche Beschränkung auf ein Jahr sowie das Budget für die Evaluation von 50.000 DM würde eine begrenzte Untersuchung bedeuten ohne den Kontrollen detaillierte Aufmerksamkeit widmen zu können, die eigentlich bei dieser Art von Evaluation angebracht wäre (Johannessen et al. 1994). Sie würde zu «suggestiven», aber nicht zu endgültigen Ergebnissen führen; sie könnten von den Medien irreführend oder falsch interpretiert werden, selbst wenn der Evaluator auf eine begrenzte Aussagefähigkeit hinweisen würde. Diese «Quasi-experimentelle Fallkontrolle» wird im Detail im nächsten Kapitel erörtert.

3.3.4 Vergleichend-experimentelle Evaluation (Typ 4)

- **Frage:** Welche Wirkung wird im Vergleich zu einer ähnlichen Intervention erzielt?
- **Zweck:** Um den Wert einer Intervention im Vergleich zu einer ähnlichen Intervention zu beurteilen, wobei ein «Vorher-Nachher-Vergleich» benutzt wird.
- **Häufige Verwendung:** Ökonomische und quasi-experimentelle Evaluationen von Dienstleistungen, von Interventionen bei Serviceeinrichtungen und manchmal auch bei Behandlungen und politischen Maßnahmen.
- **Schlüsselpunkte:** Wie bei der Ergebnisevaluation vom Typ 3, wobei jetzt allerdings zwei Gruppen miteinander verglichen werden, die unterschiedliche Behandlungen erhalten haben. Varianten: a) bei der Intervention B han-

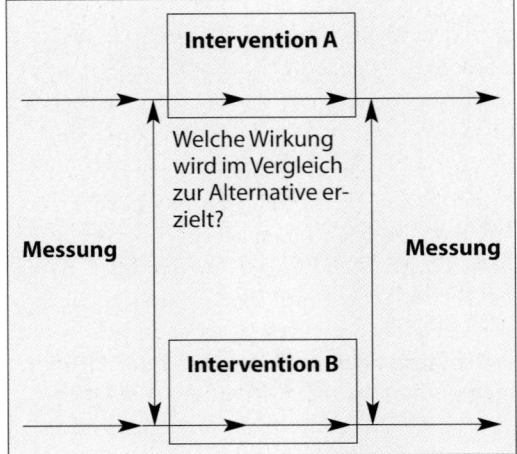

delt es sich um ein Placebo; b) ein retrospektives Design (z.B. vergleichende Evaluationen von Dienstleistungen); c) nur der Vergleich von Endzuständen und nicht von Vorher-Nachher-Veränderungen (Ergebnisse).

- **Schwächen:** Kostspielig, kann zudem noch schwieriger zu bewerkstelligen sein als die Designs vom Typ 3, wenn es um den Nachweis geht, dass die Wirkung auf die Intervention zurückgeht (es sei denn, bei einer Intervention handele es sich um ein Placebo).
- **Stärken:** Wenn sie sorgfältig durchgeführt werden, können derartige Interventionen zeigen, welche der zwei Interventionen die effektivere oder kostengünstigere ist. Sie bieten sich zudem dann an, wenn es unethisch oder unpraktisch wäre, nur eine Gruppe zu behandeln.

Im Unterschied zu Typus 3 vergleicht dieses Design zwei Interventionen, benutzt dabei aber den Vorher-Nachher-Vergleich des Typ 3. Es ist das Standarddesign für Evaluationen von Behandlungen und Serviceeinrichtungen, beispielsweise wenn an einem Ort mit einer neuen Behandlung oder Serviceeinrichtung begonnen wird und man dies mit einer herkömmlichen Behandlung oder Serviceeinrichtung an einem anderen Ort vergleichen möchte. Ein Beispiel dafür ist der Vorher-Nachher-Vergleich des gesundheitlichen Zustands von Patienten, die einer neuen Verfahrensweise in der Rehabilitation für Schlaganfall-

patienten zugeführt wurden, in Relation zur traditionellen Vorgehensweise.

Evaluationen dieser Art werden nach experimentellen Prinzipien ausgeführt, also mit zu testenden Hypothesen und mit verschiedenen Methoden zur Kontrolle von anderen Effekten als diejenigen, die von den Interventionen ausgehen, wie z.B. Patientenmerkmale (Alter, Geschlecht, Schwere der Erkrankung, Dauer von Vorerkrankungen usw.). Die übliche Verfahrensweise bei Kontrollen ist das «Matching» von Merkmalen der Patienten, die sich einer Behandlung unterziehen, um andere Einflüsse als je, die der Intervention zuzuschreiben sind und das Ergebnis beeinflussen könnten, auszuschalten. Dies ist allerdings ein wesentlich unbefriedigenderes Kontrollverfahren als die Bestimmung von zwei Gruppen durch das Zufallsprinzip (Typus 5).

Eine Spielart dieses Designs ähnelt dem experimentellen Design auf der Basis einer Zufallsstichprobe (im Folgenden als Typ 5 Design beschrieben); bei Typ 4 wird die Kontrollgruppe jedoch einer ähnlichen oder vergleichbaren Intervention unterzogen (erhält also kein Placebo). Ein Beispiel dafür wäre der Vergleich von Personengruppen durch den Evaluator, die unterschiedliche Therapien erhalten, also eine medikamentöse Therapie im Vergleich zu einem chirurgischen Eingriff im Hinblick auf den Kostenaufwand.

Sofern bereits Unterlagen oder Messungen zur Verfügung stehen, kann dieses Design ebenso wie der Typ 3 dafür eingesetzt werden, ein «natürliches» Experiment durchzuführen, z.B. eine retrospektive Evaluation. Aus der experimentellen Perspektive sind prospektive Designs vorzuziehen, weil sie es dem Evaluator zum Vornherein ermöglichen, das Design auf eine bessere Kontrolle und eine durchgreifendere Überprüfung der Hypothesen auszurichten. Bedenken Sie, dass einige Teilnehmer «ausfallen» können, weil sie die Behandlung nicht zu Ende führen – wir untersuchen die Bedeutung dieser und anderer Faktoren im Hinblick auf die Einschätzung der Resultate in den Kapiteln 5 und 12.

Handelt es sich bei der Intervention B um ein

Placebo, dann stellt dieses Evaluationsdesign eine Variante dar, der effektivere Typus 5 wird jedoch öfter eingesetzt. Bei einigen Evaluationen vom Typ 4 wird nur «nachher» gemessen; die beiden Gruppen werde miteinander verglichen, um herauszufinden, ob sich beim Endzustand der beiden Gruppen, bei denen eine Intervention erfolgte, ein Unterschied feststellen lässt. Ein Beispiel dafür wäre die Zufriedenheit der Patienten mit einem computergestützten Informationsprogramm verglichen mit einer Information, die vom Arzt kommt. Es kostet zwar mehr, aber es ist üblich, auch «vorher» Messungen durchzuführen, so dass ein Vergleich der Veränderungen, die sich bei beiden Gruppen ergeben, gemacht werden kann (das Ergebnis). Wird eine Serviceeinrichtung, eine strategische Entscheidung oder eine Veränderung bei einer Organisation bewertet, dann können wir mit größerer Sicherheit ermitteln, dass die Intervention die vermutete Wirkung gezeitigt hat, indem wir die Veränderung mit derjenigen bei anderen Serviceeinrichtungen oder Orten vergleichen, wo die Intervention nicht stattfand.

Eine vergleichende Evaluation der Ergebnisse dieser Art kann den objektiven Nachweis der Effektivität der Intervention erhöhen, indem man sie mit einer anderen vergleicht; dabei werden allerdings mehr Zeit und Ressourcen verbraucht, als dies bei Typus 3 der Fall ist. Der Bedarf an Mitteln und Zeit steigt mit der Zahl der Probanden (was mehr Zeit und Sorgfalt beim «Matching» der Probanden erfordert), mit komplexeren Verfahrensweisen (z.B. Messungen der Lebensqualität), mit mehr als einer «Nachher»-Messung, beispielsweise erst geraume Zeit nach der Intervention.

Als ein Design für unsere beispielhafte TPG-Intervention hat dieses Design sicherlich etwas an sich – es wäre interessant, TPG mit Schlaftabletten und anderen Therapien zu vergleichen. Die zur Verfügung stehenden Mittel und die gegebene Zeitlimite würden allerdings nur wenige Kontrollen zulassen und einen Test mit nur wenigen Personen ermöglichen, was den Wert der Resultate für Wissenschaftler und Sponsoren ziemlich schmälern würde.

Der Unterschied zwischen dem Typ 4 und dem Typ 3 besteht darin, dass zwei Interventionen verglichen werden. Die Unterschiede zwischen den Typen 4 und 5, die wir als nächstes betrachten werden, liegt darin, dass die Patienten nicht aufgrund einer Zufallsauswahl zugeordnet werden und der Typus 4 normalerweise zwei ähnliche Interventionen miteinander vergleicht. Kontrollmessungen sind deshalb im Typus 4 seltener als beim Typ 5, dessen Design uneingeschränkt experimentell ist.

3.3.5 Experimentell auf der Basis einer systematischen Zufallsauswahl (Typ 5)

- **Frage:** Welche Wirkung lässt sich im Vergleich zur Kontrollgruppe beobachten?
- **Zweck:** Vergleich einer Gruppe, die therapiert wurde, mit einer anderen Gruppe, die nicht therapiert wurde, die aber hinsichtlich aller übrigen Merkmale identisch mit der ersten Gruppe ist.
- **Häufige Verwendung:** Experimentelle und ökonomische Evaluationen, um den endgültigen Nachweis der Effektivität einer Behandlung oder einer Leistung zu erhalten, gemessen an einem oder mehreren Aspekten des gesundheitlichen Zustands von Patienten.
- **Schlüsselpunkte:** Identisch mit dem Typus 4, doch die ausgewählten Probanden werden nach dem Zufallsprinzip der Gruppe, die therapiert wird, und der Kontrollgruppe (Placebo) zugeordnet. Diese Evaluation kann die Zahl der möglichen Erklärungen für die Unterschiede zwischen den Resultaten vermindern, die auf andere Faktoren als die Intervention zurückgehen.
- **Schwächen:** Teuer, großer Zeitbedarf, setzt geschickte und erfahrene Evaluatoren mit Kenntnissen der Statistik voraus, um zu glaubwürdigen Ergebnissen zu kommen; oft werden die subjektiven Erfahrungen der Patienten nicht untersucht; der statistische Durchschnitt überlagert vielleicht extreme Reaktionen in Einzelfällen.
- **Stärken:** Liefert zuverlässigere und validere Ergebnisse über die Wirkung der Intervention als die einfache Ergebnisevaluation des Typ 3 und die nicht systematische Auswahl

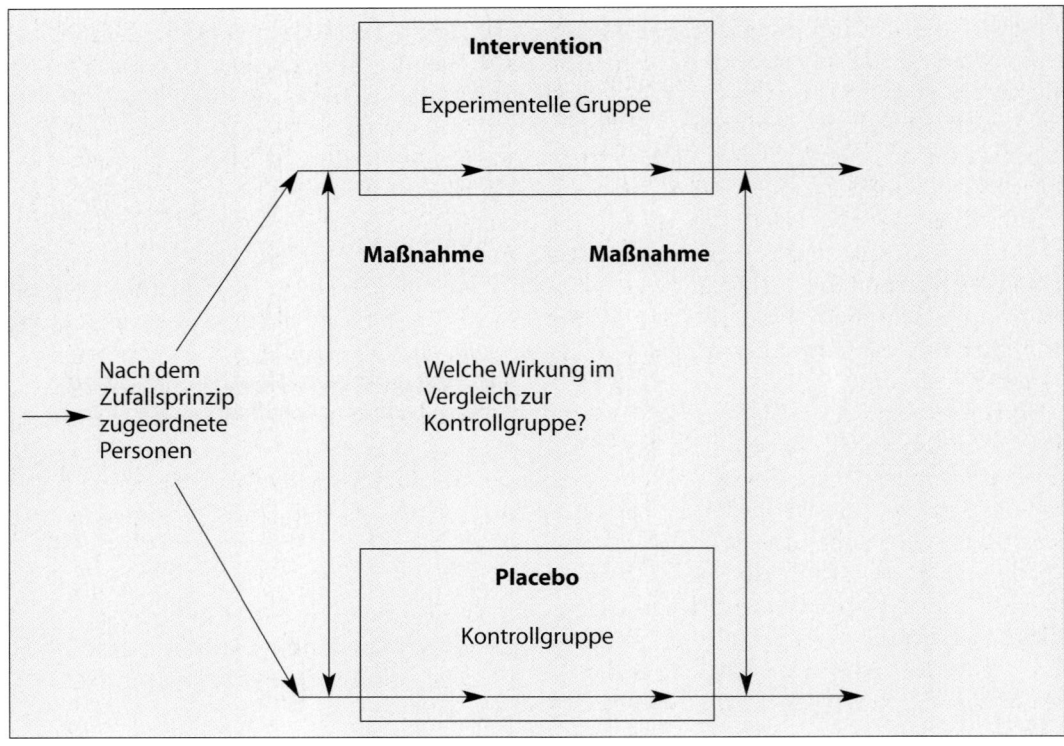

bei Typ 4, bei der es auch keinen Vergleich mit einem Placebo gibt. Die Resultate einer professionell durchgeführten Evaluation mit diesem Design hat bei den meisten Klinikern eine hohe Glaubwürdigkeit.

Bei diesem Design handelt es sich um das für Evaluationen «klassische» Verfahren, von denen viele meinen, dass es das «Design der Wahl» für eine Behandlung oder einen Service sei. Dieses Design basiert auf dem Gedanken, dass zwei Gruppen zu konstituieren sind, die hinsichtlich aller Merkmale absolut identisch sind, außer dass die eine Gruppe eine Therapie erhält. Mit diesem Design lassen sich viele alternative Erklärungen für Veränderungen beiseite räumen, die bei den Zielgruppen entdeckt werden; auf diese Weise kann man den Nachweis einer ursächlichen Verknüpfung führen.

Die Kontrollgruppe erhält nicht «keine Therapie», sondern eine Intervention, die «Placebo» genannt wird – einige schätzen, dass 30 bis 40 % der Patienten eine Besserung ihres Zustands

ohne Intervention erfahren (Benson und MacCallie 1979). Innerhalb der entsprechenden Berufsgruppen herrscht einen lebhaften Diskurs über das beste Placebo für die verschiedenen Arten von Interventionen, wie beispielsweise für die Psychotherapie, und über die Validität und die Ethik einer Verwendung von Placebos.

Bei Typ 5 handelt es sich um ein prospektives Design, das «experimentell» genannt wird, weil der Evaluator eine Veränderung herbeiführt und sie untersucht, wobei er ähnliche Prinzipien und Kontrollen, wie sie Naturwissenschaftler in Laborsituationen verwenden.

Genau betrachtet gibt es einen Vergleich zwischen zwei Gruppen, nicht zwischen einer Intervention und nichts, und im Experiment wird eine Hypothese geprüft, nicht die Intervention als solche. Das Ergebnis der Evaluation ist also eine geprüfte Hypothese, nicht eine überprüfte Intervention. Beispiel für eine typische Hypothese ist, dass die Probanden nach einer Intervention sich hinsichtlich der Kontrollergebnisse für die gemessenen Merkmale unterscheiden werden (oder sich nicht unterscheiden). Diese Aspekte werden zusammen mit anderen ausführlich in Kapitel 5 diskutiert, wie z.B. frühere Untersuchungen, die zur Bildung von Hypothesen herangezogen werden, oder weitere Variablen, die kontrolliert werden sollen, die Auswahlkriterien für die Probanden, die Reduzierung der Störfaktoren bei der Auswahl, die Größe der Stichprobe, die Schwundrate, das Zufallsprinzip, statistische Techniken wie Signifikanztests und Schwankungsbreiten sowie die Generalisierbarkeit.

«Man bekommt das, wofür man bezahlt hat», ist eine Antwort auf die Kritik an den Kosten für eine Evaluations-Untersuchung dieses Typs. Eine andere Antwort wäre: «Wenn die Sache wichtig ist, dann sollte man sie auch gut machen.» Der Nachweis der Effektivität einer Intervention, der durch ein gut konstruiertes Design dieses Typs erbracht wird, generiert eine wesentlich höhere Treffsicherheit als diejenigen, die allen übrigen Designs eigen ist. Der Nachweis ist allerdings beschränkt auf die am Zielgegenstand gemessenen Merkmale – die meisten Evaluationen dieses Typus messen nur das Ergebnis eines Aspekts oder einiger weniger Ergebnisse. Darüber hinaus können die Schlussfolgerungen möglicherweise nicht von den sorgfältig kontrollierten Probanden und der gegebenen Situation auf andere Situationen übertragen werden – die hohe «innere Validität» könnte in einer geringen «äußere Validität» resultieren. Dies und andere kritische Einwände werden in Kapitel 5 erörtert.

Dieses Design ist für viele Serviceeinrichtungen und Evaluationen von politischen Maßnah-

men wenig geeignet, weil die Kontrolle der externen Variablen schwierig ist und weil sich sowohl Dienstleistungen wie auch die Politik öfters Änderungen unterworfen sind. Ob die Politik bei den Serviceeinrichtungen und andere Evaluationen versuchen sollte, sich diesem Design anzunähern, ist eine andere Frage, die wir in den Kapiteln 5 und 7 diskutieren wollen. Dieses Design ist für unser Beispiel der Evaluation einer Behandlung mit TPG nicht geeignet, weil für ein Design dieser Art das Budget und die zur Verfügung stehende Zeit dazu nicht ausreichen und weil die Intervention sowie unsere Theorien darüber noch nicht ausgereift genug sind. In diesem Stadium leistet ein Vergrößerungsglas bessere Dienste als eine raffinierte experimentelle Ausrüstung.

3.3.6 Intervention innerhalb einer Organisation des Gesundheitswesens (Typ 6a): Wirkung auf die Leistungserbringer

- **Frage:** Welche Wirkung hat eine Intervention bei einer Serviceeinrichtung auf ihr Personal oder die Organisation?
- **Zweck:** Hilfestellung bei der Beurteilung des Werts einer Intervention durch einen Vergleich des Zustands des Personals oder der Funktionsweise einer Organisation vor der Intervention mit dem Wert nach der Intervention (Ergebniserfassung).
- **Häufige Verwendung:** Aufdeckung der Wirkung einer politischen Entscheidung, einer Fortbildung oder eines Programms für die

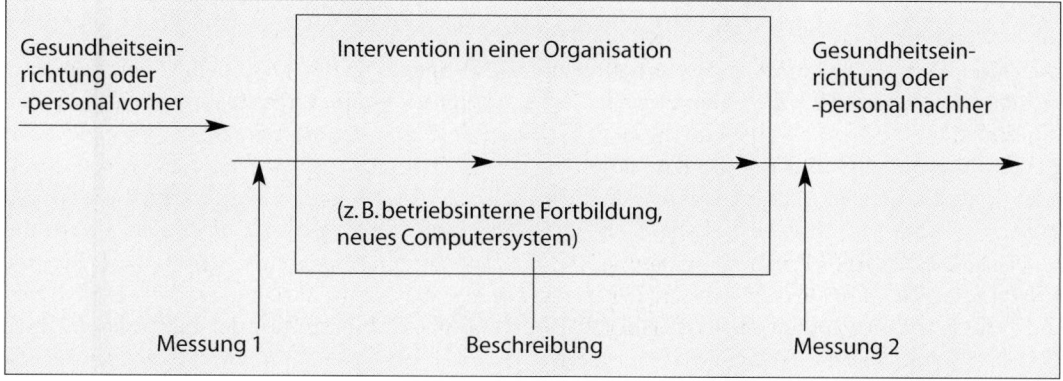

Optimierung einer Organisation, einer Reorganisation oder anderer Veränderungen an der Arbeitsweise einer Organisation durch einfache quasi-experimentelle, ökonomische, entwicklungs- oder managementorientierte Evaluationen.

- **Schlüsselpunkte:** Die vor und nach der Intervention zu ermittelnden Daten werden bestimmt durch die Fragen der Nutzer, die anstehenden Entscheidungen, die Ziele der Intervention und durch Theorien darüber, wie die Intervention Fachkräfte im Gesundheitswesen oder die Organisation beeinflussen könnte – die üblichen Methoden sind Erhebungen, Beobachtungen und Messungen z.B. des Arbeitsstresses. Bei den vorher und nachher ermittelten Daten könnte es sich um Kosten handeln wie z.B. bei einer ökonomischen Evaluation der Wirkung einer Intervention auf die Kosten einer Serviceeinrichtung.
- **Schwächen:** Wie in Typus 3 ist es schwierig zu beurteilen, inwiefern die Wirkung auf das Personal oder die Organisation ausschließlich auf die Intervention zurückzuführen sind oder nicht auf andere Faktoren. Die Effekte auf die Patienten werden dabei nicht berücksichtigt. Welche Wirkung hat eine aufgedeckte Veränderung beim Gesundheitspersonal oder bei einer entsprechenden Organisation auf die Patienten?

- **Stärken:** Preiswert, schnell und normalerweise besser als nichts, solange die Begrenzungen deutlich gemacht werden. Nützlicher, wenn eine andere Evaluation bereits hat erkennen lassen, wie die Intervention oder ihre Wirkung die Betreuung der Patienten beeinflusst.

3.3.7 Intervention innerhalb einer Organisation des Gesundheitswesens (Typ 6b): Wirkung auf die Patienten

- **Frage:** Welche Wirkung hat eine Intervention innerhalb einer Organisation auf die Patienten, auf das Gesundheitspersonal und die Arbeitsweise der Organisation?
- **Zweck:** Durch den Vergleich der Resultate bei den Patienten vor und nach der Veränderung kann das Design helfen, den Wert einer Veränderung innerhalb einer Organisation oder anderer Veränderungen bei einer Serviceeinrichtung einzuschätzen.
- **Häufige Verwendung:** Evaluationen von Weiterbildungsprogrammen, Qualitätssicherung und anderen Interventionen, die die Betreuung von Patienten verbessern sollen, durch quasi-experimentelle, ökonomische, entwicklungs- oder managementorientierte Evaluationen.
- **Schlüsselpunkte:** Das «Matching» der beiden Patientengruppen muss sorgfältig durchge-

---

Sinn einer Evaluation

Um eine Evaluations-Bericht richtig zu verstehen oder um über das richtige Design zu befinden, ist es nützlich, ein Diagramm anzufertigen, das folgende Elemente hat:

- Einen «Kasten», das den zu evaluierenden Gegenstand enthält
- Alle Messungen, die «vorher» und «nachher» durchgeführt werden sollen, sowie ihren Zeitpunkt
- Ein Zeitplan und die Anzahl der Probanden

Stellen Sie sich folgende Fragen:

- Was sollte im «Kasten» stehen?
- Welche Vergleiche gab es?
- Welche Evaluationskriterien und welche Methoden für die Generierung der Daten/Messungen wurden verwendet?

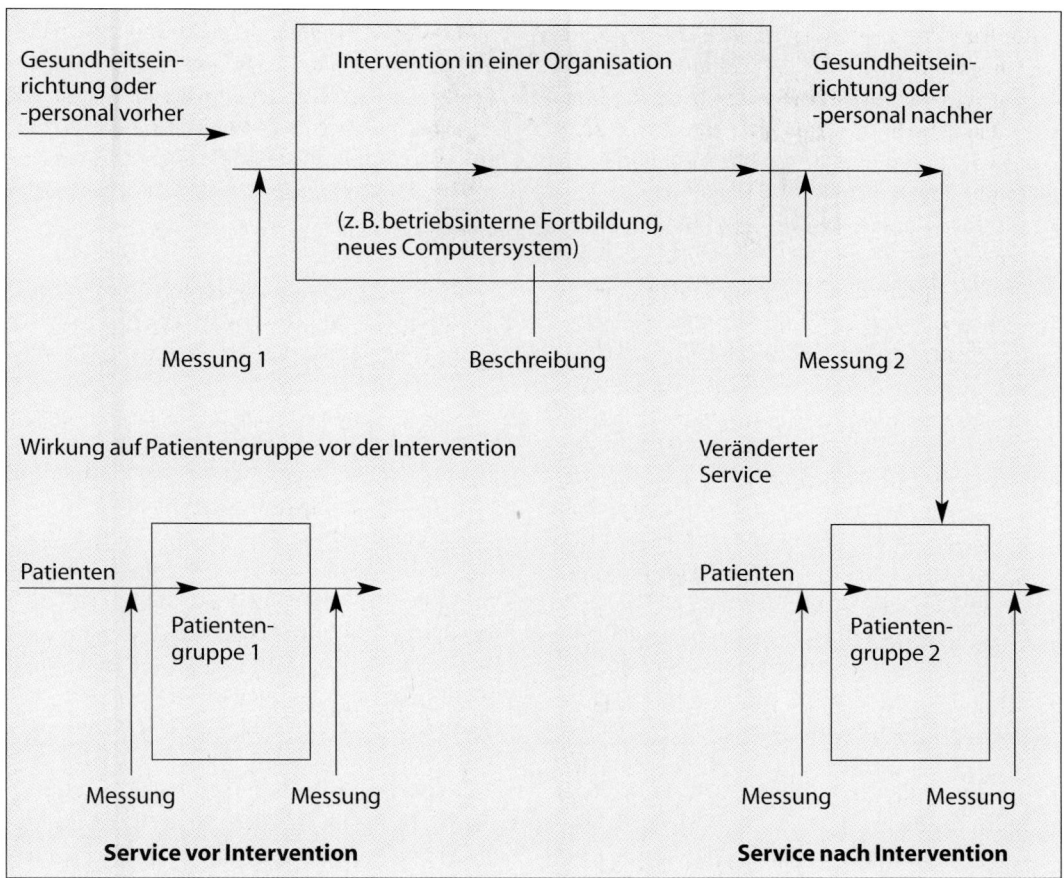

führt werden, um die Wahrscheinlichkeit zu erhöhen, dass alle Unterschiede bei den Resultaten der beiden Gruppen auf die Intervention zurückzuführen sind. Zu den Varianten dieses Designs gehören der Vergleich von zwei oder mehreren Serviceeinrichtungen, bei denen die Intervention erfolgt, und die Auswirkungen dieser Einrichtungen auf die Patienten.

- **Schwächen:** Schwierig, exakt identische Gruppen für die Vorher-Nachher-Messungen zu generieren oder die Merkmale der Patienten stabil zu halten. Bei den gewählten Messkriterien für die Erfassung der Ergebnisse können wichtige Stärken und Schwächen der Intervention übersehen werden.
- **Stärken:** Es gibt einen steigenden Bedarf nach Einschätzungen, wie Veränderungen bei Organisationen im Gesundheitswesen die Be-

treuung von Patienten beeinflussen, unabhängig davon, ob dies das primäre Ziel einer Veränderung oder der Intervention ist. Dieses Design und seine Varianten ermöglichen eine Evaluation der Wirkung auf die Patienten wie auf die MitarbeiterInnen im Gesundheitswesen.

3.3.8 Sechs Designs: Zusammenfassung und Schlussfolgerungen

Für «Anfänger» sind diese sechs Modell-Designs nützlich um zu erkennen, welche verschiedenen Arten möglich sind. Es ist bei der Durchsicht eines Evaluationsberichts hilfreich, folgendermaßen heranzugehen und eine Skizze in folgender Weise zu erstellen: Zeichnen Sie den «Kasten» und beschreiben Sie den Typus des Designs, um die wesentlichen Merkmale darzustellen. Die

---

Überlegungen bei der Konzeption einer Evaluation

- Welche Nutzerperspektive soll man übernehmen?
- Für welche Entscheidungen und Handlungen könnte die Evaluation Informationen liefern: Was müssen die Beteiligten wissen, um anders handeln oder mit einer größeren Sicherheit ihre bisherige Praxis fortführen zu können?
- Kriterien der Nutzer der Evaluation.
- Kriterien für den Vergleich, der in der Evaluation durchgeführt werden soll.
- Fragen, die die Evaluation beantworten soll.
- Hypothesen über die Auswirkungen des zu Evaluierenden und über seine Merkmale, die die vorhergesagten Effekte verursachen könnten.

---

meisten Evaluationen greifen auf einen der folgenden sechs Designtypen zurück:

- Deskripte Evaluation (Typ 1): eine Beschreibung der Eigenschaften der Intervention oder des Implementierungsprozesses.
- Audit (Typ 2): Ein Vergleich des Geschehens in Relation zu bestimmten Standards oder Zielen.
- Vorher-Nachher-Evaluation (Typ 3): Der Zustand des Zielgegenstands vor der Intervention im Vergleich zu seinem Zustand nach der Intervention.
- Vergleichend-experimentelle Evaluation (Typ 4): Ein Vergleich des Zustands vor und nach der Intervention von zwei Gruppen, die unterschiedlichen Behandlungen unterzogen wurden.
- Experimentell auf der Basis von systematisch ausgewählten Stichproben (Typ 5): Ein Vorher-nachher-Vergleich von Gruppen mit identischen Merkmalen, die mittels einer systematischen Zufallsauswahl einer Gruppe zugewiesen wurden: Gruppe, die einer Behandlung zugeführt wurde, oder Gruppe, die ein Placebo erhielt.
- Intervention innerhalb einer Organisation des Gesundheitswesens (Typ 6): Der Status vor und nach der Intervention innerhalb einer Organisation des Gesundheitswesens oder bei seinen MitarbeiterInnen, wobei die Funktionsweise der Serviceeinrichtung im Blickpunkt steht (6a) oder die Wirkung auf Patienten bei einer solchen Intervention (6b).

Damit wird deutlich, dass unterschiedliche Designs unterschiedliche Fragen beantworten und dass bei einigen Designs der Zeitbedarf und die erforderlichen Mittel größer sind als bei anderen. Ob die zusätzlichen Mittel und der höhere Zeitbedarf gerechtfertigt sind, hängt von den Fragen und dem Auftraggeber ab, für den wir die Studie durchführen. Eine Evaluation muss nicht unbedingt eine experimentell auf der Basis von systematisch ausgewählten Stichproben sein («randomised controlled trial», RCT) oder eine vergleichende Evaluation, um einen Nutzen zu haben – das hängt von den Nutzern der Evaluation ab, von den Fragen und den Kriterien der Evaluation. Eine RCT kann je nach Nutzer zu teuer, unpraktisch oder sogar unethisch sein oder zuviel Zeit in Anspruch nehmen. Evaluationen sind schließlich dazu da, Menschen zu helfen, zu besser informierten Entscheidungen zu finden, als sie sonst treffen würden. Andererseits können wir für unerfahrene Nutzer die Grenzen einschätzen; eine schlecht konzipierte und unzureichend ausgeführte Evaluation ist auf keinen Fall besser als gar keine, weil erstere irreführend sein kann.

Um die Stärken und Schwächen dieser Designs wie die Prinzipien der Evaluation detailliert erörtern zu können, müssen wir uns mit einigen grundlegenden Konzepten beschäftigen, die in den vorangegangenen Beschreibungen vorausgesetzt worden waren. Im nächsten Abschnitt werden diese Konzepte beschrieben und das Fundament für eine ausführliche Diskussion der Designs gelegt, die uns in den nächsten Kapiteln erwarten.

3.4 Design-Konzepte

Bei der Zusammenfassung der verschiedenen Designs ließen wir uns von der Idee eines «Kastens» leiten, der das Evaluierte enthielt oder es eingrenzte. Wir sprachen auch die Überlegung an, den Zustand der Personen, bei denen eine Intervention durchgeführt wurde, vor und nach diesem Ereignis zu messen. Das Folgende geht auf diese und andere Gedanken mit größerer Ausführlichkeit ein und stellt technische Begriffe vor, die in vielen Evaluationen verwendet werden. Der Leser ist aufgefordert zu fragen, ob diese Konzepte relevant für alle Arten von Evaluationen sind – ich würde dem zustimmen, aber gewisse Evaluatoren sind der Meinung, dass sie nur im Rahmen der experimentellen Perspektive relevant sind.

3.4.1 Der «Kasten» oder die «Spezifizierung des Evaluierten»

Man kann nur dann etwas sachgerecht evaluieren, wenn präzise definiert ist, was zu evaluieren ist. Eine genaue Definition des Evaluierten ist notwendig, damit andere die Evaluation nachvollziehen können und damit die Intervention konstant oder stabil bleibt, während sie evaluiert wird. Wenn wir bei der Definition von TPG nicht berücksichtigen, dass die Puppe unter dem Kopfkissen liegt, dann wäre ein mögliches Ergebnis, dass das Verfahren bei einigen Leuten hilft, bei anderen jedoch nicht. In Wirklichkeit wurden aber verschiedene Probanden unterschiedlichen Interventionen unterzogen. Es ist auch für andere schwierig zu entscheiden, wie sie sich verhalten sollen bei einer ungenügend präzisierten Definition des Evaluierten. Man bekäme z.B. einen Bericht über eine Therapie mit einer Puppe aus Guatemala zu Gesicht, die nicht genau beschreibt, was eigentlich evaluiert wurde; dann würde man möglicherweise Entscheidungen treffen, die nicht gerechtfertigt sind. Missverständnisse oder Unsicherheiten über das, was eigentlich beurteilt wurde, sind besonders bei Serviceeinrichtungen und politischen Maßnahmen ein Problem.

Bei der Definition des Evaluierten sind drei Aspekte zu berücksichtigen. Ein erster wichtiger Schritt besteht in der Umgrenzung des zu evaluierenden Gegenstands, bei der alles ausgeschlossen werden muss, was nicht in die Evaluation einbezogen wird. (Dieser Gedanke stammt aus der Systemtheorie, die herangezogen werden kann, um das Evaluierte als ein System zu konzeptionalisieren.) Ein zweiter Punkt ist die Beschreibung des eingegrenzten Gegenstandes: die wichtigen Merkmale des Evaluierten, von denen man annimmt, dass sie in irgendeiner Weise relevant sind, normalerweise deshalb, weil man davon ausgeht, dass diese Eigenschaften die Wirkung verursachen oder sie beeinflussen. Drittens ist festzulegen, ob das Evaluierte konstant («stabil») ist oder nicht: ob z.B. die gleiche Dosis eines Medikaments immer zur gleichen Zeit gegeben wurde. Bei der Evaluation eines Services oder einer politischen Maßnahme ist es üblich, dass während der Durchführung der Evaluation diese sich in einer wichtigen Hinsicht ändert oder verändert wird – in diesem Fall ist ein Teil der Definition des Evaluierten die Beschreibung der Veränderung.

Diese Überlegungen wurden in den vorausgegangenen Diagrammen in vereinfachter Form dargestellt; es handelt sich um eines der wichtigsten Konzepte der Evaluation – das Konzept des «Kastens». Der Kasten stellt die Grenzen dar, die wir um das Evaluierte gezogen haben. Diese Grenzen legen fest, dass wir das, was im Kasten ist, evaluieren – alles außerhalb des Kastens wird nicht evaluiert. Einige Behandlungen sind leicht zu definieren und einzugrenzen, insbesondere medikamentöse Therapien. Doch selbst in diesen Fällen müssen wir in den Kasten schreiben, wann und wie das Medikament genommen wird, weil wir vielleicht bereits wissen, dass es nur dann wirksam ist, wenn es in bestimmten Abständen und in bestimmten Dosen verabreicht wird. Was wir im Kasten spezifizieren, steht in Verbindung mit unserer eigenen Theorie oder mit der anderer über das, was die Wirkung verursacht hat oder was beim Evaluierten wichtig ist. Im Kasten soll auch näher spezifiziert werden, ob und wie sich das Evaluierte während der Evaluation verändert (der dritte der angesprochenen Aspekte). Normalerweise gibt es keine Veränderungen oder wir kontrollieren oder erzwingen sie. Erwarten wir Veränderungen, dann besteht eine Strategie darin, die Grenzen enger zu ziehen, um die Dinge auszuschließen, die sich ändern, so dass das, was wir evaluieren, konstant bleibt.

Was sollen wir in unserem TPG-Beispiel evaluieren? Was legen wir in den «Kasten»? Ist das Evaluierte die Puppe und nur sie? Ist unser Gegenstand «eingegrenzt», können wir eine eindeutige Grenze um die Sache ziehen, die wir evaluieren? Wir müssen sicherlich spezifizieren, dass die Puppe unter das Kopfkissen der Person gelegt werden muss, die Schlafschwierigkeiten hat, aber muss die Person die Puppe unter ihr Kopfkissen legen? Wie sollen wir die Therapie beschreiben und was soll unsere Beschreibung ausschließen, so dass wir wissen, was in den Kasten gehört und was nicht?

Ist eine Evaluation überhaupt durchführbar, wenn sich der Gegenstand der Evaluation nicht in einen «Kasten» zwingen läßt, wie oben beschrieben?

Die kurze Antwort lautet ja, aber dann muss eine besondere Art von Evaluation durchgeführt werden. Wenn unser Sponsor oder wir nicht recht wissen, was evaluiert werden soll, dann müssen wir eine Art von Evaluation durchführen, die den Sachverhalt zu beschreiben und zu verstehen sucht. Das erste Evaluationsdesign – die «beschreibenden Evaluation» – hilft bei der Beschreibung des Sachverhalts und bei der Entscheidung, was sich im Kasten befinden soll und was außerhalb liegt. Die Spezifikation von Dienstleistungen und Programmen ist normalerweise sogar noch komplizierter als die von Behandlungen. Es kann nicht ganz einfach sein zu definieren, was wir evaluieren möchten und eine entsprechende Grenzlinie zu ziehen. So könnten wir z.B. in einer Evaluation des Typs 4 eine ambulant ausgeführte mit einer herkömmlichen stationär ausgeführten Operation vergleichen, die einen vier bis sieben Tage dauernden Klinikaufenthalt erfordert. Nehmen wir in diesem Fall die häusliche Pflege, die von der Gemeindeschwester geleistet wird oder von anderen Betreuern, in den Kasten auf (Russel et al. 1977)?

Später werden wir sehen, dass die alternative Medizin nicht nur für den medizinischen Berufsstand eine Herausforderung darstellt, sondern auch für das herkömmliche Paradigma der Evaluation und des «Schubladen-Denkens». Im Augenblick wollen wir beim Konzept des «Kastens» bleiben, uns aber in Erinnerung rufen, dass viele Dinge, die wir evaluieren möchten, keine klar gezogenen Grenzen haben oder nur solche, über die Übereinstimmung besteht. Vielleicht ist dies sogar ein Grund, warum wir aufgefordert wurden, sie zu evaluieren – unsere Unterstützung zu leisten, sie zu beschreiben und sie genauer zu definieren.

3.4.2 Abhängige und unabhängige Variablen

Abhängige und unabhängige Variable sind zwei Begriffe, die immer wieder in Berichten über Evaluationen auftauchen. Derartige Berichte können irritierend sein, wenn der Leser diese Begriffe nicht versteht. Man kann sie sich rasch merken, wenn man sich erinnert, dass die abhängige Variable das Ergebnis der Intervention ist. Unabhängige Variable sind solche, die vielleicht das Ergebnis verursachen. Das hilft vielleicht dem Neuling in der Evaluation (und in der medizinischen Forschung) diese Begriffe zu behalten; aber es ist keine genaue Definition.

Um sie präziser zu fassen, müssen wir uns genauer mit dem Design der experimentellen Evaluation und mit der statistischen Analyse befassen, wo diese Begriffe am häufigsten gebraucht werden. In unserem Beispiel mit der TPG wollen wir uns zunächst dem Ergebnis und seiner Messung zuwenden (der abhängigen Variablen) und uns dann mit den unabhängigen Variablen beschäftigen (mit den Dingen, die variieren). Um der Einfachheit willen nehmen wir die Perspektive des Patienten ein und entscheiden uns für die Fähigkeit zu schlafen als dem entscheidenden Kriterium für die Evaluation. Dann gibt es verschiedene Messungen, die wir einsetzen könnten: die Stunden, die man nachts ohne Unterbrechung schläft, die Häufigkeit, mit der man aufwacht und die Dauer des Wachliegens.

Entscheiden wir uns für die Dauer des Schlafs

Zusammenfassung der Begriffe

«Der Kasten»: Die Grenze, die wir um das Evaluierte ziehen, um zu definieren, was wir evaluieren wollen. Im Kasten stehen die Spezifikationen der wichtigsten Merkmale des Evaluierten (z.B. was zu TPG gehört und was nicht).

Abhängige Variable: Eine Wirkung, von der wir annehmen, dass sie durch die Intervention ausgelöst wird – das Ergebnis (z.B. Schlaflosigkeit).

Unabhängige Variable: Eine Variable, die vielleicht das Ergebnis erklärt. Bei der unabhängigen Variablen handelt es sich um eine Variable, die Statistiker untersuchen, um herauszufinden, ob sie möglicherweise eine Wirkung auf die Ergebnisvariable hat (z.B. Mitglied der Versuchsgruppe zu sein).

Kontrollgruppe: Eine Anzahl von Personen, die die Intervention nicht erhalten (z.B. die TPG nicht benutzen).

Retrospektive Evaluation: In der Vergangenheit nach Informationen über die Intervention suchen (z.B. herauszufinden versuchen, welche Wirkung TPG früher gehabt hat).

Prospektive Evaluation: Eine Evaluation konzeptionalisieren mit dem Zweck, Daten zu gewinnen, während die Intervention durchgeführt wird, normalerweise zusätzlich auch vor und nach der Intervention (z.B. einen Test durchführen, indem man Personen zum Gebrauch von TPG veranlasst und die Resultate registriert).

Kriterien: Die Vergleiche, aufgrund deren wir das Evaluierte beurteilen – oft die Wirkung eines solchen Kriteriums (z.B. Schlaflosigkeit).

Operationalisieren: Etwas Allgemeines (z.B. ein Kriterium) in etwas Spezifisches umformen, normalerweise etwas, das gemessen werden kann (z.B. die Dauer des Schlafs in einer Maßeinheit, wie man sie aus einem Tagebuch entnehmen kann).

Ergebnis-Maßeinheit: Die Messung einer prognostizierten wichtigen Wirkung der Intervention auf eine Zielperson oder Zielgruppe (z.B. die Dauer des Schlafs oder wie lang man während der Schlafperiode wach war).

als unseren Maßstab, dann stellen wir die Theorie auf, dass die Dauer des Schlafs von der Intervention abhängt. Das Ergebnis, das unterschiedlich ausfallen kann (der Schlaf), ist dann die abhängige Variable. Wir nennen sie die «abhängige» Variable, weil wir die Hypothese haben, dass ihre Variationsbreite von anderen Variablen abhängt wie der Intervention und den Merkmalen der Probanden, die an der Evaluation beteiligt sind. Die abhängige Variable ist das Ergebnis, von dem wir prognostiziert haben, dass es durch die Intervention beeinflusst wird.

Im Design vom Typ 5 gibt es eine Kontrollgruppe (die keine Intervention erhielt, dafür aber vielleicht ein Placebo). Wir gehen davon aus, dass die Intervention stabil ist und nicht variiert. Im TPG-Beispiel gehen wir davon aus, dass die Intervention – TPG – definiert und in einen Kasten geschrieben werden kann und dass jedes Mitglied der Versuchsgruppe die gleiche Therapie erhält. Die Evaluation vergleicht dann das gemessene Ergebnis der beiden Gruppen, um herauszufinden, ob es Unterschiede gibt, und versucht eine Erklärung für diese Unterschiede zu finden. Die unabhängigen Variablen sind die Zugehörigkeit zu einer Versuchs- oder einer Kontrollgruppe sowie andere Merkmale, die zu Abweichungen im Ergebnis führen sowie die Resultate erklären oder vorhersagen können.

In der Praxis ist es schwierig, potentiell erklärende Variablen zu kontrollieren. Vielleicht trinkt die Person, die sich dann der TPG «unterzieht», vor dem Zubettgehen eine Tasse Kaffee, was sie normalerweise abends nicht tut. Die «Va-

---

Lebt man länger, wenn man betet?

Francis Galton stellte 1883 die Hypothese auf, dass Priester länger als andere leben, weil «das Beten zu ihrem Beruf gehört». In einem Kapitel über die «Objektive Effektivität des Betens» berichtete er über dieses Ergebnis, das besagte, dass das durchschnittliche Lebensalter der Bevölkerung, die er untersuchte, bei Richtern 68,14 Jahre betrug, 68,74 Jahre bei Angehörigen von «Wirtschaft und Handel» und 69.49 bei der Geistlichkeit (die durchschnittliche Lebenszeit war mit 67,31 Jahren bei Ärzten am niedrigsten).

Als einer der ersten Statistiker gab sich Galton viel Mühe, für die Jahre zwischen 1758 und 1843 eine große Stichprobe heranzuziehen und «zuverlässige Unterlagen» zu benutzen. Er weist auf Einflussfaktoren hin und fordert dazu auf, dass «das angenehme Leben auf dem Land und die Ruhe in der Familie so vieler Geistlicher berücksichtigt werden sollte». Dann kommt er zur Schlussfolgerung, dass «die Gebete der Geistlichkeit um Schutz gegen die Nöte und Gefahren der Nacht, um Beistand während des Tages und um die Genesung von Krankheiten vergeblich zu sein scheinen».

War das wirklich eine Evaluation des Gebets, wie Galton glauben macht? Wenn es überhaupt eine Evaluation war, was evaluierte Galton dann? Wenn wir seine Bemühungen als Evaluation betrachten, was waren dann die abhängigen und die unabhängigen Variablen? Kann man zwei der Einflussfaktoren angeben?

(1939 berichtete Science and Everyday Life, dass «Anglikanische Geistliche lange Zeit an der Spitze der Liste (der Langlebigen) standen; jetzt stehen sie jedoch erst auf dem 12. von 200 Rängen, obschon sie nach wie vor ihren Übergang in eine bessere Welt länger hinauszögern als die Geistlichen anderer Konfessionen».)

---

riante» dieser Rahmenbedingung des Experiments kann das Ergebnis beeinflussen, wie dies auch für andere Faktoren gelten könnte, die wir außerhalb des Kastens positionieren, weil sie kein integraler Teil der TPG sind. Alle diese möglichen Einflussfaktoren werden «Einflussvariablen» oder «beeinflussende oder externe Faktoren» genannt, und in experimentellen Evaluationen versucht man vorherzusagen, welche das sein könnten, versucht sie konstant zu halten (sie zu kontrollieren) oder entsprechende Vorkehrungen zu treffen.

Schließlich sollten sie beachten, dass wir kein Experiment konzipieren müssen, um TPG zu untersuchen, und dieses Experiment durchführen, um TPG beurteilen zu können (eine prospektive Evaluation). Eine Möglichkeit ist, in der Vergangenheit nach Belegen für die Wirksamkeit von GDT zu suchen (retrospektive Evaluation). Wir können dies in der Weise tun, dass wir Personen befragen, die es früher verwendet haben, oder uns Tagebücher anschauen von Leuten, die solche geführt oder die sich Notizen über ihre Schlaferfahrungen gemacht haben.

3.5 Schlussfolgerungen

- Fachkräfte im Gesundheitswesen, Manager und Wissenschaftler müssen die grundlegenden Begriffe der Evaluation und die dabei verwendeten Designs verstehen. Weil es so viele verschiedene Verfahrensweisen gibt und Darstellungen von Evaluationen oft Fachkenntnisse des in der Untersuchung verwendeten Designs voraussetzen, kann die Evaluation eine verwirrende Angelegenheit sein.

- Eine Evaluation kann durchgeführt werden, um eine oder mehrere der nachstehenden Interessengruppen zu informieren: Patienten, Fachkräfte, Führungskräfte, Politiker, Forscher, Wissenschaftler und die Medien. Eine oder mehrere dieser Gruppen kann der Kostenträger der Evaluation sein. Der Evaluator muss klären, wer der wichtigste Nutzer der Untersuchung sein wird und welche die wichtigsten zu beantwortenden Fragen sind, um das Design der Evaluation festzulegen.

- Wenn die Ressourcen begrenzt sind, kann eine Evaluation nur von einer Perspektive aus durchgeführt werden und selbst dann müssen wir uns auf wenige Fragen beschränken, im schlimmsten Fall nur auf eine.

- Stehen relativ viele Ressourcen zur Verfügung, dann kann man Fragen aus mehr als nur einer Perspektive zu beantworten versuchen. Wir können uns aber mit der Sachlage konfrontiert sehen, dass das Design, mit dem sich die Fragen einer Gruppe angemessen beantworten lassen (z.B. die der Manager), unvereinbar ist mit dem Design, das erforderlich wäre, um die Fragen einer anderen Gruppe zu beantworten (z.B. die der Wissenschaftler).

- Bei einigen Evaluationen ist nicht deutlich, für wen die Evaluation eigentlich durchgeführt wird, und welche «Nutzerperspektive» man übernommen hat, um die Evaluation entsprechend zu konzeptionalisieren.

- Ein Design ist immer ein Balanceakt oder ein «Geschäft». Unerfahrene Evaluatoren entscheiden sich manchmal zu schnell für ein Design, ohne sich vorher durch die Zielsetzungen, die Fragen und Perspektiven hindurchzuarbeiten. Man kann dies aber nicht tun, ohne einen Blick auf mögliche Designs zu werfen und auf die Antworten, die sie möglicherweise liefern: Planung ist eine Interaktion zwischen möglichen Designs auf der einen sowie den Fragen und Zielsetzungen auf der anderen Seite.

- Überlegungen, die das Fundament vieler Arten von Evaluationen bilden, sind: die operationalisierte Messung des Ergebnisses, die Hypothesen über das Zustandekommen der Resultate, ein unvoreingenommener Blick für die möglichen Ursachen der Wirkung sowie der Gedanke der Kontrolle – Kontrolle der Intervention und die Kontrolle von Einflussfaktoren, die nichts mit der Intervention zu tun haben.

- Die meisten Evaluationen setzen eine der sechs Arten von Designs ein: deskriptiv (Typus 1), Audit (Typus 2), ergebnisbezogen (Typus 3), vergleichend (Typus 4), experimentell auf der Basis einer Zufallsstichprobe (Typus 5) und die Intervention bei einer Serviceeinrichtung (Typus 6).

- Nahezu alle sechs Designs werden im Rahmen der vier Evaluationsperspektiven eingesetzt; allerdings gibt es in jeder Perspektive gewisse «Vorlieben», z.B. das Design des Typus 4 wird häufig im Rahmen der ökonomischen Perspektive benutzt. In der **Tabelle 3.1** finden sich dazu Beispiele.

- Fast jedes der sechs Designs ist herangezogen worden, um die unterschiedlichen Arten von Interventionen im Gesundheitsbereich zu evaluieren: Behandlungen, Serviceeinrichtungen, politische Maßnahmen und Interventionen bei Organisationen.

Tabelle 3.1: Perspektiven und Designs bei Evaluationen – beispielhafte Evaluationen verschiedener Interventionsarten

Designs	Experimentell	Ökonomisch	Entwicklungs-orientiert	Management-orientiert
Deskriptiv (Typus 1)	Beschreibende Evaluationen werden nicht im Rahmen der experimentellen Perspektive verwendet, obschon einige klinische Fallstudien als Evaluationen aufgefasst werden	Kostenerfassung für stationäre Patienten und die in einer Tagesklinik (Marks et al. 1980)	Eine Erhebung über die Patientenzufriedenheit mit einer Information (z.B. Greenhalgh et al. 1996). Evaluation einer psychogeriatrischen Tagesklinik (Smith und Cantley 1985)	Einschätzung der Management-Leistung in Krankenhäusern einer Region in Indien (Mahaparatra und Berman 1994)
Audit (Typus 2)	Audit-Evaluationen werden nicht im Rahmen der experimentellen Perspektive verwendet (auch wenn viele klinische Audits auf Ergebnissen aus experimentellen Evaluationen fußen)	Die Einschätzung der UK Audit Commission über die Einhaltung finanzielle und anderer Regelungen der die niedergelassenen Ärzte finanzierenden Institutionen	Schnell-Beurteilung des Gesundheitssystems in einem afrikanischen Distrikt (Nordberg et al. 1993) (Fallbeispiel 6)	Audit des Managements zur Einhaltung der Vorschrift, Verletzungen an Patienten zu melden (Odegard 1995). Qualitätseinschätzungen von Einrichtungen des Gesundheitswesens in Neu Guinea (Garner et al. 1990) (Fallbeispiel 7)
Vorher-nachher (Typus 3)	Quasi-experimentelle Studie über Lichttherapie gegen Winterdepressionen (Dam et al. 1993)	Theoretisches Beispiel: Kosten der Behandlung eines chronischen Zustands pro Patient (z.B. Asthma) vor und nach einer neuen Behandlung oder eines Betreuungspakets	Berichte über die Erwartungen von Patienten an das Personal verglichen mit ihren Erfahrungen mit diesem Personal (Babakus und Mangold 1992)	Verschreibung eines Fitnessprogramms (Lockwood 1994) (Fallbeispiel 2)
Vergleichend-experimentell (Typus 4)	Quasi-experimentelle vergleichende Studie über herkömmliche und alternative Betreuung bei Krebs (Begenal et al. 1990)	Vergleich zwischen Aufwand und Nutzen beim Einsatz eines klinischen Psychologen in der Primärpflege (Robson et al. 1984)	Vergleichende Einschätzung durch Berufskollegen zweier ähnlicher Leistungen für Patienten mit einer Lernbehinderung (Øvretveit 1988)	Vergleich von IT-Systemen für Einkaufsentscheidungen des Managements (Keen 1994)
Experimentell auf der Basis einer Zufallsstichprobe (RCE) (Typus 5)	Test auf der Basis einer Zufallsauswahl eines von der Gemeindefürsorge gestellten Entlassungsteams verglichen mit einem herkömmlichen Entlassungsteam (Townsend et al. 1988)	Kosten und Effektivität eines Medikaments zur Reduktion des Cholesterinspiegels (SSSSG 1994). Evaluation von Kosten und Wirkung eines Grippemittels (Nichol et al. 1995) (Fallbeispiel 4)	Feedback an Ärzte über die Resultate eines RCT, an dem sie teilgenommen hatten, bei dem Methoden evaluiert wurden, mit denen sie Patienten beim Versuch unterstützten, das Rauchen auf-	Kontrollierte Tests auf der Basis einer Zufallsstichprobe werden selten bei Leistungen oder politischen Maßnahmen aus der Managementperspektive durchgeführt, weil eine Zufallsauswahl und Kontrollen zu rea-

Designs	Experimentell	Ökonomisch	Entwicklungs-orientiert	Management-orientiert
			zugeben (Wilson 1992)	lisieren schwierig ist und viel Zeit in Anspruch nimmt.
Intervention bei einer Organisation des Gesundheitswesens (Typus 6) a) Wirkung auf die Leistungserbringer	Quasi-experimentelle Evaluation der Wirkung der Medienberichterstattung auf die Anzahl der Hysterektomie-Operationen (Domenighetti et al. 1988) Einschätzung der Wirkung schriftlicher Informationen auf die Betreuung durch Kliniker (Cohen et al. 1985)	Ökonomische Evaluation eines Weiterbildungsprogramms für die Behandlung von Beinulzera (Pearce 1996) (Fallbeispiel 5)	Einfluss eines Audits der Organisation auf die Leistungserbringer in einem schwedischen Krankenhaus (Edgren 1995). Einfluss eines Qualitätsmanagement-Programms des Krankenhauses auf die Ärzte und die mittlere Führungsebene (Øvretveit 1996b, 1997b, 1998)	Evaluation der Reformen im NHS in einer Region Englands (Appleby et al. 1994) Meta-Analyse der Evaluationen der Wirkung von Veränderungen im Finanzierungssystem der niedergelassenen Ärzte auf die niedergelassenen Ärzte (Scott und Hall 1995)
b) Wirkung auf die Patienten	Quasi-experimentelle Evaluation der Wirkung einer Qualitätssicherung auf Patienten und Personal in einer Einrichtung für geistig Behinderte (Sinclair und Frankel 1982)	Kosten pro Patient vor und nach einer Veränderung im System der Honorierung von Ärzten und andere Effekte (*Auditor General* 1991).	Feedback an die Patienten und das Personal über die Wirkung auf Patienten durch Veränderungen der Teamorganisation in einer kommunalen Einrichtung für geistig Behinderte (Øvretveit 1994b)	Evaluation der Wirkung auf Patienten eines Finanzierungskonzepts für die niedergelassenen Ärzte in Großbritannien (durch die *Audit Commission* Großbritanniens)

Hinweis: Der Vermerk «Fallbeispiel» bezieht sich auf die Zusammenfassungen und Analysen der Fallbeispiele für Evaluationen in Kapitel 4.

4. Sieben Fallbeispiele für Evaluationen

Nur mit Geschick und viel Erfahrung kann man sich einen Reim auf Berichte über Evaluationen machen. Der Wert einer derartigen Darstellung für Sie persönlich hängt von Ihrer Fähigkeit ab, sie im Hinblick auf Ihre Zwecke kritisch zu beurteilen. Besitzt man sie einmal, dann ist diese Fähigkeit der Analyse ein kaum zu überschätzender Vorteil und ebenfalls ein gutes Fundament, um Evaluationen zu konzipieren oder zu managen.

4.1 Einleitung

Am Schluss dieses Kapitels werden Sie eine Evaluation schneller verstehen und analysieren können, als dies jetzt der Fall ist. Abgesehen vom Nutzen an und sich ist diese Fähigkeit auch eine gute Grundlage für die Konzeption und Planung Ihrer eigenen Evaluation. In Kapitel 3 wurden sechs Arten von Designs vorgestellt, auf die wir jetzt zurückgreifen werden, um «Fallbeispiele» für unterschiedliche Typen von Evaluationen zu analysieren und verstehen zu lernen. Wir ziehen dabei Evaluationen heran, die konzipiert wurden, um folgende Fragen zu beantworten:

- Ist es die Verschreibung von körperlichem Training für gewisse Patienten von Nutzen? (Eine quasi-experimentelle Evaluation einer «Behandlung», Fallbeispiel 2).
- Welchen Wert hat der Ersatz von Ärzten durch Pflegefachkräfte in der Primärpflege? (Eine experimentelle Evaluation einer Leistung, Fallbeispiel 3).
- Hilft eine Grippeimpfung und wenn ja, ist sie das Geld wert? (Eine experimentell-öko-

nomische Evaluation einer Therapie, Fallbeispiel 4)
- Welchen Nutzen bringt die Fortbildung von Gemeindeschwestern in der Behandlung von ulzerierten Beinen? (Eine managementorientierte Evaluation einer Intervention bei einer Serviceeinrichtung, Fallbeispiel 5).
- Wie kann man am besten ein Gesundheitssystem in einem afrikanischen Distrikt beurteilen und Managern und Planern mit den nötigen Informationen ausstatten? (Eine entwicklungbezogene Evaluation einer Einrichtung und der Dezentralisationspolitik, Fallbeispiel 6).
- Entsprechen Einrichtungen im Gesundheitsbereich in Neuguinea den vorgegebenen Qualitätsstandards? (Eine managementorientierte Evaluation einer Einrichtung, Fallbeispiel 7).

Der erste Teil dieses Kapitels gibt ein Beispiel «zum Aufwärmen»; dann folgt ein Fallbeispiel, das verschiedene Evaluationsstudien zusammenfasst. Im zweiten Teil analysiere ich jedes dieser Fallbeispiele. Zwei Methoden werden verwendet, um die Beispiele zu analysieren: Die erste ist ganz einfach, wobei das Diagramm des Designs gezeichnet wird. Die zweite geht mehr ins Detail. Beide werden anhand des ersten Beispiels zum Aufwärmen vorgestellt.

Ziel dieses Kapitels ist es, Ihre Fähigkeit zur Analyse einer Evaluation zu testen und weiterzuentwickeln. Es werden auch einige Evaluationstypen aus einer Vielzahl vorgestellt sowie deren Stärken und Schwächen im Hinblick auf jede Aufgabenstellung. Wenn Sie die Zusammenfassungen lesen und versuchen, das Design zu zeichnen, können Sie das Prinzip des «learning by doing» praktizieren und möglicherweise auch durch Ihre Fehler lernen, indem Sie Ihre Analyse mit der verglichen, die Sie am Ende des Kapitels finden.

4.2 Die Analyse von Fallbeispielen für Evaluationen

Beim ersten Beispiel handelt es sich um ein imaginäres, das benutzt wird, um zuerst das «einfache», dann das «detaillierte» Verfahren der Analyse zu erläutern. Dann folgen in diesem Kapitel Zusammenfassungen von tatsächlich durchgeführten Evaluationen, damit Sie diese analysieren und ein entsprechendes Diagramm unter Verwendung der «Vorlagen» aus Anhang 3 zeichnen können.

Meine Zusammenfassungen enthalten nur die wichtigsten Punkte aus den veröffentlichten Berichten; dahinter steckt die Absicht, die wichtigsten Merkmale der Designs zu illustrieren und Ihnen die Möglichkeit zu geben, die Durchführung einer Analyse zu üben. Dabei werden Sie feststellen, dass Sie bei einer Analyse sowohl deren Angemessenheit als auch das Design und die Durchführung der Studie beurteilen. Ein Teil Ihrer Kritik wird sich gegen die Darstellung richten, ein anderer gegen das Design sowie gegen die Ausführung. Dies geschieht im «wirklichen Leben» ja auch, wenn z.B. der Bericht bestimmte wichtige Eigenschaften der Untersuchung nicht eindeutig beschreibt und Sie nicht erkennen können, ob die Schlussfolgerungen berechtigt sind, weil die Darstellung der Methoden unzureichend ist.

4.3 Teil I: Fallbeispiele für Evaluationen

4.3.1 Fallbeispiel 1 («zum Aufwärmen»): Funktioniert die Therapie mit einer Puppe aus Guatemala?

Ungewöhnliche Wirkungen wurden der Therapie mit einer Puppe aus Guatemala bei Schlaflosigkeit nachgesagt, aber es gibt wenige dokumentierte Nachweise ihrer Wirksamkeit. Astra und Littlejohn äußerten 1993 Bedenken, dass die Entscheidung für diese Behandlung möglicherweise die Diagnose einer versteckten Depression hinauszögert, die sich verschlimmern könnte, wenn diese Therapie fehlschlägt. In der Evaluation, über die hier berichtet wird, wurden 20 Patienten aus einer Einrichtung der Primärpflege in Bergen (Norwegen) ausgesucht, um mit dieser Methode therapiert zu werden. Alle Patienten waren Mitglieder der Westnorwegischen Gesellschaft für Schlafstörungen, die die Studie sponserte.

Einfache Analyse einer Evaluation

Bezüglich der fraglichen Evaluation entscheiden Sie wie folgt:

1. **Intervention.** *Was wurde evaluiert?* (Beschreiben Sie die Intervention: Was befindet sich «im Kasten» und was befindet sich «außerhalb des Kastens»? Der Kasten «enthält» die Intervention.)
2. **Vergleiche.** *Welche Vergleiche wurden gezogen?* (z.B. im Vorher-Nachher-Verfahren: Was wurde wirklich verglichen im Vergleich zu dem, was verglichen werden sollte; eine Behandlung oder Leistung im Vergleich zu einer anderen oder einem Placebo?)
3. **Messungen.** *Welche Messungen wurden durchgeführt? Welche Daten wurden ermittelt?*
4. **Kriterien.** *Welche Kriterien wurden bei der Evaluation herangezogen?* (Welche Kriterien wurden benutzt, um den Wert der Intervention einzuschätzen – seien es explizite oder implizite.)
5. **Design.** *Welches der sechs Designs wurde bei der Evaluation eingesetzt?* (vgl. Anhang 3 oder zeichnen Sie Ihr eigenes Diagramm.)

(Der Anhang 2 bietet einen Bezugsrahmen für eine detailliertere Analyse)

Die Behandlung bestand darin, dass die Patienten ihren Kummer einer zwei Zentimeter langen Puppe aus Guatemala erzählten, die man von einem Händler aus dem schwedischen Göteborg gekauft hatte. Die Patienten waren angewiesen worden, der Puppe ihre Sorgen frühestens fünf Minuten vor dem Zubettgehen zu erzählen; sie sollten dies vier Wochen lang jeden Abend tun. Die Dauer des nicht unterbrochenen Schlafes wurde fünf Tage lang vor dem Beginn der Behandlung gemessen und dann wieder fünf Tage in der vierten Woche der Behandlung. Gemessen und aufgezeichnet wurden die Werte in der Weise, dass die Patienten die Zeit des ununterbrochenen Schlafs jeden Morgen in ein Tagebuch eintrugen.

Das Ergebnis besagte, dass im Durchschnitt sieben Patienten während der fünf Tage in der vierten Woche der Behandlung länger schliefen als in der Vergleichszeit. Alle diese sieben Patienten schliefen jede Nacht länger als sechs Stunden ununterbrochen. In den fünf Nächten vor der Behandlung berichteten drei Patienten, sie hätten zwei Nächte weniger als vier Stunden ununterbrochen geschlafen und vier berichteten, sie hätten weniger als fünf Stunden ununterbrochen während drei Nächte geschlafen. Bei den übrigen 10 Patienten, für die Messungen durchgeführt wurden, konnten keine signifikanten Unterschiede bei diesem Kriterium festgestellt werden.

Die Studie macht deutlich, dass sieben von siebzehn Patienten von Vorteilen berichteten und die Therapie mit einer Puppe aus Guatemala vielleicht eine preiswerte Therapie für bestimmte Arten von Schlafstörungen sein könnte.

Versuchen Sie, die Fragen der «einfachen Analyse», die früher formuliert wurden, zu beantworten. Bevor Sie sich meiner Analyse im weiteren Verlauf des zweiten Teils dieses Kapitels zuwenden, beurteilen Sie bitte, welche Art von Design benutzt wurde, und tragen Sie die Details der Evaluation in das leere Formular für dieses Design ein, das im Anhang 3 abgebildet ist. Haben Sie erst einmal die «einfache Analyse» hinter sich, dann fällt Ihnen die «detaillierte Analyse» sehr viel leichter. Sie können sich daran versuchen, indem Sie den «Bezugsrahmen für die de-taillierte Analyse» verwenden, der im Anhang 2 steht, und vergleichen dann Ihre Lösung mit meiner Analyse.

4.3.2 Fallbeispiel 2: Welchen gesundheitlichen Nutzen hat die Verschreibung von körperlichem Training?

Das Folgende ist teilweise eine Zusammenfassung der Arbeit von Lockwood (1994). Eine nationale Evaluation ähnlicher Programme wurde 1997 von Jackson veröffentlicht.

Eine nationale Erhebung über die körperliche Fitness in Großbritannien zeigte 1991 die gesundheitlichen Probleme der Inaktivität auf, und eine Reihe von Untersuchungen haben die gesundheitlichen Vorteile sportlicher Tätigkeit nachgewiesen. Nichtsdestotrotz haben Fachleute im Gesundheitswesen Schwierigkeiten, die Menschen zu erhöhter körperlicher Aktivität zu veranlassen. In dieser Studie überwiesen niedergelassene Ärzte Patienten an die beiden örtlichen Fitnessstudios mit einem «Rezept» für ein zehn Wochen dauerndes Fitnessprogramm. Die Patienten zahlten bei «Selby» etwa 5 DM pro Besuch und etwa 3 DM bei «York» und konnten dabei auch andere Einrichtungen wie das Schwimmbad benutzen. Die Patienten erhielten auch das Angebot, nach dem Ende des Programms das Studio verbilligt besuchen zu können, damit sie zu einer kontinuierlichen Nutzung der Studios animiert würden: 50% der Patienten machten von diesem Angebot bei «Selby» und 67% bei «York» Gebrauch. Das Gesundheitsamt musste nur etwa 1000 DM ausgeben für je einen Kreislaufmonitor in beiden Studios.

63 Patienten nahmen an dem Programm bei «Selby» teil, 108 Patienten bei «York». Im Rahmen der Evaluation wurden einige physikalische Messungen bei jedem Patienten vor und nach dem 10 Wochen dauernden Programm durchgeführt; jeder Patient wurde aufgefordert, einen Fragebogen am Beginn des Trainingsprogramms, am Ende sowie drei und sechs Monate später auszufüllen. Die Resultate zeigten eine signifikante Reduktion des Körperfetts, des Index für die Körpermasse, des systolischen Blut-

drucks und eine Steigerung des «peak flow». Insgesamt berichteten 91% der Patienten, sie hätten vom Programm profitiert, viele berichteten über größeres Selbstvertrauen, vermehrtes Wohlbefinden sowie von einer verbesserten Stressresistenz. 9% meinten, sie würden keine Vorteile feststellen.

Die Patienten, die ihr Rezept einlösten und sich am Programm beteiligten (67% beim Fitnessstudio «York») meinten, dass die Ärzte sie nachhaltig zu Veränderungen motiviert hätten und dass dies ein geeignetes Verfahren sei, aus bequemen Zeitgenossen solche zu machen, die regelmäßig trainieren.

Sollten Sie sich schon für das Design dieser Evaluation entschieden haben und die «einfache Analyse» durchführen, dann können Sie Ihre Überlegungen mit der Zeichnung und der Analyse vergleichen, die Sie am Ende dieses Kapitels finden.

4.3.3 Fallbeispiel 3: Der Wert der Ersetzung der Ärzte durch besonders qualifizierte Pflegekräfte in der Primärpflege

Das Folgende bietet eine Zusammenfassung der Arbeit von Spitzer et al. (1974). Eine ähnliche Untersuchung über die Wirkung auf Ärzte und Pflegekräfte wird in einer anderen Arbeit von Spitzer et al. (1973) referiert.

In Kanada unterziehen sich Pflegekräfte einer besonderen Ausbildung, um «spezialisierte Pflegekräfte» zu werden, was ihnen ermöglicht, in der Primärpflege parallel zu den Ärzten zu arbeiten und «mit den Ärzten die Verantwortung für die kontinuierliche Betreuung der Patienten zu teilen». Diese Untersuchung hatte sich zum Ziel gesetzt, die (teilweise) Ersetzung der Ärzte durch «spezialisierte Pflegekräfte» in zwei Familienpraxen in einem Wohnviertel einer kanadischen Stadt zu verifizieren.

Nachdem sie zwei Jahre keine neuen Patienten mehr annehmen konnten, entschieden sich die Praxen, die Anforderungen an die dortigen Ärzte zu verringern, indem Patienten derartigen Pflegekräften zugeordnet wurden. Für die Evaluation wurden Familien ausgesucht nach dem Kriterium, dass ein Familienmitglied in den vorausgegangenen 18 Monaten eine der beiden Praxen kontaktiert hatte. Die Familien wurden entweder dem «herkömmlichen Service», d.h. einem «Familien-Arzt» und einer herkömmlichen Pflegekraft zugeordnet, oder die Eingangsuntersuchung wurde von einer «spezialisierten Pflegekraft» vorgenommen. Insgesamt wurden 1058 Familien der «traditionellen Behandlung» zugewiesen und 540 Familien der Behandlung durch «spezialisierte Pflegekräfte», die aus zwei entsprechend ausgebildeten Krankenschwestern bestanden. Alle Patienten erhielten einen Brief, in dem die Studie erklärt wurde, und die 540 Familien wurden aufgefordert, einen Termin zum Besuch der Praxis nicht wie bisher mit dem Arzt, sondern mit der jetzt benannten Pflegekraft zu vereinbaren.

Vier Messungen wurden vorgenommen: die der Mortalität, des Zustands der Patienten, der Qualität und der Kosten. Die Mortalität in beiden Gruppen wich nicht erheblich voneinander ab; das gleiche galt für die physische, soziale und emotionale Funktionsfähigkeit in beiden Gruppen, die vor dem Beginn des Experiments und ein Jahr danach ermittelt wurden. Das Maß der Funktionsfähigkeit («Gesundheitlicher Status») wurde mit der Methode eines spezialisierten Fragebogens erfasst. Aus der zweiten Erhebung ergab sich, dass 97% der Patienten, die konventionell behandelt worden waren, mit dem Service in der Testperiode zufrieden waren; in der Gruppe, die «spezialisierten Pflegekräften» zugewiesen worden waren, waren es 96%.

Die klinische Beurteilung wurde anhand von zwei Methoden bewertet. Die erste bestand darin, 10 «Schlüsselindikatoren» zu verwenden, die die Wirkung der gewählten Therapie erkennen lassen, um die Behandlung zu verfolgen. Die zweite Methode war die Einschätzung, wie oft 13 gebräuchliche Medikamente verschrieben wurden. Eine Gruppe von Fachkollegen aus der gleichen Region formulierte die Kriterien dafür, wann diese «Schlüssel-Indikatoren» und die 13 Verschreibungen für das Patientenmanagement angezeigt waren – diese Kriterien waren weder den Ärzten noch den Pflegekräften während des Experiments bekannt. Die Resultate besagten, dass die Qualität der Betreuung – gemessen an den genannten Kriterien – bei Ärzten und spezialisierten Pflegekräften ähnlich waren.

Kosten und Produktivität wurden vor und nach dem ein Jahr dauernden Experiment anhand des Bruttoumsatzes, der Zahl der Tätigkeiten und der Anzahl der behandelten Familien verglichen. Das tatsächliche Einkommen der Praxen war um 5% geringer als das zunächst errechnete, weil die Praxen im Rahmen des kanadischen Versicherungssystems für die von den Pflegekräften erbrachten Leistungen nicht im vollen Umfang honoriert werden konnten. Das Einkommen wäre um 9% gestiegen, wenn dies im vollen Umfang geschehen wäre infolge eines Anstiegs um 22% der behandelten Familien und der Ausweitung der Leistungen, die auf diese Weise möglich geworden war. Die Untersuchung machte deutlich, dass die von den besonders qualifizierten Pflegekräften erbrachten Leistungen von vergleichbarer Qualität und aus der Sicht der Gesellschaft kostengünstiger waren, sich aber für die Ärzte nicht auszahlten.

Führen Sie die einfache Analyse durch und beurteilen Sie, welches Design diese Evaluation benutzt hat. Vergleichen Sie dann Ihre Überlegungen mit dem Diagramm und der Analyse in diesem Kapitel.

4.3.4 Fallbeispiel 4: Ist eine Grippeschutzimpfung wirksam, und wenn dies der Fall ist, ist sie den Aufwand wert?

Das Folgende stellt zum Teil eine Zusammenfassung der Arbeit von Nichol et al. (1995) dar.

Zwischen 10 und 20% der Bevölkerung erkranken jedes Jahr an Grippe, was zu einer erheblichen Zahl von Todesfällen und einer hohen Morbiditätsrate in allen Altersgruppen führt. Eine Impfung wird für Risikogruppen empfohlen; bei dieser Untersuchung ging es jedoch darum, ob die Impfung von gesunden, berufstätigen Erwachsenen unter Kostengesichtspunkten gerechtfertigt ist.

In der Region Minneapolis-St. Paul (USA) wurden Freiwillige mittels Anzeigen und anderen Methoden gesucht und dann in einem Test auf ihre Eignung hin geprüft unter den Gesichts-

punkten Alter, Vollzeitbeschäftigung und ohne frühere Grippeimpfung und ernsthafte Erkrankung. Den Testkandidaten wurden Fragebögen ausgehändigt, um ihren gesundheitlichen Zustand, demografische Merkmale, die Zahl der Kinder, die Zahl der Krankheitstage in den letzten sechs Monate zu erfassen und zu erfragen, ob sie rauchen. Die Teilnehmer wurden nach dem Zufallsprinzip auf die Testgruppe verteilt und auf die Kontrollgruppe, die ein Placebo erhielt: 424 Personen sollten geimpft werden, und nach dem Test standen für 409 Personen alle zu ermittelnden Daten zur Verfügung. 422 Personen wurden der Gruppe zugewiesen, die ein Placebo erhielten; dort standen nach dem Test 416 Personen zur Verfügung, für die ein kompletter Datensatz vorhanden war. Nach der Zuordnung wurde diese überprüft; sie ergab eine gleichmäßige Verteilung bei beiden Gruppen hinsichtlich der erfassten Eigenschaften.

Zusätzlich zu den Informationen, die beim Auswahlverfahren für die Teilnahme am Test ermittelt worden waren, standen Daten aus fünf Telefoninterviews zur Verfügung, die in Abständen nach der Impfung bzw. der Verabreichung des Placebos in der «Grippesaison» zwischen Dezember und Ende März 1994 durchgeführt wurden. Das erste Telefoninterview erfolgte 7 bis 14 Tage nach der Impfung, in dem die Teilnehmer nach Nebenwirkungen gefragt wurden. Bei allen weiteren Interviews wurden sie nach Erkrankungen der oberen Atemwege gefragt, ob sie krankheitsbedingt der Arbeit fern geblieben waren und einen Arzt aufgesucht hatten. Im letzten Interview wurde gefragt, ob die Teilnehmer gemerkt hätten, dass sie ein Placebo erhalten hätten; mit 57% war das Ergebnis etwas höher als es durch den Zufall zustande gekommen wäre.

Nebenwirkungen, die die Teilnehmer dem Grippeschutz oder dem Placebo zuordneten, waren in der Gruppe, die ein Placebo erhielt, ebenso hoch oder etwas höher als in der anderen Gruppe mit Ausnahme der Kategorie «Schmerzen in den Armen» (z.B. berichteten 14,4% der Teilnehmer in der Placebo-Gruppe von Kopfschmerzen im Vergleich zu 10,8% in der anderen). Ein weiteres Ergebnis war, dass in der geimpften Gruppe der Prozentsatz der Erkrankungen der oberen Luftwege mit 105% deutlich niedriger war als in der Kontrollgruppe mit 140% (105% bedeutet, dass einige Teilnehmer in der Testzeit mehrfach erkrankten). Die Tage, die die Mitglieder der Impfgruppe wegen Krankheit bei der Arbeit fehlten, waren mit 70 Tagen pro 100 Mitglieder seltener als die in der Kontrollgruppe mit 122 Tagen; das gleiche gilt auch für die Arztbesuche, wo das Verhältnis 31 zu 55 Besuche betrug in der Kontrollgruppe. Die Wirtschaftlichkeitsuntersuchung, die auf diesen Resultaten basierte, führte zu dem Ergebnis, dass die direkte und indirekte Kostenreduzierung im Durchschnitt pro Person etwa 100 DM betrug, von denen etwa 12 DM auf der Ersparnis bei Medikamenten entfiel. Obschon sie auf Selbstauskünften der Patienten basierte, macht die Untersuchung deutlich, dass eine Grippeschutzimpfung bei gesunden, voll berufstätigen Erwachsenen erhebliche gesundheitliche und finanzielle Vorteile hat.

4.3.5 Fallbeispiel 5: Welchen Wert hat ein Programm zur Verbesserung der Behandlung von ulzerösen Beinen durch Gemeindeschwestern?

Die Zusammenfassung stützt sich auf die Arbeit von Pearce (1996).

Es gibt Schätzungen, die besagen, dass in Großbritannien Gemeindeschwestern 25% bis 30% ihrer Arbeitszeit auf die Behandlung von ulzerösen Beinen verwenden. Man geht aber davon aus, dass einige Behandlungen effektiver sein könnten. Eine kleine Gruppe von Pflegekräften in einer kommunalen Institution des NHS führte eine Literaturanalyse durch und kam zu dem Ergebnis, dass die Pflegekräfte nicht immer die optimalen Verfahrensweisen für die Behandlung dieses Krankheitsbildes einsetzten. Für die MitarbeiterInnen an dieser Institution wurde ein Fortbildungsprogramm entwickelt, das auf den neuesten Forschungsergebnissen aufbaute und eine Einweisung in die Beurteilung der Krankheit, Seminare über Bandagierungstechniken und den Einsatz von Produkten für die Wundversorgung als auch die Zustellung der aktuellen Publikationen zu diesem Thema einschloss.

Die für die Weiterbildung der Pflegekräfte zuständige Fachkraft, die das Projekt leitete und es auch evaluierte, trug Daten über die Aktivitäten der Pflegekräfte vor und nach der Fortbildungsmaßnahme zusammen. Informationen über die Zahl der Patienten, die von den MitarbeiterInnen in der Institution aufgesucht wurden, wurden ermittelt, die Anzahl der Besuche pro Woche, die Zeit, die für den unmittelbaren Kontakt mit den Patienten aufgewendet wurde sowie die Produkte, die für die Wundversorgung benutzt wurden. Von diesen Daten und vom Zeitaufwand für den direkten Kontakt mit den Patienten ausgehend wurden die Kosten für die Produkte ermittelt. Die Informationen stammten von einer Gruppe von 11 Krankenschwestern und wurden auf die gesamte Arbeitsbelastung prozentuiert.

Die Resultate zeigten, dass im April 1995, also vor dem Fortbildungsprogramm, insgesamt 80 Patienten mit ulzerierten Beinen von der in der Institution beschäftigten Pflegekräften besucht wurden und dass diese Gruppe 13% der Patienten ausmachten, die insgesamt von diesen Pflegekräften betreut wurden. Alles in allem fanden 294 Besuche pro Woche statt und die durchschnittlichen Kosten für Produkte der Wundversorgung betrugen pro Patient und Woche etwa 75 DM. Nach dem Fortbildungsprogramm gab es im Dezember nur noch 56 Patienten mit ulzerierten Beinen, die jetzt 8,6% aller Patienten repräsentierten. Die Zahl der Besuche pro Woche war auf 171 zurückgegangen und die durchschnittlichen Kosten pro Patient auf etwa 50 DM.

Auf der Basis dieser Angaben wurde errechnet, dass die jährlichen Einsparungen für die Institution aufgrund des Fortbildungsprogramms 150 000 DM betrugen (auf die nicht benötigten Produkte zur Wundversorgung entfielen etwa 87 000 DM, auf den reduzierten Zeitaufwand der Pflegekräfte etwa 34 000 DM). Die Evaluation machte außerdem deutlich, dass die Weiterbildung auf der Basis auf aktuellen, wissenschaftlich abgesicherten Befunden die Verfahrensweise der Krankenschwestern verändert hatte, so dass die Betreuung effektiver, der Zeitaufwand für die Besuche geringer und der Aufwand für die Verschreibungen niedriger geworden waren.

4.3.6 Fallbeispiel 6: Beschreibung des Gesundheitssystems einer Region in Afrika mit dem Ziel, die dort ansässigen Manager und Planer mit entsprechenden Informationen auszustatten

Eine Zusammenfassung der Arbeit von Nordberg et al. (1993).

Führungskräfte und Planer des Gesundheitswesens benötigen eine Beschreibung des Gesundheitswesens und der Bedürfnisse der Bevölkerung, um die Aktivitäten in diesem Bereich planen und managen zu können, insbesondere in Staaten mit einem dezentralisierten Gesundheitswesen. Einige Beschreibungen von externen Fachleuten wurden bislang durchgeführt, insbesondere in Tansania und Ghana, unter Verwendung der von der WHO empfohlenen Indikatoren für Beschreibungen dieser Art. Die Studie hat sich zum Ziel gesetzt, das Gesundheitssystem in einem Distrikt von Kenia zu beschreiben und dabei eine Methode zu benutzen, die auf den Prinzipien der «Schnellen Einschätzung» fußt. Dem nachgeordnet war das Ziel, praktische Verfahrensweisen zu empfehlen, die bei beschreibenden Evaluationen von Gesundheitssystemen und den Bedürfnissen der Bevölkerung in Entwicklungsländern verwendet werden können.

Gegenstand der Einschätzung war ein Bezirk der Gesundheitsversorgung im ländlichen Kenia mit einem Distriktkrankenhaus, Gesundheitszentren, Gemeindeschwestern und traditionellen Heilern sowie Krankenhäusern und Kliniken der Missionen. Die Beschreibung basiert auf drei Verfahrensweisen der Datensammlung: ein Fragebogen zum Selbstausfüllen wurde dem Leiter bzw. der Leiterin jeder Gesundheitseinrichtung übergeben, mit dem gleichen Personenkreis wurde ein strukturiertes Interview durchgeführt; zusätzlich wurden die schriftlichen Unterlagen und Aufzeichnungen jeder Institution analysiert, wobei sich allerdings herausstellte, dass letzteres für die Evaluation nur von begrenztem Aussagewert war. Mit dem Fragebogen wurden Angaben zum Personal ermittelt, zu den verfügbaren Einrichtungen, den Finanzmitteln, den Tätigkeiten, den Serviceprogrammen, den Kontakten zu den örtlichen Autoritäten, den politisch Verantwortlichen, den Problemen und Plänen. Die Interviews nahmen Punkte auf, die in den Fragebogen angesprochen worden waren, und erkundeten darüber hinaus Themen wie die Beteiligung der örtlichen Kommunen, die Zufriedenheit und Frustrationen mit der Tätigkeit sowie das Informationssystem.

Die Ergebnisse wurden analysiert und in einem Projektbericht publiziert, der den örtlichen Führungskräften und Planern zugänglich gemacht wurde. Die Evaluation beschrieb die Einrichtungen im Distrikt und Details wie Ausrüstungsgegenstände und Transportmöglichkeiten, Schätzungen über die Zahl der betreuten Einwohner und einige der Probleme, die von den interviewten Managern angesprochen worden waren. Es wurden Empfehlungen für ein einfaches Kontrollsystem formuliert. Die Untersuchung zeichnete nicht nur ein umfassendes und objektives Bild des Gesundheitssystems, das für die Planung und das Management in der Zukunft von Nutzen sein wird, sondern sprach sich auch für eine stärkere Berücksichtigung der örtlichen Führungskräfte des Gesundheitswesens aus sowie für eine Beschleunigung des Dezentralisierungsprozesses. Auf der Basis dieser Beschreibung lassen sich eine Reihe von Empfehlungen für die Verbesserung der Leistungen in ähnlichen Regionen ableiten. Die Studie lässt sich außerdem als Ausgangspunkt für die Entwicklung von Methoden der Selbstkontrolle und der externen Evaluation nutzen, die im Hinblick auf ein dezentrales Management und sachgerechtere Planungen notwendig sind.

4.3.7 Fallbeispiel 7: Entsprechen Einrichtungen des Gesundheitswesens in Neuguinea den festgelegten Qualitätsstandards?

Eine Zusammenfassung nach Garner et al. (1990).

Entwicklungsländer benutzen und adaptieren in zunehmendem Maß Methoden, um die Qualität ihrer Dienstleistungen zu sichern und zu verbessern. Einige, vor allem Indonesien, setzen ihr nationales Programm zur Qualitätssicherung ein, um ihre Dezentralisierungsbemühungen zu unterstützen. Um diese Programme zu überwachen benötigen die Manager in der Zentralregierung, in Regionen und Bezirken einfache Methoden, um die Qualität der Dienstleistungen, für die sie verantwortlich sind, einzuschätzen. Dieses Projekt wurde als externe Evaluation der Qualität von Einrichtungen im Gesundheitswesen in Papua-Neuguinea durchgeführt, um die Führungskräfte mit den entsprechenden Informationen zu versorgen.

Einrichtungen der Gesundheitsfürsorge werden im ländlichen Neuguinea auf drei Ebenen angeboten: Betreuungsstellen für 500 bis 3000 Einwohner, Unterzentren der Gesundheitsfürsorge für eine Bevölkerungszahl bis zu 10 000 Personen und die Zentren der Betreuung, die für bis zu 20 000 Personen zuständig sind. Die Studie untersuchte 76 der insgesamt 469 Zentren zwischen März 1987 und August 1988. Die Untersuchung nahm Anregungen des Berichts der WHO im Jahr 1988 über die Qualitätssicherung bei der gesundheitlichen Betreuung auf der untersten Ebene auf und schuf die Qualitätsstandards, die in den Evaluationen in der Diskussion mit den Experten «vor Ort» benutzt wurden. Eine Reihe von Standards wurden für die schnelle Einschätzung der Qualität der Leistungen entwickelt; dazu zählten Standards für die Räumlichkeiten, die Leistungen des Personals, den Grad der Überwachung sowie die Verfügbarkeit wichtiger Medikamente und Geräte. Darüber hinaus wurden Standards entwickelt, um die Leistungen der Zentren bei der Durchführung von drei Verfahrensweisen zu beurteilen: das Impfen und die Behandlung von Fieberkrämpfen bei Kindern sowie Notfallentbindungen.

Über jedes Zentrum wurden Angaben ermittelt, um seine Leistungen in Relation zu den genannten Standards beurteilen zu können. Um diese Informationen zu ermitteln, wurden folgende Techniken eingesetzt: Beobachtung, Interviews und die Einschätzung der Unterlagen für 10 Patienten, die bei einem Besuch eines der vier für die Datensammlung zuständigen Teams durchgeführt wurden, der «mehrere Stunden» bei jedem der 76 bewerteten Zentren dauerte. Die Daten aus den Krankenakten wurden mittels drei Verfahrensweisen durch zwei Kliniker eingeschätzt, die dabei die staatlichen Behandlungsvorschriften heranzogen.

Die bei den Besuchen ermittelten Daten wurden analysiert und der Abschlussbericht verdeutlichte die Leistungen der Zentren unter dem Qualitätsgesichtspunkt in einigen Bereichen. Die Resultate wurden in der Weise zusammengefasst, dass der Prozentsatz der Zentren angegeben wurde, die den festgelegten Standards für die Infrastruktur entsprachen, der Zahl der stationär und ambulant behandelten Patienten, der Entbindungen, der Kliniken für Mutter und Kind, der Apotheke und der Supervision. So entsprachen 80% der Zentren dem Standard, dass «im Normalfall eine qualifizierte Pflegekraft während der Öffnungszeiten der Ambulanz anwesend ist», 60% hatten «einen funktionierenden Kühlschrank, waren sauber und funktionierten gut» und 10% besaßen «keinen Kühlschrank». Bei der Evaluation ergab sich ein unbefriedigender Zustand der Krankenakten, die verhinderten, dass klinische Bewerter die Befolgung der Behandlungsprotokolle überprüfen konnten. Der Missbrauch von Antibiotika war verbreitet, und es wurde deutlich, dass es einen engen Zusammenhang zwischen der Zahl des medizinischen Personals und einer guten Bewertung bezüglich der Erreichung der Standards gab.

Obschon die Untersuchung der hohen Zahl der besuchten Zentren – 16% aller vorhandenen wurden aufgesucht – den Vorzug vor einer in die Tiefe gehenden Analyse gab, konnte sie die Qualitätsunterschiede zwischen den Zentren einerseits und den Gebieten andererseits bewerten. Diese und andere Angaben erwiesen sich als wertvolle Informationen für die Planung, auch wenn sie nur sehr begrenzt Aufschluss gaben über die tatsächliche klinische Leistungsfähigkeit wie die Genauigkeit der Diagnosen und die Angemessenheit der Behandlungen. Die Studie weist nach, dass einfache Qualitätsaudits von Einrichtungen des Gesundheitswesens infolge des «Polizeiauto-Effekts» einen direkten Einfluss auf die Qualität haben und auch wichtige Daten für das Management liefern sowie Methoden überprüfen, die dann von anderen für ähnliche Zwecke adaptiert werden können. Evaluationen finanzieller und sachlicher Leistungsfähigkeit im Gesundheitssystem müssen durch Evaluationen der Qualität ergänzt werden; dieser rasche, einfache und kostengünstige Audit bietet eine Verfahrensweise, derartige Evaluationen durchzuführen.

4.4 Teil II: Analyse der Fallbeispiele für die Evaluation

Zunächst möchten wir das Beispiel zum Aufwärmen analysieren und dabei den Bezugsrahmen für eine einfache Analyse benutzen, den wir am Anfang dieses Kapitels dargestellt haben. Es folgt dann eine detaillierte Analyse des gleichen Beispiels in Bezug auf die Fragen aus dem «Bezugsrahmen für die Analyse einer Evaluation», um zu demonstrieren, wie das Konzept benutzt werden kann, das in Anhang 2 vorgestellt wird. Die übrigen Fallbeispiele werden im Folgenden summarisch behandelt, wobei das einfache Analyseverfahren verwendet wird.

4.4.1 Fallbeispiel 1: Eine einfache Analyse einer Evaluation der Therapie mit einer Puppe aus Guatemala

1. Was wurde analysiert?
(Beschreibung der Intervention: Was befindet sich im «Kasten» und was außerhalb? Der Kasten «enthält» die Intervention.)
Der Puppe aus Guatemala spätestens fünf Minuten vor dem Zubettgehen seine Sorgen anvertrauen und die Puppe dann unters Kopfkissen legen.

2. Welche Vergleiche wurden durchgeführt?
(Z.B. vorher und nachher? Was wurde tatsächlich gemacht verglichen mit dem, was beabsichtigt war? Eine Behandlung oder Leistung verglichen mit einer anderen Behandlung oder Leistung oder mit einem Placebo.)
Die Dauer des Schlafes von 10 Personen vor dem Beginn der Behandlung und drei Wochen nach ihrer Beendigung.

3. Welche Messungen wurden vorgenommen bzw. welche Daten wurden ermittelt?
Dauer des nicht unterbrochenen Schlafes, wie dies die Patienten in ihren Tagebüchern am nächsten Morgen aufgeschrieben haben.

4. Welche Kriterien lagen der Evaluation zugrunde?
(Welche Kriterien wurden herangezogen, um den Wert der Intervention zu bestimmen? Waren sie nun implizite oder explizite?)
Nicht ausdrücklich formuliert, doch die Kriterien für die Evaluation scheinen der nicht unterbrochene Schlaf gewesen zu sein, unangenehme Nebenwirkungen und die Kosten, obschon nur Angaben zum ersten Kriterium gemacht werden.

5. Welches der sechs Evaluationsdesigns wurde angewandt?

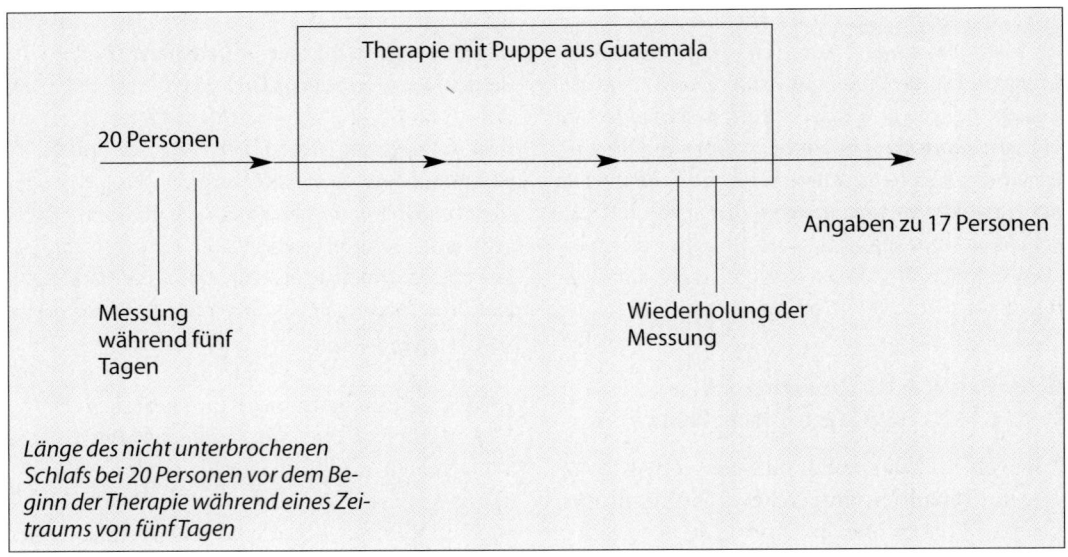

Fallbeispiel 1: Design des Typus 3: Vergleich der Veränderung «vorher – nachher» bezogen auf zwei Messungen

4.4.2 Fallbeispiel 1: Detaillierte Analyse einer Evaluation einer Therapie mit einer Puppe aus Guatemala

Titel: Eine Evaluation einer Therapie mit einer Puppe aus Guatemala
Art der Evaluation: Design des Typus 3: (Vergleich der Veränderungen «vorher – nachher»); Typus der Intervention: Behandlung; Perspektive der Evaluation: experimentell.

1. Ziel der Intervention
Welche Personengruppe bzw. welchen Gegenstand der Evaluation möchte die Intervention ändern (z.B. Patienten, die Bevölkerung, Leistungserbringer)?
Personen mit Schlafstörungen

2. Beschreibung der Intervention
Sind die Elemente der Intervention präzise beschrieben und die Grenzen der Intervention definiert? (Was ist im «Kasten»? Was wird nicht evaluiert?)
Der Puppe aus Guatemala spätestens fünf Minuten vor dem Zubettgehen seine Sorgen anvertrauen und die Puppe dann unters Kopfkissen legen.

3. Nutzer
Für wen wird die Evaluation durchgeführt? Wer könnten die Nutzer der Evaluation sein?
Die Westnorwegische Gesellschaft für Schlafstörungen, Personen mit Schlafstörungen, praktische Ärzte und andere Fachleute des Gesundheitswesens, Wissenschaftler und Manager.

4. Wertkriterien und Perspektive
Werden Kriterien, den Wert der Intervention zu beurteilen, explizit genannt oder werden sie vorausgesetzt? Um welche Kriterien handelt es sich? Aus welcher Perspektive wird die Intervention evaluiert? Anhand welcher Vergleiche erfolgt ein Werturteil der Intervention?
In der kurzen Zusammenfassung nicht angegeben. Es wird davon ausgegangen, dass die Behandlung nützt, also wertvoll ist, wenn man länger ohne Unterbrechung schläft. Es wird implizit angenommen, dass ein negativer Effekt entstehen könnte, wenn Personen, die die Erfahrung gemacht haben, dass die Therapie nicht hilft, zu Verzweiflungsaktionen Zuflucht nehmen. Die Kosten wurden angesprochen. Deshalb scheinen die Kriterien für die Evaluation der nicht unterbrochene Schlaf zu sein, negative Effekte und die Kosten.

5. Fragen oder Hypothesen für die Überprüfung der Evaluation
In der Zusammenfassung nicht erwähnt. Die Evaluation scheint folgende Frage zu beantworten: «Wird ununterbrochenen Schlaf durch TPG verlängert bei Patienten, die Schlafschwierigkeiten haben?» Die allgemeinere Frage: «Hilft TPG?» wird nicht beantwortet.

6. Typ des Evaluationsdesigns
Halten Sie in einem Diagramm fest: Datenerfassung oder Messungen des Ziels der Intervention:

* Jede Messung oder Datenerfassung über das Ergebnis sowie wann und wie oft diese durchgeführt wurden (Intervalle und Häufigkeit)
* Jede «Vorher-Messung» oder Datenerfassung sowie wann und wie oft diese durchgeführt wurden (Intervalle und Häufigkeit)
* Gab es Messungen bzw. wurden Daten zum Ziel erfasst während der Zeit, in der der Zielgegenstand der Intervention unterzogen wurde?
* Wie viele Personen oder Leistungserbringer (Zielpersonen) waren zu Beginn der Intervention beteiligt und wie viele waren am Schluss noch beteiligt (Anzahl der Abbrecher)?
* Wurde noch etwas anderes gemessen, noch weitere Daten ermittelt (z.B. über MitarbeiterInnen im Gesundheitswesen oder über die Intervention)?

Typus 3, das Ergebnis des «Vorher-Nachher-Designs» – vgl. das Diagramm, das im Kontext der «einfachen Analyse» weiter oben gezeigt wird.

7. Datenquellen und Methoden der Datenermittlung – Details
Woraus oder von wem stammen die Daten (Datenquellen), welche Methoden wurden eingesetzt, um die Daten aus diesen Quellen zu erhalten und was beschreiben diese Daten?
Die Patienten notierten am nächsten Morgen in ihrem Tagebuch, wie lange sie ohne Unterbrechung geschlafen hatten.

Validität

Wurden valide Verbindungen hergestellt zwischen den Kriterien der Evaluation und dem Gegenstand, über den Informationen gesammelt wurden (Diskussion der «Operationalisierung» der Konzepte)? Wie zuverlässig geben die Messungen Phänomene oder Dinge wieder, die gemessen werden sollten? Benutzte die Studie anerkannte Verfahrensweisen für die Sicherung der Validität bei den angewandten Methoden der Datenerfassung?

Die Kriterien der Evaluation wurden nicht angegeben. Wenn der nicht unterbrochene Schlaf ein Kriterium war, dann war die Messung valide. Die Darstellung impliziert aber auch allgemeinere Kriterien für die Evaluation wie Hilfe bei Schlafproblemen oder Schlaflosigkeit. Ununterbrochener Schlaf ist nur eine Art von Schlafproblemen, so dass die Messung keine valide Messung ist, es sei denn, es geht nur um die Vermeidung von Schlafstörungen. Die Verbindung zwischen der Messung und der Schlaflosigkeit wurde in der Zusammenfassung nicht erörtert.

Reliabilität

Würden andere mit den gleichen Verfahrensweisen zu den gleichen Resultaten kommen? Könnte es bei den Daten zu Fehlern gekommen sein (systematische oder zufällige Verzerrungen), bedingt durch die Methode der Datenerhebung oder durch das Design? Wie ist es um die generelle Reliabilität dieser Verfahrensweise bestellt oder welche Vorsichtsmaßnahmen wurden bei der Evaluation getroffen, um die Reliabilität der Evaluation zu sichern und zu maximieren (z.B. Training der Interviewer)?

Selbst wenn sie unvermittelt erfolgen, sind Selbstdarstellungen der Patienten nicht sehr zuverlässig. Es gab keine anderen Informationen, die mit der Selbstdarstellung der Patienten hätten verglichen werden können; es wurde auch nicht überprüft, ob Patienten vergessen hatten, die Zeit am nächsten Morgen zu notieren, um sie später einfach als Vermutung nachzutragen. Die Zusammenfassung lässt die Methoden der Datengewinnung nicht im Detail erkennen, etwa wie die Patienten instruiert wurden, die Zeit zu messen und zu notieren. Für drei Patienten waren keine Angaben vorhan-

den, wofür keine Erklärung gegeben wurde – sie waren vielleicht aus der Untersuchung ausgeschieden, weil sie keinen Nutzen darin erkennen konnten, was die Resultate hätte beeinflussen können. Auch das Auswahlprinzip für die Teilnahme an der Studie wurde nicht erläutert. Wenn es sich um Freiwillige handelte, dann könnten sie mit der Methode sympathisiert haben, was einen günstigen Einfluss auf die Ergebnisse gehabt haben könnte.

8. Validität der Schlussfolgerungen

Wies die Evaluation nach, dass die Intervention eine Wirkung auf den Zielgegenstand der Intervention gehabt hat oder dass keine Wirkung festzustellen war, falls dies das Ziel der Intervention gewesen ist? Reichen die Nachweise aus, um die Schlussfolgerungen zu belegen?

Es wird berichtet, dass «zehn Patienten keine ins Gewicht fallenden Unterschiede bezüglich des nicht unterbrochenen Schlafs feststellten», aber das Kriterium dafür wird nicht angegeben. Die herangezogenen Ressourcen werden nicht beschrieben; deshalb gibt es keinen Nachweis der Kosten und keine Vergleiche mit anderen Behandlungen oder mit einem Placebo. Die Unzulänglichkeiten bei der Datensammlung, der Validität, der Reliabilität und dem Design rechtfertigen nicht einmal die vorsichtigste Schlussfolgerung, dass «eine Therapie mit einer Puppe aus Guatemala eine kostengünstige Behandlung für einige Arten von Schlafstörungen sein könnte».

9. Praktische Schlussfolgerungen und Aktivitäten aufgrund der Evaluation

Wird in der Zusammenfassung weder erörtert noch mitgeteilt. Dieser Bericht könnte MitarbeiterInnen im Gesundheitswesen oder auch andere veranlassen, diese Therapie auszuprobieren, doch die Untersuchung geht nicht auf Umstand ein, dass möglicherweise schädliche Nebenwirkungen zu erwarten sind.

10. Stärken und Schwächen unter dem Gesichtspunkt der Zielsetzung

Ist es eindeutig oder wird nur angedeutet, wer die tatsächlichen oder potentiellen Nutzer der Evaluation sind? Ist zu erkennen, welche Entscheidungen oder Aktivitäten diese Evaluation mit Informationen unterstützen möchte? Was sind Stärken und Schwächen des *Designs* hinsichtlich der Zielsetzung? War Voreingenommenheit («Bias») in der Stichprobe zu verzeichnen, im davor liegenden Auswahlverfahren, bei den danach überprüften Teilnehmern (d.h. der Ausfälle)?

Hätte die Studie möglicherweise wichtige unbeabsichtigte Wirkungen entdecken können? Welche Veränderungen, die die Validität und Reliabilität der Ergebnisse geschmälert hätten, hätte die Evaluation selbst zur Folge gehabt? Wurden alle Unzulänglichkeiten benannt? Sind die Schlussfolgerungen durch die Resultate belegt? Kann die Darstellung von einigen falsch verstanden werden? Wirken die Schlussfolgerungen auf die Adressaten der Evaluation (die Nutzer) glaubwürdig? Gibt es unethische Aspekte? Hätte das gleiche Ergebnis mit weniger Aufwand oder in kürzerer Zeit erzielt werden können?

Stärken

Als einfache und preiswerte Evaluation für Patienten-Vertretungen besitzt diese Evaluation ihre Vorzüge, aber die Aufgabenstellung ist eher indirekt beschrieben als ausdrücklich definiert. Vorteilhaft ist, dass objektive Messungen einer Kategorie von Ergebnissen angestrebt wurde (ununterbrochener Schlaf), die Validität für sich in Anspruch nehmen kann, und die Resultate könnten den Vorschlag untermauern, eine gründlichere Evaluation durchzuführen.

Schwächen

Weder die Nutzer dieser Evaluation noch ihr Ziel werden präzise benannt. Es wurden keine eindeutigen Frage oder Hypothesen formuliert. Die Entscheidungen oder Tätigkeiten, für die mehr Informationen gewonnen werden sollen, wurden in den Schlussfolgerungen eher angedeutet als ausdrücklich benannt. Die Therapie ist nicht präzise beschrieben und andere Ursachen für die Unterbrechung des Schlafs sind nicht ausreichend kontrolliert worden. Es wäre möglich gewesen, für diesen Typus von Untersuchung eine Hypothese anzugeben, die die Untersuchung besser fokussiert und den inneren Wert erhöht hätte, z.B.: «Eine Behandlung mit TPG hat in einem Zeitraum von fünf Tagen keinen Einfluss auf die Dauer des nicht unterbrochenen Schlafs, nachdem die entsprechende Behandlung vier Wochen zuvor begonnen hatte.» Bei der Auswahl der Patienten und der Gruppe, für die alle Daten verfügbar waren, ist es zu Verzerrungen gekommen, aber dazu gibt es keine Angaben. Die Größe der Stichprobe war nicht ausreichend. Es wurde nicht versucht, negative Nebenwirkungen aufzudecken oder ob irgendeine Wirkung mit oder ohne Therapie angehalten hätte. Die Zusammenfassung erwähnt weder die Unzulänglichkeiten des Designs noch die der Methoden der Datensammlung. Es ist nicht klar, was die Evaluatoren unter einem «signifikanten Unterschied» verstehen, wenn von einem nicht unterbrochenen Schlaf bei zehn Patienten berichtet wird. Die genaue Größe des Unterschieds beim nicht unterbrochenen Schlaf von sieben Patienten wird nicht spezifiziert.

11. Weitere Anmerkungen
Auch wenn die Evaluation ihre Schwächen hat, so ist sie doch auch nützlich. Man kann sich schwer vorstellen, dass jemand in der gegebenen Zeit mit den vorhandenen Ressourcen sie hätte besser durchführen können, ohne die Zielsetzung zu kennen, die man interpolieren muss. Darüber hinaus stellt sich die Frage, wie das Design einer Evaluation hätte aussehen sollen, die umfassender ange-
legt und für Fachleute des Gesundheitswesens überzeugender gewesen wäre, falls Mittel zur Verfügung gestanden hätten. Hätte man mögliche Wirkungen auf andere Arten von Schlaflosigkeit untersuchen sollen? Hätte man die Patienten interviewen sollen, um ihre Ansicht zur Behandlung zu erfahren? Wie hätte eine im Design verankerte Kontrolle möglicher Ursachen oder Erklärungen der Unterbrechungen aussehen können? Wäre es angezeigt oder überhaupt möglich gewesen, ein Placebo einzusetzen, um diese Faktoren zu kontrollieren? Einige dieser Fragen lassen sich am besten beantworten durch eine Abklärung der Zielsetzung einer zukünftigen Evaluation; andererseits gibt es vermutlich auch Fragen, die nicht beantwortet werden können unter Verwendung der experimentellen Evaluationsmethode bei der Bewertung dieser Behandlungsart.

Welche zusätzlichen Anmerkungen würden Sie zu den aufgeführten elf Punkten machen? Welchen meiner Bemerkungen stimmen Sie nicht zu – unter ihnen gibt es einen «bewussten Fehler» (eine unzutreffende Anmerkung). Führen Sie zwei Einschätzungen durch: eine in Bezug auf eine ideale Evaluation, ohne sich Gedanken über den Zeitbedarf und die Finanzierung zu machen; die zweite unter Beachtung dieser Aspekte und in Bezug auf die Nutzer der Evaluation und ihre Zielsetzung.

4.4.3 Fallbeispiel 2: Welchen Wert hat die Verschreibung eines Fitnessprogramms?

1. Was wurde evaluiert?
Ein Trainingsprogramm in nahe gelegenen Fitnessstudios, für das niedergelassene praktische Ärzte ein Rezept ohne Spezifizierung der Übungen ausstellten. Die Zusammenfassung enthält keine Einzelheiten zum Übungsprogramm. Tatsächlich handelte es sich um zwei Programme, eines in einem Fitnessstudio namens «York», das andere in einem Fitnessstudio namens «Selby».

2. Welche Vergleiche wurden durchgeführt?
Messungen körperlicher Merkmale der Teilnehmer, die überwiesen worden waren, vor und nach dem Programm sowie die persönlichen Ansichten der Patienten dazu. Die beiden Programme wurden nicht verglichen – zumindest nicht in der Zusammenfassung.

3. Welche Messungen wurden vorgenommen bzw. welche Daten ermittelt?
Weiterer Besuch des Fitnessstudios nach Abschluss des Programms, Ermittlung des Körperfetts, Index für die Körpermasse, systolischer Blutdruck und

«peak flow» vor und nach dem Ende des Programms. Ebenfalls vorher und nachher wurden die Patienten um die Beantwortung von Fragen gebeten, aber diese Daten wurden nicht ausführlich beschrieben, abgesehen von der Information, dass «91% meinten, sie hätten von diesem Trainingsprogramm profitiert, und viele fügten hinzu, dass ihr Selbstvertrauen gestiegen sei, sie sich insgesamt besser fühlten und weniger stressanfällig wären, während 9% angaben, sie hätten keine Vorteile gesehen». Die Zusammenfassung ließ nicht erkennen, wann diese Informationen ermittelt wurden.

4. Welche Kriterien lagen der Evaluation zugrunde?
Wird nicht ausdrücklich erwähnt, aber die Kriterien für die Evaluation schienen die Fortsetzung des Besuchs der Fitnessstudios nach dem Abschluss des Programms gewesen zu sein, Veränderungen bei körperlichen Merkmalen, von denen angenommen wird, dass sie das Krankheitsrisiko vermindern, die Zufriedenheit der «Patienten» und die Kosten.

5. Welches der sechs Evaluationsdesigns wurde benutzt?

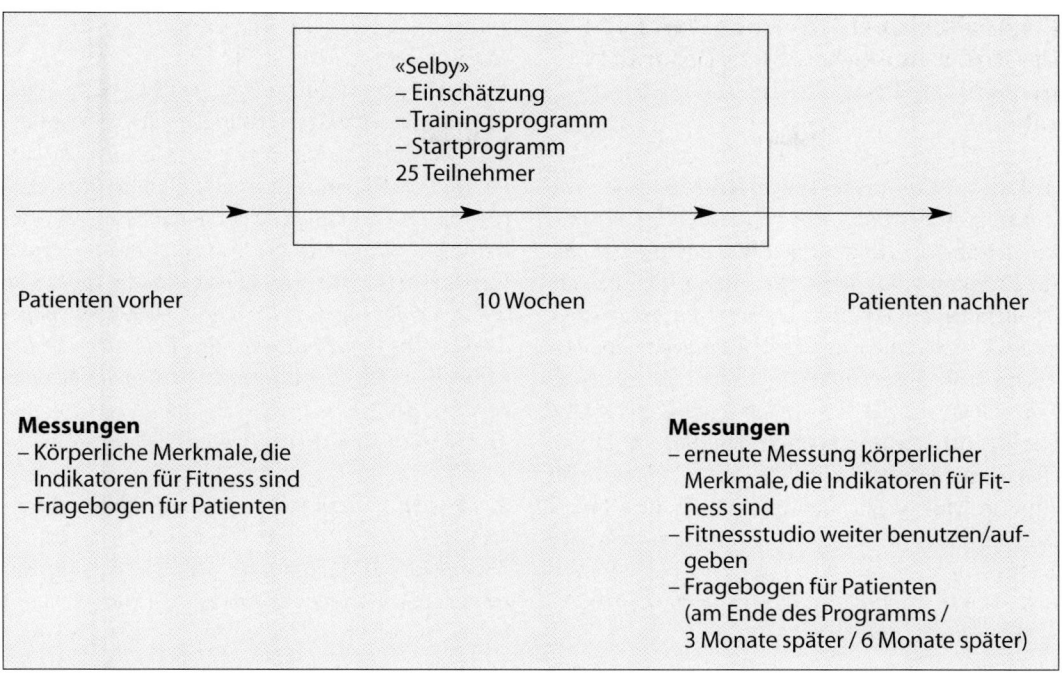

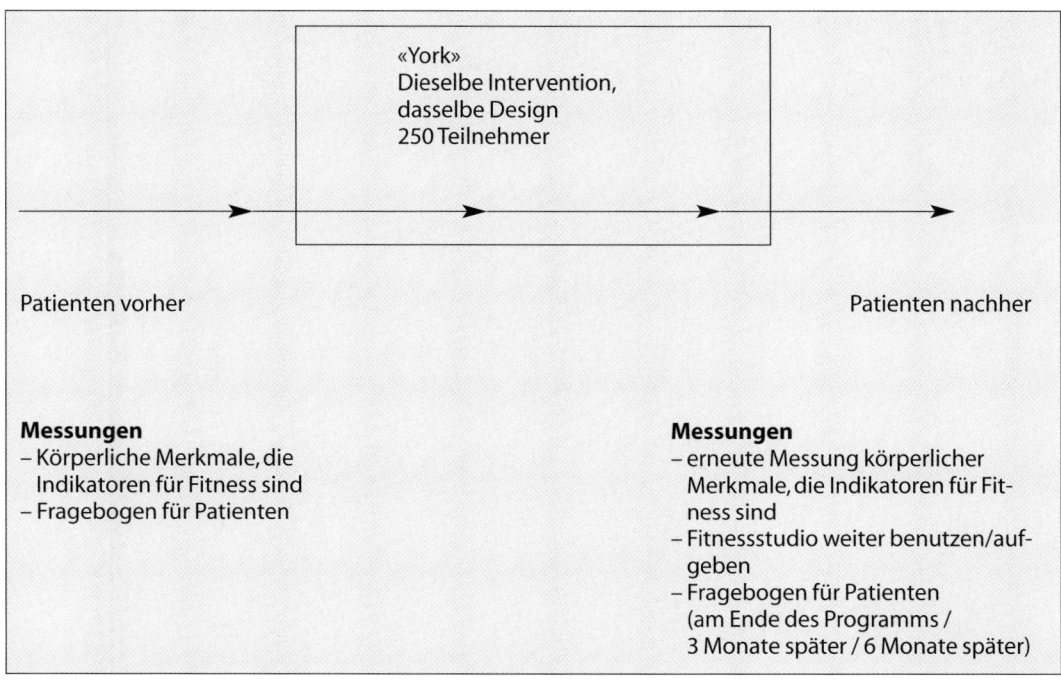

Fallbeispiel 2: Rezept für den Besuch eines Fitnessstudios, Design vom Typ 3

4.4.4 Fallbeispiel 3: Welchen Wert hat der Ersatz von Ärzten durch besonders qualifizierte Pflegekräfte in der Primärpflege?

Auf das Wesentliche reduziert beschreibt die Zusammenfassung, wie Patienten auf eine konventionelle Betreuung durch einen Arzt oder die Betreuung durch eine besonders qualifizierte Pflegekraft aufgeteilt wurden – in der vorliegenden Untersuchung wurden sie nach dem Zufallsprinzip ausgesucht. Weil aber ein kontrollierter Test auf der Basis einer Zufallsstichprobe wie Typ 5 nicht durchgeführt wurde, enthält die Zusammenfassung und die unten dargestellte Analyse ein vergleichendes Design des Typ 4 (vgl. Spitzer et al. 1973, 1974 bezüglich der Details).

1. Was wurde evaluiert?
Die beiden Pflegefachkräfte, die die Erstuntersuchung durchführten und auch die weitere Betreuung in einer Familienpraxis übernahmen.

2. Welche Vergleiche wurden durchgeführt?
Zwischen einer Betreuung durch Pflegefachkräfte und einer herkömmlichen Betreuung durch Arzt plus Krankenschwester. Vorher-Nachher-Messungen der Funktionsweise, der Qualität und der Kosten.

3. Welche Messungen wurden durchgeführt bzw. welche Daten erfasst?
Mortalitätsrate während der einjährigen Laufzeit des Experiments. Eine Erhebung in den Haushalten über den gesundheitlichen Zustand, zu dem die körperliche, emotionale und soziale Funktionsfähigkeit gehörte. Drei Messungen der Qualifizierung der Betreuung: Zufriedenheit der Patienten, Management von «10 Merkmalen mit Indikationscharakter» und die Verschreibung von 13 häufig verwendeten Medikamenten (verglichen mit den Kriterien von Berufskollegen für die gleichen Indikationen). Gesamtumsatz der Einrichtung, Umfang der Betreuung und die Aufnahme neuer Patienten.

4. Welche Kriterien lagen der Evaluation zugrunde?
Todesfälle, gesundheitlicher Zustand, Qualifizierung der Betreuung und Kosten.

5. Welches der sechs Evaluationsdesigns wurde benutzt?

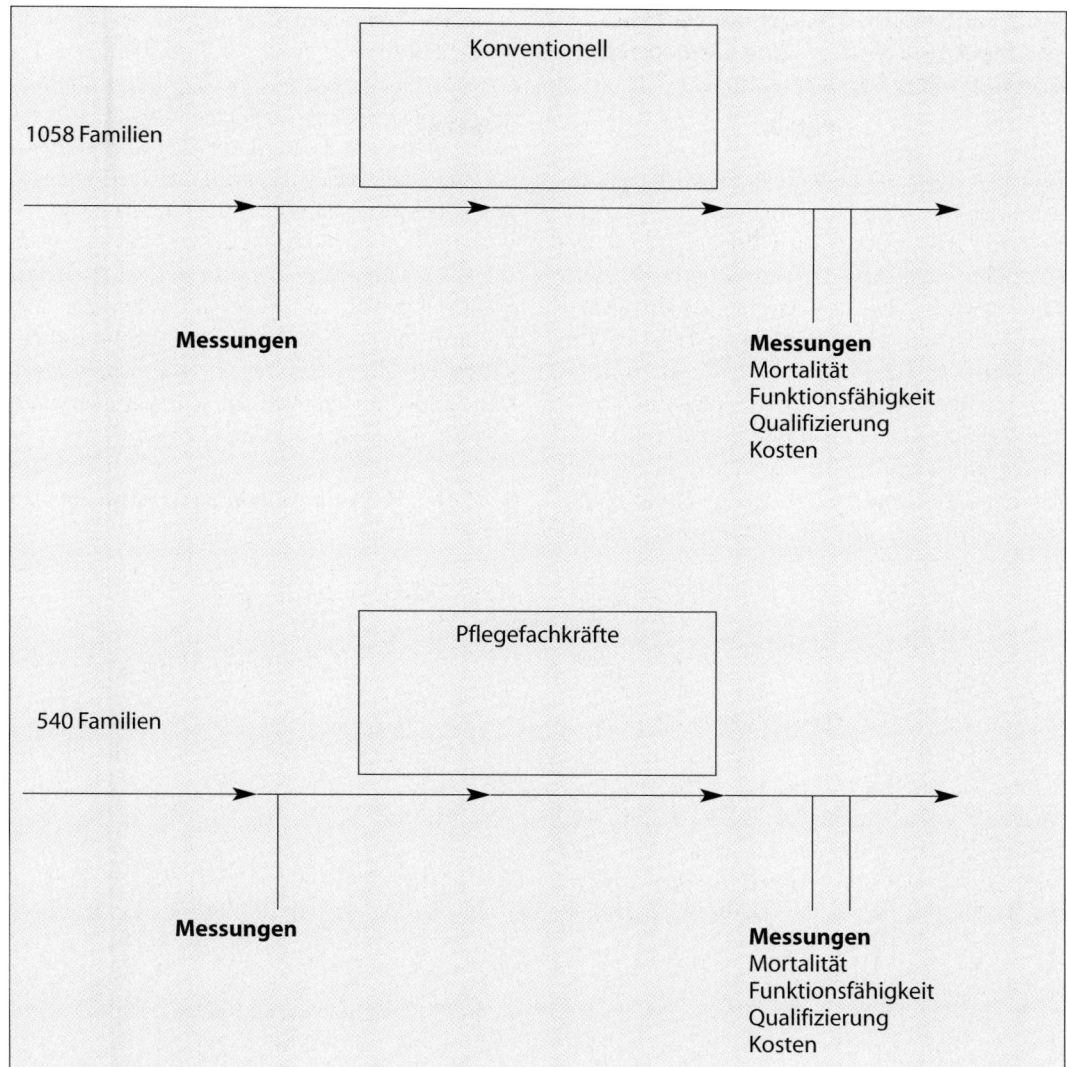

Fallbeispiel 3: Pflegefachkräfte, Design vom Typ 4

4.4.5 Fallbeispiel 4: Nützt eine Grippeschutzimpfung etwas, und wenn ja, ist sie den Aufwand wert?

1. Was wurde evaluiert?
Eine Grippeschutzimpfung für berufstätige Erwachsene.

2. Welche Vergleiche wurden durchgeführt?
Eine Gruppe, die eine Schutzimpfung erhielt, wurde mit einer zweiten Gruppe verglichen, die ein Placebo bekam.

3. Welche Messungen wurden durchgeführt bzw. welche Daten ermittelt?
Selbstbeschreibungen im Rahmen von Telefoninterviews, die während einer Zeitspanne von drei

Monaten fünfmal durchgeführt wurden; Themen waren Nebenwirkungen, die Häufigkeit von Erkrankungen der oberen Luftwege, krankheitsbedingte Arbeitsunterbrechungen, Zahl der Arztbesuche sowie die Kalkulation der direkten und indirekten Kosten der Impfung und die dadurch erzielten Einsparungen.

4. Welche Kriterien lagen der Evaluation zugrunde?
Nebenwirkungen, Erkrankungen, krankheitsbedingte Fehltage, Zeitaufwand des aufgesuchten Arztes, Einkommenseinbußen der Patienten sowie die Kosten der medizinischen Betreuung.

5. Welches der sechs Evaluationdesigns wurde benutzt?

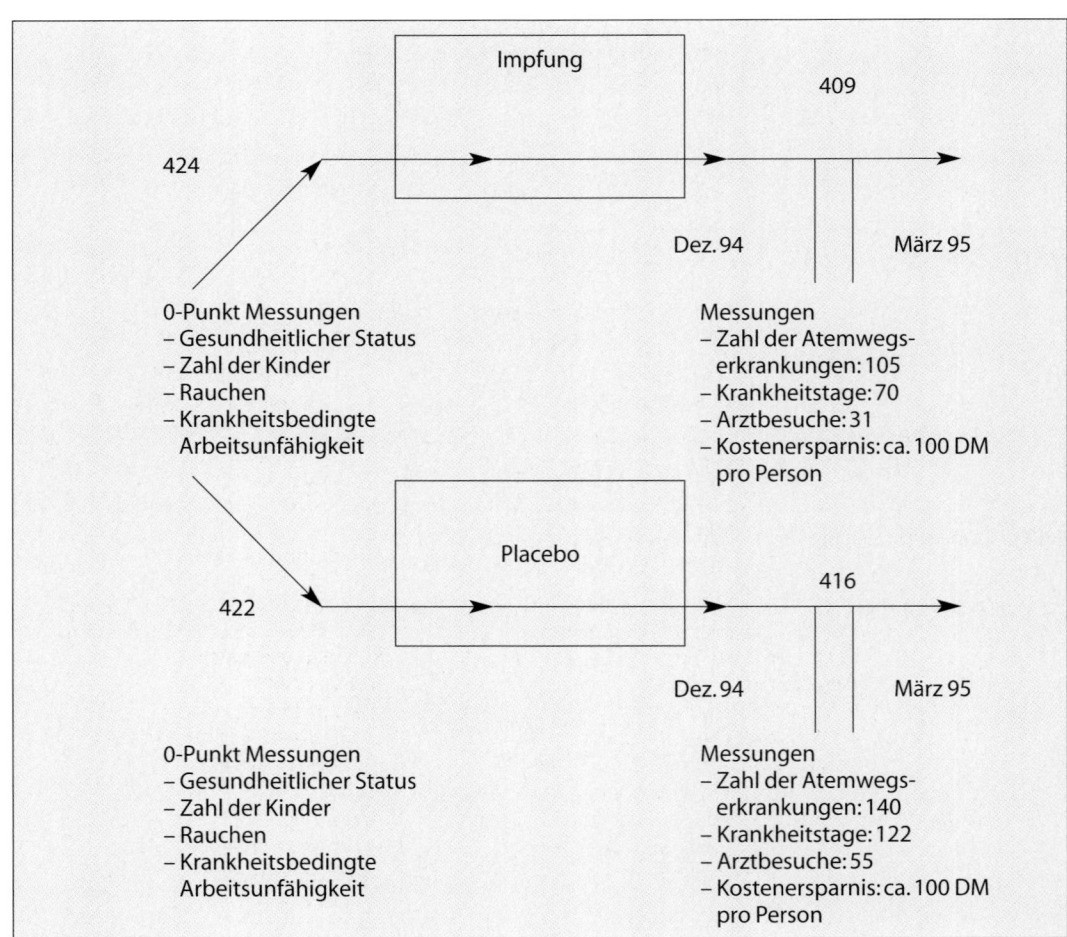

Fallbeispiel 4: Grippenschutzimpfung, Design vom Typ 4

4.4.6 Fallbeispiel 5: Welchen Wert hat ein Fortbildungsprogramm für Gemeindeschwestern, um die Behandlung von ulzerösen Beinen zu verbessern?

1. Was wurde evaluiert?
Ein Fortbildungsprogramm für die Behandlung von ulzerösen Beinen, das auf einer Analyse der aktuellen Forschung zu diesem Thema basierte.

2. Welche Vergleiche wurden durchgeführt?
Die Tätigkeit der Krankenschwestern und die Kosten für und nach der Schulung.

3. Welche Messungen wurden durchgeführt bzw. welche Daten ermittelt?
Zahl der aufgesuchten Patienten, Anteil der Patienten mit ulzerierten Beinen an der Gesamtzahl der betreuten Patienten, wöchentliche Besuche insgesamt, Durchschnittskosten eines Rezepts und die Kosten für den Arbeitsaufwand der Krankenschwester pro Woche.

4. Welche Kriterien lagen der Evaluation zugrunde?
Geringere Zahl von Patienten mit ulzerierten Beinen, geringere Kosten.

5. Welches der sechs Evaluationsdesigns wurde benutzt?

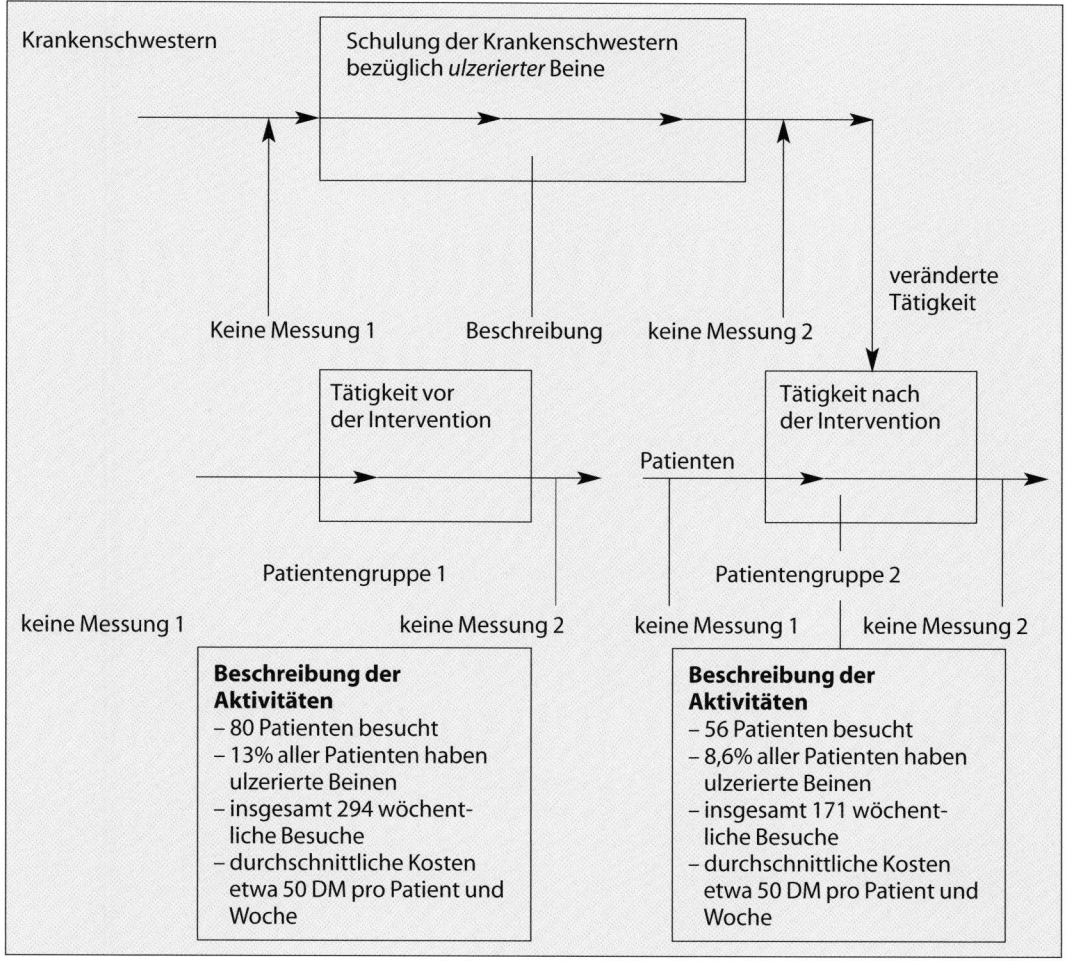

Fallbeispiel 5: Fortbildungsprogramm für Gemeindeschwestern für die Behandlung von ulzerösen Beinen

4.4.7 Fallbeispiel 6: Beschreibung des Gesundheitssystems im Distrikt eines afrikanischen Staates

1. Was wurde evaluiert?
Die Einrichtungen, die Serviceleistungen und die Organisation des Gesundheitssystems in einem ländlichen Distrikt Kenias.

2. Welche Vergleiche wurden durchgeführt?
Es gab keine Vergleiche im üblichen Sinn wie etwa mit anderen Regionen oder in Relation zu festgelegten Standards. Wenn es Vergleiche gab, dann waren es die Vorstellungen der externen Evaluatoren über das, was beschrieben werden sollte und was wichtig war in Bezug auf das Gesundheitssystem, das sie vorfanden.

3. Welche Messungen wurden durchgeführt bzw. welche Daten ermittelt?
Daten wurden den Fragebögen entnommen, die von den Leitern der Einrichtungen in diesem Distrikt ausgefüllt worden waren, es gab Interviews mit dem gleichen Personenkreis, schriftliche Berichte und Unterlagen. Einige Informationen über die gesundheitlichen Bedürfnissen der Bevölkerung wurden ermittelt.

4. Welche Kriterien lagen der Evaluation zugrunde?
Diese wurden nicht ausdrücklich benannt, doch die Kriterien für die Evaluation schienen die der Evaluatoren zu sein, die auch durch aktuelle Veröffentlichungen von Forschungsergebnissen beeinflusst waren. Dazu gehörte, ob bestimme Einrichtungsgegenstände vorhanden sind, wie die einzelnen Serviceeinrichtungen miteinander kooperierten, ihr Verhältnis zu den umliegenden Kommunen und die Ansichten der Abteilungsleiter. Es ist schwierig, die verwendeten Kriterien der Evaluation zu bestimmen, ohne den gesamten Abschlussbericht zu kennen und eine detaillierte Analyse durchgeführt zu haben.

5. Welches der sechs Evaluationsdesigns wurde benutzt?

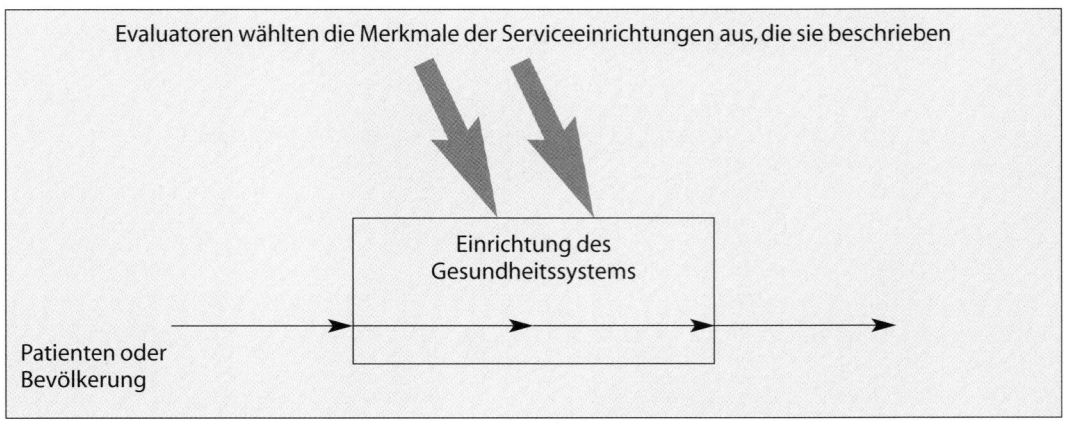

Fallbeispiel 6: Beschreibung des Gesundheitssystems im Distrikt eines afrikanischen Staates, Design des Typs 1

4.4.8 Fallbeispiel 7: Entsprechen Einrichtungen des Gesundheitswesens in Neu Guinea vereinbarten Qualitätsstandards?

1. Was wurde evaluiert?
76 Gesundheitszentren im ländlichen Neuguinea, die sich um die Bevölkerung in Orten unter 20 000 Einwohnern kümmern.

2. Welche Vergleiche wurden durchgeführt?
Die Einrichtungen jedes Zentrums und seine Leistungen wurden mit festgelegten Standards und Vorschriften verglichen. Vergleiche wurden auch hinsichtlich dieser Standards und Vorschriften zwischen den einzelnen Zentren angestellt, wobei sich große Unterschiede zwischen den 76 Zentren herausstellten.

3. Welche Messungen wurden durchgeführt bzw. welche Daten ermittelt?
Die Methoden der Datenermittlung waren Beobachtungen seitens externer Teams auf der Basis von Checklisten und Fragebögen. Zusätzlich wurden die Unterlagen für zehn Patienten von zwei Klinikern herangezogen, um die Leistungen der Einrichtung im Vergleich mit den Vorgaben des Staates für drei Indikationen zu bewerten. Für die stationäre Behandlung war diese Einschätzung infolge des ungenügenden Zustands der Krankenakten nicht möglich.

4. Welche Kriterien lagen der Evaluation zugrunde?
Das grundlegende Kriterium der Evaluation wurde nicht ausdrücklich genannt, obwohl darauf hingewiesen wurde, dass die Evaluation von den Richtlinien der WHO beeinflusst worden sei. Geht man indes von den Methoden der Standards und Einschätzungen aus, dann erweckt dies den Anschein, als ob das Vorhandensein bestimmter Einrichtungen und Ausrüstungsgegenstände, die Beachtung von Vorschriften und die Angemessenheit der Supervision die Kriterien gewesen seien. Klinische Leistungen, Resultate oder die Patientenzufriedenheit gehörten nicht zu den Kriterien, die herangezogen wurden, um den Wert dieser Evaluation der Qualität zu bestimmen.

5. Welches der sechs Designs wurde in der Evaluation eingesetzt?

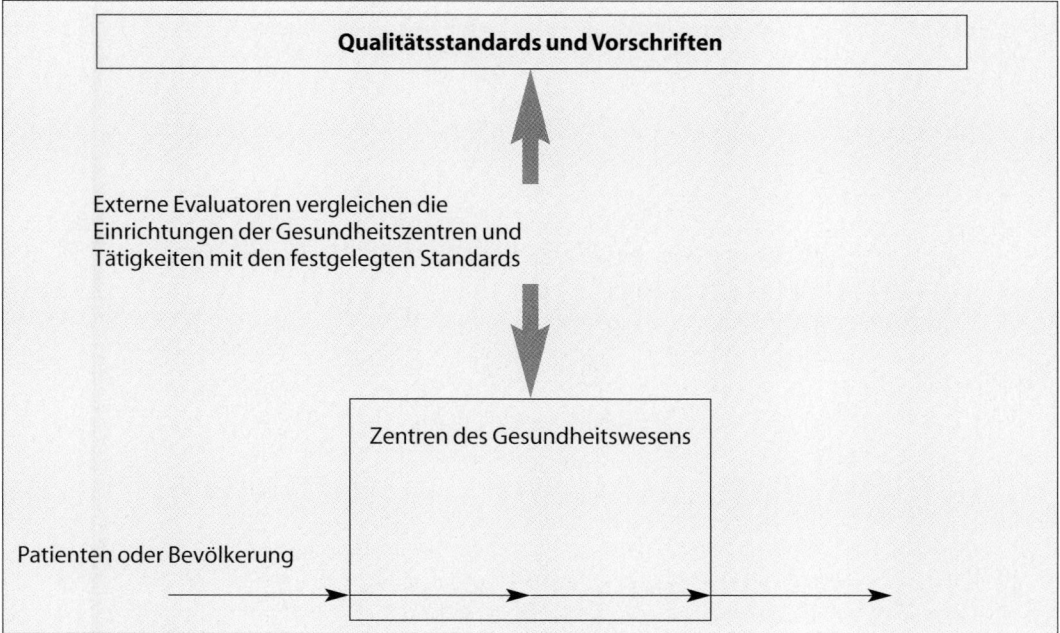

Fallbeispiel 7: Qualitäts-Audit eines Gesundheitszentrum, Design des Typs 2

5. Experimentelle Evaluationen

Priorität hat das experimentelle Design, zumal es auch wissenschaftlich das am befriedigendste ist. Andererseits ist es eine traurige Wahrheit, dass ein experimentelles Design auf der Basis einer Zufallsstichprobe nur bei einem Teil der Situationen möglich ist, in denen die Sozialwissenschaftler Messungen durchführen und interpretierbare Vergleiche anstellen. Die Zahl der Fälle, in denen dieses Design realisierbar ist, mag zwar nicht überwältigend groß sein, aber wenn es möglich sein sollte, dann sollte diese Chance unbedingt genutzt werden, denn es gibt Möglichkeiten, die ungenutzt bleiben (Webb et al. 1966, S.6).

Wie können Sie beurteilen, ob Sie instinktiv ein experimenteller Evaluator sind? Wenn jemand eine Veränderung vorschlägt und andere überlegen, was dies wohl zu bedeuten hat, ist dann Ihr erster Gedanke: «Eine Veränderung, das ist eine Chance, ein Experiment durchzuführen!»

5.1 Einleitung

Experimentelle Evaluationen werden am häufigsten eingesetzt, wenn es um die Evaluation von einfachen wie komplexen Therapien geht. Es gab eine Zeit, in der sie auch als das ideale Instrument für die Evaluierung von Dienstleistungen, politischen Maßnahmen und Interventionen bei Organisationen angesehen wurden, die aus dieser Perspektive als «soziale Experimente» verstanden wurden, die es zu evaluieren galt. Das Verständnis dieser Prinzipien dieser Perspektive ist für alle Evaluatoren und Nutzer von Evaluationen Grundvoraussetzung. Dies bedeutet

nicht, dass die in dieser Perspektive angewandter Prinzipien und Standards der Beweisführung auch in anderen Perspektiven verwendet werden sollten, aber die Konzepte der experimentellen Perspektive sind eine große Hilfe bei der Verdeutlichung der Probleme aus anderen Perspektiven und werfen Fragen auf, die die Anhänger anderer Verfahrensweisen beantworten müssen.

Dieses Kapitel hat sich zum Ziel gesetzt, die verschiedenen Designs zu beschreiben, die in dieser Perspektive benutzt werden sowie deren Stärken und Schwächen, um den Leser in die Lage zu versetzen, eine experimentelle Evaluation oder einen entsprechenden Vorschlag beurteilen zu können und aufzuzeigen, an welchen Stellen bei dieser Vorgehensweise zusätzlich Details vonnöten wären.

Experimentelle Evaluationen wenden die Prinzipien der wissenschaftlichen Methoden an, um einen Sachverhalt oder eine Intervention zu beurteilen. Man folgt dabei dem Gedankengang, den Sachverhalt in Form eines Experiments zu evaluieren, indem man eine Hypothese überprüft. Die übliche Vorgehensweise ist z.B. entweder davon auszugehen, dass eine Intervention keine Wirkung hat (die Null-Hypothese) oder dass sie eine bestimmte Wirkung hat. Die Evaluation überprüft die entsprechende Hypothese durch Messungen, um die Wirkung nachzuweisen, und durch ein Design, das andere Dinge, die einen Effekt haben können, ausschließt.

Im Idealfall ist das Experiment «prospektiv» – d.h. es wird geplant und dann ausgeführt, an Personen werden Messungen vorgenommen, dann wird die Intervention durchgeführt und schließlich erneut gemessen – und nicht «retrospektiv», weil die Evaluatoren in diesem Fall versuchen, rückblickend zu erkennen, was passiert ist, sie führen also ein «historisches» Experiment aus. Einige Autoren stufen die im Folgenden beschriebenen retrospektiven, vergleichenden oder Fallstudien als nicht-experimentell ein, weil keine Intervention geplant und wie in einem Experiment durchgeführt wurde (z.B. Fink 1993). Hier ordnen wir diese Untersuchungen der experimentellen Perspektive zu, weil sie die gleichen wissenschaftlich-experimentellen Annahmen und ähnliche Techniken benutzen: Genau genommen handelt es sich nicht um geplante Experimente, sondern um etwas Ähnliches. Normalerweise werden derartige retrospektiven Studien «beobachtend» genannt.

Als ersten Typus wenden wir uns dem kontrollierten Test auf der Basis einer Zufallsstichprobe zu, zu dem eine konkurrierende Vergleichsgruppe gehört (Design vom Typ 5, dargestellt in Kapitel 3). Dann beschäftigen wir uns mit quasi-experimentellen Vorgehensweisen, bei denen zwei Interventionen miteinander verglichen werden (Design vom Typ 4), dann mit Längsschnittuntersuchungen (Design vom Typ 3) und Evaluationen früherer Ereignisse, jeweils mit Kontrollen. Schließlich behandeln wir noch «beobachtende» Evaluationen, die im Rahmen dieser Perspektive durchgeführt wurden wie einige Längsschnittstudien und «kreuzweise» beobachtende Evaluationen und fassen das Ergebnis in Form einer Checkliste zum Zwecke der Bewertung experimenteller Evaluationen zusammen.

5.2 Der kontrollierte Test auf der Basis einer Zufallsstichprobe

Es gibt verschiedene experimentelle Evaluationsdesigns, doch das bekannteste Design, an dem sich die Prinzipien am besten darstellen lassen, ist der kontrollierte Testversuch auf der Basis einer Zufallsstichprobe (randomized controlled trial, RCT) bzw. dessen «Testdesign» (vgl. Diagramm Typ 5 in Kap. 3). Typisch für diese Verfahrensweise sind fünf Merkmale. Das erste ist, dass sich der Evaluator Kenntnisse über den zu evaluierenden Gegenstand verschafft mit

dem Ziel, eine Hypothese zu bilden, die auf dem vorhandenen Wissen aufbaut. Auf diese Weise vermag der Evaluator die Intervention präzise zu spezifizieren, die aufgrund der vorliegenden Kenntnisse vermutlich die Ursache der Wirkung ist, und sich auf die Art von Effekten zu konzentrieren, die zu erwarten sind, wenn die Intervention überhaupt eine Wirkung hat: Wenn z.B. eine medikamentöse Therapie für eine Karzinombehandlung bei der Diagnose «X», die zum Zeitpunkt «Y» vorgenommen wird, und zwar in der Weise «Z». Die Literaturrecherche erleichtert auch die Erkennung weiterer möglicher Einflussfaktoren oder Variablen, die das Messergebnis beeinflussen könnten; dieses Wissen ist für die Entwicklung des Designs und der Kontrollmessungen hilfreich. Die sorgfältige Verwendung von vorhandenem gesichertem Wissen und die Absicht, es durch weitere Überprüfungen zu erweitern, stimmt mit dem klassischen Modell der Wissenschaft überein.

Das zweite Merkmal ist die sorgfältige Auswahl der Testpersonen: Dazu gehört die Entscheidung über die Anzahl Teilnehmer und darüber, welche Personen nicht einbezogen werden, und das praktische Verfahren bei der Auswahl. Dabei handelt es sich also um eine Art von «Filtern», das vorgenommen wird, bevor die Testteilnehmer mit der eigentlichen Untersuchung beginnen (dies wird im Diagramm für das Design des Typus 5 in Kap. 3 gezeigt; diese und weitere Einzelheiten werden in den Kap. 11 und 12 erörtert). Beim dritten Merkmal handelt es sich um das Design mit einer «experimentellen Gruppe» (oder Organisation oder Region – der «Ort» des Experiments), die der Intervention zugeführt wird, sowie einer weiteren Gruppe, die die Intervention nicht erhält, und die «Kontrollgruppe», die auch «Kontrollsituation» genannt wird. Ist die Anzahl der Personen in den Gruppen zu niedrig, dann können die Unterschiede allein zufallsbedingt sein, also nicht von der Intervention verursacht, so dass man sich im Rahmen des Designs mit der Zahl der benötigten Teilnehmer beschäftigen muss. Das vierte Merkmal beinhaltet, dass die Personen nach dem Zufallsprinzip der Testgruppe und der Kontrollgruppe zugewiesen werden müssen: Dies bedeutet, dass die Chance gleich groß sein muss, dass sie in der einen oder der anderen Gruppe landen.

Die Auswahl nach dem Zufallsprinzip ist entscheidend. Die Intervention ist einer von vielen Umständen, die das Ergebnis beeinflussen können: So sind z.B. Behandlungserfolge oft bei Männern und Frauen unterschiedlich, bei Rauchern und Nichtrauchern, für ältere und jüngere Menschen. In vielen Patientenkategorien gibt es im Laufe der Zeit «Spontanheilungen». Die Zufallsauswahl auf der Basis von genügend großen Gruppen, der eine sorgfältige Auswahl voranging, unterstützt die Absicherung der Stabilität von Eigenschaften der Personen, die das Ergebnis beeinflussen könnten, weil sie zwischen den beiden Gruppen gleichmäßig verteilt sind, so dass Unterschiede zwischen den Gruppen der Intervention zugerechnet werden können. Es gibt viele Merkmale, von denen wir nicht wissen, ob sie die Wirkung beeinflussen können – eine Auswahl nach dem Zufallsprinzip bedeutet, dass auch diese kontrolliert werden. Wir benutzen die Technik des «Matchens», wenn eine Zufallsauswahl nicht möglich ist – dies wird im Folgenden unter dem Stichwort «Kontrolltests ohne Zufallsauswahl» diskutiert.

Den Menschen geht es unabhängig von der Medizin besser, wenn sie das Gefühl haben, man kümmert sich um sie. Eine «deutliche Verbesserung» wurde bei bis zu 40% der Patienten mit Angina, bei erheblichen postoperativen Schmerzen oder Husten berichtet, wenn man ihnen das Gefühl der Sicherheit und ihnen Tabletten ohne Wirkstoffe gab (Beecher 1955; vgl. auch Benson und Eppstein 1975, Benson und McCallie 1979). Während die Effektivität von «Tee und Sympathie» und «freundlicher, liebevoller Zuwendung» Fachkräften im Gesundheitswesen wohlbekannt ist und es sich um anerkannte Interventionen handelt, stellen sie in Experimenten für die Evaluatoren ein Problem dar. Eine frühe Wahrnehmung dieses Problems lässt sich an einer Notiz des bekannten experimentellen Forschers Benjamin Franklin festmachen, der sich in einem Brief an einen Kollegen wunderte, ob die Fortschritte, die seine Patienten machten, tatsächlich nicht von den Elektroschocks verur-

sacht würden, die er ihnen gab, sondern von «der Aufgabe für die Patienten, sich auf den Weg zu machen, um täglich in mein Haus zu kommen, oder von der durch die Hoffnung auf Erfolg bedingten geistigen Verfassung, die ihnen die zusätzliche Kraft gibt, ihre Gliedmaßen zu bewegen» (Franklin 1941). Deshalb vergleichen wir bei der Überprüfung der Effektivität einer Intervention diese nicht mit nichts. Eine Möglichkeit, «experimentelle Effekte» auszulösen, besteht darin, einer Kontrollgruppe ein Placebo zu geben und nicht nichts.

Ein Merkmal, das das Ergebnis beeinflussen kann, ist das Wissen, ob man in der Test- oder in der Kontrollgruppe ist. Ein «einfacher Blindtest» liegt dann vor, wenn nur Personen in der experimentellen und der Kontrollgruppe nicht wissen, in welcher Gruppe sie sich befinden. Von einem «doppelten Blindtest» spricht man, wenn sowohl die Teilnehmer an der Untersuchung als auch diejenigen, die die Intervention durchführen, nicht wissen, was die Kontroll- und was die experimentelle Gruppe ist. Eine «dreifache Blindstudie» liegt dann vor, wenn auch die Evaluatoren bis zum Schluss des Experiments nicht wissen, wer in welcher Gruppe ist. (Von einer «ethischen Blindheit» spricht man, wenn Evaluatoren den Testpersonen oder den Betreuern nicht sagen, dass sie an einer vorab geplanten Evaluation teilnehmen.)

Das fünfte Merkmal eines kontrollierten Test auf der Basis einer Zufallsstichprobe ist, dass die Evaluatoren eine oder einige objektive, valide und zuverlässige Methoden der Datenermittlung benutzen, um Werte über die Teilnehmer vor und nach der Intervention bzw. dem Placebo zu ermitteln. Diese Messungen beziehen sich meist, aber nicht immer auf objektiv beobachtbare und messbare Phänomene wie physiologische oder Verhaltensänderungen und weniger auf Berichte oder Darstellungen der Testteilnehmer über ihr subjektives Empfinden. (In Kap. 11 werden diese Messungen sowie andere Methoden der Datengenerierung erörtert.) Frühere Richtlinien für kontrollierte Tests auf der Basis von Zufallsstichproben haben vorgeschlagen, nur eine einzige spezifische Messung des Ergebnisses zu verwenden, aber bei vielen

---

Fünf Merkmale einer Evaluation auf der Basis eines Tests mit einer Zufallsstichprobe

1. Analyse der vorhandenen Kenntnisse, um die zu testende Hypothese festzulegen
2. Auswahl der Teilnehmer oder des Orts für den Test oder den «Versuch»
3. Eine Test- und eine Kontrollgruppe (oder Ort) in ausreichender Größe
4. Zuordnung der Testpersonen zu den Gruppen nach dem Zufallsprinzip
5. Messung der Ergebnisse in beiden Gruppen

---

dieser Tests werden mehr als eine Messung durchgeführt.

Kontrollierte Test auf der Basis einer Zufallsstichprobe setzen oft eine Intervention mit einem Placebo und nicht zwei unterschiedliche Interventionen miteinander in Verbindung, weil sie auf die Bewertung der «absoluten» und nicht der «relativen» Effektivität ausgerichtet sind. Dieses Buch folgt dieser Konvention, indem es diese Art von Test in dieser Weise definiert; man sollte allerdings beachten, dass einige dieser Überprüfungen Tests sind, die zwei Interventionen vergleichen: So bestand das ursprüngliche Konzept von Cochrane darin, eine neuartige Behandlung mit einer eingeführten zu vergleichen, bei der das Zufallsprinzip und nicht das des Matching bei der Auswahl der Teilnehmer zur Anwendung kam (Cochrane und Blythe 1989).

Ein Beispiel für einen kontrollierten Test auf der Basis einer Zufallsstichprobe, das ebenfalls die Verwendung sowohl von qualitativen als auch quantitativen Methoden veranschaulicht und das eine medizinische, ökonomische und soziale Perspektive einnimmt, ist eine Studie über die ambulante und die herkömmliche Operation einer Hernie (Russell et al. 1977). Weitere Einzelheiten und Beispiele findet man in den Veröffentlichungen, die im letzten Abschnitt dieses Kapitels diskutiert werden.

Ein Merkmal des experimentellen Designs ist der Einsatz der statistischen Analyse. Verschiedene Analyseverfahren werden benutzt, um die Signifikanz von Resultaten und die Schwankungsbreiten zu bestimmen, was in Kapitel 12 erörtert wird.

Zusammenfassend sind die wichtigsten Merkmale dieses Designs folgende:

- Die Intervention (Hypothese) und die erforderlichen Bedingungen für die Intervention werden spezifiziert und kontrolliert.
- Die Intervention wird mit einem Placebo verglichen (manchmal auch mit der herkömmlichen Behandlung).
- Systematische Einflüsse werden durch die Zufallsauswahl der Testpersonen für die Test- und die Kontrollgruppe durch eine sorgfältige Auswahl der Teilnehmer und eine ausreichend große Stichprobe reduziert.
- Eine oder einige Messungen der potentiellen Effekte (Resultate) werden vorgenommen.
- Die Messgrößen sind normalerweise objektiv beobachtbar oder sind messbare Veränderungen, weniger subjektive Zustände oder Berichte.

5.3 Stärken und Schwächen eines kontrollierten Tests auf der Basis einer Zufallsstichprobe

Ist es besser, etwas ganz sicher zu wissen oder viel ohne Sicherheit zu wissen?

Ziel der Tests auf der Basis einer Zufallsstichprobe ist es, einen unwiderlegbaren Nachweis dafür zu erhalten, ob etwas eine Wirkung hat oder nicht, sowie alle anderen möglichen Erklärungen für die Ursache der Wirkung auszuschließen als diejenigen, die sich als Intervention darstellt. Es besteht kein Zweifel, dass Tests auf der Basis von Zufallsstichproben beachtenswerte Stärken als Verfahrensweisen bei der Evaluation haben (Cochrane 1972, Cochrane und Blythe 1989). Andererseits ist diese Art von Test teuer und stellt viele praktische Probleme, selbst bei einer einfach strukturierten Behandlung. Das

Congressional Office of Technology Assessment der USA schätzt, dass 10 bis 20% der klinischen Therapien mit einem kontrollierten Test auf der Basis einer Zufallsstichprobe evaluiert wurden (Eddy und Billings 1988). Neben anderen Fragen wirft dies die Frage auf, wie viele Interventionen auf diese Weise bewertet werden könnten oder sollten. Außerdem wird diese Vorgehensweise als ein unangemessenes Modell für die Evaluation alternativer Therapien, Serviceeinrichtungen und politischer Maßnahmen kritisiert. Ein Teil dieser kritischen Einwände richtet sich allerdings gegen alle experimentellen Evaluationen und gegen diese Perspektive als solche. Die zehn wichtigsten kritisierten Punkte sind:

Die Intervention und ihr Kontext

1. Probleme bei der Spezifikation der Intervention: Einige Behandlungen und viele Leistungen können nicht präzise definiert werden, vor allem wenn neue und «verfrühte» Spezifikationen etwas ausschließen, das die Wirkung verursacht. Wird z.B. eine alternative Therapie evaluiert, dann kann die Art und Weise, wie eine Intervention im Hinblick auf einen entsprechenden Testversuch die Evaluatoren zwingen, Eigenschaften der Behandlung zu ignorieren oder sie auszuschließen. Es könnte notwendig sein, um des besseren Verständnisses willen Theorien über die Intervention zu entwickeln, bevor man überlegt, ob überhaupt und wenn ja wie sie im Hinblick auf einen Test auf der Basis einer Zufallsstichprobe definiert werden kann. Die Anhänger dieser Methodik argumentieren, dass die Durchführung einer derartigen Evaluation ein guter Weg sei, zu einer Spezifikation des Gegenstands zu kommen, weil das Ausbleiben von Wirkungen unter den Bedingungen dieser Testmethode nicht den Anschein erweckt, zu belegen, dass auch unter anderen Bedingungen und in anderen Kombinationen keine Wirkung festzustellen wäre; in jedem Fall aber werden bestimmte Kenntnisse generiert.

2. Probleme der Kontrolle: Es ist schwierig, andere Einflüsse auszuschalten, die nicht auf die Intervention zurückgeführt werden, und die Intervention stabil zu halten. Ist die Intervention langfristig, dann steigt die Wahrscheinlichkeit, dass andere Faktoren in Kombination mit der Intervention Effekte verursachen oder andererseits die Wirkung der Intervention abschwächen können («verzerrende» Faktoren oder Variablen). Unter Laborbedingungen ist es leichter sicherzustellen, dass die Intervention konsistent durchgeführt wird («Standardisierung») und andere Faktoren ausgeschlossen werden. Dies ist aber in Situationen der Praxis und bei Evaluationen von Organisationen normalerweise nicht möglich (Oevretveit 1997c).

Die Teilnehmer (oder «Zielgruppen»)

3. Probleme bei der kontrollierten Zusammenstellung von Test- und Kontrollgruppen: In der Praxis ist es schwierig sicherzustellen, dass tatsächlich eine Zufallsauswahl vorgenommen wurde. Dies gilt in noch stärkerem Maß für die Technik des «Matching», die im Folgenden in Bezug auf Tests mit **nicht** zufällig ausgewählten Teilnehmern erörtert wird. Diese können in unterschiedlicher gesundheitlicher Verfassung sein, ihre Diagnosen sind vielleicht unterschiedlich, was beides zu erheblichen Unterschieden zwischen der Test- und der Kontrollgruppe führen kann, selbst bei großen Stichproben und einer sorgfältigen Vorauswahl. Die Menschen sollten wissen, dass sie an einer Evaluation teilnehmen, selbst wenn sie nicht wissen, ob sie zur Test- oder der Kontrollgruppe gehören; dieses Wissen kann das Ergebnis beeinflussen (der «Hawthorne-Effekt»). Bei Serviceleistungen und politischen Maßnahmen ist es nicht möglich, den Probanden zu verheimlichen, ob sie eine Leistung erhalten oder eben nicht, oder die Art der Leistung vorzuenthalten (z.B. in einer privaten oder kommunalen Altenwohnanlage zu wohnen).

Die Wirkungen und Ergebnisse

4. Tests auf der Basis einer Zufallsstichprobe sind häufig auf nur wenige messbare Ergebnisse konzentriert und ignorieren andere Sachverhalte wie die persönlichen Erfahrungen der Patienten. Das wissenschaftliche Paradigma der experimentellen Evaluation schließt Effekte und Ergebnisse aus, die nicht gemessen werden können, möglicherweise aber dennoch von Bedeu-

tung sind. Wie könnte eine valide Messung einer Psychotherapie aussehen? Die Messung der Wirkung einer Psychotherapie müsste wohl für jeden Patienten anders aussehen. Wenn wir unseren Fokus auf die Messung der Symptomheilung verengen, dann können wir Effekte auf der emotionalen Ebene wie die Autonomie, die Selbstsicherheit und das Vertrauen sowie den Schutz vor einem zukünftigen stressbedingten Zusammenbruch nicht erkennen. Sowohl die Bandbreite der Resultate als auch deren Struktur kann in dieser Art der Evaluation begrenzt sein.

5. Eine Reihe von Ergebnissen und Einflüsse benötigen möglicherweise Zeit, um sichtbar zu werden; dennoch erfassen viele derartige Bewertungsmethoden nur eine kurze Zeitspanne nach der Intervention, um den Effekt verzerrender Faktoren zu minimieren.

Andere Kritikpunkte

6. Vielleicht lassen sich die Ergebnisse der Evaluation nicht auf andere Situationen übertragen. Die Bedingungen der Alltagspraxis sind anders als in Situationen, in denen die Evaluation durchgeführt wurde. Hat die Evaluation die Wirkung nachgewiesen, dann kann es für Kliniker schwierig sein sicherzustellen, dass die Intervention immer in der Weise durchgeführt wird, wie dies in der Evaluation der Fall war.

7. Die statistischen Techniken für die Analyse und Darstellung der Resultate (einfach gesagt die Wahrscheinlichkeit, dass die Hypothese richtig oder falsch ist) zeigt traditionell nur Durchschnittswerte und nicht möglicherweise wichtige Wirkungen bei einigen Personen – die Durchschnitte können die «Ausreißer» überdecken. Es gibt jedoch eine von klinischen von Psychologen verwendete Technik, die die Werte der Einzelpersonen «vorher» und «nachher» in Form eines Rasters darstellt und so die individuellen Veränderungen erkennen lässt. Dieses Verfahren ist zwar für große Stichproben ungeeignet, gehört aber zu den zahlreichen Verfahren, die entwickelt wurden, um der Methodenkritik an dieser Technik und anderer experimenteller Evaluationen zu begegnen.

8. Ethische Fragen: Wenn angenommen wird, dass die Intervention einen Effekt hat, ist es dann vertretbar, diese positiven Effekte der Kontrollgruppe vorzuenthalten?

9. Kosten und Ressourcen: Die Planung und Durchführung eines kontrollierten Tests auf der Basis einer Zufallsstichprobe ist außerordentlich teuer, und viel Zeit muss aufgewendet werdet, bis die Resultate verfügbar sind. Die Evaluation eines neuen Medikaments kostet zwischen 150 und 300 Mio. DM und dauert zwischen fünf und acht Jahren. Bedenkt man, dass die Resultate eines derartigen Tests oft nicht endgültig und nur von begrenzter Nützlichkeit sind, ist es dann gerechtfertigt, umfangreiche Ressourcen in dieser Weise einzusetzen? Die Mittel könnten für andere Dinge verwendet werden, das Evaluierte könnte nur bedingt von Nutzen für einige wenige sein, und womöglich wäre ein weniger aufwendiges Evaluationsdesign denkbar.

10. Die Wissenschaft der Vereinfachung: Man sagt, dass die Vorgehensweise der herkömmlichen Naturwissenschaft darin besteht, Phänomene auf der niedrigsten Untersuchungsebene zu betrachten (z.B. Krankheitszustände unter dem Gesichtspunkt biochemischer Elemente). Ihrer Natur nach wurde die experimentelle Evaluation als zur Vereinfachung neigend kritisiert, die Ursachen in den kleinsten Elementen sucht. Dies könnte auf einen Teil der Evaluationen zutreffen, doch eine gerechtfertigtere Kritik würde vielleicht in die Richtung gehen, dass ein herkömmliches experimentelles Evaluationsdesign nicht besonders gut geeignet ist, um soziale Systeme zu untersuchen oder die komplexe Interaktion zwischen Interventionen und den Beteiligten oder deren Umfeld zu beschreiben. *«Es gibt nur Atome – alles andere ist nur Soziales»*, so der Ausspruch eines anonymen Biologen aus der Forschung).

5.3.1 Zusammenfassung

Ein Teil der Kritik erscheint begründet für einige Arten der experimentellen Evaluation; sie schließt experimentelle Tests auf der Basis einer Zufallsstichprobe für bestimmte Typen der Evaluation aus. Es ist aber wichtig, zwischen drei Arten von Kritik zu differenzieren: die auf die Datenerfassung und die Analysemethoden bezo-

---

Einige in der experimentellen Evaluation verwendeten Begriffe

Kontrollgruppe oder Vergleichssituation: Eine Gruppe von Personen oder eine Organisation, die die Intervention nicht erhalten hat. Die Evaluation vergleicht diese mit der Testgruppe oder der Situation, in der eine Intervention stattgefunden hat. Die Teilnehmer werden nach dem Zufallsprinzip diesen beiden Gruppen zugeordnet. Falls dies nicht möglich ist, wird die Kontrollgruppe oder Vergleichssituation mit diesen in Übereinstimmung gebracht («Matching»).

Zufallsauswahl: Personen werden nach dem Zufallsprinzip der Test- oder der Kontrollgruppe zugeordnet.

Matching: Dadurch wird gewährleistet, dass Personen (oder Organisationen) der Test- oder der Kontrollgruppe zugewiesen werden unter Berücksichtigung aller relevanten Merkmale, die das Ergebnis der Intervention beeinflussen könnten, welche die Testgruppe erhält.

Kohorte (Teilgruppe): Eine Gruppe von Personen, die normalerweise eine oder mehrere Eigenschaften gemeinsam haben, deren Verhalten im Zeitverlauf beobachtet wird.
Verzerrende Faktoren oder Variablen: Nicht auf die Intervention zurückzuführende Faktoren, die das gemessene Ergebnis beeinflussen.

Kontrollierter Test auf der Basis einer Zufallsstichprobe (RCT): Ein Test mit zwei Gruppen, bei dem die eine Gruppe einer Intervention zugeführt wird, während die andere ein Placebo erhält. Beiden Gruppen werden die Mitglieder nach dem Zufallsprinzip zugeordnet.
Placebo: Etwas, von dem die Teilnehmer meinen, es sei eine Intervention, von dem man aber weiß, dass es keine «aktiven Substanzen» enthält.

Einfacher Blindtest: Die Teilnehmer (Objekte) der beiden Gruppen wissen nicht, welcher Gruppe sie angehören.

Doppel-Blindtest: Weder die Teilnehmer noch die Anwender der Intervention wissen, welches die Test- und welches die Kontrollgruppe ist.

---

gene Kritik – bzw. an den dabei üblichen Verfahrensweisen –, die Kritik am benutzten Design und die an der experimentellen Perspektive. Obwohl Selbstdarstellungen von Patienten bisher meist unberücksichtigt blieben in Tests auf der Basis einer Zufallsstichprobe, kommt es zunehmend auch zu dieser Form der Informationsgewinnung – die Kritik an einer Vorliebe für bestimmte Arten der Datengewinnung ist nicht identisch mit einer validen Kritik an den Prinzipien des Designs oder der Perspektive.

Eine gut konstruierte Überprüfung dieser Art mit sorgfältig konzipierten Kontrollen kann herausfinden, ob eine Intervention tatsächlich wirksam ist, sie kann die Größenordnung dieser Wirkung und darüber hinaus auch die Ursachen dieser Wirkung benennen. Im Leben gibt es nicht viele Dinge, die gesicherter sind als die Ergebnisse der Meta-Analyse einiger sehr guter experimenteller Tests auf der Basis einer Zufalls-

stichprobe, die zeigt, dass die untersuchten Tests dieser Art alle zu den gleichen Schlussfolgerungen gelangt sind.

Eine wichtige Frage lautet, ob Evaluatoren dieses Verfahren als Ideal betrachten sollen, von dem sie nur widerwillig abgehen. Ich bin der Ansicht, dass alle Evaluatoren und Nutzer experimenteller Tests auf der Basis einer Zufallsstichprobe die grundlegenden Prinzipien dieser Vorgehensweise kennen sollten wie z.B. statistische Differentialanalysen. Wir sollten wissen, wie der Bericht über eine Evaluation auf der Grundlage dieser Methode einzuschätzen ist, um entscheiden zu können, ob und wie man agieren kann. Darüber hinaus geht diese Art des Designs die Probleme an, die in den meisten Arten der Evaluation auftauchen wie die Erkennung möglicher Einflussfaktoren und deren Kontrolle, die Beschäftigung mit der Messung von Daten und ihrer Zusammenstellung, die sorgfältige Festlegung des zu evaluierenden Sachverhalts, Vorsicht bei der Zuordnung von Veränderungen zu potentiellen Ursachen sowie die Aspekte der Wiederholbarkeit und der Verallgemeinerungsfähigkeit.

Wir wenden uns jetzt zwei weiteren Kategorien der Evaluation zu, die ihren Platz innerhalb der experimentellen Perspektive haben: die quasi-experimentelle und die beobachtende Evaluation.

5.4 Quasi-experimentelle und beobachtende Evaluation

Wir haben festgestellt, dass experimentelle Perspektive und Design besonders oft benutzt werden, um Therapien zu evaluieren, und haben die Problem angesprochen bei dieser Vorgehensweise, wenn Dienstleistungen, politische Maßnahmen und Reformen im Gesundheitswesen zu bewerten sind. Andere Evaluationsdesigns werden verwendet, wenn die Umstände keine Zufallsstichprobe zulassen und keinen experimentellen Test auf der Basis einer Zufallsstichprobe, die Evaluatoren aber trotzdem im Rahmen des wissenschaftlichen experimentellen Paradigmas arbeiten und Hypothesen über Interventionen testen wollen (Cook und Campbell 1979).

Campbell und Stanley (1966) benutzen als erste den Ausdruck «quasi-experimentell», um Evaluationen zu beschreiben, die zwar auf experimentellen Prinzipien aufbauten und zum Ziel hatten, experimentelle Bedingungen zu schaffen, für die aber eine Zufallsauswahl und andere Kontrollen nicht zu realisieren waren. Sie argumentierten, dass das Design des experimentellen Tests auf der Basis einer Zufallsstichprobe bei vielen sozialen Interventionen und Programmen nicht praktizierbar war, dass aber experimentelle Prinzipien trotzdem bestimmen sollten, wie der Evaluator die Frage des Designs angehen und eine Evaluation durchführen sollte. Im Folgenden erörtern wir die gebräuchlichsten Typen: den kontrollierten Test ohne Zufallsstichprobe, die vergleichende Untersuchung, die Längsschnittuntersuchung mit «Selbstkontrolle», die Evaluation eines histori-

schen Einzelfalls und die beobachtenden Evaluationen anhand von experimentellen Prinzipien.

Zunächst stellen wir zwei Beispiele für quasi-experimentelle Evaluationen mit Kontrollen vor. Eine Untersuchung, die nachweist, dass nützliche Resultate realisiert werden können von Evaluationen, die weit davon entfernt sind, grundlegende experimentelle Kriterien zu erfüllen, ist die Studie von Hoey et al. (1982). Darin wird berichtet, wie Krankenschwestern in der Frühschicht selbständig eine Grippeimpfung durchführen; damit verglichen wurden die Zahlen für die Spätschicht, in welcher in der herkömmlichen Weise gearbeitet wurde. Einige Faktoren wurden während der sechs Wochen dauernden Testphase kontrolliert; das Ergebnis war, dass bei der traditionellen Verfahrensweise 2% von 348 Patienten geimpft wurden im Vergleich zu 52% von 435 Patienten in der Frühschicht. Eine weiteres Beispiel stellt einen abteilungsübergreifenden Vergleich mit der Methode der Beobachtung dar, in der in den USA die Anzahl der Behandlungen für 123 Patienten in der Chirurgie und der Inneren untersucht wurden (Chassin et al. 1986).

5.4.1 Kontrolltests mit nicht nach dem Zufallsprinzip ausgewählten Gruppen (aktuelle Vergleichsgruppe)

Wie der Name vermuten lässt, stimmen diese Tests oder Überprüfungen insofern mit den Evaluationen auf der Basis von nach dem Zufallsprinzip ausgewählten Gruppen überein, als sie ebenfalls eine Test- und eine Kontrollgruppe benutzen sowie weitere Kontrollen, dass aber die Teilnehmer nicht per Zufall diesen Gruppen zugewiesen wurden (d.h. es handelt sich um die gleiche Variante des Designs vom Typus 4 wie sie in Kapitel dargestellt wurde). Wenn die Evaluatoren nicht das Zufallsprinzip anwenden können oder sie eine Intervention bei einer Organisation evaluieren, dann benutzen sie die Technik des «Matching», um zu gewährleisten, dass Test- und Kontrollgruppen oder Situationen hinsichtlich aller wichtigen Eigenschaften identisch sind. Auf diese Weise suchen die Evaluatoren sicherzustellen, dass die gemessenen Veränderungen mit Sicherheit der Intervention zugerechnet werden können, weil sie versucht haben, alle übrigen in Betracht kommenden Einflussfaktoren zu kontrollieren. Eine Variante dieses Designs besteht darin, zwei Interventionen miteinander zu vergleichen (also z.B. eine medikamentöse Behandlung mit einem chirurgischen Eingriff), also nicht eine Intervention und ein Placebo.

Die beste Verfahrensweise beim «Matching» ist, es vor der Intervention durchzuführen, indem die Merkmale der TeilnehmerInnen ermittelt und sie dann auf dieser Basis der Test- und der Kontrollgruppe zugeordnet werden (Vorauswahl oder prospektives «Matching»). «Zweiergruppierung» ist davon eine Unterart, wobei eine Person (oder eine Situation) einer Gruppe, dann eine zweite Person (oder eine Situation) der anderen Gruppe zugewiesen wird, die die gleichen Charakteristika aufweist wie die erste. Die in einem nachträglichen «Matching» mögliche Kontrollmöglichkeit ist normalerweise geringer, weil die Evaluatoren die Eigenschaften der TeilnehmerInnen der Test- und der Kontrollgruppe (oder Situationen) betrachten, sie vergleichen und statistische Verfahren einsetzen, um einzuschätzen, ob die Unterschiede auf die Intervention oder auf andere Faktoren zurückzuführen sind. Beim «Gruppen-Matching» versucht man zu erreichen, dass jede Gruppe im Durchschnitt die gleiche Anzahl von Personen mit den gleichen Eigenschaften umfasst.

Ist die neue Therapie besser als die alte? Man kann dies in der Weise herausfinden, dass man eine Gruppe von Patienten bildet (die Testgruppe), die die neue Therapie erhält, und dann die Ergebnisse vergleicht mit einer Kontrollgruppe, die aus TeilnehmerInnen mit den gleichen Eigenschaften besteht, die die alte Behandlung erhalten haben (die aktuelle Testgruppe verglichen mit einer Kontrollgruppe aus der Vergangenheit). Wir möchten allerdings darauf hinweisen, dass Sacks et al. festgestellt haben, dass Untersuchungen, die Vergleiche zwischen jetzt und früher angestellt haben, viermal so häufig über eine «erhebliche Verbesserung» bezogen auf die neue Behandlung berichteten als Studien auf der Basis von zufällig ausgewählten Gruppen.

5.4.2 Experimentelle Längsschnittstudien mit «Selbstkontrollen»

Im Verlauf dieser Form der Evaluierung agieren Personen oder Gruppen gleichzeitig als ihre eigene Kontrollgruppe. Zwar erhält nur eine Gruppe die Intervention, in allen anderen Punkten kann die Intervention jedoch als Experiment betrachtet werden (beispielsweise das auf Ergebnisse fokussierte «Vorher-Nachher»-Design vom Typ 3, das in Kapitel 3 beschrieben wird). Bei der Planung der Evaluation wird ein Basiswert, also das «Vorher» festgelegt. Die Evaluatoren überlegen, in welchem Maß die Differenz zwischen den Messungen vorher und nachher der Intervention zugeordnet werden kann. Ohne eine Kontrollgruppe ist es nicht möglich, Gewissheit zu erhalten, dass Veränderungen – wenn es denn solche gibt – in größerem oder geringerem Maß auch in einer Gruppe auftreten würden, die keine Intervention erhalten hat. Diese Form der Evaluation wird manchmal auch «prospektive Kohortenuntersuchung» genannt.

Eine weitere Variante ist das «Kreuzdesign». Eine Gruppe erhält die Intervention A, eine andere die Intervention B, dann erhält die erste Gruppe Intervention B und die zweite A, wobei zwischen dem Wechsel die Messwerte erfasst werden. Beide Gruppen erhalten insgesamt die gleichen Intervention, aber doch wohl in einer anderen Reihenfolge? Sicherlich richtig, aber trotzdem gelangte man auf diese Weise zu einige interessanten Ergebnissen, wenn beide Gruppen jeweils achtmal eine Verhaltenstherapie und eine dynamische Psychotherapie erhielten. Es war möglich, vor dem Wechsel die Resultate in beiden Gruppen zu erfassen und dann noch einmal nach den zweiten von acht Sitzungen. Außerdem war die Bewertung einer Kombinationstherapie möglich, von der man annahm, sie sei effektiv und vermeide außerdem die praktischen und ethischen Probleme des Einsatzes von Placebos oder die einer Nicht-Behandlung in einer klinischen Situation (Shapiro und Firth 1987).

Mythen über experimentelle Evaluationen

- Der experimentelle Test auf der Basis einer Zufallsstichprobe ist das einzige Design, das für experimentelle Evaluationen eingesetzt wird.
- Ein experimentelles Design ist ohne Kontrolle nicht durchführbar.
- Experimentelle Evaluationen verwenden keine qualitativen Daten, ziehen auch nicht die subjektiven Erfahrungen der Patienten heran.
- Experimentelle Evaluatoren gehen davon aus, dass Dienstleistungen, politische Maßnahmen oder Gesundheitsreformen nur mit Hilfe derartiger Tests durchgeführt werden können.
- Es gibt keine geeigneten Tests auf der Basis einer Zufallsstichprobe, um alternative oder ergänzende Therapien zu evaluieren.

Experimentelle Evaluation eines einzelnen «Zielfalls»

In dieser Unterart wird eine Intervention an einem einzigen «Zielfall» (ein Patient oder eine Organisation) vorgenommen, die «Vorher-Nachher»-Methode durchgeführt mit dem Ziel, den Nachweis führen zu können, dass die Veränderungen in den Messergebnissen durch die Intervention hervorgerufen wurden. Dieses Design weist Ähnlichkeiten mit den klinischen Fallstudien der klassischen Medizin auf, die Messungen und Kontrollen sind jedoch rigider (Barlow und Hursen, 1994). Eine Version, die sich für gewisse Behandlungen eignet, besteht darin, erst den Patienten zu behandeln und dann die Behandlung zu beenden; dieser Zyklus wird wiederholt, und stets werden die entsprechenden Messungen durchgeführt: die ABAB-Form oder «Umkehr-Design» (Johannessen 1991). Bei dieser Unterart geht man davon aus, dass sich der Zustand des Patienten völlig wendet; eine Annahme, die man leicht in Frage stellen könnte. Bei einem experimentellen Design mit einem zufällig ausgewählten einzelnen Zielgegenstand führt der Evaluator eine «Vorher»-Messung durch, wählt dann eine Therapie nach dem Zufallsprinzip aus (wobei es sich um ein Placebo handeln kann) und führt dann die «Nachher»-Messung durch. Diese Designs sind bei der Evaluierung von alternativen Medikamenten zur Anwendung gelangt.

Beachten Sie, dass «Fallstudie» sich auf drei sehr unterschiedliche Arten von Untersuchungstypen beziehen kann. Meist ist damit eine Methode der angewandten klinischen Forschung gemeint, bei der ein Patient in einer «deskriptiven klinischen Fallstudie» beschrieben wird. Beim zweiten Typus handelt es sich um die «experimentelle Evaluation eines einzelnen Zielfalls», den wir gerade erörtert haben, wenn ein Patient oder eine Organisation eine Intervention erhält (das Ziel oder der Gegenstand) und die Wirkungen untersucht werden – hier gibt es exaktere Kontrollen als in der beobachtenden Fallstudie. Beim dritten Typus handelt es sich ebenfalls um ein Evaluationsdesign, doch die Intervention wird als Fall behandelt, also nicht die Patienten oder der Zielgegenstand, der einer Intervention zugeführt wird. Hier handelt es sich um die «deskriptive Evaluationsfallstudie», die als Design des Typs 1 in Kapitel 3 diskutiert wurde und bei der es um die Interventionen geht und manchmal auch um die Effekte einer Intervention, jedoch ohne Kontrollen oder experimentelle Methoden einzusetzen.

Yin (1989) bezeichnet in seiner Definition einer Fallstudie diesen Typus als eine «empirische Untersuchung, die ein aktuelles Phänomen in seinem realen Kontext untersucht, vor allem dann, wenn die Grenzen zwischen Phänomen und Kontext nicht genau zu bestimmen sind». Im Kapitel 7, wo es um die entwicklungsorientierten Evaluationen geht, diskutieren wir diesen Typus im Detail.

5.4.3 Kontrollevaluationen früherer Fälle (retrospektiv)

Kontrollevaluationen von Fällen sind retrospektiv. Evaluatoren stoßen auf Menschen oder Organisationen («Fälle»), die bestimmte Eigenschaften aufweisen, und versuchen dann herauszufinden, worauf diese Eigenschaften zurückzuführen sind. Dies geschieht in der Weise, dass man diese Personen oder Organisationen mit solchen vergleicht, die diese Charakteristika nicht aufweisen, aber in vielen anderen Merkmalen übereinstimmen (also sozusagen die Kontrollgruppe oder –organisation darstellen). Sie unterscheiden sich von experimentellen und quasi-experimentellen Untersuchungen insofern, als die TeilnehmerInnen für die jeweilige Gruppe ausgesucht wurden, weil sie das Ergebnisprofil aufweisen, an dem die Evaluation interessiert ist – sie wurden nicht ausgewählt, um Gegenstand der Intervention oder Mitglied der Kontrollgruppe zu sein und dann gemessen zu werden. Einige der historischen «Kohortenstudien» gehören diesem Typus an, obschon dieser Ausdruck einer prospektiven «vorwärts gerichteten» Studie einer Gruppe vorbehalten bleiben sollte.

Hier handelt es sich nicht um eine wirkliche experimentelle Evaluation, weil sie rückwärtsgerichtet ist, während fallkontrollierende Evaluationen den Grundsätzen der Prognose und der Kontrolle folgen, um die Einflussfaktoren zu minimieren. Sie werden in diesem Abschnitt als quasi-experimentelle Vorgehensweise behandelt. Sie können nie mit der gleichen Stringenz kontrollieren, dass der Unterschied einer bestimmten Ursache zuzuschreiben ist, wie Tests auf der Basis einer Zufallsstichprobe oder auch wie experimentelle Vergleichsstudien, aber sie können Zusammenhänge aufzeigen oder auf das Fehlen eines Zusammenhangs und mögliche Ursachen hinweisen. Kontrollevaluationen früherer Fälle sind auf eine gute historische Dokumentation und entsprechende Statistiken angewiesen sowie auf eine fachmännische statistische Analyse. Manchmal greift man dabei auf Informationen aus anderen Forschungsbereichen zurück oder auf Fallberichte aus dem Servicebereich.

Genau genommen sollte jeder experimentelle oder quasi-experimentelle Ansatz prospektiv sein, das Experiment also erst dann durchgeführt werden, wenn das Design feststeht. Am genauesten ist hier die Übereinstimmung mit dem experimentellen Modell in den Naturwissenschaften, wo eine Vorhersage oder Hypothese gebildet und dann das Experiment oder die Intervention durchgeführt wird, um die Hypothese zu bestätigen. Auf diese Weise kann das Experiment so angelegt werden, dass die möglichen Einflüsse und Variablen möglichst exakt kontrolliert werden und die Messungen möglichst genau sind. Die Konservativen argumentieren allerdings, dass die retrospektive Evaluation – dabei untersuchen Evaluatoren die Wirkungen einer Intervention in der Vergangenheit – nicht als «experimentell» bezeichnet werden sollte, weil der Evaluator nicht über die gleichen Kontrollmöglichkeiten verfügt; statt dessen sollten die Fallstudien «beobachtende» Untersuchungen genannt werden. Tatsächlich benutzen aber retrospektive Evaluationen oft dieselben experimentellen Prinzipien sowie statistische und anderen Verfahrensweisen; sie können deshalb mit Kontrollverfahren ebenso umgehen wie die prospektiven Studien.

5.4.4 Beobachtende Evaluationen (Kreuz- oder Längsschnittstudien)

Die letzten Spielarten der quasi-experimentellen Evaluation, mit denen wir uns hier beschäftigen wollen, sind die beobachtenden. Typisch für sie ist die Beschreibung der unterschiedlichen Verfahrensweisen in der Praxis oder der Einsatz einer neuen Technologie gleichzeitig in verschiedenen Gebieten oder von Evaluationen auf einer Zeitschiene (Längsschnittstudien). Auch einige beschreibende Fallstudien, welche experimentellen Prinzipien befolgen, fallen in diese Kategorie. Hypothesen über die zu beobachtenden Fälle werden spezifiziert, die Fälle werden sorgfältig im Hinblick auf ihre Repräsentativität ausgewählt oder um Merkmale darzustellen, die sich für eine Verallgemeinerung eignen; dann wird die Beobachtung durchgeführt, die Resultate werden analysiert und präsentiert. Einige

---

Die wichtigsten Arten der Evaluation in der experimentellen Perspektive

Uneingeschränkt experimentell
1. Kontrollierter Versuchsanordnung mit systematisch ausgewählten Stichproben

Quasi-experimentell
2. Kontrollierte Versuchsanordnung mit nicht systematisch ausgewählten Stichproben (z.B. mit «Matching»)
3. Selbstkontrollierte Studie im Zeitverlauf (oder Längsschnittuntersuchungen)
   eine Testgruppe vor und nach der Intervention
   experimentelle Einzelfallstudien
4. Retrospektive Einzelfallstudien (historisch)
5. Beobachtung (Kreuz- oder Längsschnittstudien)

---

prospektive Untersuchungen von Kohorten werden «beobachtende Evaluationen» genannt (z.B. Fink 1993). Beachten Sie, dass beobachtende Studien normalerweise nicht als experimentell bezeichnet werden, doch gehen wir hier davon aus, dass sie eine experimentelle Perspektive benutzen.

5.5 Wo man mehr erfährt und Beispiele

Wir wissen nicht, ob eine Entbindung im Krankenhaus sicherer ist als eine Hausgeburt. Sollte ein kontrollierter Versuch durchgeführt werden um das herauszufinden? Das war die Kernfrage einer faszinierenden Debatte, die im *British Medical Journal* abgedruckt war und die viele Probleme, Stärken und Schwächen der experimentellen Tests und anderer Designs herausarbeitete (Band 312, S. 753-757, März 1996). Ein Teil der Diskussion lenkte die Aufmerksamkeit auf die Bedeutung von präzise formulierten Fragen:

> Zuerst zu fragen, ob die Entbindung in einer Klinik im Vergleich zu einer Hausgeburt untersucht werden sollte, zäumt das Pferd vom Schwanz her auf, weil sie eine Methode vorschlägt, bevor die zu beantwortende Frage feststeht (Macfarlane 1996).

Für eine erste Information über die kontrollierten Tests auf der Basis einer Zufallsstichprobe (RCT) sind u.a. die Einführungen von Newell (1992) und St. Leger et al. (1992) sehr gut geeig-

net. Viele Details und Beispiele bietet der Text von Holland (1983); ausführlich werden sowohl einfache als auch sehr anspruchsvolle Verfahrensweisen für die Durchführung klinischer Untersuchungen bei Pocock (1983) und Schwartz et al. (1980) erörtert. Eine kurz gefasste sehr nützliche Darstellung, wie experimentelle Evaluationen einzuschätzen sind, ist die von Fowkes und Fulton (1991) sowie das schmale Buch von Crombie (1996).

Bezüglich der quasi-experimentellen Evaluationen ist die Diskussion der ursächlichen Beziehungen und ihrer Analyse bei Sechrest et al. zu empfehlen. Quasi-experimentelle Evaluationen für Services und politische Maßnahmen werden in einem amerikanischen Papier von Cook und Campbell (1979) diskutiert. Schlesselman (1982) analysiert detailliert kontrollierte Fallstudien und ein Text von Sasco et al. (1986) ihre Einschätzung in Kontrollverfahren. Guyatt et al., Aldridge (1988) und Johannessen (1991) befassen sich mit Längsschnittuntersuchungen sowie mit Einzelfallstudien im Rahmen von quasi-experimentellen Designs, Kazdin (1982) befasst sich mit Forschungsdesigns für Einzelfallstudien. Es gibt eine Schnittmenge zwischen den Methoden bei der Untersuchung einzelner Patienten und den Methoden einer kontinuierlichen Verbesserung (Guyatt et al. 1986), wenn es sich bei dem «Fall» um die Organisation der Betreuung handelt (z.B. eine Intervention) (Berwick 1986). Yin (1981,1989) legt dar, wie ein Design für eine Einzelfallstudie so weiterentwickelt werden kann, dass man über eine präzisere Evaluationsmethode verfügt.

Einige der interessantesten Erörterungen der experimentellen Evaluation findet man in Arbeiten über die Evaluierungen alternativer oder ergänzender gesundheitlicher Betreuung. Die beste Übersicht in dieser Hinsicht ist die von Mercer et al. (1995). Die Analyse von Patel (1987) fällt etwas knapper aus, bei Kleijnen (1991) werden Designs für die Homöopathie diskutiert. Sowohl «gläubige» als auch New-Age-Evaluatoren werden von einer Sammlung von Texten nicht enttäuscht sein, die Johannesson et al. (1994) zusammengestellt haben, sowie von der Diskussion der technischen, logischen, moralischen und philosophischen Kritik an den experimentellen Tests in einem kurzen Text von Heron (1986).

Wann ist ein Placebo kein Placebo? Wenn es sich um ein psychotherapeutisches Placebo handelt!

Funktioniert die Psychotherapie und wenn ja, welche ist die beste? Diese und andere spezifischeren Fragen wurden auf verschiedene Weise beantwortet bei Themen der Evaluation, in denen seit Jahren Kämpfe um Paradigma und Methoden ausgefochten worden sind. Einen ausgewogenen Überblick über die Evaluationen in der Psychotherapie, der sich mit den meisten methodologischen Fragen beschäftigt und auch eine Meta-Analyse versucht, ist der von Smith et al. (1980). Er mag zwar etwas antiquiert erscheinen, aber die von ihm behandelten Probleme sind in Bezug auf die Frage: «Testen oder nicht testen?» genau so relevant wie eh und je, zumal er auch die Evaluation von medikamentösen Therapien für Drogenabhängige einbezieht. Von Statistikern verfasst bietet dieses Buch eine anstrengungslose und lesbare Darstellung der methodologischen Fragen und Ergebnisse in einem Bereich der Evaluation, der relevant ist für die meisten übrigen Evaluationen bei Behandlungen und Dienstleistungen. Eine spannende anthropologische Erörterung des Placebo-Effekts findet sich bei Helman (1994).

5.6 Sollen wir uns nach diesen Testergebnissen richten? 12 Fragen für die Einschätzung von RCTs

Bevor sie sie in die Praxis umsetzen, müssen Fachkräfte und Manager den wissenschaftlichen Wert wie die praktischen Implikationen eines relevanten experimentellen oder quasi-experimentellen Tests einschätzen. Im Folgenden listen wir einige einfache Fragen bezüglich der Anforderungen auf, denen der experimentelle Test einer Behandlung genügen sollte. Viele sind darüber hinaus relevant für die Einschätzung von quasi-experimentellen Evaluationen von Dienstleistungen, Programmen und politischen Maßnahmen.

1. Ist die Intervention exakt definiert?
2. Wird die Hypothese explizit definiert, wird ihre Bestätigung oder Widerlegung die Wirkungen der Intervention eindeutig nachweisen?
3. Lässt sich erkennen, welche Patienten nicht einbezogen und welche diagnostischen Kriterien verwendet wurden, um Patienten für den Test auszuwählen?
4. Wie groß ist die Wahrscheinlichkeit, dass Patienten in ihrer normalen Umgebung die gleichen wichtigen Merkmale aufweisen wie unter Testbedingungen (Kriterium für die Beurteilung der Generalisierbarkeit der Evaluation)?
5. War die Testgruppe groß genug, um gewährleisten zu können, dass die Unterschiede nicht zufallsbedingt waren?
6. Richtete sich die Zuordnung zu den Gruppen nach dem Zufallsprinzip? Waren die Testteilnehmer, die Fachleute des Gesundheitswesens und die Evaluatoren unwissend, wer zu welcher Gruppe gehörte, bis alle Daten vorlagen?
7. Sind wir sicher, dass alle Testteilnehmer an der gesamten Behandlung teilnahmen (Anteil der «Abbrecher»)?
8. Wie valide, zuverlässig und sensibel waren die Messungen der Ergebnisse? Wurden sie auch noch ausreichend lange nach der Inter-

vention durchgeführt? Wenn die Zeitspanne groß war, gab es andere intervenierende Faktoren, die das Ergebnis hätten beeinflussen können?

9. War die statistische Analyse valide, wurden die Annahmen schriftlich festgehalten?

10. Benennt und bewertet der Bericht alle möglichen Störfaktoren und Variablen?

11. In welchem Maß lassen sie die Resultate des Experiments bezüglich anderer Services und Patienten generalisieren?

12. War die Evaluation ethisch und wenn nein, können oder sollten wir die Resultate ignorieren?

5.7 Schlussfolgerungen

- Alle in diesem Kapitel beschriebenen Verfahrensweisen der Evaluation folgen den herkömmlichen wissenschaftlichen Prinzipien. Am deutlichsten wird dies beim kontrollierten Experiment auf der Basis einer Zufallsstichprobe, die die Intervention wie ein Experiment behandelt, die Wirkungen quantifiziert und nach anderen möglichen Erklärungen sucht und dabei Methoden wie Standardisierung, Kontrollgruppen und das Zufallsprinzip einsetzt.

- Experimentelle Evaluationen versuchen herauszufinden, welche Wirkungen eine Evaluation hat, sowie deren Ursachen; dabei wird ein experimentelles Design eingesetzt, um die Hypothesen zu überprüfen und andere Ursachen auszuschließen; es werden Methoden verwendet, die die Quellen für Irrtümer und Verzerrungen minimieren.

- Prospektive Tests sind Interventionen, die eine Hypothese testen sollen. Retrospektive experimentelle Evaluationen verändern nichts, sondern untersuchen, was in der Vergangenheit passiert ist, als ob es sich um ein Experiment gehandelt hätte, um eine Annahme über die historische Intervention zu prüfen: Normalerweise werden diese «beobachtende» Untersuchungen genannt.

- Zu den Spielarten der Evaluation, die in der experimentellen Perspektive angesiedelt sind, gehören der Kontrolltest auf der Basis einer Zufallsstichprobe (Einfach-, Doppel- oder Dreifach-Blindtest) sowie die quasi-experimentellen und die beobachtenden Evaluationen.

- In der experimentellen Perspektive hat man traditionell eine oder wenige objektive Messungen durchgeführt; mehr und mehr RCTs sowie viele quasi-experimentelle Designs ziehen jedoch auch subjektive Daten von Patienten und Angaben zur Lebensqualität heran.

- Die experimentelle Perspektive beinhaltet eine Reihe von Annahmen über die Art und Weise, wie ein Sachverhalt zu evaluieren ist und wie man zu validen Ergebnissen durch experimentelle Designs gelangt. Evaluatoren, die im Rahmen dieser Perspektive arbeiten, lehnen es ab, dass Evaluationen aus anderen Perspektiven heraus durchgeführt werden und dass diese zu validen oder brauchbaren Resultaten führen oder dass derartige Studien Evaluationen genannt werden.

- Aus der experimentellen Perspektive heraus werden Probleme anvisiert, die Untersuchungsgegenstand der meisten anderen Evaluationsarten sind, wie z.B. das Aufspüren möglicher Störfaktoren und deren Kontrolle, die Quantifizierung und Sammlung von Daten, die sorgfältige Spezifikation des zu evaluierenden Gegenstands, Vorsicht beim Zurückführen von Veränderungen auf mögliche Ursachen sowie ein Eingehen auf Fragen der Wiederholungs- und Verallgemeinerungsfähigkeit.

6. Ökonomische Evaluationen

Die Kosten der kleinsten Kleinigkeit werden kalkuliert, aber wir müssen den Wert einer Dienstleistung beurteilen.

Die Bewertung einer Sache in Mark und Pfennigen hat ihr Gutes, wenn es um den Vergleich mit anderen Dingen geht. Es erinnert uns daran, dass wir das Geld auch für andere Sachen ausgeben könnten. Wenn man aber den Wert unterschiedlicher Dinge an einem Kriterium wie dem Geld misst, dann machen wir eine Reihe von Annahmen und ignorieren Merkmale, die man schlecht in Geld angeben kann.

6.1 Einleitung

Obschon sie die «jüngere Schwester» der experimentellen Evaluation ist, hat die ökonomische Evaluierung in der Zwischenzeit ihren eigenen Platz gefunden und Anerkennung im Gesundheitswesen erworben. Sie wird im Gesundheitswesen am zweithäufigsten eingesetzt und zwar oft in Kombination mit einer experimentellen Einschätzung oder im Anschluss daran. Sie wird herangezogen, um Behandlungen, verschiedene Dienstleistungen und politische Maßnahmen, gesundheitliche Reformen wie Projekte und Interventionen in Organisationen des Gesundheitswesens zu evaluieren. Ein gewisses Verständnis ihrer Prinzipien könnte wichtig sein selbst für diejenigen Fachkräfte, die selbst nie eine ökonomische Evaluation durchführen oder benutzen werden. Die meisten Evaluationen in diesem Bereich müssen ein Auge auf die verbrauchten Ressourcen werfen wie auf die Konsequenzen der Intervention. Die meisten ökonomischen Konzepte und Denkweisen erweisen sich als nützlich bei der Entwicklung einer Evaluationsuntersuchung wie bei der Entscheidung, wie man mit den Resultaten umgehen sollte.

Sind sie unethisch? Vielleicht eine überraschende Frage, aber ökonomische Evaluationen können starke Gefühle auslösen. Einige argumentieren, dass es unverantwortlich sei, nicht auf die Kosten zu achten, weil dies bedeute zu ignorieren, dass man das Geld auch für andere Zwecke ausgeben könnte. Andere wiederum wehren sich dagegen, «alles auf den ökonomischen Wert zu reduzieren» – unterschiedliche Interventionen könnten nicht in «simplifizierenden» Begriffen verglichen oder bewertet werden. Wenn man es dennoch tut, dann würden die Annahmen hinter scheinbar objektiven und präzisen Zahlen versteckt. Und es trifft ja zu, dass wir auf dem Weg einer unbarmherzigen Logik, die die Kosten für den Zeitaufwand einer Pflegefachkraft bis hin zum Wert eines zusätzlichen Lebensjahres in einer Zahl ausdrückt, wohl etwas übersehen haben – es macht alles Sinn, aber es fühlt sich sinnlos an.

Durch eine ökonomische Evaluation ist es leichter, der schmerzlichen und komplexen Aufgabe, bei der Beurteilung des Werts einer Intervention alle Aspekte zu gewichten, aus dem Weg zu gehen. Die ökonomische Evaluation kann aber auch über den Verbrauch von Ressourcen informieren – was wichtig für Werturteile ist, die wir als Fachleute des Gesundheitswesens wie als Bürger immer dringlicher treffen müssen –, weil sie uns dazu zwingen können, unsere unüberlegten Entscheide zu in Frage zu stellen, was die meisten lieber nicht tun. Dieses Kapitel will Sie nicht in die Lage versetzen, eine ökonomische Evaluation durchzuführen; es möchte Sie jedoch mit den Konzepten und Prinzipien der ökonomischen Perspektive vertraut machen sowie mit den wichtigsten Arten dieses Untersuchungstyps: Beschreibung wie Minimierung der Kosten bzw. der Folgekosten, Effektivität, Ertrag/Aufwand und schließlich Kosten-Nutzen-Analyse – ein Begriff, der fälschlicherweise dazu benutzt wird, um praktisch jede ökonomische Analyse zu beschreiben. Das Kapitel will den Leser auch für die Annahmen sensibilisieren, die den unterschiedlichen Arten der Einschätzungen zugrunde liegen, weil es tatsächlich niemand im Gesundheitswesen gibt, der nicht in der Lage sein müsste, die Stärken und Schwächen einer ökonomischen Evaluation zutreffend einzuschätzen.

6.1.1 Die ökonomische Perspektive

Wirtschaftswissenschaftler sind Philosophen des Mangels. Die ökonomische Perspektive ist auf den Ressourcenverbrauch einer Intervention und auf die zu quantifizierenden Folgen einer Intervention fokussiert. Doch die ökonomische Perspektive in dieser Weise zu definieren bedeutet, die wichtigste Annahme dieser Perspektive außer Acht zu lassen, die in der Wahrnehmung besteht, dass die durch eine Intervention verbrauchten Ressourcen immer auch auf eine andere Weise verwendet werden könnten oder, anders ausgedrückt, dass diese Ressourcen anderen Verwendungen vorenthalten werden. Dies ist das Konzept des «Opportunity cost», die den Kern der ökonomischen Perspektive ausmacht und die uns zwingt, Alternativen anzuerkennen.

Deshalb ist eine zutreffendere Definition der ökonomischen Evaluation die «vergleichende Analyse alternativer Handlungsweisen sowohl im Hinblick auf die Kosten als auch auf die Folgewirkungen», wobei die Alternative auch in einem Verzicht auf eine Aktivität bestehen kann (Drummond et al. 1987). Zu den Konsequenzen zählen die Wirkungen auf den Patienten oder den Nutznießer der Intervention. Manchmal bedeuten «Konsequenzen» nicht eingesetzte Ressourcen oder solche, die als Ergebnis einer Intervention durch Patienten, ihre Familien, das Gesundheitswesen oder die Gesellschaft verbraucht wurden (z.B. Reisekosten).

Ökonomische Evaluationen unterscheiden sich durch die Art und Weise, wie sie Kosten und Konsequenzen einschätzen und was sie als Kosten und Konsequenzen einbeziehen bzw. nicht berücksichtigen (der Umfang der Evaluation). **Abbildung 6.1** zeigt anhand des zeitlichen Verlaufs die verschiedenen Arten der ökonomischen Evaluation unter dem Aspekt des Inputs für die

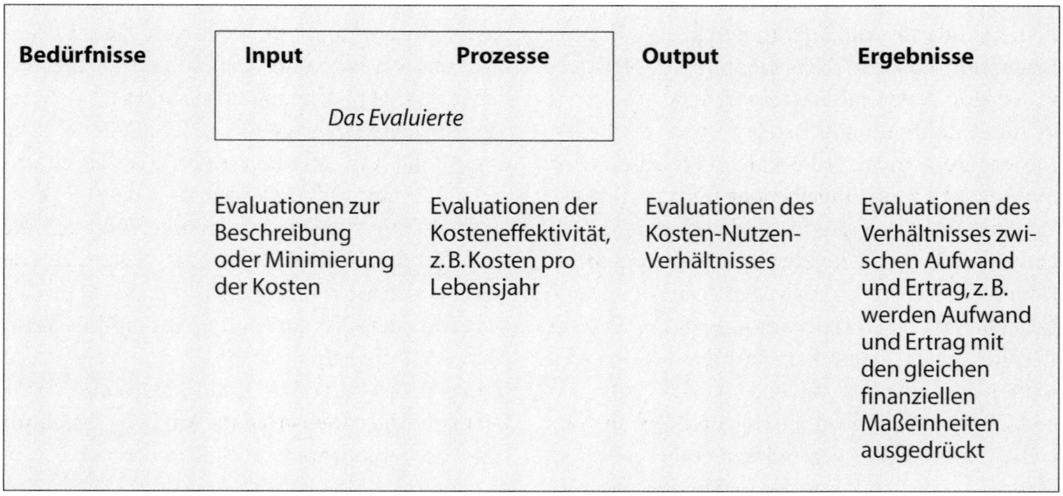

Bedürfnisse	Input	Prozesse	Output	Ergebnisse
	Das Evaluierte			
	Evaluationen zur Beschreibung oder Minimierung der Kosten	Evaluationen der Kosteneffektivität, z.B. Kosten pro Lebensjahr	Evaluationen des Kosten-Nutzen-Verhältnisses	Evaluationen des Verhältnisses zwischen Aufwand und Ertrag, z.B. werden Aufwand und Ertrag mit den gleichen finanziellen Maßeinheiten ausgedrückt

Abbildung 6.1: Verschiedene Arten von ökonomischen Evaluationen und ihr Fokus

Intervention, den Output und der Resultate, auf die der jeweilige Typus der Evaluation fokussiert ist.

6.2 Kostenerfassung und Evaluationen unter dem Gesichtspunkt der Kostenminimierung

Was kostet es? Was kostet am wenigsten?

Evaluationen zur Beschreibung bzw. Minimierung der Kosten berücksichtigen nur die bei Interventionen eingesetzten Ressourcen («Input») und quantifizieren normalerweise diese Ressourcen monetär. Diese Verfahrensweise erleichtert den Vergleich zwischen dem Aufwand für verschiedene Interventionen. Beispiele dafür sind die Beschreibungen der Kosten für die stationäre Pflege und die Pflege in einer Tagesklinik: Marks et al. (1989) berichten über nachträglich erfasste Kosten für eine Reihe von Behandlungen u.a. für eine Brustbiopsie und eine Teil-Mastektomie; das Ergebnis war, dass bei einer stationären Behandlung sich die Kosten auf etwa 450 DM beliefen, in einer Tagesklinik jedoch nur auf etwa 60 DM.

Beachten Sie, dass viele Kostenschätzungen nur die Kosten einer Intervention erfassen und deshalb Evaluationen von Teilbereichen genannt werden, weil sie nicht ausdrücklich eine Intervention mit einer oder mehreren Alternativen vergleichen (sie verwenden z.B. die Design-Typen 1, 2 oder 3 [Kap. 3]). In der ökonomischen Evaluation bedeutet «Beschreibung» normalerweise eine Beschreibung der Intervention und keine Evaluation: eine Beschreibung der finanziellen Ressourcen, die z.B. für eine neue Asthma-Therapie aufgewendet werden müssen, für eine Betreuungsleistung oder eine neue Verfahrensweise bei Überstunden. Eine Beschreibung der finanziellen Auswirkungen stellt ebenfalls eine nur partielle ökonomische Evaluation dar, obschon sie den Aufwand wie die Auswirkungen berücksichtigt und die Intervention nicht mit Alternativen vergleicht. Implizit entsteht jedoch eine Gegenüberstellung, weil die Kosten einer Intervention in Geld dargestellt werden, was zu einem Vergleich mit anderen

Verwendungszwecken für dieses Geld einlädt, auch wenn viele dieser Alternativen nicht ähnlich exakt kalkuliert worden sind.

Eine Beschreibung der Kosten ist etwas ähnliches wie das, was viele von uns tun, wenn wir die Kosten einer vorgeschlagenen oder früheren Aktivität einschätzen. Dabei gibt es allerdings zwei Dinge, um die wir uns üblicherweise nicht kümmern, wenn wir z.B. die Kosten für einen Urlaub ermitteln. Zum einen erfasst eine Beschreibung der Kosten alle Ressourcen, die von einer gesundheitlichen Dienstleistung verbraucht werden: z.B. die Kosten für das gesamte Personal, Materialien, den Strom, die Verwaltung und andere «Gemeinkosten». Zudem ermittelt sie eine Reihe anderer Kosten wie die anderer sozialer Dienste, für Patienten, deren Angehörigen und die Gesellschaft wie auch den «nicht greifbaren» Aufwand. Die ermittelten Kosten werden von der Perspektive der Studie bestimmt: am häufigsten werden gesundheitliche Dienstleistungen, der Patient und die gesellschaftliche Perspektive herangezogen. Pflicht des Evaluators als eines Experten ist es, die Aufmerksamkeit auf die eingenommene Perspektive zu lenken und die verwendeten Ressourcen zu benennen, die wichtig für andere Perspektiven sind.

Halten wir fest, dass selbst die einfachste ökonomische Evaluation viele Annahmen darüber macht, wie die Ressourcen zu quantifizieren sind, die von einer Intervention gebraucht werden, und wie diese Ressourcen auf einen Nenner gebracht werden können, wenn zwei oder mehrere Interventionen miteinander verglichen werden. Es gibt Annahmen darüber, was zu den Gemeinkosten gehört (gehört z.B. die Fortbildung dazu?), die Kapitalkosten und die Abschreibungen. Die Frage stellt sich, wie umfassend die Kostenschätzung angelegt sein soll: Sollen auch die ökologischen Kosten berücksichtigt werden? Die Ökonomen streiten sich darüber, was zu den direkten, zu den indirekten und zu den nicht greifbaren Kosten gehört und wie groß die Bandbreite sein sollte. Dabei leistet eine Methode gute Dienste, die «Sensitivitäts-Analyse» genannt wird, die es uns ermöglicht, Annahmen zu variieren, um zu sehen, wie dadurch die Resultate einer Untersuchung beeinflusst werden: z.B. eine

Grafik, welche aufzeigt, wie die variierenden Gemeinkosten den Gesamtaufwand einer Intervention beeinflussen. Die Kostenkalkulation sollten wir wirklich «ökonomische Evaluation» nennen, so dass wir uns daran erinnern, dass es sich nicht um ein wertfreies technisches Verfahren handelt, sondern viele Annahmen beinhaltet.

Die auf eine Reduzierung der Kosten gerichtete Evaluation ist komplizierter als eine rein beschreibende, weil sie darauf aus ist, die preiswerteste Alternative zu finden. Man geht dabei davon aus, dass die Konsequenzen aller Alternativen die gleichen sind oder dass die Unterschiede nicht ins Gewicht fallen. Beispiele für die Evaluation der Minimalkosten sind herkömmliche im Gegensatz zur stationären Kurzzeitbehandlung, Medikamente mit identischen Resultaten, die häusliche Pflege im Vergleich zur stationären oder die Pflege in einer Tagesklinik gegenüber der Krankenhausbetreuung sowie Dienstleistungen von öffentlichen und privaten Trägern. Ebenso wie die beschreibende Kostenschätzung geht die auf eine Kostenreduzierung ausgerichtete Schätzung von Annahmen über die verwendeten Mittel (Input) wie über die Ergebnisse (Output) aus, die richtig oder falsch sein können, selbst wenn frühere experimentelle Tests nur geringfügige Differenzen nachgewiesen haben.

Art und Umfang der Annahmen nehmen dramatisch zu, wenn wir von der Quantifizierung der aufgewendeten Mittel zu einer Quantifizierung der Konsequenzen einer Intervention übergehen und dann Alternativen mit unterschiedlichen Wirkungen vergleichen. Kann man z.B. die Zeit eines Arbeitslosen mit dem gleichen Betrag ansetzen wie die eines Beschäftigten mit einem sehr hohen Einkommen? Wie ist die Wartezeit zu veranschlagen, in der man schmerzgeplagt auf die Behandlung wartet (als der Konsequenz einer anderer Nutzung der Ressourcen?). Wie soll man den Nutzen einer Behandlung ansetzen zu seinem Wert, die erst in fünf Jahren zur Verfügung steht – welchen «Abzinsungsfaktor» soll man benutzen? Diese Fragen führen uns zu den drei Arten der ökonomischen Evaluation, die am besten bekannt sind: die auf die Effektivität, die Nützlichkeit und den Nutzen fokussierten Evaluationen.

6.3 Evaluationen im Hinblick auf das Verhältnis der Kosten zur Effektivität

Wenn wir die Wirkungen jeder Intervention anhand eines einfachen Maßstabs vergleichen, welche Intervention ist dann am preisgünstigsten?

Auf die Effektivität fokussierten Evaluationen quantifizieren sowohl den Aufwand einer oder mehrerer Interventionen als auch die Effekte. Derartige Evaluationen benutzen ein umfassendes Effektivitätskriterium als Mittel des Vergleichs – die Resultate werden oft dargestellt als die Zahl der geretteten Menschen, zusätzlicher Lebensjahre oder Krankheitstage, die eingespart werden konnten, oder die Fälle, die durch ein Untersuchungsprogramm aufgedeckt wurden. Wird nur ein derartiges Wirkungskriterium verwendet, dann ist es einfacher zu bestimmen, welche Maßnahme mehr Wirkung hat, als die Kosten für die Alternativen im Hinblick auf unterschiedliche Einzeleffekte zu vergleichen. Die Kunst besteht darin festzulegen, welches Messkriterium den Wert der Resultate einer Intervention am besten einfängt. Wir merken dann, dass ein Teil der Schwächen dieses Ansatzes vergleichbar sind mit denen des experimentellen Testansatzes, der sich auf ein einziges Messkriterium für das Ergebnis konzentriert.

Als Beispiel sei eine schwedische Evaluation eines Medikaments angeführt, mit dem der Cholesterinspiegel reduziert werden sollte und die auf einem experimentellen Test auf der Basis einer Zufallsstichprobe fußt (SSSSG 1994). Das Ergebnis war, dass 5 Jahre nach der Behandlung die Mortalität in der Testgruppe um 30% und die durch eine Koronarerkrankung bedingte Mortalität sogar um 42% niedriger war als in der Vergleichsgruppe (alle Patienten in den Gruppen litten an Herzerkrankungen). Die ökonomische Evaluation von Jonsson verwendete die gewonnenen Lebensjahre als Maßstab der Effektivität und berechnete die Anzahl der Krankenhaustage, die durch die Behandlung eingespart worden waren sowie deren Kosten. Anhand dieser Einsparungen und der vermiedenen Todesfälle (werden 100 Patienten 5 Jahre lang mit diesem Medikament behandelt, dann leben 4 Patienten weiter, die sonst gestorben wären) kam er zu dem Ergebnis, dass der Aufwand für das Medikament verglichen mit den Einsparungen bedeutete, dass jedes zusätzliche Lebensjahr einen Nettogewinn von etwa 15 000 bis 20 000 DM brachte. Beachten Sie aber, dass bei dieser Berechnung die indirekten Kosten, der Aufwand für ein Pflegeheim oder andere Kosten nicht berücksichtigt sind. Ferner ist wichtig zu bedenken, dass die Entscheidung, ob man in ein solches Medikament investiert, unter ökonomischen Vorzeichen von einem Konzept eines akzeptablen Verhältnisses zwischen Aufwand und Ertrag abhängt – als «Daumenregel» gilt dabei, dass einige Leute in Schweden davon ausgehen, dass ein zusätzliches Lebensjahr 30 000 DM wert ist.

Die auf Kosteneffektivität ausgerichteten Evaluationen von Dienstleistungen, Bildungsprogrammen oder politischen Maßnahmen können nur ganz selten auf experimentelle Tests zurückgreifen. Oft kann man nicht einmal sicher sein, dass die Wirkungen auf die Intervention zurückgehen. Dies ist insbesondere ein Problem bei Programmen im Gesundheitswesen, die nicht auf einer Behandlung fußen wie solche der Gesundheitsförderung. Andererseits werden derartige Evaluationen immer beliebter bei Interventionen, bei denen es sich nicht um Behandlungen handelt. Manager und politisch Verantwortliche sind immer stärker daran interessiert zu erfahren – in exakten Zahlen, die solche Evaluationen zur Verfügung stellen –, wie hoch die Kosten für die erwarteten Effekte eines neuen Programms oder einer intendierten Veränderung sein werden. Sie brauchen diese Informationen für den Startschuss oder die Beendigung derartiger Programme und um ihren kundigeren Kritikern entgegentreten zu können, die oft bereits über entsprechende Informationen über ähnliche Interventionen verfügen.

6.4 Evaluationen im Hinblick auf das Kosten-Nutzen-Verhältnis

Wie viel Wohlbefinden produzieren unterschiedliche Interventionen im Verhältnis zu ihren Kosten?

Das Wissen, dass eine Behandlung durchschnittlich die Lebensqualität um eine gewisse Anzahl Jahre erhöht, ermöglicht nur einen groben Vergleich zwischen einer Behandlung und einer anderen Behandlung bzw. einem Nichtbehandeln. Die Lebensqualität kann auf diese Weise nicht eingeschätzt werden, die die verschiedenen Behandlungen zur Folge haben, die aber im Gesundheitswesen von ziemlicher Bedeutung ist. Die auf die Nützlichkeit gerichteten Evaluationen quantifizieren die Wirkung des Evaluierten mittels Kriterien, die die Menschen selbst für die Wirkung verwenden, also nicht mittels einfacher Begriffe wie Überleben oder zusätzliche Lebensjahre. Der technische Begriff für den Wert oder Nutzen für eine Sache oder Person ist «Nützlichkeit». Die meisten darauf bezogenen Untersuchungen benutzen einen oder mehrere Maßstäbe für die Lebensqualität (Bowling 1992): Der am besten bekannte Maßstab für die Nützlichkeit ist das «Lebensjahr in angemessener Qualität» (QALY) und das «Äquivalent zu einem gesunden Tag» (entsprechend dem Lebensjahr in angemessener Qualität).

Die auf die Nützlichkeit gerichtete Evaluation ermöglicht Vergleiche zwischen Programmen im Gesundheitswesen, z.B. den Vergleich zwischen einer Herztransplantation und einer pränatalen Kontrolluntersuchung oder Kampagnen gegen das Rauchen. Wir werden uns mit Problemen der Validität von Vergleichen beschäftigen, aber im Augenblick geht es darum, dass bei diesen Evaluationen die Vergleiche derzeit auf Behandlungen beschränkt sind, bei denen sinnvollerweise Effektivitätsmessungen herangezogen werden können – die Zahl der geretteten Menschen ist kein guter Maßstab, wenn es um einen Vergleich zwischen einer Lebertransplantation und der Betreuung in einem Hospiz geht.

Die auf den Nutzen gerichtete Evaluation schätzt die Kosten für die Intervention (bzw. deren Fehlen) ein, den Nutzen der Wirkungen (haben Personen, die etwas geben, etwas davon?) und zeigt dann auf, mit welchem Aufwand die Wirkung bei jeder Intervention (bzw. keiner Intervention) erzielt werden konnte. Der Wert der Wirkung – z.B. dass man drei Monate früher als sonst wieder berufstätig sein oder wieder gehen kann – stammt nicht von den Evaluatoren, sondern basiert auf Einschätzungen, die von ganz normalen Menschen stammen, die dabei allerdings besondere Verfahrensweisen benutzen. Die einfachste Methode besteht darin, dass 9 Kästchen nebeneinander aufgereiht sind, von denen das erste als «der denkbar schlechteste Gesundheitszustand», das neunte Kästchen als «der denkbar beste Gesundheitszustand» definiert ist und ähnliche Darstellungen, oder dass eine Skala verwendet wird, bei der «100» als der beste Zustand gilt, «0» als der schlechteste. Eine andere Methode ist die des «Zeitvergleichs»: Würden Sie lieber noch fünf Jahre gesund leben und dann sterben oder lieber 15 Jahre, aber dann mit Bewegungseinschränkungen und Schmerzattacken (d.h. in einem im Voraus definierten Zustand unterhalb der optimalen Gesundheit)? Entscheiden Sie sich eindeutig für die längere Lebensspanne, würde diese Präferenz dann auch für 10 oder für 7 Jahre gelten? Man will auf diese Weise herausfinden, wie eine Person die verschiedenen gesundheitlichen Zustände einschätzt, indem man den Zeitraum immer weiter verkürzt, bis die Person keine Wahl mehr hat.

Die dritte Methode besteht in einer Art standardisiertem Spiel, bei dem man jemand auffordert, sich zwischen einem schlechten gesundheitlichen Zustand (der im Voraus definiert wird) für eine gewissen Anzahl Jahre und einer Behandlung zu entscheiden, bei der man einerseits die Gesundheit wiedererlangen kann, dafür aber auch eine bestimmte Mortalitätswahrscheinlichkeit in Kauf nehmen muss. Würden Sie die Behandlung auch dann akzeptieren, wenn die Wahrscheinlichkeit zu sterben bei 50% liegt? Wie würden Sie sich verhalten, wenn die Wahrscheinlichkeit bei 10% liegt? Die Wahrscheinlichkeiten werden so lange verändert, bis sich die Person nicht mehr zwischen den Alternativen entscheiden kann. Diese und andere Ver-

fahrensweisen werden bei Richardson (1992) summarisch dargestellt, detaillierter bei Brooks (1986). Diese Techniken sind nicht nur deshalb interessant, weil sie uns helfen, einige der Annahmen zu verstehen, die diesen auf die Nützlichkeit gerichteten Evaluationen zugrunde liegen, sondern weil sie auch Verfahrensweisen sind, mit deren Hilfe Menschen ihre persönlichen Einschätzungen unterschiedlicher gesundheitlicher Zustände ausdrücken, die in verschiedenen Arten von Evaluationen verwendet werden können. Kennt man den Wert, den Menschen bestimmten gesundheitlichen Zuständen beimessen, dann können Kliniker und andere Berufsgruppen den Wert von Interventionen besser einschätzen und informiertere Einschätzungen treffen – also in einem bestimmten Sinn demokratischere Entscheidungen fällen.

Mit Hilfe der auf den Nutzen ausgerichteten Evaluationen, auf denen QALYs beruhen, kann man die Anzahl der QALYs berechnen, die zu erwarten wären, wenn die Ressourcen auf andere Weise genutzt würden, oder anders ausgedrückt den unterschiedlich großen Aufwand für eine bestimmte Qualität, wenn die Ressourcen für unterschiedliche Behandlungen eingesetzt würden. Die folgende Übersicht aus dem SMAC-Bericht über einen Cholesterin-Test veranschaulicht die Art der Vergleiche, die wir angeregt haben:

Intervention	Kosten für eine QALY in DM
Stationäre Dialyse bei Nierenversagen	60 000
CABG	50 000
(von mittlerer Schwere, ein Gefäß betroffen)	
Medikamentöse Behandlung des Cholesterinspiegels	42 000
Herztransplantation	20 000
Nierentransplantation	12 000
CBAG (ein Hauptgefäß befallen)	3 000
Ersatz eines Hüftgelenks	3 000
Diät zur Reduzierung des Cholesterinspiegels	600

Derartige Vergleiche sind nur möglich unter der Voraussetzung, dass man die zahlreichen Annahmen und Methoden der Quantifizierung akzeptiert, die diesen Evaluationen zugrunde liegen (Hunter 1992; Smith 1992; Gerard und Mooney 1993). An den QALYs wird u.a. bemängelt: Sie basieren auf den Werten einer kleinen Bevölkerungsgruppe; nur wenige Interventionen sind mit Hilfe dieses Ansatzes untersucht worden; technische Unzulänglichkeiten; Voreingenommenheit bezüglich des Werts der Lebensdauer im Vergleich zur Lebensqualität; Verherrlichung der Jugend; dass die QALYs nicht zwischen lebensrettenden und lebensverbessernden Behandlungen unterscheiden und versuchen, die beiden einander gleichzusetzen; den Einfluss, den die auf QALYs zurückgreifende Zuweisung von Ressourcen auf das traditionelle Recht des uneingeschränkten Zugangs zur gesundheitlichen Betreuung hat. Ohne anders geartete Informationen werden diese Vergleiche jedoch immer häufiger durchgeführt, um die Zuordnung von Ressourcen zu begründen. Daran gibt es wenig auszusetzen, solange die Annahmen und Grenzen dieses Verfahrens bekannt sind und auch andere Informationen herangezogen werden.

6.5 Evaluationen im Hinblick auf das Verhältnis von Aufwand und Ertrag

Ist der Nutzen einer Intervention größer oder kleiner als der Aufwand, wenn beide anhand ihres Geldwerts dargestellt werden?

Vielleicht haben Sie schon von finanziellen Entschädigungen gehört, die ein Gericht verfügt hat: dem landwirtschaftlichen Arbeiter, der eine Hand verloren hat oder einer Person, die eine Operation im Wachzustand erlebt hat. Wir wundern uns, wie die Richter derartige Dinge bewerten: Anders als beim Geschworenengericht gibt es ziemlich genaue Regeln, mit denen der Wert einer Hand oder ein Imageschaden im Geschäftsleben festgesetzt wird. Wie soll man aber im Gesundheitswesen den finanziellen Wert der wiedergewonnenen Gesundheit oder der Wiederherstellung einer körperlichen Funktion bewerten? Wie legen ökonomische Evaluatoren den Ertrag fest und bestimmen dessen Geldwert oder den Aufwand für eine oder vergleichbare Interventionen?

Die auf den Ertrag ausgerichteten Evaluationen quantifizieren die Wirkung einer Intervention durch ihren Geldwert. Die Wirkung wird also nicht durch gerettete Menschenleben dargestellt oder durch die erzielte Lebensqualität, sondern diese Evaluationen drücken die Wirkung in finanziellen Begriffen aus. Die Einschätzungen zeigen, dass ein Ertrag in der Größe eines DM-Betrags Y entsteht, wenn ein Betrag von X ausgegeben wird; auf diese Weise erhält man eine einfache Vorstellung vom «Geldwert» einer Intervention.

Die schwedische Verkehrsadministration beispielsweise kalkuliert den Aufwand für verschiedene Maßnahmen, um Unfälle im Straßenverkehr zu vermeiden, und stellt diesen Aufwand den durchschnittlichen Kosten für einen Todesfall gegenüber (insgesamt etwa 1,2 Mio. DM, von denen etwa 140 000 DM auf die medizinische Versorgung entfallen, auf die ausgefallene Produktivität am Arbeitsplatz sowie auf «Kosten für Sachschäden und Verwaltung» und Kosten von etwa 1 Mio. DM, die dem Wert eines Menschenlebens entsprechen). Der Leser wird gern zur Kenntnis nehmen, dass die Kosten einer schweren Verletzung bei etwa einem Siebtel dieses Betrags liegen (Werte für 1989).

Im Unterschied zu anderen Arten der Evaluation werden hier Input und Output mit den gleichen finanziellen Messgrößen dargestellt. Diese Evaluation kann man auch heranziehen, um den Geldwert der Wirkungen verschiedener Interventionen zu ermitteln. Dem liegt die Annahme zugrunde, dass unterschiedliche Effekte quantifiziert und mit dem gleichen finanziellen Kriterium erfasst werden können.

«Wie viel wären Sie bereit pro Jahr zu zahlen, damit ein Hubschrauberrettungsdienst eingerichtet werden könnte?» Diese Frage wurde in einer norwegischen Untersuchung gestellt, die eine Verfahrensweise benutzte, welche als eine Alternative zu QALY entwickelt wurde, um die Nutzen einer gesundheitlichen Betreuung zu erfassen: die «Zahlungsbereitschaft» von Olsen und Donaldson (1993). Ziel dabei war, die befragten Personen zu veranlassen anzugeben, wie viel sie für eine bestimmte Behandlung oder Dienstleistung zu zahlen bereit wären, die zusammen mit ihren Vor- und Nachteilen be-

---

Definition der verschiedenen Arten der ökonomischen Evaluation

Beschreibung der Kosten: Ermittlung der Kosten eines oder mehrerer Sachverhalte auf eine Art, die implizit oder explizit einen Kostenvergleich ermöglicht. (Eine Teil-Evaluation beschäftigt sich nur mit einer Intervention und führt keinen expliziten Vergleich durch.)

Kostenminimierung: Geht davon aus, dass die Unterschiede in den Wirkungen aufgrund unterschiedlicher Interventionen nicht ins Gewicht fallen; der Aufwand für jede Intervention wird mit dem Ziel berechnet, die preiswerteste zu ermitteln.

Kosteneffektivität: Die Effektivität oder die Folgen, wie sie sich anhand eines Messkriteriums in Bezug auf die Kosten darstellen (z.B. gerettete Menschenleben, verhütete Krankheitsfälle oder zusätzliche Lebensjahre bei guter Gesundheit). Dabei wird nicht versucht, die Folgen zu bewerten – man nimmt an, dass das Ergebnis einen Wert darstellt. Wird dazu benutzt, um die unterschiedlichen Kosten der verschiedenen Verfahrensweisen bei gleichem Endresultat zu ermitteln.

Kosten-Nutzen-Verhältnis: Setzt Nutzen des Endresultats für die Patienten in Relation zu den Kosten. Dabei wird oft QALY eingesetzt, wobei der Preis der verlängerten Lebensspanne die Nebenwirkungen sind. Bewertet die Folgen in Zeiteinheiten kombiniert mit gesundheitlicher Qualität (z.B. werden die durch das Ergebnis bewirkten Gesundheitszustände zueinander in Beziehung gesetzt). Komplexer als die Messung der Effektivität.

Aufwand-Ertrag-Verhältnis: Es wird versucht, die Wirkungen eines Programms in Geldbeträgen zu erfassen, damit man den ermittelten Wert mit den tatsächlichen Kosten vergleichen kann. Eine Reihe von Vorteilen werden in Geldbeträgen dargestellt. Der Fokus ist darauf gerichtet, ob das Endergebnis angesichts des Aufwands gerechtfertigt ist.

---

schrieben wird, wobei man üblicherweise davon ausging, dass die Zahlung in Form einer Steuer erfolgt. Der Vorteil liegt darin, dass die Befragten eine ihnen vertraute Maßeinheit benutzen – Geld –, wodurch ein Verzichtempfinden in die Einschätzung der Intervention einfloß. Die kompliziertere Form dieser Methode fragt, wie viele Menschen für eine bestimmte Zahl von Leistungen zahlen würden. In der zitierten Studie waren die Befragten tatsächlich bereit, wesentlich mehr für einen Hubschrauberrettungsdienst und eine Herzoperation zu zahlen als für eine Hüftgelenkoperation. Auch wenn dieses Verfahren zur Quantifizierung vom Ertrag in Form von Geld sich stark auf die Wertschätzung bestimmter Dinge im Durchschnitt der Bevölkerung stützt, ist diese Methodik dennoch nicht unproblematisch (Olsen und Donaldson 1993).

Evaluationsmethoden, die auf den Ertrag ausgerichtet sind, werden auch dazu verwendet, um Interventionen bei Organisationen oder die Bewertung von Investitionen für Bauten oder Dienstleistungen einzuschätzen. Als Beispiel kann die Evaluation von Systemen der Informationstechnologie (IT) dienen. Kosten-Nutzen-Rechnungen können durchgeführt werden, um Kosten und Nutzen für ein System zu prognostizieren oder im Nachhinein den tatsächlichen Aufwand und Ertrag zu ermitteln. Die ökonomische Evaluation von IT-Systemen wie die Evaluationen von anderen Arten von Interventionen in Organisationen sehen sich mit dem Problem konfrontiert, die Auswirkungen der Systemänderung von den Wirkungen anderer Faktoren zu isolieren. Zusätzlich gibt es das bekannte Problem zu definieren, was in den «schwarzen Kasten» gehört – ist es nur die Hardware zur IT-Intervention oder auch die Schulung? Durch eine IT-Intervention wird nämlich in vielen Fällen nicht nur ein manuelles System automatisiert, sondern auch die gesamte bisherige Arbeitsweise verändert. Weder die Intervention noch ihr Kontext sind also die gleichen (Keen 1994).

6.6 Stärken und Schwächen der ökonomischen Evaluation

Es ist wichtig, die generellen Stärken und Schwächen der ökonomischen Perspektive zu trennen von den unterschiedlichen Stärken und Schwächen der verschiedenen Arten der ökonomischen Evaluation. Werden die QALYs kritisiert, dann richtet sich diese Kritik nicht gegen die ökonomische Perspektive oder eine bestimmte Evaluation wie die Minimierung der Kosten. Unsere Ausführungen wollten einen Eindruck davon vermitteln, wie die ökonomische Evaluation eingesetzt wird, sowie von den Annahmen, die den verschiedenen Arten der Evaluationen zugrunde liegen. Nicht alle finanzielle Analysen sind Evaluationen, auch wenn sie einen ausdrücklichen Vergleich oder den impliziten Vergleich mit der Möglichkeit, nichts zu tun, und die daraus entstehenden Kosten beinhalten: Die Beschreibung der verwendeten Ressourcen – oft in DM – animiert uns, über andere Möglichkeiten nachzudenken, wie dieses Geld ausgegeben werden könnte.

Alle ökonomischen Evaluationen weisen einer Intervention einen bestimmten Wert zu, indem sie die systematisch erlangten Informationen über die verwendeten Ressourcen benutzen und den Zustand nach erfolgter Intervention mit dem Zustand bei nicht erfolgter Intervention oder mit der Verwendung anderer Ressourcen vergleichen. Viele Menschen sammeln Informationen über Wirkungen und ziehen Ergebnismessungen heran, um Effektivität oder Nutzen einzuschätzen. Viele beurteilen andere Wirkungen als diejenigen, die für Patienten relevant sind. Die Untersuchungen unterscheiden sich jedoch durch den Umfang der von ihnen eingeschätzten Effekte – dies entweder aus der Perspektive des Gesundheitswesens oder aus einer gesellschaftlichen Perspektive. Ökonomische Evaluationen unterscheiden sich dadurch, wie eng sie Kosten und Nutzen definieren, sowie durch die Validität und die Genauigkeit ihrer Messungen. Die meisten ökonomischen Evaluationen sind darauf ausgerichtet, die Kosten-Nutzen-Relation oder die Nützlichkeit einer Intervention zu vergleichen mit einer anderen

Nutzung der Finanzmittel. Gewisse Meta-Analysen fassen Evaluationen derselben Intervention zusammen, um zu einer Synthese dieser Evaluationen zu gelangen, trotz methodischer Probleme bei der Zusammenführung derartiger Studien.

Unter einer ökonomische Perspektive haben die Kostenträger im Gesundheitswesen ihren Nutzen zu maximieren, den sie durch einen investierten Betrag erzielen können. Sie brauchen Informationen über Kosten sowie über Leistungen, um den Nutzen einzuschätzen; diese Informationen müssen sowohl nationale Durchschnittswerte sein als auch solche über potenziellen lokale Lieferanten. Buxton (1992) schlägt vor, dass Kostenträger nur noch neue Abschlüsse unter der Prämisse abschließen sollten, dass der Anbieter die Leistungen evaluiert hat und dass sich die Geldgeber an den Kosten der Evaluation beteiligen sollten.

Ökonomische Evaluationen sind oft Teil einer experimentellen Evaluation oder werden mit ihr kombiniert. Dabei mag die ökonomische Analyse perfekt sein, doch Schwächen am experimentellen Design behindern die Schlussfolgerungen für die Praxis (HERG 1996). Ökonomische Evaluationen – wie andere Evaluationen auch, deren Resultate in quantitativen Maßeinheiten dargestellt werden – vermitteln den Eindruck der Objektivität, der nicht gerechtfertigt ist und der selbst Experten in die Irre führen kann. Bei der Quantifizierung des Aufwands spielen Annahmen eine große Rolle, einschließlich der nicht zu berücksichtigenden Kosten. Annahmen spielen eine Rolle bei folgenden Überlegungen: Wie können gesundheitliche Konsequenzen für Individuen quantifiziert werden (z.B. mit der Lebensdauer oder auch mit der Lebensqualität mitsamt aller Teilaspekte dieser Qualität)? Wann sind Wirkungen zu messen und welche Folgewirkungen sollen nicht berücksichtigt werden (z.B. Auswirkungen auf Angehörige, Kosten bei anderen Dienstleistern)? Auch gibt es Überlegungen über die Art, wie valide Vergleiche über die Effekte einer Intervention anzustellen sind, wenn die Wirkungen jeder Intervention in identischen Maßeinheiten ausgedrückt werden wie beim Grad der Lebensqualität.

Fehlt eine andere Grundlage für die Zuweisung von Ressourcen, dann greifen Manager und Politiker zunehmend auf die Kosten-Nutzen-Analyse oder auf andere ökonomische Einschätzungen zurück. Außer Behandlungen waren kaum andere Arten der Intervention bislang Gegenstand einer detaillierten Kosten-Nutzen-Analyse, teilweise auch deshalb, weil Evaluatoren Methoden entwickelt haben, die auf Individuen fokussiert sind wie z.B. der Nutzen für einzelne Personen. Darüber hinaus gibt es viele Möglichkeiten, die Quantifizierung des Nutzens und der Kosten bei Interventionen der Gesundheitsfürsorge oder Erziehungsprogrammen für Patienten, Bürger und Bürgerinnen sowie Mitarbeiterinnen des Gesundheitswesens einzusetzen. (Drei Artikel in einer Ausgabe der *Health Education Research* beschäftigen sich mit der Rolle der Wirtschaftlichkeit im Gesundheitswesen bei der Evaluation der Gesundheitsförderung [z.B. Craig und Walker 1996]. Haycox [1994] beschreibt eine Methodologie für die Bewertung von Aufwand und Ertrag.) Die Tatsache, dass sich viele ökonomische Evaluationen auf die Kosten von gesundheitlichen Dienstleistungen und auf Evaluationen bei Individuen konzentrieren, bedeutet nicht, dass diese Perspektive nicht auch eine gesellschaftliche Ausrichtung bekommen kann. Wenn wir die vielen Einflüsse in Betracht ziehen, die neben gesundheitsbezogenen Aktivitäten die Gesundheit beeinflussen, und wenn wir die Zusammenarbeit mit anderen Bereichen suchen, um die Gesundheit zu verbessern, dann sollten wir auch die gesellschaftlichen Kosten und Nutzen von gesundheitlichen Behandlungen, Dienstleistungen und politischen Entscheidungen bei der Beurteilung ihres Werts berücksichtigen.

Ungeachtet aller Rückschläge nimmt sich die Disziplin der ökonomischen Evaluation ebenso wie die der experimentellen Evaluierung vieler Probleme an und geht von Annahmen aus, die in den meisten Arten der Evaluation eine Rolle spielen. Selbst wenn ein Evaluator oder ein Nutzer einer Evaluation nicht direkt mit einer ökonomischen Evaluation befasst ist, ist es wichtig, Probleme wie die Quantifizierung von Ressourcen oder Auswirkungen zu verstehen,

ebenso die gründliche Untersuchungsweise zu verstehen, die Wirtschaftswissenschaftler bei Fragen im Gesundheitswesen anwenden.

Die meisten Evaluatoren sind dazu angehalten, die Ressourcen zu beschreiben, die der zu evaluierende Gegenstand verbraucht. In ihren Untersuchungen müssen sie auch den Aufwand und die Kosten für ihre Studie beziffern wie andererseits die Vorteile und möglichen Einsparungen, die aus der Untersuchung resultieren könnten. Wird es letztendlich eine «kostenlose» Evaluierung geben? Die Theorien, die von Wirtschaftswissenschaftlern über die Quantifizierung von Ressourcen entwickelt wurden sowie die daran geübte Kritik sollte von allen Evaluatoren und den Nutzern der Einschätzungen verstanden werden.

6.6.1 Weitere Literatur und Beispiele

Weitere Einzelheiten sind in der besten Einführung zur ökonomischen Evaluation im Gesundheitswesen von Drummond et al. (1987) enthalten sowie in einem ausgezeichneten Überblick über die auf die Relation zwischen Kosten und Nutzen bezogenen Methoden von Richardson (1992). «Ist die Rehabilitation den Aufwand wert?», ist eine Frage, die McKenna et al. (1992) durch eine Analyse von neun Studien zu beantworten versuchten, in der auch die unterschiedlichen Ansätze und ihre Anwendung in derartigen Programmen untersucht wurden. «Wie können wir nachweisen, dass die Gesundheitsförderung kosteneffektiv ist?», formuliert eine alles andere als neutrale Einstellung zur Evaluierung die Frage, die auch zunehmend von frustrierten Fachleuten in der Gesundheitsförderung gestellt wird: Die Erörterungen bei Tolley et al. (1996) sowie bei Craig und Walker (1996) eignen sich als guter Ausgangspunkt; Haycox (1994) beschreibt eine mögliche Methodologie für die Einschätzung von Kosten und Nutzen.

6.7 Schlussfolgerungen

* Ökonomische Evaluationen werden benutzt, um Behandlungen und Dienstleistungen einzuschätzen sowie für zukünftige Maßnahmen im Gesundheitswesen, seltener hingegen für Interventionen bei Organisationen.

* Alle ökonomische Evaluationen sind hilfreich bei der Beurteilung des Werts von Interventionen, indem sie Informationen über die verbrauchten Ressourcen einer Intervention sammeln, die als Kosten dargestellt werden.

* Einige ökonomische Evaluationen beschränken sich auf einen Teil der Ressourcen: z.B. diejenigen, die von einer bestimmten Leistung im Gesundheitswesen verbraucht werden, und solche, die leicht einzuschätzen sind. Andere Evaluationen werfen einen umfassenderen Blick auf die benutzten Ressourcen und beziehen auch die Kosten für die Gesellschaft mit ein und trauen sich auch an die «schwierig zu beziffernden» Kosten heran.

* Umfassende ökonomische Evaluationen quantifizieren sowohl die Konsequenzen einer Intervention wie die Gesamtkosten und vergleichen auch zwei oder mehrere Alternativen, selbst wenn eine Alternative in einem Placebo oder darin besteht, nichts zu tun.

* Die auf die Beschreibung oder die Minimierung der Kosten ausgerichteten Evaluationen beschreiben nur die Kosten einer Intervention. Effektivitätsstudien benutzen nur ein einziges Kriterium für die Effektivität wie gerettete Menschenleben und stellen sie dann Kosten und Effektivität gegenüber.

* Aufwand-Ertrag-Evaluationen bewerten sowohl die verbrauchten Ressourcen wie die Auswirkungen einer Intervention in Geldbeträgen, so dass Beurteilungen unter finanziellen Vorzeichen leicht sind.

* Alle ökonomischen Evaluationen gehen von methodischen und bewertenden Annahmen aus bei der Quantifizierung von Aufwand und Wirkung. Diese werden normalerweise ausdrücklich genannt, sind aber manchmal nur für Wirtschaftswissenschaftler verständlich: Für Laien können die genauen Quantifizierungen die Werte verbergen, die der Studie zugrunde liegen.

* Ökonomische Evaluationen gehen von ähnlichen epistemologischen Annahmen aus wie experimentelle Paradigmata in Bezug auf das, was ein Faktum ausmacht und wie man gesicherte Kenntnisse über Fakten gewinnen kann.

7. Entwicklungsorientierte Evaluationen

Zwei Ansichten über nicht-experimentelle Ver-fahrensweisen bei der Evaluation:

Eine ungefähr zutreffende Antwort auf eine richtige Frage, die oft vage formuliert wird, ist weit besser als eine präzise Antwort auf die falsche Frage, die man jederzeit präzisieren kann (Tukey 1962).

Viele kurzfristigen Evaluationen oder solche in den angewandten Sozialwissenschaften können schlechter als nutzlos sein, weil sie irreführende «Beweise» liefern, ohne die Methoden zu be-schreiben. Sie enthalten die persönlichen Vor-urteile des Evaluators oder die politischen An-sichten einer Interessengruppe, so als ob es sich um objektive Einschätzungen handeln würde. Wir laufen Gefahr, eine verengte Auffassung dessen, was ein Faktum ist, an die Stelle einer Sichtweise der Fakten zu setzen, wenn derje-nige, der am lautesten schreit, sich durchsetzt. Nach der Evaluation ist mehr als genug Platz für Vorurteile; in der Evaluation haben sie nichts zu suchen.

7.1 Einleitung

Bei der Ausübung ihres Berufs leben die meisten Fachkräfte im Gesundheitswesen Augenblick. Sie haben kaum Zeit, einen Evaluationsbericht zu lesen, sich näher mit den Ergebnissen zu be-schäftigen, oder können nicht jahrelang auf eine fundierte Untersuchung warten, die mit über-zeugenden Ergebnissen aufwartet; noch weniger haben sie die Zeit, eine experimentelle Evalua-tion durchzuführen. Damit möchten wir nicht

behaupten, dass die Forschung keinen Einfluss auf die Praxis in der Klinik oder der Verwaltung hat: Langfristig verbessern experimentelle wie ökonomische Evaluationen die gesundheitliche Betreuung und werden mehr und mehr zu einem Teil der Alltagspraxis. Andererseits gibt es jedoch einen Bedarf für Einschätzungen, die von unmittelbarem und praktischem Nutzen sind und deren Durchführung weniger Zeit und Aufwand erfordert. Außerdem ist ein Bedarf an Evaluationen vorhanden, die bei der Definition und Ermittlung von Informationen eine flexi-blere Haltung bekunden, welche größeres Ge-wicht auf die subjektiven Erfahrungen der Patienten legt, auf das Fachpersonal im Gesund-heitswesen und anderer Personengruppen, die von diesen oder von politischen Maßnahmen tangiert sind.

Der Begriff der entwicklungsorientierten Per-spektive, der in diesem Buch verwendet wird, um die Ansichten von Menschen und Organisa-tionen zu bezeichnen, die ihre Empfindungen und Wahrnehmungen einbringen, wobei unter-schiedliche sozialwissenschaftliche Methoden zur Anwendung kommen, um Interventionen zu evaluieren. Ein Ansatz im Rahmen dieser Per-spektive versucht die Intervention wie die Perso-nen zu beschreiben, die die Intervention erhal-ten, um den Nutzern verschiedene Kenntnisse zu vermitteln, die nötig sind, um die Intervention zu beurteilen. Ein weiterer Ansatz will die Inter-vention während des Prozesses der Evaluierung verändern – um die Fähigkeit von Menschen und Organisationen zu nutzen, sich selbst zu verändern, was durch den Entwicklungsbezug hervorgehoben wird, d.h. diese Fähigkeit der eingeschätzten Individuen nicht zu kontrollieren oder auszuschalten.

Für viele experimentelle Evaluatoren ist die Weiterentwicklung einer Intervention während ihrer Überprüfung ein Irrglaube. Für sie macht das einfach keinen Sinn. Wie kann man etwas beurteilen, das sich verändert? Ist das Ziel nicht Kontrolle, also keine Veränderung? Die Ausgestaltung dieser Perspektive erfolgte aus der Kritik an den naturwissenschaftlichen Verfahrensweisen, die bei sozialen Phänomenen angewendet wurden, und ist heute eine anerkannte Alternative. Für viele, die sich dieser Perspektive bedienen, besteht das Problem nicht nur darin, experimentelle Methoden anzuwenden, um Dienstleistungen wie politische Maßnahmen zu evaluieren – in den vergangenen zwei Kapiteln haben wir gezeigt, dass es schon eine Reihe von quasi-experimentellen Methoden gibt, die für diese Zwecke eingesetzt werden können. Diesen Wissenschaftlern geht es darum, nicht die experimentelle Perspektive zu übernehmen, sondern eine Alternative zu realisieren. Dabei handelt es sich um eine Perspektive, die auf anderen Annahmen und Ansichten über den Zweck einer Evaluation basiert und über die Art der Subjekte, die evaluiert werden sollen.

Es gibt drei deutlich verschiedene Ansätze. Einer knüpft an eine Tradition der Sozialwissenschaften an und setzt beschreibende und nicht-experimentelle Fallstudien ein sowie eine Vielzahl von Methoden der Datensammlung; die Evaluatoren achten auf einen «Respektabstand» zur Intervention («beschreibende sozialwissenschaftliche Evaluation»). Eine zweite Verfahrensweise resultiert aus der Tradition der Action Research und versucht, die Intervention im Prozess der Evaluation zu verändern, wobei die Evaluatoren eng mit den Nutzern, den Leistungserbringern und den Patienten zusammenarbeiten («Evaluation im Rahmen der Action Research»). Die dritte Alternative besteht in einer «Selbstevaluierung»: Die Fachleute des Gesundheitswesens bewerten systematisch den Wert ihrer Tätigkeit, um besser informierte Entscheidungen zu treffen.

In einem gewissen Sinn sind wir heute alle Evaluatoren des Alltagsverstands – die Frage ist nur, wie gut wir das machen und wie wir es besser machen können.

Auf eine irgendwie geartete Weiterentwicklung ausgerichtete Evaluationen werden normalerweise durchgeführt, um gesundheitliche Dienstleistungen oder Interventionen als solche zu evaluieren oder auch bestimmte politische Maßnahmen, aber weniger um Behandlungen einzuschätzen. In diesem und im nächsten Kapitel wird die Position vertreten, dass es sich dabei nicht um die «zweitbeste» oder weniger gründliche Form der Evaluation handelt, sondern für bestimmte Zielsetzungen angemessen ist, obschon sie durch die Perspektiven der experimentellen wie ökonomischen Evaluation beeinflusst sind. Wer mit Hilfe des Alltagsverstands evaluiert, sollte indes mehr Gewicht auf die Beschreibung der Methoden legen, den Ansatz entmystifizieren und auf die oft berechtigte Kritik der experimentellen Evaluatoren eingehen, die Fragen bezüglich der Validität, der Reliabilität, der Wiederholbarkeit und Verallgemeinerungsfähigkeit stellen.

In diesem Kapitel diskutieren wir diese Perspektive und beschreiben die beiden wichtigsten Ansätze, die aus der Sozialwissenschaft und der Action Research resultieren. Die dritte Variante – die Selbstevaluation – wird im Detail erörtert, wenn wir in Kapitel 13 auf die Evaluation der Qualität eingehen. Darüber hinaus sprechen wir bestimmte Arten der Evaluation an, denen Merkmale der entwicklungsorientierten Perspektive wie die formative, die erhellende, die der Gesellschaftsanalyse, die pluralistische und die prozessorientierte eigen sind. Durch dieses Kapitel sollen Sie in die Lage versetzt werden, die Eigenschaften der Perspektive der Entwicklung zu erläutern und die Stärken und Schwächen von Verfahrensweisen, die daran anknüpfen, bei einem Projekt oder einem Untersuchungsvorschlag einzuschätzen sowie zu erkennen, wann eine derartige Studie angezeigt ist. Sie können dann zwar nicht eine entsprechende Untersuchung selbst durchführen, aber sie werden Hinweise auf Fachliteratur finden, mit deren Hilfe Sie es vielleicht schaffen.

7.2 Entwicklungsorientierte Evaluationen

Wie können Sie Nutzern dabei helfen, den Wert einer Intervention zu beurteilen, wenn Sie diese nicht wie ein Experiment behandeln oder ihre Kosten ermitteln? Diese Frage wird von allen Evaluatoren, die eine ökonomische oder experimentelle Perspektive benutzen, an diejenigen gerichtet, die entwicklungsorientierte Evaluationen einsetzen. Hinter dieser Frage stecken einige Annahmen: dass ein skeptischer und objektiver experimenteller Ansatz zu validem Wissen führt (man muss seine Hypothesen definieren und sie dann testen, idealerweise sie falsifizieren) und dass diese Kenntnisse erweitert werden können, indem man an früheren experimentellen Nachweisen anknüpft; dass der Fokus auf messbare Effekte und Kosten gerichtet sein sollte; dass eine sorgfältige Vorgehensweise bei der Ermittlung von Daten mit validen und verlässlichen Methoden zu Tatsachen führt; und dass auf diese Weise die Nutzer von Evaluationen an Informationen kommen, die außerordentlich nützlich bei der Beurteilung von Werten und Entscheidungen über Verhaltensweisen sind.

Die erste Antwort darauf ist, dass experimentelle und ökonomische Evaluationen oft unmöglich sind, insbesondere bei Dienstleistungen, politischen Maßnahmen, Reformen im Gesundheitswesen und vielen Interventionen in Organisationen. Diese «Interventionen» ändern sich oft, sind unzureichend definiert, haben viele und widersprüchliche Zielsetzungen und eine Reihe von Nebeneffekten, von denen einige nicht prognostiziert, ja nicht einmal imaginiert werden können. Derartige Evaluationen sind meist sehr zeitaufwendig, zu teuer, liefern nur einen Teil der erforderlichen Informationen und führen zu praktischen und ethischen Problemen – und wenn sie wirklich durchgeführt werden, dann kommen ihre Resultate zu spät, um für die Entscheidungsfindung von Nutzen zu sein.

Die zweite Antwort ist, dass diese Perspektiven mit Annahmen verbunden sind darüber, was denn eine tragfähige Information über eine Intervention ausmacht und wie man an diese Information gelangt. Für einige Nutzer und die Fragen, die sie stellen, sind diese Annahmen angemessen – Nutzer wie Kliniker, die in medizinischen Untersuchungsmethoden trainiert sind. Für andere, zu denen auch viele Fachleute des Gesundheitswesens zählen, Patienten, Manager und Politiker, gehört auch ein Verständnis der Erfahrungen und Wahrnehmungen der Patienten und Fachkräfte dazu. Diese und andere Arten von Kenntnissen können den Nutzern helfen, den Wert einer Intervention zu beurteilen, und sind für sie vielleicht wichtiger für die Wahl der richtigen Verfahrensweise als eine begrenzte Information über Wirkungen und Kosten. In welchem Sinn ist die «subjektive» Information unsicherer oder weniger valide als die Informationen über Kosten oder objektive Messergebnisse wie der Blutzuckerspiegel oder der Cholesteringehalt? Diese zweite Antwort auf die Frage resultiert aus der Sicht der Patienten und der Fachkräfte im Gesundheitswesen als Personen, die Bedeutung kreieren, deren Ansichten begründet sind und die sich selbst durch Selbstreflektion verändern können.

Keine dieser Reaktionen beantwortet unsere Frage. Die dritte Antwort ist entwaffnend simpel und macht einige experimentelle Evaluatoren wütend, aber sie enthält den Geist der Perspektive des gesunden Menschenverstands. Wie kann man den Nutzern helfen, den Wert der Intervention zu beurteilen? Sie arbeiten eng mit ihnen und anderen Betroffenen zusammen, um zu entscheiden, welches Wissen aus ihrer Sicht am nützlichsten wäre und zu welchem Zeitpunkt dies der Fall wäre. Sie haben einen guten Arbeitskontakt mit ihnen, um die richtige Balance zwischen Zeit, Geld und Details, der Reliabilität und Validität der Information zu finden. Sie lassen ihnen die Informationen zukommen, sobald sie verfügbar sind.

Eine vierte Reaktion kommt von den Evaluatoren, die meinen, diese Diskussion sei überflüssig. Diese Antwort richtet die Aufmerksamkeit auf die vielen entwicklungsorientierten Evaluationen, die nicht nur qualitative Methoden benutzen, sondern auch nach experimentellen

Prinzipien verfahren. Innerhalb dieses Rahmens sind Evaluationen vom Typus 3 («vorher-nachher») durchgeführt worden, vergleichende vom Typus 4, der Test von Hypothesen und Experimente in kleinem Maßstab, selbst wenn diese Verfahrensweisen und Methoden der Datensammlung nicht den gleichen rigorosen Standards entsprechen wie bei uneingeschränkt experimentellen oder ökonomischen Evaluationen.

Tatsächlich trägt die Perspektive, die die Entwicklung einbezieht, einiges zu drei Evaluierungsmethoden bei. Einmal zu denen, die wir gerade angesprochen haben, welche experimentelle Designs und Überlegungen benutzen, aber innerhalb der entwicklungsorientierten Perspektive, die oft bereits über die Resultate berichten, während die Studie noch läuft oder wenn die Leistungserbringer selbst die Evaluation durchführen. Hier handelt es sich um «pragmatisch-experimentelle» Evaluationen. Beim zweiten Typus handelt es sich um solche, die keinen experimentellen Prinzipien folgen, aber die Intervention verändern, während die Evaluation durchgeführt wird, was im Design dieser Evaluation auch vorgesehen ist. Die Evaluation ist also selbst eine Intervention bei der Intervention, die evaluiert wird – es sind die sogenannten «Action-Research-Evaluationen».

Beim dritten handelt es sich um beschreibende Evaluationen von Fallstudien, die keine Veränderung während der Evaluation intendieren, eine Vielzahl von anerkannten Untersuchungsmethoden der Sozialwissenschaft benutzen und Feedback und Berichte nach der Ermittlung und Analyse der Daten geben – die beschreibenden Evaluationen der Sozialwissenschaft. Bevor wir uns jedoch ansehen, was allen gemeinsam ist und wie diese Perspektive zu definieren ist, werfen wir einen Blick auf ein paar Beispiele (vgl. **Tab. 7.1**).

7.2.1 Beispiele für entwicklungsorientierte Evaluationen

Ein Beispiel für eine sozialwissenschaftliche beschreibende Evaluation, die nicht darauf abzielte, während der Evaluierung eine Veränderung herbeizuführen, ist das englische «Experiment des Ressourcen-Managements» (RM). Es ging auf eine Initiative der Regierung zurück, die Ärzte in die Budgetierung und das Management eines Krankenhauses einzubeziehen; ursprünglich wurde dieses Projekt an sechs Standorten durchgeführt. Die Evaluation nutzte herkömmliche Methoden der Sozialwissenschaft und behandelte die sechs Standorte als unterschiedliche Fallstudien, die miteinander verglichen wurden

Tabelle 7.1: Drei Arten von entwicklungsorientierten Evaluationen auf der Basis des Alltagsverstands und unterschiedlichen Einstellungen gegenüber Veränderungen

	Veränderung als Teil der Evaluation	*Keine Veränderungen während der Evaluation*
Evaluationen der Sozialforschung (Methoden der beschreibenden Fallstudien)	Nach Methoden der Sozialforschung über Zwischenergebnisse informieren	Bei der Durchführung einer Evaluation versuchen die Forscher ihren Einfluss auf Dienstleistungen und Interventionen so gering wie möglich zu halten. Resultate sind daher verallgemeinerbar.
Aktive Evaluationen (Methoden der Action Research)	Ziel der Evaluation ist die Veränderung der Intervention während der Evaluation	Evaluatoren warten bei der Action Research selten das Ende der Evaluierung ab, um über Ergebnisse zu berichten, oder unternehmen etwas, um ihren Einfluss zu minimieren
Pragmatische experimentelle Evaluationen (quasi-experimentelle Methoden innerhalb der Entwicklungsperspektive)	Einige Evaluatoren benutzen quasi-experimentelle Methoden und informieren über Zwischenergebnisse im Verlauf der Evaluierung	Einige Erbringer von Dienstleistungen führen im Rahmen ihres Qualitätsmanagements kleinere Experimente durch

sowie mit den Zielsetzungen der Initiative (Packwood et al. 1991). Diese Evaluation war ein Beispiel für eine beschreibende Evaluierung, die den Alltagsverstand einsetzte, die auch als managementorientierte Evaluation bezeichnet werden könnte.

Eine Aufgabenstellung dieser Evaluation war die Beantwortung der Frage, ob es RM gelungen war, «die Ärzte in das Management einzubeziehen» – ein Kriterium, das aus der Zielsetzungen des Projekts abgeleitet war. Dazu setzte das multidisziplinäre Evaluationsteam Interviews, teilnehmende Beobachtung bei Meetings, die Sammlung von Daten über die finanzielle Situation und Erhebungen mittels Fragebogen ein. Die Evaluierung war «summativ», d.h., ein Feedback über die Resultate gab es erst nach Abschluss der Untersuchung. Die Evaluation führte während ihrer Durchführung nicht zu Veränderungen. Eine interessante Einschätzung des «Ertrags» der Evaluation findet sich bei HERG (1994): In der Begrifflichkeit dieses Buches war die Einschätzung tatsächlich eine ökonomische Evaluierung einer Intervention an einer Organisation, die in einer politischen Maßnahme der Regierung bestand.

Als Beispiel für eine Evaluation im Rahmen von Action Research mag eine Projekt dienen, das eine gesundheitliche und soziale Betreuung integrierende Primärpflege in Nordirland zu etablieren versucht. In dieser Studie arbeitete der Evaluator zusammen mit dem Team bei der Definition und Bewertung von Alternativen zur Teamreorganisation und bei der Einführung eines Qualitätssicherungssystems für die Teamarbeit. Der Evaluator arbeitete mit Mitgliedern der Arbeitsgruppe zusammen, um sie bei der Definition von Qualitätskriterien zu unterstützen, die auf den Ansichten der Patienten basierten, die in Gruppendiskussionen zusammengetragen worden waren; sie bewerteten also nicht die Leistungen des Teams. Und der Evaluator berichtete dem Team die Resultate (Øvretveit 1991a). Die Arbeitsgruppe entwickelte daraufhin einfache Instrumente für Erhebungen und Messverfahren, die sie routinemäßig einsetzten, um herauszufinden, was die Patienten über den Service dachten.

7.3 Definition der entwicklungsorientierten Perspektive

In der Bildungsforschung hat die entwicklungsorientierte Perspektive eine längere Tradition als im Gesundheitswesen. Das folgende Zitat stellt viele Merkmale dieser Perspektive dar:

Eine grundlegende Voraussetzung für diesen Ansatz ist in jeder Untersuchung das Schwergewicht auf der Interpretation einer Vielzahl von Verfahrensweisen in der Bildung, die Erfahrungen der TeilnehmerInnen, die formalen Prozeduren und Probleme des Managements in einer Art und Weise, dass sie verständlich und nützlich ist für diejenigen, für die die Studie durchgeführt worden ist. Der Evaluator, der sich verständlich ausdrückt, trägt zur Entscheidungsfindung bei, indem er Informationen, Kommentare und Analysen bereitstellt, um die Kenntnisse und das Verständnis des Programms zu erweitern, das untersucht wird. Kennzeichnend für ein erhellende Evaluation ist eine flexible Methodologie, die die vorhandenen Ressourcen und Möglichkeiten nutzt und sich verschiedener Techniken bedient, um allen Gegebenheiten einer Studie gerecht zu werden (Parlett 1981).

Innerhalb dieser Kategorie gibt es viele verschiedene Arten von Evaluationen; allen gemeinsam ist eine pragmatische Zielsetzung, ein flexibles Verfahren bei der Wahl der Methoden sowie eine enge und permanente Verbindung zwischen den sichtbar werdenden Ergebnissen und der auf die Praxis gerichteten Aktivität. Auch wenn es Ausnahmen gibt, so kann man dennoch die Merkmale vieler Evaluationen in dieser Perspektive folgendermaßen zusammenfassen:

- **Lokal:** Für und von den Personen in einem Tätigkeitsbereich durchgeführt mit dem Ziel, allgemeingültige Beschreibungen und Kenntnisse zu gewinnen, die anderswo Verwendung finden können.
- **Enge Zusammenarbeit:** Zwischen dem Evaluator, den Leistungserbringern und einige Patienten während der gesamten Dauer der Evaluation.
- **Ständiges Feedback:** Schon während des Eva-

luationsprozesses kontinuierliche Anwendung der sich ergebenden Resultate in der Praxis.

- **Ein Fall oder wenige Fälle:** Gegenstand der Intervention kann eine Dienstleistung, eine Organisation, ein Patient oder Fachpersonal sein, wobei Techniken der Fallstudie, aber keine Designs angewendet werden, die den Fall kontrollieren.
- **Keine Kontrollen:** Es wird nicht versucht, das Evaluierte zu kontrollieren oder eine experimentelle Gruppe einer Kontrollgruppe gegenüberzustellen; es wird möglicherweise auf Studien an anderen Stellen Bezug genommen.
- **Kein experimentelles Design:** Die Evaluation wird nicht als Experiment angelegt, um Hypothesen zu testen (Teile der Evaluation können jedoch darauf abzielen, Hypothesen der Dienstleister oder anderer Personengruppen zu verifizieren).
- **Induktiv:** Konzepte und Theorien werden oft schlußfolgernd vom Material abgeleitet, das der Evaluator gesammelt hat.
- Eine Vorliebe für **quantitative Techniken** wie Befragungen oder die Analyse von Dokumenten.

Evaluationen dieses Typus werden durchgeführt, wenn der zu evaluierende Sachverhalt schwierig zu spezifizieren ist oder sein Wesen während des Prozesses der Evaluierung sich vermutlich verändern wird. Oft werden nämlich Evaluatoren von den Kostenträgern aufgefordert, eine Dienstleistung oder eine politische Maßnahme einzuschätzen, die nur unzureichend definiert ist oder bei der unterschiedliche Auffassungen über Charakter oder Zielsetzung existieren. Es ist wahrscheinlich verfrüht, mit der Entwicklung der Kriterien für die Evaluation zu beginnen, bevor der Sachverhalt nicht genauer umrissen ist – dies mag einer der Gründe dafür sein, dass ein Evaluator zunächst eine entwicklungsorientierte Evaluation wählt und ein beschreibendes Design vom Typus 1 einsetzt (Kap. 3).

Häufiger werden derartige Evaluationen benutzt, um Interventionen wie Dienstleistungen und politische Maßnahmen zu bewerten, weni-

ger für Behandlungen. Andererseits greift eine zunehmende Zahl von Evaluatoren auf diese Perspektive zurück statt zu einem experimentellen Design, um alternative Therapien zu evaluieren (Johannessen et al. 1994). Die Evaluatoren versuchen dann nicht, das zu Evaluierende in Form eines Experiments zu testen, sondern beschreiben es zunächst einmal und wollen auf diese Weise das Verständnis für Wesen und Funktionsweise vertiefen.

Entwicklungsorientierte Evaluationen werden oft von Evaluatoren verwendet, die nicht bei der Organisation angestellt sind, die evaluiert werden soll; oft verfügen diese Experten über eine sozialwissenschaftliche Ausbildung und sind von der Action Research und partizipatorischen Forschungsmethoden beeinflusst. Sie können aber auch von Leuten ausgeführt werden, die der jeweiligen Organisation angehören, oder es kann sich um Selbst-Evaluationen handeln, die von Fachleuten im Gesundheitswesen durchgeführt werden, um ihre Leistungsfähigkeit zu steigern. Im letzten Fall sind quasi-experimentelle Designs eher wahrscheinlich, solange die Evaluation innerhalb des entwicklungsorientierten Paradigmas bleibt (Berwick 1996).

7.4 Beschreibende und handlungsorientierte Evaluationen

Worin bestehen die Unterschiede zwischen den verschiedenen Ansätzen innerhalb dieser Kategorie der Evaluationen? Welche Art der entwicklungsorientierten Evaluation eignet sich am besten für die gegebened Rahmenbedingungen und Fragestellungen? Im Folgenden gehen wir zunächst auf die beiden häufigsten Unterkategorien ein: die beschreibende sozialwissenschaftliche Evaluation, die Fallstudien als Methode verwendet, und die handlungsorientierte Evaluation, die auf Forschungsmethoden der Action Research zurückgreift. Des weiteren beschäftigen wir uns noch mit Verfahrensweisen, die eins oder mehrere Merkmale dieser Perspektive aufweisen wie die «qualitative», die «illuminierende», die «reagierende» sowie die Evaluation in «Echtzeit».

7.4.1 Der Unterschied zwischen experimentellen und beschreibenden Evaluationen von Fallstudien

Die Fallstudie ist in vielen Disziplinen ein anerkanntes Verfahren, Kenntnisse zu erlangen. In der klinischen Medizin ist ein einzelner Patient ein «Fall». Eine ins Detail gehende Erörterung dieser «beobachtenden» Methode findet man in Texten über die Forschungsmethoden von Psychotherapie und Psychiatrie. Der Begriff «Fallstudie» hat auch noch eine zweite Bedeutung, die eine bestimmte Art einer experimentellen Evaluation kennzeichnet: eine Intervention wird bei einem Patienten (dem Ziel) vorgenommen und die Ergebnisse werden untersucht. Derartige experimentelle Evaluationen eines einzigen Zielgegenstands werden rigoroser kontrolliert als die beobachtende Untersuchung eines klinischen Falls. Ein ähnlicher Ansatz kann verwendet werden, um die Wirkung einer Intervention bei einer Organisation zu erfassen – jetzt ist kein Patient, sondern eine Organisation der «Fall» (Yin 1989). «Experimentelle Evaluationen eines Falls» sollen eine Hypothese überprüfen und zu Kausalerklärungen führen, wobei oft die Null-Hypothese verwendet wird, also die Annahme, dass eine Intervention keine Wirkung hat und dass dies kontrolliert wird. Dieser Ansatz ist deduktiv – eine Hypothese wird abgeleitet und die gesamten Evaluation wird so angelegt, dass diese Hypothese getestet werden kann.

Evaluationen von Fallstudien innerhalb der entwicklungsorientierten Perspektive werden auf andere Art und Weise ausgeführt als solche in der experimentellen Perspektive. Normalerweise wird nicht versucht, die übrigen Einflussfaktoren sorgfältig zu kontrollieren oder die Intervention konstant zu halten. Die Evaluation wird an einem oder an mehreren Fällen vorgenommen, die durch den Zufall bestimmt werden können oder so ausgewählt werden, dass auf bestimmte Merkmale aufgebaut wird, z.B. eine oder mehrere Organisationen oder Patienten, die eine geplante oder ungeplante Intervention erhalten haben. Diese Vorgehensweise ist induktiv und findet innerhalb eines natürlichen Kontextes statt. Entwicklungsorientierte Evaluationen nutzen also den Ansatz der nicht-experimentellen Fallstudie und eine Methodik, die innerhalb der Sozialwissenschaften im Hinblick auf die Forschung mit Fallstudien entwickelt wurde.

Die Gefahr bei diesem Ansatzes liegt darin, dass er zur ausgeschmückten Anekdote ohne evaluative Relevanz werden kann (Cheetham et al. 1992).

7.4.2 Beschreibende sozialwissenschaftliche Evaluationen

Ein Beispiel für eine beschreibende sozialwissenschaftliche Evaluation findet sich bei St. Leger et al. (1992). Es handelt sich um die Untersuchung eines chinesischen Gesundheitsinformationszentrums in Großbritannien. Die Studie untersuchte verschiedene Ansichten über die Ziele dieses Zentrums und berichtete auch über bestimmte Aktivitäten und finanzielle Daten, die extra für diese Untersuchung ermittelt worden waren. Die Darstellungen wurden von den MitarbeiterInnen des Dienstes wiederholt überprüft. St. Leger et al. (1992) erörtern auch «dokumentierende Evaluationen», die selten als eine Methode für die Erfassung und Dokumentation der Stellungnahmen zu Erfahrungen mit einer Dienstleistung verwendet werden oder die Teil eines Veränderungsprozesses sind. Diese Verfahrensweise wird oft bei entwicklungsorientierten Evaluationen eingesetzt, besonders wenn es um konkrete Beispiele geht; sie wird ausführlich in Kapitel 11 unter dem Titel «Erhebung von Daten durch Interviews» behandelt. St. Leger et al. (1992) nehmen Bezug auf auch eine Untersuchung, die vom Pflegepersonal einer chirurgischen Tagesklinik durchgeführt wurde, die die Zufriedenheit der Patienten und andere Qualitäten der Betreuung ermittelten, um die Leistungen zu verbessern.

Andere Beispiele für umfassend angelegte, längere und sorgfältig beschreibende sozialwissenschaftliche Evaluationen in Großbritannien sind die Evaluationen des NHS *Management Advisory Service* (Brunel University 1984; Henkel 1991) oder die klinischen Audit-Programme des NHS in vier therapeutischen Berufszweigen

(Kogan und Redfern 1995) und das Managementprogramm «Umfassende Qualität» (Joss und Kogan 1995). Letzteres ist deshalb interessant, weil die Evaluatoren nicht nur zahlreiche Klinken und Bereiche untersuchten, sondern auch zwei vergleichbare Organisationen analysierten, die zwar nicht dem Gesundheitswesen angehörten, aber auch Qualitätsprogramme eingeführt hatten.

Bei gewissen Verfahrensweisen werden Methoden der «schnellen Einschätzung» eingesetzt, um den Nutzern von Evaluationen ein qualitatives Bild von den gesundheitlichen und anderen Problemen der Angehörigen einer bestimmten Personengruppe zu geben. Dieser Ansatz stützt sich auf die Meinungen ausgewählter Informanten in der Personengruppe und testet auch Hypothesen, die sich im Verlauf des Untersuchungsprozesses ergeben (Ong 1993).

Viele beschreibende sozialwissenschaftliche Evaluationen wollen den Input und die evaluierenden Prozesse beschreiben, den Kontext, die Grenzen und oft auch die Ergebnisse. Evaluationen dieses Typus sind wichtig für die Leistungserbringer, weil sie so einen unabhängigen «Spiegel» erhalten, den sie nutzen können, um ihre Tätigkeit zu reflektieren und zu verbessern. Nützlich sind sie ebenfalls für Manager und politisch Verantwortliche, die über eine Beschreibung der Tätigkeit einer Institution verfügen möchten, welche alle ihre Fragen beantwortet. Sie kann verwendet werden, um eine unabhängige Einschätzung einer neuen Behandlungsmethode zu bekommen, vor allem wenn diese nicht klar beschrieben oder wenn unklar ist, wie sie funktioniert, wie dies bei einigen sozialen, psychologischen oder alternativen Therapien der Fall ist. Sie können ebenfalls als Vorstudie für eine experimentelle oder anders geartete Evaluation zum Einsatz kommen oder dazu dienen, die «Evaluationswürdigkeit» einzuschätzen (Wholey 1977, 1983).

Obschon beschreibende Evaluationen oft Wirkungen oder Ergebnisse nicht quantifizieren, sind sie als schnelles Feedback nützlich; sie brauchen wenig Ressourcen und können herangezogen werden, wenn eine Dienstleistung oder politische Maßnahme verändert wird. Sowohl

die Qualität wie auch die Brauchbarkeit einer derartigen Einschätzung ist sehr von den Fähigkeiten des Evaluators abhängig sowie von der Theorie und den Modellen, auf die er bei der Auswahl des zu Evaluierenden zurückgreift. Einige beschreibende Evaluationen haben als Ausgangspunkt eine präzise umrissene Theorie oder eine theoretische Perspektive, anhand derer sie auswählen, was zu beschreiben ist und mit denen die Datenermittlung strukturiert wird. Einige arbeiten induktiv und versuchen, aus den Daten Modelle zu entwickeln, um Schlüsseleigenschaften des Evaluierten zu beschreiben: Beschreibende Evaluationen auf der Basis der «grounded theory» sind ein Beispiel für diesen Ansatz. Diese qualitativen Verfahrensweisen werden in Kapitel 11 genauer erörtert.

7.4.3 Action-Research-Untersuchungen

Evaluationen in Form von Action-Research-Untersuchungen wollen die Intervention während der Evaluierung ändern, obschon die Trennlinie zwischen beschreibender und dieser Evaluation nicht unbedingt klar ist. So kann man z.B. die oben dargestellte Evaluation des chinesischen Informationszentrums der Action Research zuordnen, weil Zwischenberichte von den Mitgliedern des Teams geprüft und auf diese Weise Veränderungen vor dem Ende der Evaluation und dem Abschlussbericht eingeleitet wurden.

Ein Beispiel für eine Evaluation in Form einer Action-Research-Untersuchung stellt die Analyse eines kommunalen Gesundheitszentrums dar (Øvretveit 1994b), die vom Aufsichtsgremium dieser Dienstleistung finanziert wurde, deren Nutzer das Aufsichtsgremium selbst, das Fachpersonal und die Klienten waren. Man wollte zu Antworten auf folgende drei Fragen kommen und diesem dem Gremium und den MitarbeiterInnen des Zentrums zur Verfügung stellen: Werden multidisziplinäre Zusammenarbeit und Patientenpartizipation gepflegt? Wie könnten beide optimiert werden? Wo liegen die Stärken und Schwächen des Zentrums? Wie kann die Kosteneffektivität bei den Leistungen des Zentrums verbessert werden?

Diese Fragen wurden von den Kriterien der Evaluation abgeleitet, die zwischen dem Evaluator und den Kostenträgern diskutiert worden waren. Die Evaluierung verglich die Erfolge des Zentrums mit den intendierten Zielen, die Aktivitäten mit den Standards und Normen, wobei die Daten aus Interviews und der Dokumentation der MitarbeiterInnen stammten. Die Resultate wurden u.a. auf Workshops mitgeteilt, wobei die durchgeführten Veränderungen und die für die zukünftige Arbeitsweise entwickelten Modelle dargestellt wurden. Im Abschlussbericht war auch eine Einschätzung der Bedürfnisse der Bevölkerung enthalten sowie Informationen darüber, in welchem Maß diese Bedürfnisse derzeit vom Zentrum befriedigt wurden.

Ein weiteres Beispiel ist ein Projekt, das die Qualität eines «Programms für die Unterstützung von Familien» evaluierte, das Menschen mit Lernschwierigkeiten und deren Familien praktische Hilfe bot. Mit einer Evaluation in Form einer Action-Research-Untersuchung eruierten die Evaluatoren die Ansichten der Nutzer der Leistungen und anderer über die Qualität dieser Leistungen. Sie informierten die MitarbeiterInnen der Institution über diese Ansichten und arbeiteten mit ihnen zusammen, um deren Bedeutung zu klären und Möglichkeiten der Verbesserung aufzuzeigen. Die von Øvretveit (1988) dargestellte Evaluation in Form einer Action-Research-Untersuchung wählte eine andere Vorgehensweise: Der Evaluator erarbeitete ein brauchbares System für die Qualitätseinschätzung und bot MitarbeiterInnen eine Schulung an, die sie auf ihre Tätigkeit anwenden konnten. Die Leistungserbringer holten die Ansichten ihrer Klienten über ihre Tätigkeit ein und entschieden dann über die zu realisierenden Veränderungen. Für ein gewisses Maß an Objektivität und kritischer Bewertung sorgte die Einbeziehung von KollegInnen aus einer ähnlichen Institution, die sich an jeder Bewertung eines Qualitätskriteriums beteiligten. Der Bericht beschreibt das erarbeitete System, die Standards und Ziele, die die MitarbeiterInnen in Zusammenarbeit mit Klienten, Betreuern und den genannten KollegInnen entwickelt und überarbeitet hatten, sowie die Messungen, die die LeistungserbringerInnen und deren KollegInnen benutzten, um die Qualität ihrer Leistungen zu erfassen. Ein weiteres Beispiel stellt die drei Jahre dauernde Studie in Form einer Action-Research-Untersuchung des norwegischen TQM-Programms (Øvretveit 1996b, 1997b, im Druck).

Der Evaluationstypus einer Action-Research-Untersuchung kann definiert werden als «Zusammenarbeit mit Leistungserbringern, um den Wert ihrer Tätigkeit zu analysieren und zu bewerten, indem dazu Informationen gesammelt, Verbesserungen konzipiert und realisiert werden». Evaluationen in Form von Action-Research-Untersuchungen können auch für Nutzer durchgeführt werden – z.B. für Patienten oder Patientenvereinigungen –, um sie bei der Entwicklung ihrer Organisationen oder Dienstleistungen zu unterstützen. Sie können aber auch von dem Leistungserbringern selbst ausgeführt werden – im Alltagsgeschäft oder als spezielles Projekt (Hart und Bond 1996). Ein Merkmal ist dabei die enge Zusammenarbeit z.B. zwischen dem Evaluator und den Leistungserbringern (oder Nutzern), um das Projekt und dessen Zielsetzung zu konzipieren, über Kriterien und Maßstäbe zu befinden, Messdaten zu sammeln, Werte einzuschätzen und über Aktivitäten zu entscheiden und sie zu planen. Ein weiterer Punkt ist die Analyse: Leistungserbringer dabei zu helfen, über ihre Tätigkeit zu reflektieren, sie mit der Sichtweise Außenstehender zu konfrontieren und bei der Konzeptionalisierung ihrer Leistungen und ihrer Arbeit zu unterstützen. Die Hilfe bei der Entscheidung und Realisierung von Verbesserungen besteht in der Darstellung von Analysen und Informationen, der Zusammenarbeit mit Leistungserbringern, um Implikationen für die Praxis zu bestimmen und Handlungsoptionen abzuklären.

Die wichtigsten Eigenschaften der auf der Action Research basierenden Evaluation sind folgende:

- Gegenstand ist eine Dienstleistung oder Intervention oder eine kleine Anzahl derselben.
- Kontinuierliche Zusammenarbeit und Feedback.
- Die Kriterien und Vergleiche sind für die

Leistungserbringer nützlich und bedeutungsvoll.

* Normalerweise kurzfristig.
* Es werden während der Evaluation Veränderungen vorgenommen.
* Das Design sieht keine Kontrolle oder Experimente vor.

7.5 Entwicklungsorientierte Evaluationsansätze

Viele Verfahrensweisen auf der Basis der Alltagsvernunft nutzen die Methode der Fallstudie und beschränken sich auf einen Fall oder wenige Fälle. Es gibt allerdings unterschiedliche Verfahrensweisen, derartige Evaluationen durchzuführen; im Folgenden werden die gebräuchlicheren Ansätze behandelt, von denen viele bereits im Gesundheitswesen praktiziert worden sind.

7.5.1 Pluralistische Evaluationen

Erfolg besteht aus vielen Elementen; er ist kein eindimensionales Kriterium (Smith und Cantley 1985, S. 173).

Eine Untersuchung von (Smith und Cantley 1985) demonstrierte den Wert einer entwicklungsorientierten Evaluation im Rahmen des Gesundheitswesens und rückte den «pluralistischen Ansatz der Evaluation» in den Vordergrund. Gegenstand der Studie war eine neue Tagesklinik für ältere Menschen mit mentalen Problemen. Sie widmete sich zwei Themen: die Betreuungsleistungen zu beschreiben und die besonders wichtigen Faktoren sowie die konzeptionellen Probleme bei der Bewertung neuer Leistungen in diesem Bereich zu untersuchen. Die Untersuchung berücksichtigte die Tatsache, dass verschiedene Gruppen den Erfolg unterschiedlich definieren, z.B. Krankenschwestern und Psychiater, Allgemeinmediziner, Sozialarbeiter und die Angehörigen von Patienten. Zu diesen Kriterien gehörten der Patientendurchsatz, klinische Heilungen, integrierte Dienstleistungen, die Wirkung auf benachbarte Bereiche, Unterstützung der Angehörigen und die Qualität der Leistungen.

Die Studie bietet eine Kritik der vorherrschenden Methoden der bewertenden Forschung – «der experimentellen, rationalistischen und objektivistischen» –, einen detaillierten Bericht über die praktischen und methodischen Probleme sowie der Ergebnisse und sie legt die Merkmale der «pluralistischen Evaluation» fest, zu denen folgende zählen:

* Die wichtigsten, an der Intervention beteiligten Interessensgruppen benennen.
* Eine Beschreibung und Würdigung der Interpretationen, die die beteiligten Parteien den Ereignisse und den Institutionen zukommen lassen, insbesondere hinsichtlich einer Definition von «Erfolg».
* Die Dokumentation der Strategien, die jede Gruppe anwendet, um ihre Interessen durchzusetzen.
* Die Nutzung einer Vielzahl von Datenquellen und methodologischen Vergleichen (vgl. Kap. 11).

Indem Erfolg entsprechend den Ansichten der verschiedenen Interessengruppen definiert und bewertet wird, bleibt die Evaluation neutral und unabhängig. Die Anerkennung, das Verständnis und die Darstellung dieser Meinungen ist jedoch nicht bereits die Evaluation, wie Smith und Cantley zu verstehen geben; die Vorgehensweise produziert darüber hinaus so etwas wie eine «komplexe Schlussfolgerung über den Erfolg der Tätigkeiten gemessen an einer Reihe von Kriterien».

7.5.2 Qualitative Evaluationen

Wir haben festgestellt, dass entwicklungsorientierte Verfahrensweisen öfter Gebrauch von qualitativen Methoden bei der Datenermittlung machen als andere Evaluationsarten. Einige Evaluatoren haben jedoch mehr als nur eine Vorliebe für qualitative Methoden: Sie schlagen einen eigenständigen Ansatz vor, den man als «qualitative Evaluation» kennzeichnen könnte. Wie von Greene skizziert (1994), zeigen qualitative Evaluationen einige Eigenschaften der entwicklungsorientierten Perspektive: Ein auf einer Fallstudie basierendes Design ist (a) auf Bedeutungen fokussiert, indem den Kontext mit einbezieht und weniger Wert auf Generalisierbarkeit legt; (b) verlässt sich hauptsächlich auf eine qualitative Methodologie; (c) erkennt den Einfluss des Evaluators auf die Untersuchung an; (d) versucht das praktische Verständnis eines Programms zu verbessern.

Patton (1980) schlägt einen ganz anderen Ansatz für diese Art der Evaluation vor, beschreibt aber auch, wie qualitative Methoden bei Verfahrensweisen der Evaluation häufiger verwendet werden könnten.

7.5.3 Erhellende oder «illuminative» Evaluationen

Erhellende Evaluationen besitzen ebenfalls Merkmale der entwicklungsorientierten Perspektive und wurden vor allem im Bildungsbereich eingesetzt (Parlett und Hamilton 1976). Ziel ist, die Praxis, die Erfahrungen von Teilnehmern, Vorgehensweisen in Institutionen sowie Probleme des Managements in einer Art und Weise zu interpretieren, die nützlich und nachvollziehbar für diejenigen ist, für die die Untersuchung durchgeführt wurde. Häufig werden qualitative Methoden wie die Ethnografie eingesetzt, doch in einem Paradigma, das sich von dem des naturwissenschaftlichen Experiments unterscheidet:

Es geht hauptsächlich um Beschreibung und Interpretation, weniger um Messungen und Prognosen. Die erhellende Evaluation ist eindeutig im alternativen anthropologischen Paradigma angesiedelt; sie zielt auf die Untersuchung des innovativen Programms: wie es funktioniert; wie es durch die unterschiedlichen Situationen der Schule beeinflusst wird, in denen man sie einsetzt; was die direkt Betroffenen als Vorteile und als Nachteile empfinden (Parlett und Hamilton 1976, S. 144).

Derartige Evaluationen kann man kaum wiederholen in dem Sinn, dass ein anderer Evaluator mit den gleichen Methoden zu den gleichen Resultaten gelangt. Diese Evaluationen kann man ob der nicht ausreichend genau definierten De-

signs und Methoden kritisieren – der Ansatz legt Wert auf eine flexible Wahl der Verfahrensweisen je nach Objekte und Möglichkeiten. Parlett (1981) hat einen Überblick über diesen Ansatz gegeben, Parlett und Dearden (1977) haben die Methoden detailliert beschrieben.

7.5.4 Reagierende Evaluationen

Die Verwendung von qualitativen Methoden und zugleich eine enge Zusammenarbeit zwischen dem Evaluator und den Nutzern sind charakteristisch für einen anderen Ansatz, der ebenfalls dem Paradigma der entwicklungsorientierten Evaluation zuzuordnen ist. Die Beschreibung der praktischen Merkmale dieses Ansatzes zeigen deutlich die Unterschiede in den Annahmen und Methoden zu denen der experimentellen Evaluatoren auf, aber auch die systematische Natur dieser Verfahrensweise:

Um eine reagierende Evaluation durchzuführen, konzipiert der Evaluator einen Plan für Beobachtungen und Verhandlungen. Er ernennt mehrere Beobachter, mit deren Hilfe er kurze Erzählungen schreibt, Porträts, Produktbeschreibungen und Grafiken herstellt usw. Er stellt fest, was für sein Publikum interessant ist, und sammelt aussagekräftige Ansichten der verschiedenen Parteien. Natürlich prüft er die Qualität seiner Aufzeichnungen: Er veranlasst die in sein Projekt involvierten Personen, die Genauigkeit seiner Porträts zu bewerten; er lässt seine Zuhörerschaft Stellung zu nehmen zur Relevanz seiner Ergebnisse. Das Meiste davon hat informellen Charakter – man geht Schritt für Schritt vor und zeichnet Handlungen und Reaktionen auf. Er entscheidet sich für Medien, zu denen seine Zuhörerschaft Zugang hat, um die Vertrautheit und Realitätstreue der Kommunikation zu erhöhen. Vielleicht verfasst er einen Abschlussbericht, vielleicht auch nicht – je nach dem, worauf er und seine Klienten sich geeinigt haben (Stake 1975).

Dieser Ansatz geht von den gleichen Annahmen aus wie die phänomenologischen Ansätze in den Sozialwissenschaften: die Beschäftigung mit

Menschen, die die Intervention in einer natürlichen Umgebung erhalten ohne externe Kontrollen oder Manipulationen. Es geht darum, die Bedeutung zu verstehen, die die Leute den Ereignissen in einem bestimmten Kontext beimessen, Informationen als Feedback zu geben sowie Reaktionen zu erwarten und aufzuzeichnen oder die Art zu bestimmen, wie Menschen die Informationen in ihr Verhalten einbeziehen.

7.5.5 Evaluationen in «Echtzeit»

In England wird diese Form der Evaluation von der Abteilung *Evaluation and Development Review* des Tavistock Instituts eingesetzt, um Aufgabengebiete in den Bereichen Gesundheit, Erziehung und Ausbildung und im sozialen Bereich zu evaluieren. Sie entwickelte sich aus den Methoden der Action Research, die vom Tavistock Institut seit den fünfziger Jahren vorangetrieben worden war. Diese Methode untersucht die Intervention über eine ganze «Lebenszeit» hinweg und geht von Veränderung aus. Die Evaluation ist auch «formativ», d.h. sie «gestaltet» die Intervention, während die Evaluation durchgeführt wird. Viele dieser Untersuchungen sind auf das Ergebnis fokussiert, widmen ihre Aufmerksamkeit aber auch dem Prozess der Implementierung, wobei man versucht, jedes Ergebnis einer bestimmten Aktivität zuzuordnen.

Die Philosophie der Evaluatoren ist, die Leistungsanbieter in die Evaluation einzubeziehen und Bedingungen zu schaffen, die es ihnen ermöglichen, Erfahrungen zu machen und ein gemeinsames Verständnis ihrer Tätigkeit zu entwickeln. Sie verwenden die Perspektive des Systems, wie die Tätigkeit einerseits durch das Umfeld, in dem sie ausgeführt wird, beeinflusst wird und andererseits diese beeinflusst. Stern (1990) definiert Evaluation so, dass sie vereinbar ist mit diesem Ansatz: «Evaluation ist jede Aktivität, die während der Planung und Durchführung von innovativen Programmen den Betroffenen und Beteiligten die Möglichkeit bietet, sich ein Urteil über die zugrunde liegenden Annahmen zu machen, die Realisierung der Prozesse sowie den Resultaten der relevanten Intervention». Dieser Ansatz wird von Stern (1990) ausführlich dargestellt.

7.5.6 Sozialanalytische Evaluationsforschung

Ein verwandter Ansatz, der ebenfalls auf der Tradition der Action Research wie auf psychoanalytischen Methoden und Theorien aufbaut, ist die sozialanalytische Evaluationsforschung (Øvretveit 1984, 1987a). Der Fokus dieses Ansatzes ist auf die Organisation gerichtet; man will mit Leistungsanbietern und Managern zusammenarbeiten, um die derzeitige Organisation zu erfassen, unterschiedliche Ansichten über Ziele und die Effektivität von Organisationen zu dokumentieren und eine Analyse zu erstellen, die helfen soll, zusätzliche Optionen für die Organisation zu finden und verschiedene Zielsetzungen zu verfolgen. Im Mittelpunkt stehen ausdrücklich formulierte Ansichten über Ziele und Werte; der aktuelle Zustand der Organisation mit diesen Zielen und Werten verglichen. Ein Beispiel für diese Art der Evaluation ist die Einschätzung des Gesundheitszentrums einer Gemeinde (Øvretveit 1994b).

7.5.7 Einschätzung durch KollegInnen

Bei dieser Art der entwicklungsorientierten Evaluation hilft der Evaluator den Fachleuten oder Leistungsanbietern eine Methode zu entwickeln, um ihre eigene Praxis oder Tätigkeit zu bewerten, und unterstützt sie dann bei der Anwendung einer Methode, die geeignet ist für die Durchführung einer Einschätzung. Bei dieser Art der entwicklungsorientierten Evaluation besteht die Rolle des Evaluators nicht darin, Resultate zu beschreiben oder über sie zu informieren, sondern eigene Kriterien für eine Evaluation zu erarbeiten. Diese Evaluationen unterscheiden sich insofern von den durch KollegInnen durchgeführten Audits (vgl. Kap. 13), dass die Fachleute oder Leistungsanbieter nicht auf ein fertiges Auditing-System mit Standards und Kriterien zurückgreifen, sondern vom Evaluator dabei unterstützt werden, ihre eigenen zu entwickeln, um selbst darüber entscheiden zu können, auf welche Weise sie die Einschätzung durchführen wollen.

7.5.8 Kontinuierliche Verbesserung durch Selbstevaluierung

Auch diese Art der Evaluation ist eine Form der entwicklungsorientierten Evaluation, wird aber allein von Leistungsanbietern oder Fachleuten durchgeführt. Die entsprechenden Theorien und Methoden kommen aus dem Bereich der Qualitätsverbesserung (Deming 1986). Leistungsanbieter benutzen einen bestimmen Bezugsrahmen, um den zu evaluierenden Sachverhalt zu definieren, als Orientierung bei der Datensammlung und -analyse sowie bei Entscheidungen über Veränderungen und deren Implementierung. Mit diesem Ansatz verknüpft sind eine Reihe von Methoden oder «Qualitäts-Werkzeuge», die die Leistungsanbieter bei der Bewertung und Verbesserung ihrer Arbeit systematisch einsetzen. Damit bekommen sie Einsicht in die Art, wie Leistungen zustande kommen. Dazu geben Berwick (1996) und Batalden und Stoltz (1993) einen kurzen Abriss.

7.6 Stärken und Schwächen der entwicklungsorientierten Evaluation

Wir müssen die Stärken und Schwächen dieser Perspektive unterscheiden von denen einer bestimmten Evaluation, die auf dieser Perspektive basiert. Dieses Buch verwendet die Bezeichnung «Entwicklung», um eine Perspektive zu beschreiben, die den Stellenwert der Gefühle und Wahrnehmungen der Menschen und ihre Fähigkeit anerkennt, sich durch die bewusste Wahrnehmung ihrer Lebensumstände ändern zu können.

Die Stärken dieser Perspektive bei der Evaluierung von gesundheitlichen Interventionen ist die Offenlegung der Erfahrungen von Patienten sowie die Verwendung von Methoden, die diese Dimension in die Evaluation einbeziehen. Diese Perspektive hat darüber hinaus Einfluss auf experimentelle und ökonomische Einschätzungen, die traditionell subjektive Erfahrungen ignorieren, welche schwierig zu quantifizieren sind. Sie lenkt außerdem das Augenmerk auf die Ansichten der Leistungsanbieter und anderer Beteiligter; sie stellt Verfahrensweisen für die Ermittlung dieser Ansichten bereit, was zu einer umfassenden Darstellung führt, die den Nutzern von Evaluationen hilft, den Wert einer Intervention zu erkennen. Diese Stärken sind nicht nur für die Bewertung von politischen Maßnahmen und Leistungen sowie für das Verständnis des Prozesses in seinem zeitlichen Verlauf relevant, sondern auch für die Beurteilung von Behandlungen, insbesondere für vielschichtige Behandlungen von länger dauernden und chronischen Zuständen.

Wenden wir uns spezifischen Verfahrensweisen zu, die von dieser Perspektive beeinflusst sind, dann sollten wir zwischen der beschreibenden sozialwissenschaftlichen und der auf der Action Research basierenden Evaluation unterscheiden. Die Stärke der ersteren besteht darin, dass sie eine flexible Forschungsstrategie ermöglicht, mit der sich unterschiedliche Ansichten über die Intervention und ihre Vorgeschichte kombinieren und untersuchen lassen. Da sie kein experimentelles Design einsetzen, kann man mit ihr auch eine sich verändernde Intervention untersuchen, wie dies bei vielen Leistungen und politischen Maßnahmen der Fall ist. Sie gehen auf eine Tradition der Sozialwissenschaft mit gut entwickelten Methoden und Vorgehensweisen zurück wie die Fallstudie, die beschrieben und wiederholt werden kann und deren Verständnis und Wertschätzung bei den Anwendern von Evaluationen wächst. Ist der «Fall» gut ausgesucht und beschrieben, dann können die Ergebnisse generalisiert werden.

Eine Schwäche dieses Ansatzes kann darin liegen, dass die Resultate schwierig zu übertragen sind, wenn es um die Information zu einer Aktivität geht: Viele Anwender haben nicht die Zeit, längere Berichte über qualitative Resultate zu lesen, unabhängig davon, wie differenziert sie über die Erlebnisse der Patienten berichten. Eine weitere Schwäche ist, dass die Erklärung der Wirkung – sofern sie versucht wird – von Einflüssen und nicht von Ursachen ausgeht und nicht mit der Bestimmtheit und Präzision aufwartet, die sich einige Nutzer von Evaluationen wünschen oder gewohnt sind. Die Ergebnisse sind nicht in der üblichen Weise auf einer Seite zusammengefasst, grafisch oder in Form einer Tabelle mit dem Ungenauigkeitsmaß versehen dargestellt. Oft sehen sich die Nutzer mit vielen Seiten Text konfrontiert, manchmal mit einem umfangreichen Rohmaterial, das kaum erläutert wird, und die Nutzer werden aufgefordert, ihre eigenen Schlüsse aus der «Erzählung» zu ziehen, die vor ihnen liegt. Um einen Arzt zu zitieren, der eigentlich mit dieser Vorgehensweise sympathisiert: «Der Bericht enthielt eine Menge soziologisches Gequatsche – er half weder mir noch dem Management-Team bei der Entscheidung, ob wir eine weitere Leistung dieser Art anbieten sollten oder nicht.»

Einige der Stärken und Schwächen der mit der Action Research verknüpften Evaluationen ähneln denen der beschreibenden Sozialforschung, aber es gibt zusätzliche Vorteile, weil die Resultate für Leistungsanbieter praktisch unmittelbar verwendbar und schon während der Durchführung der Evaluierung verfügbar sind. Sie sind weniger zeitaufwendig, preisgünstiger, stellen einen sofortigen Nutzen dar und können von den Anwendern besser kontrolliert werden als beschreibende sozialwissenschaftliche, experimentelle und ökonomische Evaluationen. Sie eignen sich allerdings nicht für Interventionen, die verändert werden; sie sind dann besonders wertvoll, wenn Anwender oder Leistungsanbieter Veränderungen beeinflussen möchten, indem sie systematisch ermittelte Informationen einsetzen.

Die Schwächen der mit der Action Research verknüpften Evaluationen liegen darin, dass sie oft nicht wiederholbar oder generalisierbar sind und nur selten publiziert werden. Ihr Erfolg hängt größtenteils von der Geschicklichkeit der Evaluatoren auf dem Gebiet der Forschung und Beratung ab, ihrer Kenntnis des Tätigkeitsbereichs, ihrer Glaubwürdigkeit bei Leistungsanbietern und Klienten, ihrer Fähigkeit, in einem mehrdeutigen und kaum strukturierten Umfeld flexibel zu arbeiten, sowie von ihrer Fähigkeit, verschiedene Methoden der Datensammlung zu benutzen. Einen objektiven und evidenten Nachweis der Effektivität können sie nicht führen, weil die Intervention verändert wurde. Im Vergleich zur experimentellen Evaluation sind die Verfahrensweisen zur Eingrenzung von Ein-

flussfaktoren gering, und für Außenstehende ist es oft schwierig nachzuvollziehen, wie die Resultate zustande gekommen sind, z.B. wird nicht ersichtlich, ob die Ergebnisse nicht subjektiven Voreingenommenheiten des Evaluators zuzurechnen sind, die er den Daten «übergestülpt» hat. Die Informationen können irreführend sein, wenn die Rahmenbedingungen des Designs und der Datenermittlung nicht so beschrieben worden sind, dass auch die Anwender sie verstehen können. Ein ansonsten ausgezeichneter, 45 Seiten langer Bericht über eine Evaluation enthielt nur die folgende, drei Sätze lange Beschreibung der Evaluationsmethoden ohne weitere Angaben: «Die Evaluation benutzte eine Vielzahl von Methoden, um herauszufinden, wie die wichtigsten Beteiligten die Prozesse und die erreichten Veränderungen sahen. Ein vertraulicher detaillierter Bericht wurde jeder Partei zugestellt und auch dem Team und der Task Force zugänglich gemacht. Allgemein gehaltene zusammenfassende Berichte, die allgemein interessierende Themen darstellten, wurden an verschiedenen Zeitpunkten der Laufzeit des Projekts angefertigt» (Unell 1996).

Ein Thema dieses Buches ist, dass die Stärken und Schwächen einer Evaluation vom Zweck abhängig sind, dem sie dient, den zu beantwortenden Fragen und der Art der Intervention, die eingeschätzt werden soll. Im Allgemeinen sind sozialwissenschaftliche und auf Action Research basierende Evaluationen sinnvoll, wenn:

- die Ziele der Intervention ungenau sind
- die Grenzen der Intervention unscharf sind
- sich die Intervention kontinuierlich und in komplexer Weise ändert
- Unsicherheit hinsichtlich der Wirkung der Intervention besteht
- die Nutzer schnelle Verbesserungen wünschen.

Dies gilt nicht, wenn die Intervention stabil ist und die Nutzer eine begrenzte Zahl von Informationen über Effekte verlangen, die aber abgesichert sein sollen, um ihren Wert mit anderen Interventionen vergleichen zu können. Eine auf Action Research basierende Evaluation ist normalerweise nicht angezeigt, wenn:

- Nutzer die Effektivität ohne Veränderung an der Intervention einschätzen möchten
- Nutzer Informationen erhalten wollen, die auch auf andere Bereiche oder Interventionen anwendbar (generalisierbar) sind.

7.7 Schlussfolgerungen

- Die entwicklungsorientierte Perspektive beschreibt die Sichtweise von Personen und Organisationen und lenkt die Aufmerksamkeit auf ihre Gefühle und Wahrnehmungen. Sie bedient sich einer Vielzahl von sozialwissenschaftlichen Methoden bei der Evaluation von Interventionen.
- Die entwicklungsorientierte Perspektive behandelt die Evaluation nicht so, als ob es sich um ein Experiment handeln würde, setzt aber Designs ein, die von experimentellen Evaluationen benutzt werden, sowie wissenschaftliche Techniken wie den Vergleich und den Test von Hypothesen.
- Die entwicklungsorientierten Evaluationen beschränken sich oft auf einen oder wenige Fälle wie eine Tätigkeit, einen Bereich oder eine Organisation, in der eine bestimmte Vorgehensweise realisiert wird. Wie dieser Fall untersucht wird, unterscheidet sich von der Art und Weise, wie Fälle in einem wissenschaftlichen Experiment getestet werden.
- Es gibt hauptsächlich drei Verfahrensweisen: beschreibende sozialwissenschaftliche Evaluationen, auf Action Research basierende Evaluationen und die Selbstevaluation der Leistungsanbieter.
- Beschreibende sozialwissenschaftliche Evaluationen setzen die Fallstudie als Methode ein, um die Intervention sowie die von ihr betroffenen Menschen zu beschreiben. Auf diese Weise wird den Nutzern der Evaluation eine Reihe von Informationen zur Verfügung gestellt, die es ihnen ermöglicht, den Wert der Intervention einzuschätzen. Derartige Evaluationen greifen nicht in die Intervention ein, während sie sie beurteilen.
- Auf der Action Research basierende Evaluationen benutzen Methoden, die die Intervention verändern, während sie untersucht wird.

Sie geben den Leistungserbringern kontinuierlichen Feedback. Sie greifen auf qualitative und komplexe Verfahrensweisen zurück, fördern die Selbstreflexion der Leistungsanbieter und deren eigenständige Weiterentwicklung und setzen weniger auf Verantwortlichkeit und Kontrolle. Im Mittelpunkt stehen die Berichte und Erklärungen der Leistungserbringer, der Nutznießer und anderer interessierter Beobachter, um auf diese Weise die Intervention besser verstehen und einschätzen zu können.

- Die entwicklungsorientierte Evaluation kann auch von den Leistungsanbieter selbst durchgeführt werden, um Verbesserungen zu realisieren, oder im Austausch mit FachkollegInnen; gelegentlich benutzt man auch quasi-experimentelle Verfahrensweisen, um Veränderungen an Organisationen zu testen, bevor diese eingeführt werden (vgl. Kap. 13).

8. Managementorientierte Evaluationen

Evaluationen dienen zunehmend den Zwecken des Managements und deshalb bildet sich ein eigenständiger Bereich der Managementevaluationen heraus, indem Evaluatoren traditionelle Methoden adaptieren und neue entwickeln, um die Alltagsarbeit des Managements zu unterstützen und bei besonderen Managementaufgaben und strategischen Entscheidungen behilflich zu sein.

8.1 Einleitung

Evaluation als ein Instrument des Managements ist immer selbstverständlicher geworden und genießt seit kurzem die Unterstützung der «Evidence-based Healthcare»-Bewegung. Die neue Informationstechnologie hat zusätzliche Möglichkeiten eröffnet, doch diese technische Optimierung wurde oft nicht ergänzt durch die evaluierenden Kompetenzen der Manager oder das Verständnis der Evaluatoren für deren Bedürfnisse. Ein Ziel dieses Kapitels besteht darin, die Unterschiede zwischen dieser Perspektive der Evaluation und den übrigen drei herauszuarbeiten, so dass sowohl Führungskräfte wie auch Evaluatoren das am besten geeignete Design und die besten Methoden für ihre Zielsetzungen auswählen können.

Die Managementperspektive beschreibt eine Perspektive, die bei Aufgaben der Evaluation und Studien im Gesundheitssystem eingenommen werden kann, die auf die Erfordernisse und Sorgen der Manager und politischen Entscheidungsträger fokussieren. Führungskräfte wie Politiker sollen in die Lage versetzt werden, den Wert von Aktivitäten und Interventionen zu be-

urteilen und dann ihrer Aufgabe besser gerecht zu werden. Dies bedeutet normalerweise, dass die Informationen rasch ermittelt und präsentiert werden müssen, so dass sie ohne Schwierigkeiten im Entscheidungsprozess benutzt werden können.

Als Beispiele können Untersuchungen von Krankenhäusern und Pflegeheimen dienen, spezielle Analysen der Qualität von Leistungen, Evaluationen darüber, ob Programme oder Projekte wie beabsichtigt implementiert wurden, die dazu dienen, ein Kontrollsystem für die Alltagspraxis einzurichten. Die Evaluation wird zudem immer mehr zu einem anerkannten Schritt im Managementprozess und zum festen Bestandteil neuer Programme und Projekte. Viele Wissenschaftler würden eine derartige Phase im Managementprozess oder diese speziellen Studien nicht als Evaluation anerkennen, weil sie weder zu fallbezogenen Erklärungen führen noch die wissenschaftliche Forschung ergänzen wollen. In diesem Buch sind sie als Evaluationen definiert, weil sie eine systematische Datensammlung beinhalten, um den Wert einer Aktivität zu beurteilen und um zu entscheiden, wie man sich verhalten sollte.

Wie die entwicklungsorientierte Evaluationen werden managementorientierte Evaluationen schnell durchgeführt (ein paar Tage bis zu einem Jahr) und können benutzt werden, um die Effektivität oder Qualität einer Tätigkeit zu verbessern. Sie werden oft von Menschen ausgeführt, die für Serviceorganisationen im Gesundheitssystem oder im Kontrollbereich arbeiten; dabei wird ein Design verwendet, das das Evaluierte mit einem Set von anerkannten Verfahrensweisen vergleicht, mit Standards oder Zielen (ein Audit-Design vom Typus 2). Im Unterschied zu entwicklungsorientierten Evaluationen werden sie jedoch speziell für Zwecke des Managements oder der Kontrolle durchgeführt, wobei Standards und Vorgehensweisen die Basis für Vergleiche darstellen und man routinemäßig Messgrößen und offizielle Dokumente sammelt. Diese Kontrollfunktion sowie das Ziel, Manager und Gremien zu unterstützen, indem man zeitnah praktische Informationen zur Verfügung stellt, ist, was die managementorientierten von den entwicklungsorientierten und anderen Evaluation unterscheidet.

Bedeutet diese Perspektive bei einer Evaluation, dass der Evaluator eine Evaluation konzipiert und ausführt, um sich vorbehaltlos in den Dienst eines Ziels des Managements zu stellen? Werden Genauigkeit und wissenschaftliche Gewissheit bei der Datensammlung vernachlässigt, um bestimmte Daten schnell zu erhalten? Sind einfache, praxisbezogene Empfehlungen wichtiger, als die Daten detailliert und mit all ihren Begrenztheiten und Unsicherheiten darzustellen?

Wird der Evaluator zum «Polizisten des Managements» oder zum «Polizeiauto», dessen Anwesenheit wichtiger ist als die Informationen, die er erlangt?

Die einfache Antwort auf all diese Fragen ist nein. Wir werden in diesem Kapitel jedoch feststellen, dass detailliertere Antworten davon abhängen, ob der Evaluator der Organisation angehört oder vom Management unter Vertrag genommen wurde und eine Evaluation vornimmt, die vielen Führungskräften nützlich sein soll.

Warum führen Führungskräfte Evaluationen durch und wie nutzen sie sie? Zunächst werden die Aufgaben einer Managementevaluation dargestellt und Beispiele gegeben. Dabei wird zwischen dem Monitoring und den Evaluationen diffenziert, die die Relation zwischen Bedürfnissen und Effektivität untersuchen; dann beschäftigen wir uns mit verschiedenen Arten von managementorientierten Evaluationen. Im letzten Teil des Kapitels konzentrieren wir uns auf ein Thema, das im Mittelpunkt der management-

orientierten Evaluationen steht – die Evaluation der Leistung – und wie diese routinemäßig oder in besonderen Studien realisiert werden kann.

8.2 Was bedeutet die Managementperspektive in der Evaluation?

Die Perspektive des Managements in der Evaluation besteht in einer Reihe von Annahmen und Werten, die vielen, wenn auch nicht allen Evaluationen in diesem Bereich zugrunde liegen.

Sie sieht Interventionen im Gesundheitssystem aus der Perspektive der Kostenträger, der Führungskräfte im Gesundheitssystem, ihrer Aufgaben und Sorgen. Im allgemeinen ist die Perspektive des Managements auf zwei Dinge fokussiert: die Gewissheit, dass die Tätigkeiten ordnungsgemäß ausgeführt werden und dass die verfügbaren Ressourcen in der bestmöglichen Weise verwendet werden.

Früher haben Evaluationen, die aus dieser Perspektive heraus durchgeführt wurden, tendenziell Organisationen im Gesundheitswesen als rationale Gebilde betrachtet, in denen eine Strategie mit einfachen, unangefochtenen Zielsetzungen umgesetzt wurde. Bewertet man eine politische Maßnahme oder eine Tätigkeit auf diese Weise, dann bedeutet das eine Faktensammlung, die das Management in die Lage versetzt, den Grad zu beurteilen, mit dem Ziele erreicht oder Standards und Verfahrensweisen entsprochen wurden. In den letzten Jahren hat sich die Auffassung durchgesetzt, dass es Gruppen mit unterschiedlichen Interessen gibt, die verschiedener Auffassung über das sind, was ein Faktum darstellt, sowie über den Wert verschiedener politischer Maßnahmen und Tätigkeiten. Einige Führungskräfte empfinden derartige pluralistische oder sozialwissenschaftliche Evaluationen als nützlich für die Bewertung von Leistungen und politischen Maßnahmen sowie für die Konzeption von neuen. Andererseits gehen aber viele managementorientierten Evaluationen von einer überkommenen Perspektive aus und unterscheiden sich von anderen Evaluationen nur insofern, als ihr einziger Zweck darin besteht, Managern oder ihren Arbeitgebern Informationen zur Verfügung zu stellen, die einer Beurteilung des Werts von aktuellen oder beabsichtigten Dienstleistungen, politischen Maßnahmen oder anderen Interventionen dienen.

Die Kategorie der managementorientierten Evaluationen umfasst routinemäßige Evaluationen und andere Arten von Evaluationen, die für Manager und Leitungsgremien auf den verschiedenen Ebenen des Gesundheitssystems oder der Regierung durchgeführt werden. Diese Art von Evaluationen dient dem Zweck, der Öffentlichkeit gegenüber Rechenschaft über die Art und Weise abzulegen, wie das Geld ausgegeben wird und wie die Leistungen im Gesundheitswesen erbracht werden. Dabei geht es um eine Vielzahl von Zielsetzungen: die Öffentlichkeit durch die Aufdeckung von schadenden Tätigkeiten zu schützen, sicherzustellen, dass Vorgaben eingehalten werden, die Leistungsfähigkeit sowie die Relation zwischen Aufwand und Ertrag zu verbessern, sicherzustellen, dass die vereinbarten Maßnahmen und Projekte wie beabsichtigt ausgeführt wurden, indem Monitoring oder eine Evaluation realisiert werden, und letztlich die Implementierung von politischen Maßnahmen oder Projekten zu beschleunigen oder zu verbessern.

Nach dieser Unterscheidung zwischen der managementorientierten Evaluation und anderen Arten von Evaluationen muss man darauf hinweisen, dass dies keine absolute Trennung ist. Einige entwicklungsorientierte Evaluationen können auch als managementorientierte Evaluationen klassifiziert werden und auch einige beschreibende sozialwissenschaftliche Evaluationen werden durchgeführt, um dem Management zu neuen Einsichten zu verhelfen; es geht hier also nicht in erster Linie um sofort umsetzbare Handlungsanweisungen (vgl. Smith und Cantley 1985; Ong 1993). Es sei auch darauf hingewiesen, dass Führungskräfte als Sponsoren für ökonomische und sogar experimentelle Evaluationen auftreten; dabei handelt es sich dann nicht um managementorientierten Evaluationen, weil in ihnen andere Designs und Methoden mit anderen Validitätskriterien angewendet werden, die Generalisierungen und Kausalerklärungen ermöglichen. Der entscheidende Punkt aber ist, dass sich – indem Führungskräfte und öffentliche Körperschaften auch weiterhin Gebrauch von experimentellen und ökonomischen Evaluationen machen – eine eigenständiges Gebiet bei der Evaluation von Seiten bestimmter Institutionen und Gremien mit eigenen Methoden herausbildet, den wir hier «managementorientierte Evaluationen» nennen.

8.2.1 Warum hat sich die managementorientierte Evaluation zu einer eigenständigen Unterdisziplin entwickelt?

Managementorientierte Evaluationen gibt es im öffentlichen Sektor erst seit relativ kurzer Zeit. Finanzielle Audits – die teilweise diesen zugeordnet werden – haben in der Verwaltung eine lange Tradition. Seit etwa 1980 haben allerdings die meisten europäischen Regierungen die Zahl der Evaluationen, die von ihnen im Hinblick auf strategische Zielsetzungen in Auftrag gegeben wurden, erheblich gesteigert: Dieser Trend setzte in den USA in den sechziger Jahren ein. Mit Blick auf Großbritannien stellt Henkel (1991) fest:

Die Regierung hat die Evaluation als eine wichtige Komponente bei ihrer Strategie verifiziert, bestimmte Schlüsselziele zu realisieren: um die öffentlichen Ausgaben in den Griff zu bekommen, um die Kultur in der öffentlichen Verwaltung zu verändern und um die Definition wie die Grenzen zwischen den öffentlichen und privaten Tätigkeitsbereichen zu verschieben [...] Einige Veränderungen passierten. Neue Verfahrensweisen und Evaluationsinstanzen wurden etabliert, wobei man von neuen Annahmen über die Kenntnisse und Fähigkeiten ausging, über die sie verfügen, über die von ihnen verkörperten Werte und die Autorität, mit der sie auftreten sollten. [...] Dabei legte die Regierung besonderes Gewicht auf den technischen und instrumentellen Aspekt der Evaluation, indem der Einfluss der serviceorientierten Fachleute vermindert und Managementkriterien wie der entsprechenden Erfahrung zum Durchbruch verholfen werden sollten (Henkel 1991).

Warum greifen Führungskräfte, maßgebende Institutionen im Gesundheitswesen und Kostenträger zum Instrument der Evaluation? Zum einen um sicherzustellen, dass die Politik oder die Vorgaben, die von Repräsentanten der Öffentlichkeit demokratisch beschlossen wurden, auch umgesetzt werden. In dieser Hinsicht geht es nicht um Effektivität – ob diese Überlegung angestellt wurde, bevor die Entscheidung getroffen wurde, eine politische Maßnahme umzusetzen, oder ob sie nach der Implementierung der Entscheidung eingeschätzt werden könnte, ist dabei nebensächlich. Zum zweiten geht es um die Einschätzung, ob eine Leistung oder eine politische Maßnahme auch die Menschen erreicht, für die sie bestimmt war. Dabei handelt es sich um eine begrenzte Art der Bewertung der Effektivität, die gelegentlich als ein Teil der Servicequalität aufgefasst und in Form von «Wirkungsevaluationen» untersucht wird.

Ein dritter Aspekt ist die Beurteilung, ob die Finanzmittel und die übrigen Ressourcen bei den aktuellen Leistungen und politischen Maßnahmen entsprechend der Vorgaben des Controlling, der persönlichen Verhaltensvorschriften, wie sie für den öffentlichen Dienst gelten, eingesetzt werden, wie dies beabsichtigt war. Ein weiteres Motiv resultiert aus der Absicht, Führungskräfte im Dienstleistungsbereich zu befähigen, die Ausschöpfung der vorhandenen Mittel zu optimieren, indem sie ihre Tätigkeit kritisch reflektieren und sie mit der von FachkollegInnen vergleichen («leistungsbezogenes Management» und «vergleichender Wettbewerb»). Ein fünfter Grund ist die Durchsetzung von Sicherheitsstandards und die Wahrscheinlichkeit zu reduzieren, dass Patienten oder Fachpersonal des Gesundheitssystems zu Schaden kommen durch gefährliche Instrumente, Gebäude oder Verfahrensweisen («Reduzierung von Gefahren»). Sofern Manager oder öffentliche Körperschaften bestimmte Leistungen privatisiert haben, wurden Evaluationen im Hinblick auf alle fünf genannten Zwecke eingesetzt. Führungskräfte setzen zunehmend externe oder unternehmenseigene Fachabteilungen ein, um Kooperationspartner vor der Vergabe von Aufgaben einzuschätzen, um die Durchführung von

Vertragsvereinbarungen zu überwachen oder vor der Erneuerung eines Vertrags (Demone und Gibelman, 1989).

Benötigen Führungskräfte und Regierungen wirklich für diese Zwecke Designs und Methoden der Evaluation? Eine kurze Antwort besagt, dass Manager überzeugt sind, dass dem so ist. Führungskräfte haben interne Fachabteilungen geschaffen, um Überwachungen und Evaluationen durchzuführen, und diese Abteilungen haben für diese Aufgaben Evaluationsmethoden entwickelt. Die Manager selbst machen bei ihrer Tätigkeit immer häufiger Gebrauch von den Methoden, Prinzipien und Designs der Evaluation. Sie vergeben darüber hinaus für bestimmte Aufgaben Evaluationen an externe Unternehmen und haben dies als sinnvoll beurteilt. Die eigentliche Antwort auf unsere Frage hängt aber davon ab, was wir unter Design und Methoden der Evaluation verstehen sowie von der Spezifizierung dessen, was genau die Bedürfnisse und Fragen der Manager sind. Im restlichen Kapitel diskutieren wir deshalb Beispiele und unterschiedliche Arten von managementorientierten Evaluationen, um diese Frage zufriedenstellend zu beantworten.

8.3 Beispiele für managementorientierte Evaluationen

Managementorientierte Evaluationen beschäftigen sich mit einer breiten Palette von Themen und Methoden. Beispiele für managementorientierte Evaluationen sind: Audits von Finanzmitteln, insbesondere wenn es um die Kosten-Nutzen-Relation oder um den Vergleich ähnlicher Einrichtungen durch Kontrolleure oder Inspektoren der Regierung geht; routinemäßige Sicherheitsüberprüfungen oder die der Beachtung geltender Regularien, internes oder externes Monitoring von Projekten oder politischen Maßnahmen, die von übergeordneten Stellen angeordnet wurden oder einvernehmlich mit dem Management realisiert werden sollten, die Evaluation von Kontrakten sowie bestimmter Programme der Qualitätssicherung.

Viele Staaten verfügen über quasi-unabhängige Institutionen, die sich mit Evaluationen und

Monitoring beschäftigen und management-orientierte Evaluationen öffentlicher Ämter durchführen. In Schweden besitzt das *National Board of Health and Welfare* das Recht, unangemeldet Inspektionen und Evaluationen in jedem Teilbereich des Gesundheitssystems durchzuführen. Zu den kürzlich durchgeführten Studien gehört eine nicht veröffentlichte Untersuchung über die Mortalitätsrate in 15 Krankenhäusern sowie der Vergleich von Ergebnissen und der Qualität der Traumabehandlung in großen und kleinen Kliniken zweier Kreise. Zwei weitere Untersuchungen beschäftigten sich mit dem Niveau der Medikation in Pflegeheimen, wo in Bezug auf die Diagnose und die Schwere der Erkrankung große Unterschiede festgestellt wurden; ein Vergleich von vier Leistungsbereichen, die Herzoperationen vornahmen, trug zur Entscheidung bei, diesen Aufgabenbereich zu zentralisieren. Bei diesen und anderen Tätigkeiten greift das Leitungsgremium auf eine Fülle von Daten zurück, über die die meisten schwedischen Einrichtungen des Gesundheitswesens regelmäßig berichten. Bei einigen Sachverhalten besteht hierzu sogar eine gesetzliche Verpflichtung (z.B. bei Zwischenfällen; Ødegard 1995). Ein weiteres Beispiel ist die Untersuchung der Auswirkungen einer Reduzierung der Vergütung niedergelassener Ärzte sowie des Wegfalls der Kostenerstattungspflicht durch die *Medicare Benefits Schedule* durch den australischen *Auditor General* (Auditor General 1991).

In Großbritannien sind das National Audit Office und die Audit Commission zwei nationale Organisationen, die traditionell finanzielle Audits und andere Kontrolltätigkeiten durchführen; beide haben ihren Tätigkeitsbereich durch praxisbezogene kurzfristige Evaluationen ausgedehnt. Vor kurzem hat die Audit Commission folgende drei Studien durchgeführt:

- Ein Audit des medizinischen Personals eines Krankenhauses, wobei sich ergab, dass ein Drittel der Ärzte im praktischen Jahr mehr als die zulässigen 56 Wochenstunden arbeiteten.
- Eine Untersuchung des Vergabe- und Einkaufsverhaltens von Allgemeinärzten, die Probleme dabei aufdeckte, wie die Budget-

größe festgelegt wurde, dass Einsparungen dort normalerweise zu höheren Kosten an anderen Stellen im Gesundheits- und Sozialwesen führten und dass die einzigen tatsächlichen Einsparungen aus einer vernünftigeren Verschreibung von Medikamenten herrührten. Die niedergelassenen Ärzte tätigten angemessenere Überweisungen und hatten ihre Kosten reduziert durch einen Wechsel von Kooperationspartnern sowie durch die nachdrücklichere Empfehlung von Tageskliniken bei OPs. Die gesamten Einsparungen beliefen sich 1995 auf 206 Mio. Pfund, aber die Systemkosten betrugen 232 Mio. Pfund.

- Eine Untersuchung der Implementierung der englischen Gesetzgebung von 1993 bezüglich der Gesundheitsbetreuung auf Gemeindeebene, die auf erhebliche Unterschiede zwischen den Kommunen stieß bezüglich der Zahl der Personen, die im Hinblick auf eine Betreuung eingeschätzt worden waren, die Berechtigungskriterien sowie die Art und Weise, wie Gesetze umgesetzt, Budgets entwickelt und Aufgaben vergeben worden waren. Insbesondere aufgrund des Ergebnisses, dass der Aufwand in den von den Kommunen geführten Pflegeheimen oft höher war als bei privaten Heimen, tat die Audit Commission als Folge dieser Studie einen zusätzlichen Schritt und unterstützte die Kommunen, eine detaillierte Untersuchung ihrer Kosten vorzunehmen, um sicherzustellen, dass «der Ertrag dem Aufwand entsprach».

Diese dritte Untersuchung stellt einige Fragen bezüglich der Kombination von Inspektion und Hilfestellung in einer Evaluation. Einige Evaluationen können entweder aus der Perspektive des Managements und der Verantwortlichkeiten durchgeführt werden oder aus der Perspektive der Entwicklung im Hinblick auf die eigene Weiterentwicklung. Als Beispiele seien bestimmte Evaluationen zur Qualitätssicherung wie der «Organisations-Audit» genannt, der in Kapitel 13 erörtert wird. Dieser Audit-Prozess war mit der Zielsetzung der persönlichen Weiterentwicklung konzipiert worden, wurde aber dann auch herangezogen zur Überprüfung der

Voraussetzungen für eine Akkreditierung. Mitunter versuchen managementorientierte Evaluationen Überprüfung und Weiterentwicklung zu kombinieren: Das Management gibt sie im wesentlichen im Hinblick auf die eigene Zielsetzung in Auftrag, aber auch um den Dienstleistern die Chance zu geben, über sich selbst zu reflektieren und sich weiterzuentwickeln. Andererseits ist es schwierig, Kontrolle und Berichterstattung über die Zuverlässigkeit mit der Philosophie der Alltagsvernunft und das Vertrauen und Engagement zu vereinbaren, das die MitarbeiterInnen des Gesundheitssystems aufzubringen bereit sind (Ødegard 1995). Diese Spannung zwischen der externen Überprüfung und der internen Entwicklung, die charakteristisch für die Evaluation ist, wird im Kapitel 13 in Zusammenhang mit der Qualitätseinschätzung diskutiert.

Ein Beispiel eines Typus einer managementorientierten Evaluation, die auch eine Komponente der Entwicklungsperspektive aufweist, wird von St. Leger et al. beschrieben (1992). Diese Studie wurde von einem Kontrollorgan der englischen Regierung im Bereich des Sozialwesens realisiert, die untersuchte, wie Sozialarbeiter kontrolliert werden, die mit Kindsmissbrauch zu tun haben. Ziel dabei war, angemessene Verfahrensweisen und Verhaltensregeln festzulegen sowie eine Methode der Selbstreflektion zu entwickeln. St. Leger et al. haben auf die Bedeutung des Hintergrundwissens bei den Evaluatoren hingewiesen, bei denen es sich um erfahrene Sozialarbeiter handelte, sowie auf die enge Zusammenarbeit und die Glaubwürdigkeit aller Beteiligten. Dies scheint besonders wichtig zu sein im Hinblick auf die Verringerung der Spannungen zwischen den auf die Kontrolle und auf die Weiterentwicklung gerichteten Zielen der Evaluation.

Ein weiteres Beispiel stellt das System dar, mit dem die Qualität von Pflegeheimen für ältere Menschen eingeschätzt wird, das vom britischen *Social Services Inspectorate* (SSI 1989) entwickelt worden ist. In diesem Projekt wurde eine managementorientierte Evaluation für eine Reihe von Heimen durchgeführt; wichtigste Aufgabe war jedoch, ein Verfahren zu erarbeiten, damit Trä-

ger von Einrichtungen die Qualität der Leistungen in diesen Häusern einschätzen können im Hinblick auf Managementaufgaben wie die Kontrolle von delegierten Leistungen. Bei diesem Projekt gab es eine enge Kooperation zwischen dem staatlichen *Social Services Inspectorate* und Fachleuten sowie dem Sozialdezernat des Kreises; das Verfahren «Lebensqualität in Wohnheimen» wird heute regelmäßig bei Routinekontrollen eingesetzt. Dieses Beispiel zeigt auch, dass managementorientierte Evaluationen nicht immer auf quantitative Parameter fokussiert sein müssen – das System enthält auch Richtlinien für die Bewertung der Fähigkeit der Heime, für die Achtung vor der Würde, Wahlmöglichkeiten und der Zufriedenheit der Insassen und andere schwer zu messende Kriterien, die aber andererseits wesentliche Merkmale einer guten Betreuung sind.

Alle angesprochenen Evaluationen wurden von Organisationen durchgeführt, die nationale oder regionale Kostenträger waren. Das Management geht aber immer stärker dazu über, externe Evaluationen in Auftrag zu geben, die ein Team bei einer Vielzahl von Planungen und Entscheidungen unterstützen sollen. In diesem Zusammenhang sei auf Evaluationen hingewiesen, bei denen es um das aktuelle Informations- oder Kommunikationssystem geht. Ziel ist dabei herauszufinden, ob das System effektiv genutzt wird bzw. wie seine Nutzung verbessert werden könnte (Keen 1994). Manchmal geht es um Evaluationen der Geschäftsstrategie eines Leistungsanbieters. Auch Evaluationen der Leistung einer Abteilung seien erwähnt, wenn es um eine Vergrößerung oder Verkleinerung geht oder um die Bewertung eines Qualitätsprogramms oder Qualitätssystems (vgl. Kap. 13).

8.4 Typen der managementorientierten Evaluation

Die angesprochenen Beispiele haben deutlich gemacht, dass managementorientierte Evaluationen entweder von der eigenen Organisation oder von unabhängigen Institutionen für die unterschiedlichsten Zielsetzungen mit einer Vielzahl von Methoden ausgeführt werden können. Nachdem wir die managementorientierte Evaluation von anderen Arten der Evaluation unterschieden haben (wobei wir auch Überschneidungen registrierten), erörtern wir nun die Unterschiede zwischen den einzelnen Arten der managementorientierten Evaluation. Auf diese Weise können wir die Vielfalt in diesem Bereich sinnvoll einordnen und uns die verschiedenen Verfahrensweisen und Designs vergegenwärtigen, die der jeweiligen Aufgabenstellung am besten gerecht werden. Zunächst wenden wir uns den Kontrollevaluationen sowie den auf die Befriedigung von Bedürfnissen gerichteten Einschätzungen zu, dann den Unterschieden zwischen den einzelnen managementorientierten Evaluationen, wie sie aus der Häufigkeit der Durchführung, der Dauer, dem Umfang, dem Thema und dem Niveau resultieren.

8.4.1 Unterschiede zwischen Kontrollevaluationen und bedürfnisorientierten Einschätzungen

Einige Experten unter den Evaluatoren sehen in den Tätigkeiten, die wir in diesem Kapitel als managementorientierte Evaluationen referieren, überhaupt keine «wirklichen» Evaluationen. Auch wenn es richtig ist, dass man mit keiner davon einen Nobel-Preis gewinnen wird, so nimmt doch ihre Professionalität zu, indem sie von anderen Arten der Evaluation lernen und Methoden für ihre unmittelbaren praktischen Ziele übernehmen. Auch wenn wir in diesem Buch die strikte Unterscheidung zwischen Kontrolle und einer «wirklichen» Evaluation nicht nachvollziehen, so ist es doch sinnvoll, zwischen den verschiedenen Formen der managementorientierten Evaluation zu trennen, weil sie unterschiedliche Zielsetzungen haben und deshalb andere Methoden erfordern. Im Folgenden unterscheiden wir zwischen drei Aktivitäten: Routinekontrollen der Verwaltung, Kontrollevaluationen und bedürfnisorientierte Einschätzungen.

Beispiele für Routinekontrollen der Verwaltung sind regelmäßige Inspektionen der Klinik-Küchen, die Überprüfung des Finanzgebarens oder die Erfassung von Zwischenfällen, in denen Patienten verwickelt sind. Dies ist Teil der Ver-

waltungsroutine und etablierte Praxis – man sieht in ihnen eine Form der Evaluation, wenn man die in diesem Buch verwendete Definition heranzieht, weil sie eine vergleichende Bewertung des Werts einer Intervention beinhalten im Vergleich zu definierten Kriterien. Kontrollevaluationen des Managements gehören hingegen nicht zur Routine; bei ihnen handelt es sich um spezielle Untersuchungen, die von externen Stellen durchgeführt werden. Die drei oben zitierten Studien der Audit Commission illustrieren dies: sie gehen von festgeschriebenen Standards oder Verfahrensweisen aus, denen Interventionen oder Maßnahmen entsprechen sollen, und vergleichen dies mit dem, was die Betroffenen wirklich tun. Bei der Überwachung einer Implementierung wird ähnlich verfahren; dabei geht man jedoch von einer Beschreibung der intendierten Ziele oder von Planungen aus und vergleicht das Erreichte mit den Intentionen. Teil dieser Evaluationen können Empfehlungen sein oder sogar Vorschläge, wie Standards zu modifizieren wären oder Zeitpläne verändert werden sollten.

Bei keiner dieser beiden Arten wird jedoch um die Effektivität in Betracht gezogen oder die Frage, ob die Intervention den Bedürfnissen der Menschen entspricht, um die es geht. Man geht vielmehr davon aus, dass den Bedürfnissen derer entsprochen wird, die betreut werden, wenn Standards oder Zielvereinbarungen eingehalten werden. Oder es werden Aspekte der Leistungen oder Maßnahmen bewertet, die mit einer Befriedigung von Bedürfnissen der Patienten nichts zu tun haben: z.B. die Analyse, ob die Gelder angemessen eingesetzt wurden oder ob ein Rationalisierungsprogramm zur Kosteneinsparung umgesetzt wurde.

Das Maß an Bedürfnisbefriedigung, die erreicht wird – also nicht die realisierten Standards oder Ziele –, ist das Thema der bedürfnisorientierten Management-Evaluationen. Es handelt sich hier um Einschätzungen, die sich auf die Ansprüche der Personen beziehen, bei denen eine Intervention vorgenommen wird; diese werden dann verglichen mit den tatsächlichen Ergebnissen der Intervention. Bei vielen experimentellen und ökonomischen Bewertungen wird ähnlich vorgegangen, die ihrerseits nützlich

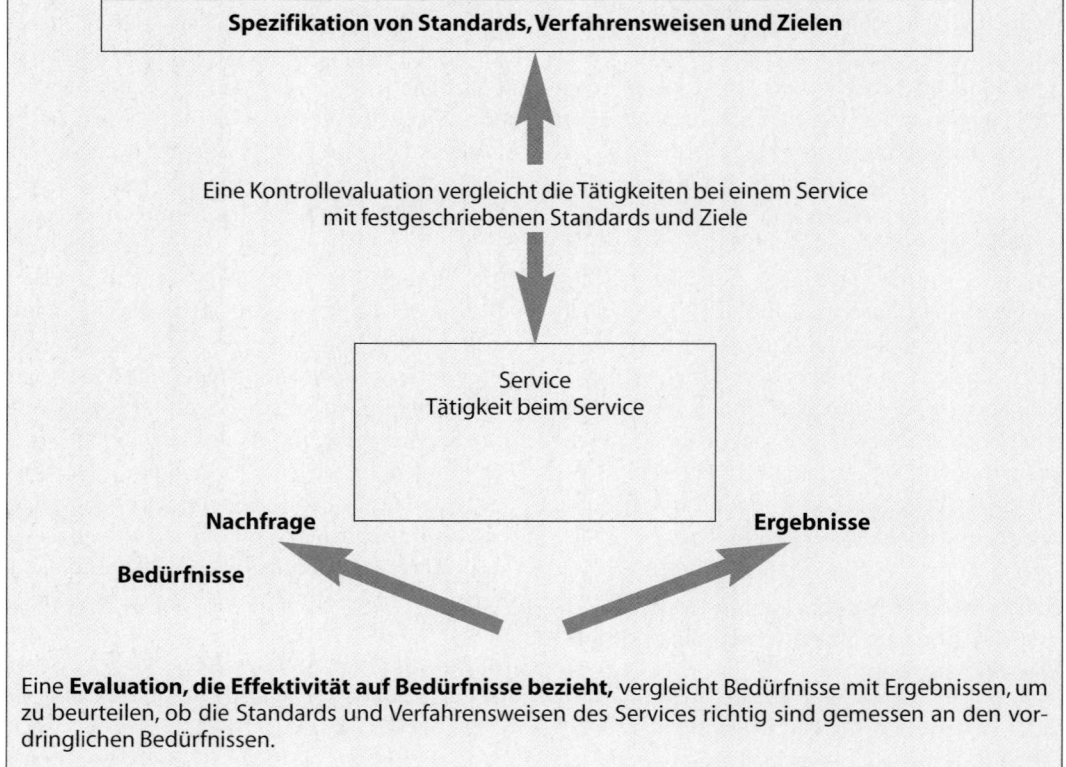

Abbildung 8.1 content:

Spezifikation von Standards, Verfahrensweisen und Zielen

Eine Kontrollevaluation vergleicht die Tätigkeiten bei einem Service mit festgeschriebenen Standards und Ziele

Service
Tätigkeit beim Service

Nachfrage

Bedürfnisse

Ergebnisse

Eine **Evaluation, die Effektivität auf Bedürfnisse bezieht,** vergleicht Bedürfnisse mit Ergebnissen, um zu beurteilen, ob die Standards und Verfahrensweisen des Services richtig sind gemessen an den vordringlichen Bedürfnissen.

Kontrollfrage: Wird dem entsprochen? **Frage an die Evaluation, die Effektivität auf Bedürfnisse bezieht:** Wird mit diesen Anforderungen an die Vorgehensweise den Bedürfnissen entsprochen?

Abbildung 8.1: Der Unterschied zwischen Kontrollevaluationen und der bedürfnisorientierten Evaluation.

sind, um Standards und Zielsetzungen zu definieren oder zu überarbeiten. In den neunziger Jahren begann man jedoch, managementorientierte Evaluationen stärker auf Resultate und Effektivität zu fokussieren zusätzlich zu einer Beschäftigung mit den eingesetzten Mitteln (Input), Prozessen, Output und Effektivität, also mit traditionellen Untersuchungsgegenständen. Manchmal trat der neue Fokus auch ganz an die Stelle der alten Themen. Auch wenn sie den höchsten wissenschaftlichen Kriterien wahrscheinlich nicht genügt, so ist diese Art der Ergebnisevaluationen für die Zwecke der Verwaltung möglich geworden dank der neuen Informationstechnologie und weil experimentelle Evaluationen und andere Forschungstechniken valide Ergebnismessungen erarbeitet ha-

ben, die routinemäßig eingesetzt werden können und preiswert sind (z.B. die Short-Form 36, Nottingham Health Profile und *General Health Questionaire*: Bowling 1992; vgl. auch Bardsley und Coles 1992). **Abbildung 8.1** stellt die Unterschiede zwischen Kontroll- und bedürfnisorientierten Evaluationen grafisch dar.

8.4.2 Unterschiede zwischen den verschiedenen Arten der managementorientierten Evaluation

Die drei Formen der oben angesprochenen Management-Evaluationen unterscheiden sich durch ihre Aufgabenstellung, den zeitlichen Ablauf und die technische Ausgereiftheit. Einige sind auf die Überprüfung vereinbarter Stan-

> **Drei Formen der managementorientierten Evaluation**
>
> • Routinekontrollen der Verwaltung wie reguläre Inspektionen, Hygiene-Inspektionen der Küchen oder Audits der Finanzen
> • Besondere Evaluationen zur Kontrolle, wobei es sich um speziellen Studien handeln kann, die normalerweise von externen Stellen durchgeführt werden
> • Evaluationen im Hinblick auf die Befriedigung von Bedürfnissen, d.h. das Maß zu erkunden, mit dem eine Leistung den Bedürfnissen der Klienten oder Patienten gerecht wird.

dards, Regularien und Anweisungen und deren Befolgung ausgerichtet (Compliance). Für andere steht dieses Thema nicht im Vordergrund, sondern eher die effektive Nutzung von Ressourcen, wozu auch die Effektivität und manchmal auch die Wirksamkeit der Intervention gehört. Wie bei allen Evaluationen hängt auch hier die Wahl der Methoden und des Designs von der Zielsetzung ab. Soll die Kooperationsbereitschaft getestet werden, dann ist ein zeitaufwendiger und teurer Vergleich der Leistungen mit den Bedürfnissen nicht vonnöten.

Managementorientierte Evaluationen unterscheiden sich auch dadurch, dass sie sich verschiedener Aspekte widmen bei der Untersuchung von Tätigkeiten oder Maßnahmen. Der Umfang der Evaluation kann ebenso unterschiedlich sein: Gewisse Evauationen beschränken sich z.B. auf die Kosten der eingesetzten Mittel (Input) oder auf die Prozesse, wie z.B. das Auswahlverfahren von Patienten für bestimmte Behandlungen. Andere sind hingegen umfassender und untersuchen Anforderungen, Input, Prozesse und Ergebnisse.

Ein weiterer Aspekt ist die «Ebene der Evaluation». Eine Evaluation kann für Manager oder entsprechende Gremien auf nationaler, regionaler oder lokaler Ebene durchgeführt werden (**Tab. 8.1**). Fallbeispiel 7 in Kapitel 4 beschreibt einen nationalen Qualitäts-Audit in Gesundheitszentren in Neuguinea und Fallbeispiel 6 enthält eine beschreibende Evaluation des Gesundheitssystems afrikanischer Distrikte für Manager und staatliche Planer. Die «Ebene der Evaluation» kann sich auch auf den Umfang des Sachverhalts beziehen, der untersucht werden soll: Die Evaluation einer Krankenhausabteilung passiert auf einer niedrigeren Ebene als die eines ganzen Krankenhauses oder des nationalen Gesundheitssystems.

Wir können verschiedene Arten von managementorientierten Evaluationen nach dem vorrangigen Ziel der Evaluation und im Hinblick auf die Ebene der Evaluation rubrizieren (Tab. 8.1). Auf diese Weise wird deutlich, dass wir verschiedene Evaluationsmethoden und Vorgehensweisen für jeden Typus benötigen.

Einige managementorientierten Evaluationen finden in einem internationalen Kontext statt. Ein Beispiel dafür ist die Einschätzung der Fortschritte, die die einzelnen Staaten im Hinblick auf 38 Ziele im Rahmen der Strategie «Gesundheit für alle bis zum Jahr 2000» der WHO erzielt haben (WHO 1994). Jeder Regierung stellte dabei Berichte über die Beurteilung des eigenen Landes zur Verfügung, die Informationen über die Zielerreichung und eine Situationseinschätzung lieferten. Ein anderes Beispiel sind die Berichte über die Gesundheitsprogramme in Entwicklungsländern, die von der Entwicklungshilfe finanziert wurden:

Engelkes (1993) gibt eine Zusammenfassung von 83 derartiger Evaluationen im Auftrag von Kostenträgern, von denen einige von den Mitarbeitern selbst erstellt wurden, andere durch externe Agenturen. Engelkes weist auf einige Probleme hin, die vielen Formen von Evaluationen gemeinsam sind.

Viele Evaluatoren monierten, dass grundlegende Informationen fehlten und dass die Ziele der Projekte zu vage umrissen oder zu ehrgeizig waren, um sie als Kriterien der Evaluation verwenden zu können. Oft wurde

Tabelle 8.1: Zwecke und Ebenen von managementorientierten Evaluationen

Ebene der Evaluation	Ziel der Evaluation (Beispiele)		
	Wurde das Konzept wie vorgesehen realisiert? Wurden die Standards erreicht?	*Effizienz (Vermeidung von Leerläufen? Ressourcenverbrauch?)*	*Effektivität (Wurden die Ziele erreicht? Wurde den Bedürfnissen entsprochen?)*
6 National	Verfügen alle Krankenhäuser über ein Qualitätssystem	Haben die Qualitätssysteme die Effektivität verbessert?	Haben Qualitätssysteme die MitarbeiterInnen in die Lage versetzt, den Bedürfnissen besser gerecht zu werden?
5 Regional	Werden die Vorschriften für eine Impfung in der gesamten Region befolgt?	Wird in der effektivsten Weise geimpft?	Wie viele Personen in bestimmten Zielgruppen müssen geimpft werden und wurden tatsächlich geimpft?
4 Lokal	Eine lokale Behörde möchte wissen, ob alle Kliniken die neuen Vorschriften für die Entlassung von Patienten beachten	Wie viel Zeit wenden Gemeindeschwestern für Fahrten auf und kann dies Zeit ohne Qualitätseinbußen verringert werden?	Eine lokale Behörde benötigt eine Evaluation über das Ausmaß, in dem die gesundheitliche Betreuung von Kindern die Bedürfnisse aller Kinder in einem bestimmten Gebiet befriedigt
3 Krankenhaus	Die Verwaltung des Krankenhauses will wissen, ob die Überstundenregelungen befolgt werden	Eine Arbeitsgruppe der Klinikverwaltung möchte wissen, wie effizient jede Abteilung die zur Verfügung stehenden Betten nutzt	Kennen wir die Personen, die unsere Betreuung am meisten brauchen und werden wir ihren Bedürfnissen gerecht?
2 Abteilung eines Krankenhauses oder regionale Institution der Primärpflege			
1 Station in einem Krankenhaus oder Einheit der Primärpflege	Richtet sich das Personal nach den Vorschriften für die Dokumentation und die Kommunikation?	Könnten wir effizienter miteinander kommunizieren?	Setzen unsere Kommunikation und unsere Systeme uns in die Lage, die Informationen zu generieren und zu übermitteln, die wir am dringendsten brauchen?

Managementorientierte Evaluationen unterscheiden sich in folgender Hinsicht

- Soll die Kooperationsbereitschaft, die Wirkung oder die Effektivität untersucht werden?
- Häufigkeit und Zeitaufwand; auf der einen Seite Routinekontrollen mit geringem Zeitaufwand, auf der anderen Seite speziell konzipierte Evaluationen detailliert dokumentierter Bedürfnisse
- Begrenzt oder umfassend, von der Untersuchung eines Aspekts einer Dienstleistung oder einer politischen Maßnahme bis zur umfassenden Einschätzung von Input, Prozess und Ergebnis
- Ebene des evaluierten Sachverhalts oder Zielsetzung, um deretwillen die Evaluation durchgeführt wurde.

---

auch erwähnt, dass die Zeit, die für die Durchführung einer gründlichen Evaluation zur Verfügung stand, zu knapp bemessen war und wie ein Hemmschuh wirkte. Nur wenige der evaluierten Projekte besaßen eingebaute Systeme für die Bewertung und Überwachung, auch wenn dies in der Planungsphase der Projekte oft so vorgesehen war (Engelkes 1993, S. 73).

8.5 Leistungsmessung

Wie evaluiert man eine gesundheitlichen Tätigkeit oder die Leistung eines Systems der Gesundheitsversorgung, wie es ein Gesundheitszentrum darstellt, eine Reha-Einrichtung, eine Einrichtung der Gesundheitsförderung, eine Organisation, die Leistungen einkauft, oder ein regionales Gesundheitszentrum in einem Entwicklungsland? Wo liegt der Unterschied zwischen der Messung und der Evaluation einer Leistung? Diese und ähnliche Fragen werden in diesem Abschnitt angesprochen. Die Messung von Leistungen im Gesundheitswesen wird kontrovers diskutiert. Dazu zwei entgegengesetzte Meinungen:

Es ist besser, überhaupt keine Messwerte zu haben als irreführende.

Selbst schlechte Messwerte sind besser als gar keine, weil dann die beurteilten Personen einen Anreiz haben, bessere Messverfahren vorzuschlagen – dies ist der einzige Weg, um zu befriedigenden Messwerten zu kommen.

Die Schlüsselfrage lautet: «Was macht ein gutes Messverfahren für die Erbringung einer bestimmten Tätigkeit, für ein Programm oder ein System aus?» Grundsätzlich gibt es nicht nur ein Messverfahren für eine Leistung, und ob ein Messverfahren «gut» ist, hängt davon ab, was unter Leistung verstanden wird, was uns zu einem unserer Themen in diesem Buch zurückbringt – die Notwendigkeit, die Wertkriterien für eine Evaluation festzulegen. Dies wird bei den einzelnen Interventionen unterschiedlich sein. Doch eines werden wir überall antreffen: Es gibt verschiedene Auffassungen über das, was eine Leistung ausmacht. Zunächst erörtern wir vorhandene Verfahrensweisen zur Bewertung von Leistungen und Systemen im Gesundheitswesen und die Kritik, die daran geübt worden ist. Im nächsten Teil des Kapitels wenden wir uns der Frage zu, was wir unter Leistung verstehen, und diskutieren zwei Arten der Kooperationsbereitschaft sowie die Evaluation von Effizienz und Effektivität. In der sich anschließenden Erörterung der Verfahren ist der Leser aufgefordert zu fragen, was die fundamentalen Werte und Annahmen sind, die wir meinen, wenn wir von der Erbringung einer gesundheitlichen Dienstleistung sprechen. Handelt es sich dabei wirklich um die Erfassung der Leistung? Oder erfassen wir nur das, was am einfachsten zu messen ist?

8.5.1 Messkriterien und Indikatoren für Leistungen

Viele Organisationen im Gesundheitswesen und Gesundheitseinrichtungen sammeln permanent eine Vielzahl von Daten, die sie oder ihre Kostenträger oder Leitungsgremien nutzen, um die Leistung zu messen und zu kontrollieren. Nationale und regionale Gebietskörperschaften verpflichten in vielen Staaten ihre Vertragspartner, Basisdaten über ihre Aktivitäten zu erfassen wie die Zahl der betreuten Personen. Diese Firmen ermitteln zu diesen Basisdaten weitere Informationen, die benötigt werden, um ihre Leistungsfähigkeit zu überwachen. Wir hatten bereits festgestellt, dass auf den verschiedenen Ebenen der Organisation unterschiedliche Daten gesammelt werden, die die Managementtätigkeit auf den einzelnen Ebenen unterstützen sollen.

Leistungskriterien stellen bestimmte Aspekte der Leistungen wie die Effizienz dar. Indikatoren für die Leistungen sind weniger direkt und sollen vornehmlich dazu dienen, die Aufmerksamkeit der Führungskräfte auf bestimmte Bereiche zu fokussieren, die einer genaueren Untersuchung bedürfen. Sie ähneln mehr einem «Türöffner» als unmittelbar einsetzbaren «Werkzeugen». Ein Beispiel dafür sind die 145 gesundheitlichen Indikatoren, die 1985 in Großbritannien erarbeitet wurden.

1989 wurde dort eine neue Liste mit Indikatoren eingeführt, die inzwischen etwa 2500 Einzelpositionen enthält und auch die Leistungen in Relation zu den Standards der Patienten-Charta (DoH 1991b) und den Tabellen der Hospital League berücksichtigt. 1994 listete letztere 470 Krankenhäuser und Großpraxen mit ihren Leistungskennziffern in Bezug auf 23 Standards auf zusammen mit einer Klassifizierung von einem bis zu fünf Sternen, wie man sie aus Hotelführern kennt. Zu den Standards zählen der Prozentanteil der Patienten, bei denen eine Behandlung spätestens 30 Minuten nach der Registrierung bei der Aufnahme und 5 Minuten nach ihrer Ankunft in einer Notfallambulanz beginnt, die Zahl der Patienten, die auch einen Monat, nachdem ihre Operation zum zweiten Mal verschoben wurde, keinen Termin für eine OP erhalten hatten, den Prozentsatz der tagsüber durchgeführten Operationen bei vier Arten von Eingriffen sowie bei 8 Krankheitsbildern der Prozentsatz der Patienten, die nach 3 bzw. 12 Monaten tatsächlich aufgenommen wurden, nachdem die Notwendigkeit einer stationären

Behandlung eingesehen worden war. Der leitende Direktor des federführenden NHS Trust in Großbritannien meinte dazu, dass «diese Statistiken nur einen Aspekt unserer Tätigkeit erfassen. Wir freuen uns auf den Tag, an dem wir auch das Ergebnis insgesamt erfassen können und darstellen können, dass wir Qualität liefern» (Generaldirektor des Allgemeinen Krankenhauses Halton, mitgeteilt im *Health Services Journal* vom 4. Juli 1996, S. 11).

Leistungsbewertungen sind oft Relationen, die einen Vergleich enthalten: z.B. die Anzahl der tagsüber durchgeführten chirurgischen Operationen zur Gesamtzahl. Bei anderen handelt es sich um Effizienz-Kennziffern, die den Input zum Output in Beziehung setzen wie die durchschnittlich Zahl der durchgeführten OPs pro Chirurg. Viele stellen ergänzende oder indirekte Kennziffern dar, die einfach zu erfassen sind und bei denen man annimmt, dass sie einen Bezug zur Qualität haben, aber diese nicht direkt erfassen wie die Anzahl der Krankenschwestern pro Bett. Nur wenige stellen die Verbindung zwischen den Bedürfnissen und den Ergebnissen her. Ein wichtiger, aber oft kritisierter Index ist der Effizienz-Index des englischen NHS, der jedes Jahr für jede Region und jeden Leistungserbringer veröffentlicht wird. Diese Kennziffer gibt das Verhältnis zwischen den Veränderungen bei den Aktivitäten und den Ausgaben im letzten Jahr wieder (Appleby 1993).

Leistungsindikatoren sind aus den folgenden Gründen kritisiert worden: weil sie ungenau sind, weil sie für Kliniker und kleineren Leistungserbringern irrelevant sind, weil sie zu unangemessenen Vergleichen tendieren, weil sie über Leistungsaspekte informieren, die sich der Kontrolle des Managements entziehen, weil sie die Mitarbeiter nicht dazu motivieren, ihren Job besser zu machen (Roberts 1990) und weil sie Ergebnisse und Effektivität nicht zur Kenntnis zu nehmen. Ihren Nutzen für die Evaluation des Einkaufs von Dienstleistungen seitens des englischen NHS wird von Ham und Woolley (1996) beschrieben, die generellen Verfahrensweisen von Majeed und Voss (1995).

Das schwedische National Board of Health and Welfare stellte Statistiken zusammen, die einen Vergleich zwischen Kreisen und Krankenhäusern ermöglichen; in Norwegen und Finnland gibt es ähnliche Systeme. In den USA widmete man der Messung und Evaluation von Resultaten größere Aufmerksamkeit; dort haben die Regierungen der Einzelstaaten Mortalitätskennziffern in den Kliniken gesammelt und veröffentlicht sowie in einigen Fällen Messkriterien für die Leistungen der Ärzte (z.B. PHCCCC 1992; Øvretveit 1996a). Hier wurden ausgeklügelte Verfahrensweisen entwickelt, um die Schwere der Erkrankung und die Struktur der Patienten zu berücksichtigen; auf diese Weise entsprach man der Kritik an der Verwendung von Rohwerten über die Mortalität bei der Leistungseinschätzung. Messwerte, die auf die erzielten Ergebnisse bezogen sind, sollten in die bestehenden Tabellen der englischen Hospital League eingearbeitet werden.

Wenn auch nicht unbedingt umfassend, so sind diese Informationen nützlich für Management-Evaluationen und andere Arten der Evaluation – die entsprechenden methodologischen Fragen bei der Nutzung verfügbarer Datenquellen werden in Kapitel 10 diskutiert. Ein Beispiel für die Verwendung von begrenztem Datenmaterial ist eine Leistungsevaluation von Krankenhäusern in der indischen Region Andhra Pradesch. Diese Evaluation war eine Ergänzung der routinemäßig erstellten Krankenhausstatistiken; sie ergab einerseits etwa identische Verweildauern, auf der anderen Seite große Unterschiede bei der Auslastung und der Bettenbelegung, selbst wenn man die vielleicht ungenaue Erfassung der Daten berücksichtigt (Mahamaparatra

und Berman 1994). Die WHO empfiehlt ebenfalls Indikatoren bezüglich der Gesundheitspolitik (WHO 1981, S. 19-24), die als Basis für die Evaluationen des Programms «Gesundheit für alle bis zum Jahr 2000» (WHO 1994) herangezogen wurden.

Wie können Manager und Regierungen die Messung von Leistungen verbessern?

Es gibt keinen Mangel an Antworten auf diese Frage, von denen allerdings einige ziemlich unpraktisch sind. Für den Leser ist es ein Leichtes, die Antwort vorauszusagen, die dieses Buch geben wird, für einige wiederhole ich mich: Die Antwort hängt davon ab, für wen und für welchen Zweck man die Messungen vornehmen will. An diesem Punkt sind wir an Messverfahren im Rahmen von managementorientierten Evaluationen der Leistungen und politischen Maßnahmen auf verschiedenen Ebenen interessiert. Dazu gibt Schyve (1995) eine allgemeine Antwort, indem er einige Merkmale einer «guten Leistungsmessung» auflistet, die bei der Suche der Joint Commission der USA nach Methoden für die Ermittlung von Leistungswerten für Organisationen, die als Leistungserbringer akkreditiert werden sollten, benutzt werden.

* Relevanz: Wird etwas Wichtiges gemessen?
* Zuverlässigkeit: Werden die Daten genau und vollständig erfasst?
* Unterscheidungsfähigkeit: Dienen sie dazu, tatsächliche Unterschiede bei Prozessen und Resultaten zu identifizieren?
* Zuverlässigkeitsabschätzung: Sind unkon-

Zu den Informationen über Leistungen gehören

- Aktivitäten (z.B. Belegzahlen, Umsatzkennziffern)
- Verbrauch von Ressourcen / Kosten (z.B. Gesamtkosten einer Einheit, Aufenthaltskosten pro Tag, auf eine bestimmte Diagnosegruppe bezogene Kosten oder ähnliches)
- Input / Strukturdaten (z.B. Personalstärke, Ausbildung des Personals, Öffnungszeiten)
- Prozess (z.B. Wartezeiten, Indikatoren für Qualität, Zufriedenheit mit den Einrichtungen, wie sie auch ein Hotel bietet)
- Output (z.B. Zahl der behandelten Patienten oder der Fortbildungen)
- Resultate (z.B. Mortalität, Morbidität und Symptomreduzierungen, Zufriedenheit oder Ressourcenverbrauch).

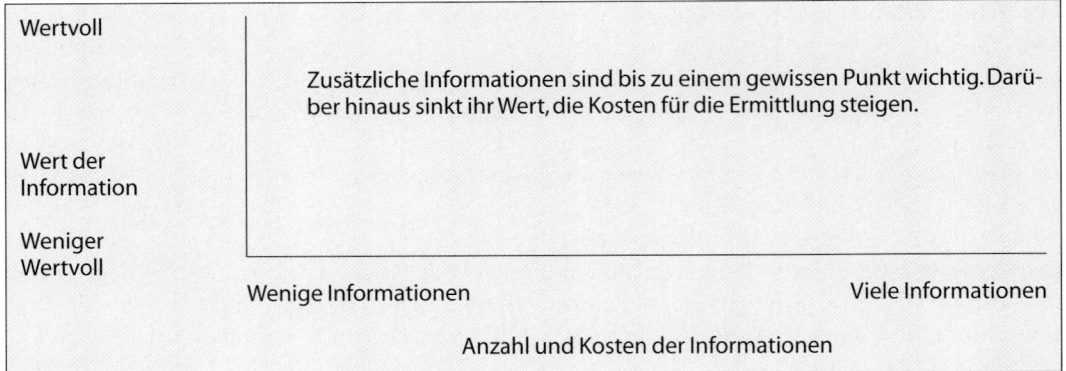

Abbildung 8.2: Der «Bogen des Informationswerts»: Relation zwischen Umfang und Wert der Informationen

trollierbare Faktoren bei den Messungen berücksichtigt (z.B. die Schwere der Erkrankung), wenn Vergleiche angestellt werden?

• Validität: Ist der Indikator sinnvoll im Hinblick auf seine Aufgabe (z.B. die Aufgabe zu erleichtern, die richtige Institution für eine gesundheitliche Betreuung auszuwählen).

Insgesamt besteht das Ziel der Messung von Leistung darin, die wesentlichen Merkmale der Leistung einer bestimmten Tätigkeit zu erfassen, so dass Führungskräfte und andere Personen Vergleiche zwischen Dienstleistungen ziehen können. Verschiedene Tätigkeiten erfordern dabei unterschiedliche Maßnahmen. Bezogen auf den gleichen Tätigkeitsbereich benötigen Manager je nach Position unterschiedliche Messwerte. Dabei geht es immer auch um einen Kompromiss zwischen den Informationen, die einfach und preiswert zu haben sind, und der idealen Information auf der anderen Seite. Bis zu einem gewissen Punkt gilt: Je mehr Daten und Details über die Leistungen umso besser, aber jenseits dieses Punktes sinkt der Wert der zusätzlichen Informationen, und weitere Details sind nicht mehr hilfreich (vgl. **Abb. 8.2**).

8.6 Leistungsevaluation

Florence Nightingale kommentierte Mortalitätsraten folgendermaßen:

Wenn die Funktion eines Krankenhauses darin besteht, die Kranken zu töten, dann wären statistische Vergleiche dieser Art akzeptabel. Wenn aber ihre wahre Aufgabe darin besteht, die Kranken wieder gesund zu machen und dies so schnell wie möglich, dann sind die Daten, die wirklich darüber informieren, ob dies erreicht wurde oder nicht, die Angaben über den Anteil derjenigen, deren Gesundheit wiederhergestellt wurde, und die durchschnittliche Zeitspanne, die dazu benötigt wurde (Nightingale 1863).

Die Evaluation von Leistungen löst immer die Frage aus: «Was meinen wir mit Leistung? Leistung für wen? Was macht eine gute und eine schlechte Leistungserbringung aus? Ist der Grad der Kooperation mit anderen Tätigkeitsbereichen oder Fachleuten Teil der Leistung oder Teil des Prozesses? Ist die Leistung nur in Bezug auf die Resultate zu sehen oder gehört auch der Prozess dazu?» Die vielfältigen Ziele der Tätigkeiten im öffentlichen Gesundheitswesen erschweren die Etablierung präzise umrissener Effektivitätskriterien. Viele der oben angesprochenen Leistungswerte basieren auf kaum hinterfragten Annahmen über die Bedeutung von Leistung. Man hat sie deshalb kritisiert, weil sie angeblich Führungskräfte auf Kosteneinsparungen hin fokussieren oder darauf, aus dem Blickwinkel der Messkriterien gut dazustehen, also nicht darauf, gut und effektiv zu arbeiten, was zu ermitteln weitaus schwieriger ist.

Was meinen wir mit Leistung? Leisten bedeutet etwas auszuführen oder zu erreichen, und Leistung ist die Art und Weise, wie etwas funktioniert. Wenn Sie die folgende Definition auf einen Ihnen vertrauten Tätigkeitsbereich anwenden, würden Sie dann der folgenden Definition für Leistung im Gesundheitswesen zustimmen? «Leistung ist die Maßeinheit für das, was man tut oder herstellt in Relation zu den dabei verbrauchten Ressourcen. Es ist der Output bezogen auf einen quantifizierten Input» (Harper 1986). Für mich ist das eine Definition der Effizienz. Sie erfasst einen Aspekt der Leistung, berücksichtigt aber nicht die Effektivität und andere Merkmale der Leistung, die nach Meinung vieler auch berücksichtigt werden müssten. Ich will hier nicht meine persönliche Definition von Leistung in den Vorgrund schieben, sondern darauf aufmerksam machen, dass bei der Evaluation von Leistung verschiedene Blickwinkel berücksichtigt werden sollten und dass man sich der verwendeten Kriterien bewusst sein sollte. Bei der Evaluation von Leistung könnten wir auf vorhandenen Statistiken oder auf Leistungswerte zurückgreifen wie Wartezeiten oder Kosten pro Tag, weil wir das Verfahren als eins auswählen, das uns zu den besten Informationen verhilft, gemessen an den Kriterien der Evaluation, die wir verwenden, um die Leistung zu bewerten. Die Kriterien der Evaluation, die wir benutzen, sollten wir explizit machen.

Dieses Buch definiert die Evaluation als «eine vergleichende Einschätzung des Werts einer Intervention in Relation zu Kriterien, wobei sie systematisch ermittelte und analysierte Daten heranzieht, um zu entscheiden, wie man sich verhalten sollte». Um die Leistung einer Verfahrensweise oder eines Systems einschätzen zu können, benötigen wir sowohl klar definierte Kriterien als auch eine genaue Vorstellung der Konstellationen, mit denen wir die Intervention vergleichen wollen. Ein Vergleich, der sich oft in Leistungsevaluationen findet, ist der Begriff «jetzt» verglichen mit der gleichen Tätigkeit in der Vergangenheit (z.B. die Zahl der in einer Tagesklinik behandelten Patienten in diesem Jahr im Vergleich zum Vorjahr) oder verglichen mit anderen Einrichtungen. Das Ergebnis wird manchmal «relative Leistung» genannt. Ein anderes ist die «absolute Leistung», wenn das tatsächliche Verhalten mit dem Ideal verglichen wird (z.B. die Zahl der in einer Tagesklinik behandelten Patienten im Vergleich zur theoretisch möglichen Zahl von Patienten). Eine dritte Art der «Relativierung» bezieht die Umweltbedingungen in die Betrachtungsweise mit ein, die sogenannte «kontextbezogene Leistung», z.B. die Zahl der Patienten in einer Tagesklinik, die im Durchschnitt von einem Chirurgen behandelt wurden, verglichen mit den Werten bei spezialisierten Abteilungen einer chirurgischen Ambulanz.

Die Art der in einer Leistungsevaluation verwendeten Kriterien ist abhängig von der Art der Tätigkeit oder dem System, das wir untersuchen, sowie von den Personen, für die wir eine Evaluation durchführen. An dieser Stelle gehen wir nur auf einige Kriterien ein, die in Leistungsevalua-

---

Leistungsdefinitionen

1. **Ökonomisch:** niedrigster Ressourcenverbrauch oder geringste Kosten (Input)
2. **Produktivität:** erzeugte Menge (Output)
3. **Effizienz:** Relation zwischen Input und Output
4. **Effektivität:** inwieweit die gewünschten Ergebnisse erreicht werden (die im Zielgegenstand bewirkte Veränderung, die realisierten Ziele oder die befriedigten Bedürfnisse)
5. **Qualität:** Zufriedenheitsgrad der Patienten, Erfüllung professionell eingeschätzter Erfordernisse und Verbrauch möglichst weniger Ressourcen bei Einhaltung der Vorschriften (erfüllte Anforderungen).

tionen ständig benutzt werden. Eine Reihe von Kriterien für die Bewertung von nationalen Gesundheitsprogrammen, die man auch bei der Evaluation von Systemen im Gesundheitswesen einsetzen kann, ist von der WHO (1981) vorgeschlagen worden: diejenigen, die wichtig sind im Hinblick auf Bedürfnisse und Prioritäten, Angemessenheit, Entwicklung, Effizienz, Effektivität und Wirkung.

Das Fundament einer Evaluation von Dienstleistungen könnten die «berühmten Fünf» sein, also die folgenden Leistungskriterien (Øvretveit 1996d):

Beachten Sie bitte, dass es andere Definitionen dieser Begriffe und viele Unterarten gibt. So, wie soeben Effizienz charakterisiert wurde, wird normalerweise «technische Effizienz» definiert, aber es gibt zumindest vier weitere Arten. Effizienz des Input-Mix ist das Maß, in dem die verschiedenen Betreuungsformen die Kosten widerspiegeln – man kann die Effizienz des Input-Mix dadurch verbessern, indem man auf geringer bezahlte Kräfte zurückgreift. Markteffizienz (oder Effizienz des Output-Mix) ist das Maß, mit dem das Ergebnis einer Tätigkeit den Wünschen der Konsumenten entspricht. Horizontale Effizienz gibt wieder, wie viele von denen, die eine bestimmte Leistung erhalten sollten, diese auch tatsächlich bekommen. Vertikale Effizienz meint, dass eine Leistung auf genau die Personen fokussiert ist, die sie am meisten brauchen. Ich halte die beiden letzten Arten für Aspekte der Effektivität, andere fassen sie als Qualitätsaspekte auf. Der Evaluator muss mit den Nutzern der Evaluation nicht nur darin übereinstimmen, was unter «Leistung» zu verstehen ist, sondern auch hinsichtlich spezieller Begriffe wie «Effektivität» oder «Effizienz». An diesen Worten entzündet sich die Diskussion, welche Informationen genau gewünscht werden und ob sie ermittelt werden können.

8.6.1 Zwei Kategorien von Leistungsevaluationen

Das Folgende fasst viel von dem zusammen, was in diesem Kapitel bereits dargestellt wurde, indem zwei umfassende Kategorien von Leistungs-

evaluationen anhand der unterschiedlichen Kriterien und Vergleiche beschrieben werden. Die erste Kategorie ist die «Compliance-Evaluation», die zweite die Evaluation der Relation zwischen Effizienz und Effektivität.

Compliance-Evaluationen: Inspektionen und viele Audit-Evaluationen
Hierzu gehören das routinemäßige Monitoring der Verwaltung sowie spezielle Evaluationsuntersuchungen, die der Überprüfung der Compliance mit Standards und Vorgehensweisen dienen sowie der Aufrechterhaltung von Normen und der Überprüfung der Implementierung von Anweisungen und Programmen. Diese zusammen stellen die gebräuchlichste Form der managementorientierten Evaluation im Gesundheitswesen dar.

Auch die Finanz-Audits gehören zum routinemäßigen Monitoring der Verwaltung, die von externen Firmen ausgeführt werden, um die Dokumentation und die Aufzeichnungen der Serviceeinheit dahingehend zu überprüfen, wie sie das Geld ausgegeben hat und ob das Geld so wie beabsichtigt ausgegeben wurde. Beispiele dafür sind die Studien der englischen Audit-Kommission und die der staatlichen Finanzverwaltungen in Großbritannien und den USA sowie die Untersuchungen des schwedischen National Board of Health and Welfare. Einige Untersuchungen beschäftigen sich damit, wie gut die Ausgaben kontrolliert wurden; als Folge davon wären bei wichtigen Projekten Änderungen wie die Umstellung auf Computer und Pläne für den Neubau von Krankenhäusern vorstellbar.

Viele Arten der Untersuchungen, die der Prüfung der Vertragswürdigkeit dienen, fallen ebenfalls in die Kategorie der «Compliance-Evaluationen». Eine Akkreditierung bedeutet, dass man davon ausgeht, dass der Vertragspartner die Standards erfüllen wird. Sie werden ausgeführt von unabhängigen Inspektoren, die das Fachpersonal, ein Fortbildungsprogramm oder die Ausführung einer Tätigkeit in Relation zu etablierten Standards einschätzen. Werden diese erfüllt, dann stellt man ein Zertifikat aus, das beinhaltet, dass die fundamentalen Standards erfüllt werden, oder man vergibt eine Lizenz, mit der die Tätigkeit aufgenommen werden kann.

Einige Qualitäts-Audits werden für die Zwecke von lokalen Institutionen durchgeführt oder für solche auf überregionaler Ebene. Ein Beispiel dafür ist der Organisations-Audit des englischen King's Fund, der versucht, nicht nur die Funktionen einer Überprüfung und einer Qualitätssicherung auszufüllen, sondern auch der Alltagsvernunft gerecht zu werden. Diese Systeme werden in Kapitel 13 erörtert. Einige medizinische und klinische Audits dienen in erster Linie dazu, die Einhaltung von eingeführten Standards und Richtlinien zu gewährleisten und wurden realisiert im Hinblick auf die Kontrolle durch das Management, weniger um klinischer Verbesserungen willen (Pollitt 1987, 1990, 1992).

Andere Arten von Inspektionen sind an der Grenze zwischen dem Routine-Monitoring der Verwaltung und Evaluationen angesiedelt wie die Kontrolle von privaten Pflegeheimen oder die Überprüfung von Brandschutz-, Gesundheits- und Sicherheitsvorschriften am Arbeitsplatz. Einen weiteren Typus der Compliance-Evaluation stellt die «auf das Ziel bzw. die

---

Zwei Kategorien der Leistungsevaluation

1. Die Leistungsevaluation der Compliance

a) Leistungs-Evaluation bezüglich Standards/Vorschriften
Wertkriterium: das Maß, mit dem bei einer Tätigkeit übergeordnete Vorschriften und politische Maßnahmen eingehalten werden.
Beispiele: ein Qualitäts-Audit der Verwaltung in einer Einrichtung des Gesundheitswesens (vgl. das Fallbeispiel 7 in Kapitel 3), ein Audit einer chirurgischen Tagesklinik in Bezug auf die Standards für technische Ausstattung und die Supervision des Personals.
Evaluationsdesign: Typus 2, Audit

b) Leistungsevaluation bezüglich Zielsetzung/Planung
Wertkriterium: das Maß, mit dem Ziele erreicht oder Pläne erfüllt werden.
Beispiele: Evaluation des Fortschritts in jeder Phase eines Projekts für eine neue chirurgische Tagesklinik und/oder ob diese Abteilung bei Betriebsaufnahme die vorgegebenen Ziele erfüllt.
Evaluationsdesign: Typus 2, Audit

2. Die Leistungsevaluation der Effizienz und der effektiven Bedürfniserfüllung

a) Leistungsevaluation der Effizienz (normalerweise Design-Typus 1: beschreibend)
Wertkriterium: Anzahl betreuter Menschen oder produzierter Einheiten in Relation zu den verbrauchten Ressourcen (gemessen in Kosten pro Einheit).
Beispiele: Evaluation der Anzahl der Patienten, die in einer chirurgischen Tagesklinik in Relation zu den Kosten behandelt werden, normalerweise im Vergleich mit anderen Tageskliniken oder einer stationären Behandlung.
Evaluationsdesign: normalerweise Design-Typus 1: beschreibend

Leistungs-Evaluation der effektiven Bedürfnisbefriedigung (normalerweise Design-Typus 3 oder 4: vorher–nachher)
Wertkriterium: das Maß, mit dem die Bedürfnissen der Patienten oder der Bevölkerung (oder des Personals) erfüllt werden.
Beispiele: Evaluation des Grads, mit dem eine chirurgisches Tagesklinik die Bedürfnisse von Patienten befriedigt, die Anspruch auf eine Operation haben.
Evaluationsdesign: Typus 3 oder 4: vorher–nachher

Planung bezogene Leistungsevaluation» dar – dabei ist das Kriterium das Maß, in dem eine Tätigkeit die vorgegebenen Ziele erreicht oder die Planung realisiert wird. Was geplant wurde, wird mit dem verglichen, was realisiert wurde. Das Erreichen von Zielen wird mitunter als Effektivität klassifiziert; in diesem Buch sprechen wir jedoch nur dann von Effektivität, wenn Bedürfnissen entsprochen wurde, weil zu den Zielen einer Leistungserbringung normalerweise auch andere Ziele gehören als die Erfüllung bestimmter Bedürfnisse. Ich habe schon eine Tätigkeit evaluiert, die die Befriedigung von Bedürfnissen nicht zu ihren Zielen rechnete.

Leistungsevaluationen in Bezug auf Effizienz und Bedürfniserfüllung
Eine zweite Kategorie der managementorientierten Evaluationen widmet sich der Frage der optimalen Nutzung von Ressourcen. Die Beachtung etablierter Standards spielt dabei keine Rolle; man bewertet die Effizienz und manchmal auch die Effektivität im Hinblick auf die Erfüllung von Bedürfnissen. In der Vergangenheit ging es bei Evaluationen der Leistungen des Managements in erster Linie um die Effektivität (Output pro Input); man versucht jedoch zunehmend auf die Befriedigung von Bedürfnissen abzustellen, obschon dies vielleicht nur für bestimmte Leistungen oder für Behandlungen kontinuierlich praktikabel ist, die häufig, teuer und mit hohen Risiken verbunden sind (Øvretveit 1996a). Die schnelle Einschätzung ist eine praktische Methode der Datengenerierung für die auf die Befriedigung von Bedürfnissen gerichteten Leistungsevaluationen (Nordberg et al. 1993; Ong 1993).

Es sei darauf hingewiesen, dass die beiden Begriffe «Leistungsevaluationen» und «Evaluation der Kosten-Nutzen-Relation» nur mit Bezug auf die Effizienz, Effektivität oder auf beide Sachverhalte verwendet werden können. Eine «Audit-Evaluation» wird ausgeführt, um die Kooperationsbereitschaft einzuschätzen; manchmal geht es auch um Effizienz, aber selten um Effektivität.

Schließlich ist es nützlich, auf eine sinnvolle Unterscheidung zwischen drei Arten von Leistungsevaluationen aufmerksam zu machen, und zwar hinsichtlich des Vergleichs zwischen dem evaluierten Sachverhalt und dem gewählten Standard. Die «Evaluation der absoluten Leistung» vergleicht das Evaluierte mit dem Ideal oder einem Maximum, z.B. die Zahl der Beschwerden mit dem Idealzustand mit keiner einzigen Beschwerde oder den Anteil der geimpften Bevölkerung mit dem Ideal von 100%. Die «Evaluation der relativen Leistung» vergleicht das Evaluierte mit einem ähnlichen Sachverhalt, wenn z.B. eine Organisation der Grundversorgung 87% der Bevölkerung impfen konnte im Vergleich zu einem Durchschnitt von 79% in der Region oder von 82% im vorangegangenen Jahr. Die «relative oder kontextbezogene Evaluation» bewertet eine Tätigkeit oder eine Intervention in ihrem konkreten Umfeld; sie beurteilt, wie gut das Evaluierte funktionierte angesichts der Umstände zum jeweiligen Zeitpunkt und in Bezug auf die Null-Linie. Derartigen Evaluationen geht es oft um Trends im Zeitverlauf in Bezug auf die gleiche Tätigkeit oder Organisation.

8.7 Stärken und Schwächen der managementorientierten Evaluation

In den siebziger und achtziger Jahren des letzten Jahrhunderts waren managementorientierte Evaluationen ein Wachstumssegment sowohl in der öffentlichen Verwaltung als auch anderswo. Dies dank der Sorge der Regierung um die Kontrolle der öffentlichen Finanzen, der Parole «mehr fürs Geld», der Qualitätssicherung und der wachsenden Verantwortlichkeit der Verwaltung gegenüber der Öffentlichkeit als Konsumenten wie als Steuerzahler. Diese Evaluationen werden üblicherweise von Evaluatoren durchgeführt, die zwar vom Staat bezahlt werden, aber nicht vom Staat angestellt werden, entweder als Routinekontrolle oder aus gegebenem Anlaß. Dabei nutzt oder generiert man viele Statistiken über die Tätigkeiten und Leistungen einer Organisation sowie Statistiken, die auch für andere Arten von Evaluationen herangezogen werden (z.B. ökonomische Evaluationen).

Viele Wissenschaftler und professionelle Evaluatoren sehen in einigen der in diesem Kapitel beschriebenen Aktivitäten keine Evaluationen, sondern eher eine Art von Verwaltungs-Monitoring. Sie weisen darauf hin, dass diese Aktivitäten im Vergleich zu anderen Evaluationen von begrenztem Umfang sind, was den Einsatz von Methoden und dem Zeitaufwand betrifft. Managementorientierte Evaluationen versuchen nicht, den Mechanismus von Ursache und Wirkung aufzudecken, weil dafür viel Zeit erforderlich ist und komplizierte Evaluationsdesigns benötigt werden. Folglich tragen diese Monitoring-Aktivitäten wenig zur wissenschaftlichen Theorie über die Funktionsweise des Evaluierten bei und basieren oft auf unbewiesenen Annahmen darüber, in welchem Verhältnis die beim Monitoring verwendeten Kriterien zum Ergebnis stehen, d.h., dass man sich einerseits richtig verhält, doch andererseits nicht die richtigen Verfahrensweisen gewählt hat, man also effizient, jedoch nicht wirksam arbeitet (zum Unterschied zwischen Monitoring und Evaluation siehe Abb. 8.1).

Die in diesem Kapitel dargestellten üblichen Aktivitäten und Projekte setzen allerdings systematische Methoden ein, sie sind wiederholbar und objektiv, sie nutzen Vergleiche (z.B. die Tätigkeiten von Einzelnen oder Einrichtungen werden verglichen mit Standards, Verfahrensweisen oder vergleichenden Indikatoren) wie auch explizite Kriterien, und sie schließen die Validierung dieser Aktivitäten mit ein. Managementorientierte Evaluationen stützen sich immer stärker auf Theorien und Methoden, die in experimentellen, ökonomischen und entwicklungsorientierten Evaluationen erprobt wurden, und passen diese Vorgehensweise dem Monitoring wie den Verbesserungsbemühungen im Alltag an. Beispiele für diese zunehmende Raffinesse können in der Verwendung von ökonomischen Modellen und Evaluationstechniken durch staatliche Finanz-Audits gefunden werden, wenn es um den maximalen Gegenwert für den finanziellen Aufwand geht oder um eine stärker fokussierte Ergebnismessung.

Auf diese Weise machen sich die managementorientierten Evaluationen eher praktischen Techniken und Konzepte zunutze, die in anderen Arten der Evaluation entwickelt und erprobt worden sind. Beispiele für diesen «Technologie-Transfer» kann man finden, wenn man sich die Methoden anschaut, die in den Untersuchungen des schwedischen *National Board of Health and Welfare* und im englischen *National Audit Office* und der *Audit Commission* eingesetzt wurden. Zur gleichen Zeit ist aus dem, was einstmals besondere Management-Evaluationen gewesen sind, wie die Untersuchung der Kosten oder die Einschätzung von Leistungen, alltägliche Management-Informations-Systeme und die Berichterstattung über Leistungsmanagement geworden.

Sowohl die Routine-Einschätzungen des Management wie aus besonderem Anlass durchgeführte Evaluationen zeichnen sich heute durch ausgefeiltere Designs und Methoden aus. Ihre Zahl und die für sie aufgewendete Zeit nehmen in gleichem Maß zu, als Institutionen im Gesundheitswesen dazu verpflichtet werden, über ihre Tätigkeit Rechenschaft abzulegen und ihre Effizienz zu steigern. Die meisten Führungskräfte und Fachleute in einem Servicebereich sind bereits an der einen oder anderen Form der Evaluation beteiligt und müssen die Stärken und Schwächen der Vorgehensweise der jeweiligen Evaluation verstehen.

8.8 Schlussfolgerungen

* Managementorientierte Evaluationen werden für Führungskräfte, Kontrollgremien und Kostenträger im Gesundheitsbereich ausgeführt, um die Leistung einer Institution zu kontrollieren oder zu verbessern oder sie dahingehend zu überprüfen, ob die vereinbarten politischen Maßnahmen, die Projekte oder Veränderungen so wie beabsichtigt implementiert wurden.

* Aus dem Blickwinkel von Managern stellt sich die Evaluation als die rationale Realisierung von Zielen dar. Manager müssen prüfen, in welchem Maß die Ziele eines Programms oder eines Projekts erreicht wurden, um über die nächsten Schritte zu befinden; sie benötigen eine Einschätzung des Erreichten wie der Prozesse, um zu wissen, wie man sie verbessern könnte. Wenn man weiß, dass man beurteilt wird, dann verbessert das bereits die Leistung.

- Führungskräfte wie staatliche Körperschaften machen immer mehr Gebrauch von der Evaluation, um Verantwortlichkeit zu dokumentieren, Sicherheitsrichtlinien zu bekräftigen, Risiken zu mindern, die Realisierung von Planungen und politischen Maßnahmen zu kontrollieren, Pläne zu analysieren und zu überarbeiten, Redlichkeit sicherzustellen, den Zugang von Patienten zu bestimmten Leistungen einzuschätzen, für das Management von Leistungen und den vergleichenden Wettbewerb.

- Viele managementorientierte Evaluationen vergleichen aktuelle Aktivitäten mit Verfahrensweisen und Standards, von denen man annimmt, dass sie Sicherheit, Effizienz, Effektivität und Gleichheit garantieren. Sie werden von Führungskräften oder deren Stellvertretern oder von Fachleuten durchgeführt, die für unabhängige oder quasi-unabhängige Institutionen arbeiten.

- Es gibt drei Arten von managementorientierten Evaluationen. Routinemäßiges Monitoring ist ein etablierter Teil der normalen Alltagspraxis in der staatlichen Verwaltung. Evaluierendes Monitoring ist eine spezielle Aktivität und wird manchmal von externen Kräften ausgeführt. Die bedürfnisorientierten Evaluationen schätzen die Bedürfnisse von Menschen ein, denen eine Intervention helfen soll; die intendierte Wirkung wird mit der tatsächlichen verglichen.

- Managementorientierte Evaluationen finden auf den verschiedenen Ebenen einer Organisation statt und dienen unterschiedlichen Zwecken; ihre Bandbreite ist begrenzt oder umfassend.

- In der Vergangenheit war die Fokus der managementorientierten Evaluationen darauf gerichtet sicherzustellen, dass «die Dinge richtig gemacht» wurden, weniger darauf, ob auch die richtigen Dinge gemacht wurden, also in erster Linie darauf, ob die Zielsetzungen eines Programms oder einer Aktivität richtig waren.

- Viele Regierungen und Institutionen haben Leistungsindikatoren und Maßstäbe eingeführt, die routinemäßig benutzt werden. Diese Verfahrensweise wurde aber schon mehrfach kritisiert, weil damit die einfach zu messenden und nicht die wichtigen Dinge beurteilt werden; dabei orientiere man sich an fragwürdigen Annahmen über das, was eine gute oder schlechte Leistung sei. Führungskräfte werden überdies dazu veranlasst, auf ein gutes Image zu achten, anstatt ihre Arbeit optimal auszuführen.

- Leistungsevaluationen können als Compliance-Evaluationen klassifiziert werden, die überprüfen, ob MitarbeiterInnen oder Fachkräfte sich den Vorschriften oder Standards entsprechend verhalten und ob sie Planungen wie festgelegt realisieren; daneben gibt es Evaluationen der Effizienz oder der auf Bedürfnisse bezogenen Effektivität, die analysieren, wie gut Ressourcen genutzt werden.

- Managementorientierten Evaluationen werden in Abhängigkeit von der neuen Informations-Technologie immer intelligenter genutzt, um auf den wachsenden Druck in Richtung einer gestiegenen Verantwortlichkeit und Effizienz zu reagieren. Methoden für eine routinemäßige Ergebnisüberprüfung stehen bereits zur Verfügung, ihre Nutzung wird sich immer weiter ausdehnen. In den Entwicklungsländern verbreitet sich die Evaluation von Gesundheitsprogrammen und Gesundheitssystemen, um sicherzustellen, dass die knappen Ressourcen auf bestmögliche Weise genutzt werden.

9. Planung und Durchführung einer Evaluation

«Lieber Gott!» Susanne atmete erleichtert auf, als sie den Hörer zurücklegte. Es war wieder die Leiterin der Ortsgruppe der Vereinigung «Mental Health Now» gewesen, die sich erkundigt hatte, wie weit die Pläne gediehen seien, ein Zentrum für psychische Gesundheit im Süden des Kreises zu eröffnen. Susanne war zumindest in der Lage gewesen, die Gruppe hinzuhalten, indem sie Zuflucht zu der Formulierung genommen hatte, dass diese Frage immer noch diskutiert werde, aber als Leiterin der Einrichtung für psychische Gesundheit im Ort wusste sie, dass sie mehr als dies erreichen musste und dass sie auch selbst nicht wirklich zufrieden mit dem augenblicklichen Status war.

Sie wusste, dass die meisten Patienten, die Betreuungspersonen wie die niedergelassenen Ärzte mit dem Zentrum im Norden des Kreises, das vor 18 Monaten seinen Betrieb aufgenommen hatte, zufrieden waren. Vorher hatte es in dieser Gegend sehr wenige Möglichkeiten gegeben. Man hatte geplant, im Anschluss an die Eröffnung dieser ersten Einrichtung im Süden eine zweite zu etablieren, aber beim Bau des Zentrums im Norden war der Etat für den Bau überzogen worden und auch die Betriebskosten waren höher als kalkuliert. Wichtiger noch war, dass eine Reihe von Problemen aufgetaucht waren, so dass sich die Frage stellte, ob es wirklich eine gute Idee war, ein ähnliches Zentrum im Süden zu eröffnen.

Sie überlegte eine ganze Weile, ob man von den Erfahrungen mit dem Zentrum im Norden Dinge ableiten könne, die hilfreich sein könn-ten bei der Planung einer besseren Einrichtung im Süden. Vielleicht sollte man ein anderes Konzept in Erwägung ziehen. Dann erinnerte sie sich an das, was eine Kollegin über Evaluation gesagt hatte: vielleicht war eine Evaluation der Weg, diese Sache vorwärts zu bringen. Vielleicht könnte ihr dabei ihre neue Assistentin helfen. Oder sollte sie die Leute, die sie auf dem Seminar an der Universität getroffen hatte, veranlassen, dabei mitzumachen? Sie griff wieder zum Telefonhörer: «Alex, kannst du mir die aktuellen Budgetzahlen besorgen?»

9.1 Einleitung

Der Ehrgeiz der Evaluatoren und die Erwartungen der Geldgeber werden nur übertroffen von den Enttäuschungen über die Begrenztheit der Resultate einer Evaluation.

Der Evaluator ist ein Dienstleister, nicht aber der Knecht der Nutzer.

Ziel dieses Kapitel ist es, bei der Planung und Durchführung einer Evaluation behilflich zu sein, und zwar Managern und anderen Verantwortlichen, die Vorschläge einschätzen und eine Evaluation überwachen müssen. Es möchte bei der Beurteilung eines Vorschlags helfen und bei der Kontrolle, ob die Evaluatoren die wahrscheinlichen Probleme richtig vorhergesagt haben, sowie bei der Entscheidung, ob die Evaluation die im Raum stehenden Fragen beantworten kann. Es wendet sich darüber hinaus an Fachleute und Wissenschaftler, für die das Thema neu ist. Das Kapitel spricht einige der Themen an, die bei der

Planung und Durchführung einer Evaluation bedacht sein wollen, und legt das Fundament für eine detailliertere Diskussion der praktischen Probleme, mit denen sich Evaluatoren konfrontiert sehen, wie diese in Kapitel 10 dargestellt werden.

Es gibt nicht «den» Weg, eine Evaluation zu planen und durchzuführen. Warum aber beschreibt dann dieses Kapitel «Phasen» in der Planung und Durchführung einer Evaluation? Der Grund liegt darin, dass viele Evaluationen eine ähnliche Abfolge aufweisen. Eine Phasenstruktur, wie von uns beschrieben, hilft den Evaluatoren, den Sponsoren und anderen Personen, für die das Thema neu ist, sich einige Aufgaben zu vergegenwärtigen, die erledigt werden müssen, und unterstützt bei der Planung einer Evaluation. Nach der Darstellung der acht Phasen werden dann in diesem Kapitel einige der Fragen erörtert, die Evaluatoren wie Geldgeber bedenken müssen. Dazu gehört, welche Nutzerperspektive man sich zu eigen machen sollte, zu welcher Entscheidung die Evaluation etwas beitragen soll, welche Kriterien zur Evaluation herangezogen werden sollen, welche Rolle Werte spielen, wie der Gegenstand der Evaluation und ihre Ziele zu definieren wären und wie man diese Überlegungen mit dem Design der Evaluation verknüpfen könnte. Das Kapitel schließt mit der Schilderung, wie diese Fragen zu den Parametern des Evaluationsdesigns führen, mit einer Checkliste für die Beurteilung eines Untersuchungsvorschlags oder einer abgeschlossenen Evaluation.

Um die konzeptuelle Diskussion zu veranschaulichen wollen wir Susannes Fortschritten in der Anfangsphase einer kleinen externen Evaluation einer psychiatrischen Einrichtung und ihrer Durchführung folgen. Das Kapitel ist auf die Planung und Durchführung der Evaluationen von Dienstleistungen, von politischen Maßnahmen oder Interventionen fokussiert, nicht so sehr auf die von Behandlungen. Einige der dargestellten Phasen unterscheiden sich nur geringfügig von denen in experimentellen Evaluationen von Therapien: Bezüglich der Details der Planung dieser Arten von Evaluationen sei der Leser auf Einführungstexte wie den von Fink (1993), Breakwell und Millward (1995) und auf

Texte über klinische Untersuchungen wie den von Pocock (1993) verwiesen.

Um Sie mit dem Inhalt dieses Kapitels bekannt zu machen, werden im Folgenden Dinge aufgelistet, die bei der Planung einer Evaluation, der Entscheidung über ihr Design und den zu verwendenden Methoden berücksichtigt werden sollten.

- **Die Art der zu untersuchenden Intervention:** Existieren klare Vorstellungen darüber? Ist sie gut definiert (strukturiert) oder ist über sie wenig bekannt und unklar (unstrukturiert)? Ist sie stabil oder ändert sie sich?
- **Größe und Umfang des Evaluierten und seiner Grenzen:** Wie groß oder umfangreich ist die Therapie, die Tätigkeit, die politische Maßnahme oder die Veränderung und auf welcher Ebene befindet sich das zu evaluierende System?
- **Die Präzision der Zielsetzung der zu evaluierenden Intervention:** Hat das Evaluierte klare Ziele, sind diese Ziele quantifizierbar, gibt es eine Übereinkunft bezüglich der Ziele?
- **Der Umfang der Effekte des Evaluierten auf die Ziele:** Soll die Evaluation die Wirkung untersuchen? Wenn ja, soll sie sich dann auf eine Vielzahl oder auf einen Effekt konzentrieren? Und zu welchen Zeitpunkten?
- **Gesichtspunkte und Wertkriterien:** Welche Nutzerperspektive will man einnehmen und mit welchen Validierungskriterien möchte man in der Evaluation arbeiten?
- **Erforderliche Daten:** Welche Daten sind angesichts dieser Kriterien nötig, wann und wie oft sollen diese Daten ermittelt werden?
- **Terminierung:** Wann müssen die Resultate verfügbar sein, um den größtmöglichen Einfluss auf die Entscheidungsfindung zu haben?
- **Ressourcen:** Wie viel Geld, Zeit und Fähigkeiten stehen zur Verfügung, sowohl auf Seiten der Evaluatoren als auch der MitarbeiterInnen? Liegen die Ressourcen fest oder kann über sie verhandelt werden? Gibt es bereits Daten, die herangezogen werden können?

Ein letzter Hinweis auf die Praxis zur Einführung. Gegenstand der Planung ist die Entscheidung, wie die Ressourcen am besten zu nutzen sind. Ein Fehler, den die meisten Evaluatoren machen, ist den Zeitbedarf und die Fähigkeiten zu unterschätzen, die für eine Evaluation nötig sind. Am Anfang einer Evaluation ist es nützlich, eine ungefähre Vorstellung von der zur Verfügung stehenden Zeit zu haben und dann einen Blick auf die unten aufgeführten Untersuchungsschritte zu werfen. Als nächstes könnte man einen «Kuchen» zeichnen – wobei jedes der acht Kuchenstücke einen Untersuchungsschritt repräsentiert – und jedem Stück dann den ungefähr benötigten Zeitaufwand zuweisen. Diese Vorgehensweise zwingt den Evaluator, den Zeitdruck zu berücksichtigen und Prioritäten zu setzen, indem man jeder Untersuchungsphase einen bestimmten Prozentsatz der insgesamt zur Verfügung stehenden Zeit zuordnet.

9.2 Die Phasen einer Evaluation

Eine evaluierende Untersuchung zu entwerfen ist eine Kunst… Allgemeine Empfehlungen können irreführend sein; die Evaluationen können nicht alle dem gleichen Schema folgen. Für alle Evaluationen kann man viele gute Designs vorschlagen, aber perfekte gibt es nicht (Cronbach 1980, S. 1f.).

Alle Evaluationen weisen folgende Phasen auf, wenn auch nicht unbedingt genau in dieser chronologischen Reihenfolge. Jeder Schritt wird im Folgenden detailliert diskutiert.

1. **Der Anstoß:** Als Reaktion auf ein registriertes Bedürfnis ein Werturteil über eine Behandlung, Tätigkeit, politische Maßnahme oder Veränderung abzugeben, indem man sich die Möglichkeiten für eine Selbstevaluation vor Augen hält oder für eine interne bzw. externe Evaluation. Der Initiator kann der Nutzer der Evaluation sein, Geldgeber oder Evaluator.
2. **Formulierung der Idee und Untersuchungsvorschlag:** Dabei ist zu entscheiden, für wen die Evaluation durchgeführt wird, welche Perspektive der Nutzer einnimmt, was die vordringlichen Fragen sind, welche Entscheidungen unterstützt werden sollen, die Krite-

rien der Evaluation und die dabei anzustellenden Vergleiche.
3. **Durchsicht des vorhandenen Wissens:** Suche nach dem, was über das zu Evaluierende oder ähnliche Sachverhalte bereits bekannt ist sowie dessen Überprüfung.
4. **Ausarbeitung der Einzelheiten des Designs und der Methoden:** Ausarbeitung der Einzelheiten des Designs und der Methoden der Datengewinnung, wie sie einzusetzen sind und wie die Daten analysiert werden sollten, um über die Kriterien zu informieren.
5. **Datenermittlung:** Ermittlung und Speicherung der Daten mit quantitativen oder qualitativen Methoden oder mit beiden.
6. **Analyse der Daten und Berichterstattung:** Analyse der Daten und der Bericht über die Ergebnisse der Evaluation in Relation zu den Kriterien.
7. **Beurteilung des Werts der Intervention und Entscheidung über weitere Schritte:** Die Nutzer beurteilen den Wert und entscheiden über das weitere Vorgehen, indem sie auf die Resultate der Evaluation wie auf andere Informationen zurückgreifen sowie im Hinblick auf die ihnen zur Verfügung stehenden Optionen.
8. **Selbsteinschätzung des Evaluators:** Der Evaluator oder das Evaluations-Team reflektieren ihre Erfahrungen aus der Evaluation und nehmen die methodologischen Neuerungen oder Verbesserungen unter die Lupe, die sie während der Evaluation entwickelt haben.

9.2.1 Der Anstoß

In einer initialen Phase empfinden eine oder mehrere Personen ein wachsendes Bedürfnis, den Wert einer aktuellen oder vorgeschlagenen Intervention oder Tätigkeit zu beurteilen. Charakteristisch ist, dass jemand die Initiative ergreift, mit einer formalen Evaluation zu beginnen. Die Initiatoren von Interventionen, bei denen es sich nicht um Behandlungen handelt, sind oft Führungskräfte, die gern den Wert einer neuen oder bereits praktizierten Tätigkeit, einer neuen Organisationsform oder einer anderen Intervention, z.B. eines Fortbildungsprogramms, beurteilen möchten. Es kann sich aber auch um nationale Vereinigungen von Experten oder Patienten handeln sowie um Regierungsstellen, die eine allgemeine Ausschreibung durchführen, um Angebote zu erhalten; sie kontaktieren aber auch bekannte Evaluatoren direkt. Andererseits können aber auch Evaluatoren Evaluationen initiieren, indem sie sich um eine Finanzierung bemühen. Aber auch Nutzer können als Initiatoren auftreten wie z.B. Fachleute, die detailliert den Wert einer Intervention für die eigene Praxis oder die von KollegInnen analysieren möchten oder die ihre Organisation auf den Prüfstand stellen wollen. Ein Beispiel für Letzteres könnte eine neue Behandlung oder die neue Organisationsform einer Institution sein und die Evaluation könnte in einer Literaturrecherche oder in der Durchführung eines bescheiden dimensionierten Experiments bestehen.

Ein wichtiger Meilenstein bei allen Evaluationen ist der Vertrag zwischen Evaluator und Kostenträger über die Aufgaben des ersteren. Dies gilt auch für interne Evaluationen, bei der ein Manager die Aufgabe der Evaluation einem oder mehreren Mitarbeitern überträgt. Dem Vertrag kann eine längere Diskussion über Einzelheiten und Optionen vorausgehen; es kann sich aber auch um eine Vereinbarung über die Durchführung einer Pilotstudie handeln mit dem Ziel zu entscheiden, ob eine Evaluation durchgeführt wird, oder ein detailliertes Design zu formulieren.

Susanne rief ihren Kollegen Michael an, um ihn zu fragen, ob man sich vornehmen sollte, das Psychiatrische Zentrum zu evaluieren.

Seine Antwort kam sofort: «Susanne, ich bin kein Experte für Evaluation – ich hatte nur die Aufgabe geerbt, die Leute zu koordinieren, die die Evaluation eines Fortbildungsprogramms für das Pflegepersonal durchgeführt haben. Hätte ich damals schon gewusst, was ich heute weiß, dann wäre der Nutzen dieser Evaluation für uns sehr viel größer gewesen. Sie war nützlich, aber sie hätte noch wesentlich nützlicher sein können, wenn ich bereits an der Planungsphase beteiligt gewesen wäre. Nach dem, was du mir erzählt hast, könnte dir eine Evaluation weiterhelfen. Vielleicht kannst du jemand aus deinem Team veranlassen, diese Aufgabe zu übernehmen; du würdest dann zumindest die Kontrolle haben und regelmäßig Berichte bekommen. Andererseits müsste die Zielgruppe mit diesem Teammitglied offen reden können, sonst würde sein Bericht für die Psychiater und die einflussreichen Gruppen wenig Glaubwürdigkeit besitzen. Ich meine, du solltest dir Hilfe von draußen holen. Bevor du das tust, solltest du allerdings darüber nachdenken, was du willst und wann du die Resultate haben möchtest. Einige von diesen Leuten meinen, wir hätten einen Dukatenesel und sie scheinen auch eine ganz anderes Zeitgefühl zu haben als wir.»

9.2.2 Formulierung der Idee und Untersuchungsvorschlag

Wenn er genau weiß, was er will, wird der Geldgeber im Rahmen von großvolumigen Evaluationen einen Evaluatoren und ein Untersuchungsdesign aus einer Reihe von Vorschlägen auswäh-

---

Funktionen in vielen Arten von Evaluationen

Evaluator oder ein Team von Evaluatoren: Eine oder mehrere Personen, die die Evaluation durchführen.

Nutzer: Personen, die die Evaluation nutzen, um besser informierte Entscheidungen zu treffen.

Kostenträger: Persongruppen, die für die Kosten der Evaluation aufkommen (die für einen oder mehrere Nutzer bestimmt ist).

Kontrollgremien: Ein Manager oder ein Gremium von Führungskräften, die die Evaluation überwachen (wobei es sich um eine Gruppe von Nutzern handeln kann, um die Geldgeber bzw. den Kostenträger, einen beauftragten Fachmann oder einen qualifizierten Berater).

len. Vielen Geldgebern ist allerdings nicht klar, was sie möchten, und sie nutzen die vielen abgegebenen Vorschläge dazu, sich darüber klar zu werden, was sie evaluiert haben wollen und welche Fragen beantwortet werden sollen.

Normalerweise wird dann der Geldgeber mit dem ausgewählten Evaluatoren die weiteren Einzelheiten der Planungsphase diskutieren. Sie werden sich mit den übergeordneten Zielen der Studie beschäftigen, dem Design und den Einzelheiten der Evaluation, bevor sie einen formellen Kontrakt unterzeichnen. Oft müssen die Evaluatoren den Geldgebern, die wenig von Evaluation verstehen, dabei helfen, ihre Fragen zu definieren und sie über die Möglichkeiten und Grenzen einer Evaluation informieren. In einem späteren Abschnitt dieses Kapitels finden Sie Anregungen für eine Unterstützung in dieser ersten Phase der Formulierung.

Mitunter muss der Evaluator auch eine Machbarkeitsstudie durchführen, um mehr über den zu evaluierenden Gegenstand herauszufinden und dem Kostenträger Vorschläge bezüglich der verschiedenen Arten von Evaluationen zu machen, wozu auch der Rat gehört, auf eine Evaluation zu verzichten. Zeigt man dem Geldgeber in dieser Weise eine Reihe von Möglichkeiten auf, dann kann er sich darüber klar werden, was er von einer Evaluation erwartet; seine Kenntnisse über die Evaluation nehmen zu.

Zumindest die Psychiater würden sich mit ihr unterhalten, dachte Susanne, nachdem sie die Tür hinter den Vertretern der örtlichen Universität geschlossen hatte. Sie musste sich noch mit einer weiteren Gruppe treffen: mit professionellen Evaluatoren einer privaten Beratungsfirma, mit der sie schon früher gearbeitet hatte bei der Aufgabe, die Optionen für die Umwandlung des örtlichen Krankenhauses zu prüfen. Es war ihr aber gelungen, den Kontakt mit Leuten von der örtlichen Universität aufzunehmen und diese hatten sie sehr dabei unterstützt, den Zweck der Evaluation zu klären. Bei ihnen hatte sie ein gutes Gefühl. Sie konnte sich vorstellen, mit ihnen zusammenzuarbeiten und dass sie sich in ihrer Einrichtung bewegen würden, ohne dabei Wellen zu schlagen.

Außerdem wären sie ungleich preiswerter. Was meinte Michael, als er sagte, sie hätten zu wenig Bodenhaftung? Sie trugen doch alle Armbanduhren, auch wenn es bei einem eine Mickey-Maus-Uhr an einem roten Band war.

Das Ergebnis der Formulierungsphase sollte ein Plan für die Evaluation sein, aus dem hervorgeht:

* für wen die Evaluation durchgeführt wird
* die Zielsetzung der Evaluation sowie die Frage oder die Fragen, die beantwortet werden sollen
* was evaluiert werden soll
* das Design der Evaluation
* die Methoden für die Ermittlung und Analyse der Daten (siehe «Datensammlung» im Folgenden)
* der Zeitplan für die Tätigkeiten und Schlüsselstellen
* die zur Verfügung stehenden Ressourcen und das Budget.

9.2.3 Durchsicht des vorhandenen Wissens

Dies ist eine der ersten Aufgaben in den frühen Stadien einer Evaluation, selbst wenn man sich bereits in der vorausgegangenen Formulierungsphase einen begrenzten Überblick über das vorhandene Wissen verschafft hat. Man will dabei herausfinden, was über das zu Evaluierende bereits bekannt ist und wie andere mit ähnlichen Evaluationen umgegangen sind. In den meisten Fällen wird es um die Durchsicht der publizierten wissenschaftlichen Literatur handeln; man wird auch herauszufinden versuchen, ob es interne Berichte oder Dokumente von Belang gibt, in denen das zu Evaluierende beschrieben wurde, und diese dann analysieren. Hinweise darauf, wie man Computerdateien oder andere Datenbanken nach relevanten publizierten Texten durchsucht, finden sich in einigen Handbüchern über Untersuchungsmethoden, z.B. bei Edwards und Talbot (1994) oder Gray (1997). Evaluatoren können aber auch auf Meta-Analysen oder zusammenfassende Kritiken der Fachliteratur zurückgreifen oder selbst eine kritische

Durchsicht vornehmen. Wie man so etwas anstellt und die vorhandenen Texte einschätzt, wird in NHSCR&D (1996) und kurz auch bei St. Leger et al. (1992) dargelegt.

9.2.4 Ausarbeitung der Einzelheiten des Designs und der Methoden

Nachdem man festgestellt hat, was schon über das zu Evaluierende bekannt ist, und man sich damit vertraut gemacht hat, wie andere Evaluatoren Evaluationen konzipiert und durchgeführt haben, muss der Evaluator oft seine Pläne für die Datensammlung überarbeiten, obschon der Drang, sich sofort in die Datenerhebung zu stürzen, immer spürbar ist. Aber selbst ein geringer Zeitaufwand und etwas Nachdenken am Ende der Planungsphase spart viel Zeit bei der Ermittlung der Daten und bei ihrer Analyse.

Im Evaluationsteam war kontrovers diskutiert worden. Alan hatte immer wieder thematisiert, wie wichtig die Beachtung ethischer Prinzipien bei der Durchführung einer Evaluation seien; sollte das aber wirklich bedeuten, dass man für die kleinste Veränderung die Zustimmung der Kostenträger einholen müsste? Nein, jetzt war der Zeitpunkt gekommen, um mit den Interviews zu beginnen, aber es war richtig gewesen, mit dem Start so lange zuzuwarten, bis das Team einen gemeinsamen Standpunkt gefunden hatte, wie die Daten gesammelt und aufbereitet werden sollten. In einer früheren Untersuchung hatten sie eine Methode für die Kategorisierung von Themen entdeckt, die in den Interviews angesprochen worden waren. Ihre Vorgehensweise so zu ändern, dass sie diese Methode einsetzen konnten, würde die Datenanalyse sehr vereinfachen. Und Alan hatte Recht, sich an den Sponsor zu wenden, um von diesem Informationen zu erhalten, die dieser bereits über die Bedürfnisse der Menschen im fraglichen Bereich besaß, sowie über die Kosten des Service-Zentrums im Norden des Kreises. Aber immer noch war die Frage nicht beantwortet, was genau man zu Beginn eines Interviews zum Thema Vertraulichkeit sagen sollte.

«Ich bin einverstanden» bemerkte Susanne am Schluss des abschließenden Planungsgesprächs mit der Arbeitsgruppe «Evaluation», «und ich begrüße es, wenn Sie zu mir kommen und mich exakt darüber informieren, wenn Sie die Einzelheiten festgelegt haben. Aber ich möchte Sie jetzt schon darauf hinweisen, dass meine Assistentin nur über ein begrenztes Zeitbudget verfügt, die Informationen zu beschaffen, die Sie benötigen – insbesondere was die Kosten betrifft. Ich fürchte, wir verfügen einfach nicht über die Daten, um die Sie mich gebeten hatten. Außerdem muss ich ein Schreiben formulieren, in dem ich erkläre, wer Sie sind und was Sie tun. Was soll ich in diesem Brief zum Thema Vertraulichkeit sagen? Wie ist es unter der Bedingung völliger Vertraulichkeit möglich, für uns einen Bericht zu erstellen, der Auskunft gibt über die Ansichten verschiedener Gruppen?»

9.2.5 Datensammlung

In der Phase der Datensammlung setzen die Evaluatoren Verfahrensweisen ein, um quantitative wie qualitative Informationen zu erhalten; dabei ziehen sie vorhandene Daten heran wie die Patientenakten, Dokumentationen der Einrichtung und Statistiken. In Kapitel 11 werden Methoden wie die Beobachtung, Interviews, Fragebogen, Erhebungen, Messungen und die Verwendung vorhandener Daten beschrieben. Die folgende Liste enthält Punkte, die man bei der Planung der Datenerhebung berücksichtigen sollte, sowie wann und wie man das tun sollte.

* Wie groß sollte die *Stichprobe* sein und wie sollte sie ausgewählt werden (z.B. im Hinblick auf Glaubwürdigkeit, statistische Zuverlässigkeit)?
* Wie soll man den *Kontakt* mit den Menschen aufnehmen, die interviewt werden sollen? Wie bekommt man Zugang zu den Dokumenten und Aufzeichnungen der Einrichtung?
* *Wie oft* und *wann* müssten die Daten ermittelt werden (z.B. vor der Intervention, zu einem Zeitpunkt danach, noch weitere Male)?

- Wie sollten die Daten *gespeichert werden,* um die Analyse zu erleichtern?
- Sollte eine kleine Pilotstudie zur Art der Datenerhebung durchgeführt werden (z.B. wenn man mit einer Stichprobe arbeiten will)?
- Besteht das Bedürfnis nach einer *fachmännischen* Beratung oder einem Spezialisten, der einen Teil der Datenerhebung übernimmt?
- Wie sind *frühere Untersuchungen* verfahren, welche Methoden wurden jeweils verwendet, welche Lehren für die Maximierung der Validität und der Reliabilität können wir daraus ableiten, und müssen die Verfahrensweisen, die wir verwenden möchten, validiert werden?
- Wie gewinnen wir die *Kooperationsbereitschaft* des Personals und der Patienten?
- Auf welche Weise *stellen wir uns* am besten allen Beteiligten als Evaluatoren *vor?* Müssen wir bei unseren Äußerungen vorsichtig sein, um das, was uns die Menschen anvertrauen, nicht zu beeinflussen?

Es stellte sich heraus, dass zum vereinbarten Termin nicht alle Interviews durchgeführt worden waren. Ein weiteres Problem war, dass die Assistentin der Leiterin nicht alle erforderlichen Informationen über die Kosten hatte beschaffen können sowie über die Bedürfnisse der Bevölkerung im südlichen Teil des Kreises. Man konnte sich nur mit Schätzungen behelfen und im Bericht darauf hinweisen, dass es sich um begründete Mutmaßungen handele. Doch jetzt war für die Arbeitsgruppe der Zeitpunkt gekommen, an dem sie darüber nachdenken musste, wie sie die Resultate dem Personal am besten präsentieren konnte. Einerseits war es wichtig, diplomatisch zu sein, andererseits musste man die Wahrheit sagen.

9.2.6 Analyse der Daten und Berichterstattung

Oft wird die Aufgabe vernachlässigt, bei der Planung einer Evaluation bereits daran zu denken, wie die Daten analysiert und dann in einem Bericht so zusammengestellt werden sollten, dass die an die Evaluation gestellten Fragen beantwortet sind. Die Grenzlinie zwischen Datenerfassung und -analyse muss etwas willkürlich gezogen werden, weil in die Datenerhebung eine Art der Aufzeichnung integriert ist, die ihrerseits eine Form der Analyse darstellt, wie z.B. die Antwortvorgaben in einem Interview.

Schon bei der Planung einer Evaluation müssen die Evaluatoren daran denken, wie sie ihre Ergebnisse am besten kommunizieren können. Welche Fragen wird das Auditorium haben? Wie verdeutlichen die Evaluatoren am besten die sicheren Resultate, wie die Resultate mit einem begrenzten Aussagewert? Wenn man früh darüber nachdenkt, wie man den Bericht am besten präsentiert, wenden sich die Evaluatoren vielleicht den Methoden der Datenanalyse zu und entscheiden sich, unterschiedliche Methoden zu verwenden, die zu direkteren Antworten auf die ursprünglichen Fragen an die Evaluation führen, wie auf solche, die das Publikum stellen könnte. Die Methoden der Datenanalyse werden in Kapitel 11 eingehend diskutiert, das auch eine Checkliste für die Einschätzung der Qualität der Beweise in einem Bericht über Evaluationen enthält. Verfahrensweisen bei der Präsentation der Resultate werden in Kapitel 10 erörtert.

9.2.7 Beurteilung des Werts der Intervention und Entscheidung über die weitere Verfahrensweise

Die Aufgabe, den Wert des Evaluierten einzuschätzen und entsprechend zu handeln ist nicht die Aufgabe der professionellen Evaluatoren, sondern Sache der Nutzer der Evaluation. Wurde sie gut geplant, dann werden ihre Resultate die Nutzer dabei unterstützen, bessere Entscheidungen zu treffen, als sie es sonst tun würden. Genauer gesagt sollten wir nicht von Nutzern sprechen, die ein Werturteil fällen, sondern von Veränderungen von Werturteilen. Viele werden schon ein Werturteil in irgendeiner Form gefällt haben – die Informationen aus der Studie hilft ihnen dabei, informiertere Werturteile zu treffen.

Obschon das Werturteil nicht Sache des Evaluatoren ist, ist es eine Phase im Gesamtprozess einer «auf die Praxis gerichteten Evaluation», die von den Nutzern wie von den Evaluatoren geplant werden muss, um von größtmöglichem Nutzen zu sein. Evaluatoren sollten sich vergegenwärtigen, dass sie dem Druck ausgesetzt sein werden, einen Wert zu beurteilen und genaue Empfehlungen für das Handeln zu formulieren. Die Funktion der Evaluatoren besteht aber darin, den Nutzern dabei behilflich zu sein, die Informationen aus der Evaluation in ihr Werturteil zu integrieren, aber nicht darüber hinaus zu gehen. Sie erreichen dies, indem sie die Nutzer an die Kriterien der Evaluation erinnern, die sie am Beginn der Evaluation festgelegt hatten, und indem sie deutlich machen, wie Entscheidungen zustande kommen bezüglich der Informationsbeschaffung, die auch darüber Auskunft gibt, welche Dinge nicht untersucht werden sollten.

Die Evaluatoren müssen die Grenzen der Beweise verdeutlichen, also das, was die Resultate eindeutig aussagen und was sie nicht aussagen und in welchem Verhältnis dies zu den zu treffenden Entscheidungen steht. Sie müssen die Probleme, die während der Evaluation auftraten und die Resultate beeinflussten, deutlich ansprechen wie z.B. schlechte Rücklaufquoten bei den Fragebögen, die Zahl der Patienten, die aus der Untersuchung «ausgestiegen» sind sowie alle Veränderungen bei der analysierten Intervention. Einige dieser Themen und vorhersehbaren Probleme hätten bedacht werden sollen, als die Evaluation konzipiert wurde. Die Vorstellung, wie die Nutzer einen Wert auffassen und sich dann verhalten, hilft den Evaluatoren bei der Planung des Designs und anderen Details der Untersuchung.

Ebenso wichtig, wie sicherzustellen, dass die Ergebnisse richtig verstanden werden, sind die Methoden, die Evaluatoren anwenden können, um den Nutzern dabei zu helfen, die Resultate in ihren Entscheidungsprozess zu integrieren. Eine dieser Methoden ist der Einsatz einer mehrdimensionalen Nutzenanalyse, um die Beurteilung seitens der Nutzer zu strukturieren (vgl. Schlusskapitel in Kap. 2). Weiter unten beschäftigt sich dieses Kapitel eingehender mit Werten und Bewertungen.

«Heißt das, dass wir unsere Pläne für eine neues Zentrum im Süden des Kreises aufgeben sollten? Wenn 64% der Patienten, mit denen du gesprochen hast, meinten, es gäbe Wartezeiten bei der stationären Aufnahme, und wenn ich dann noch an die Probleme bei der interdisziplinären Zusammenarbeit denke, dann habe ich den Eindruck, dass wir das Projekt einer weiteren Einrichtung im Süden ad acta legen sollten. Ist das nicht deine Empfehlung?», fragte die Leiterin der örtlichen Niederlassung des Vereins «Mental Health Now».

«Wie sieht deine Entscheidung aus?», erwiderte Alan für das Team. Er machte eine Pause. Seine Präsentation der Ergebnisse der Evaluation war gut gelaufen, aber unter den Zuhörern gab es nachdenkliche Gesichter. Er wollte eindeutige Antworten. «Deine Untersuchung zeigt, dass ein bestimmter Teil des Personals und der Patienten meint, dass es Probleme gäbe, und das haben wir dir mitgeteilt. Du kennst die Kosten für den Bau des Gebäudes und die Kalkulation der Unterhaltskosten. Tut man den Daten Gewalt an, wenn man sagt, dass die Einrichtung im Norden ihr Geld eigentlich nicht wert ist? Das hat einer der Zuhörer geäußert – und wir haben keine richtige Kosten-Nutzen-Analyse durchgeführt, weil uns niemand dazu aufgefordert hat. Es gibt ein paar Probleme, wie man der Studie entnehmen kann; andererseits sind die dort wiedergegebenen Fakten etwas, was man zusammen mit anderen Faktoren bei der Entscheidungsfindung bedenken sollte. All das wäre zu bedenken. Vielleicht sollte ich noch etwas mehr über diejenigen sagen, die wir interviewt haben und bei wem das nicht geschehen ist und was wir über die Bedürfnisse der Bevölkerung im Süden des Kreises herausgefunden haben.»

Hinterher dachte Susanne, dass die Evaluation die Dinge möglicherweise noch komplizierter gemacht habe. Andererseits hatte aber das Evaluationsteam Recht, es war wirklich kompliziert zu entscheiden, welche Einrichtung angesichts der begrenzten Ressourcen am besten für die Bevölkerung des südlichen Kreises wäre.

Zusammen mit dem Planungskomitee musste sie jetzt die Resultate der Untersuchung in Beziehung setzen zu den übrigen Faktoren wie die Überlegungen des neuen Psychiaters oder die neue Politik der Regierung. Nachdem die Evaluation jetzt vorüber war, könnte sie vielleicht eines der Mitglieder des Evaluationsteams davon überzeugen, in der interdisziplinären Planungsgruppe für die neue Einrichtung im Süden mitzuarbeiten…

9.2.8 Selbsteinschätzung des Evaluators

In der letzten Phasen der Untersuchung lassen die Evaluatoren oder die Teams Revue passieren, was sie während der Evaluation gelernt haben. Ein Ziel dabei ist, Konsequenzen für die Durchführung zukünftiger Evaluationen zu ziehen, ein weiteres die professionelle Weiterentwicklung des Evaluators. Die Evaluation ist eine relativ junge Wissenschaft, so dass es sich hier eher um eine praktische und «politische» Aktivität handelt, als dies bei anderen Art der Forschung der Fall ist. Viele Evaluatoren haben durch die Reflexion ihrer Tätigkeit und deren Bezug zu Theorien einiges lernen und sich weiterentwickeln können (z.B. Shadish et al. 1991). Sie vergleichen das, was während der Evaluation passierte, mit ihren ursprünglichen Plänen und dem Untersuchungsvorschlag; gleichzeitig reflektieren sie die Stärken und Schwächen ihrer Methoden und was sie davon in der Zukunft einsetzen könnten.

Andere bemühen sich bei einer kritischen Bestandsaufnahme herauszufinden, welchen Beitrag die Evaluation zur Theorie und Methodologie der Evaluation machen könnte. Relevant ist auch zu fragen, ob die Ergebnisse generalisiert werden können und ob sie andere Evaluatoren oder andere MitarbeiterInnen im Gesundheitssektor interessieren. Es gibt viele Gründe, warum Evaluatoren nur selten Zeit aufwenden, um eine Bestandsaufnahme durchzuführen, aber der Untersuchungs- und Zeitplan sollte auch Zeit und Geld für diese Tätigkeit vorsehen; das gilt ebenso für Vereinbarungen mit dem Sponsor über Publikationsrechte. Vielleicht hat er oder sonst jemand ein Einspruchsrecht gegen die Veröffentlichung von Details. Und wer soll sich um die Anfragen nach Exemplaren des Abschlussberichts kümmern?

9.3 Themen und Konzepte bei der Planung und dem Design von Evaluationen

Welches Ziel hat die Evaluation? Was genau soll evaluiert werden? Was müssen wir wissen, um in der Lage zu sein, ihren Wert besser beurteilen zu können?

In diesem Abschnitt diskutieren wir detailliert Fragen und Probleme, die sich bei einer Evaluation stellen und die von Sponsoren, Evaluatoren und anderen Beteiligten im Planungsstadium bedacht werden sollten. Zunächst geht es um die Frage, für wen die Evaluation bestimmt ist und bei welchen Entscheidungen sie von Nutzen sein soll. Dann wenden wir uns den Werten unter drei Blickwinkeln zu: wie der Nutzer darüber denkt und wie die Kriterien der Nutzer bei der Bewertung des Evaluierten zu definieren sind; dann die Werte, die die zu evaluierende Intervention verkörpert (bei gewissen alternativen Therapien beispielsweise); schließlich die Werte des Evaluators. Im weiteren Verlauf des Abschnitts werden Fragen gestellt, die die Definition der zu evaluierenden Intervention betreffen und Auskunft darüber geben, wie die Gegenstände der Evaluation festzulegen sind. In vielen Evaluationen müssen die Evaluatoren mit den Kostenträgern und den Beteiligten zusammenarbeiten, um diese Fragen beantworten zu können; hier kümmern wir uns um Konzepte und Modelle, die dabei helfen, darauf Antworten zu finden. Auch die Kostenträger sollten sich über diese Punkte ihre Gedanken machen, um zu entscheiden, ob sie eine Evaluation durchführen möchten, und um sich auf die Diskussion mit den Evaluatoren so vorzubereiten, dass sie in der Lage sind, deren Vorschläge zu beurteilen und die Evaluation zu managen.

9.3.1 Für wen ist die Evaluation bestimmt?

Evaluatoren wie Sponsoren sollten sich klar darüber sein, für wen die Evaluation bestimmt ist (primäre Nutzer) und wer sich außerdem noch die Evaluation zunutze machen wird oder sich zunutze machen könnte (sekundäre Nutzer). Oft gibt es verschiedene Interessentenkreise, die von den Ergebnissen einer gesundheitlichen Evaluation profitieren, sind sowie andere, die angesichts der Resultate ihr Verhalten ändern würden – eine derartige Veränderung vorzunehmen, gehört zur Definition des «Nutzens», wie er in diesem Buch dargestellt wird. Dies gilt auch für offenbar spezifische Evaluationen besonderer Therapien (z.B. bestimmte Medikamente), bei denen die primären Nutzer andere Wissenschaftler und klinische Spezialisten sind, wo aber dann auch Patienten und deren Organisationen davon profitieren könnten.

Normalerweise geht man davon aus, dass eine Evaluation nur dem Management oder denjenigen etwas nützt, die sie finanzieren. Es gibt aber zwei Gründe, warum Evaluatoren daran denken sollten, dass es auch noch andere Nutzer von Evaluationen geben kann, deren Fragestellungen und Entscheidungen eine Evaluation beeinflussen könnten. Zum einen wäre es denkbar, durch geringfügige Änderungen auch die Fragen derer beantworten zu können, die als Nutzer von Evaluationen in Betracht kommen – der Wert der Evaluation steigt, sobald er für einen größeren Personenkreis relevant ist. Wird die Evaluation durch öffentliche Gelder finanziert, dann haben sowohl der Geldgeber als auch der Evaluator die Pflicht, alle potentiellen Nutzer zu berücksichtigen.

Zum zweiten sollte eine Implementierung oder Veränderung in die Wege geleitet werden. Die Evaluation könnte aufzeigen, dass Veränderungen erforderlich sind oder andererseits dort keine Veränderungen nötig sind, wo bereits Lobbyisten auf sie drängen. Fasst man die Konsequenzen der Evaluation ins Auge – Veränderungen oder keine Veränderungen –, dann ist es möglich, mit denen, die Veränderungen blockieren oder begrüssen, über die Fragen nachzudenken, deren sich die Evaluation annehmen sollte. Steht man auf dem Standpunkt, dass die Evaluatoren eine gewisse Verantwortung für Veränderungen in der Praxis haben – was der Standpunkt dieses Buches ist –, dann ist es wichtig, sich vor Augen zu führen, wie die Evaluation von den verschiedensten Parteien benutzt werden könnte, die von den Resultaten profitieren bzw. beeinträchtigt werden. Konfrontiert man die Kostenträger mit der «Politik der Evaluation», dann kann das auch erhellen, ob es wirklich um eine Evaluation geht, ob es sich lediglich um eine Verzögerungstaktik handelt oder ob nicht bereits eine Entscheidung getroffen wurde – diese Fragen werden in Kapitel 10 wieder aufgenommen.

Nachdem geklärt worden ist, an wen sich eine Evaluation wendet, müssen wir die Fragen festlegen und ihnen Prioritäten zuordnen, weil keine Evaluation alle Fragen beantworten kann, die die Nutzer stellen.

9.3.2 Auf welche Entscheidungen soll sich die Evaluation beziehen?

Ziel einer Evaluation ist, jemand in die Lage zu versetzen, informiertere Entscheidungen zu treffen, als es ohne Evaluation möglich wäre. Wenn eine Evaluation niemand befähigt, sich anders zu verhalten, dann ist sie ein Fehlschlag. Dies bedeutet nicht, dass eine Evaluation immer zu einer Veränderung führen muss. Sie sollte jedoch Informationen liefern, die jeden Zweifel am Wert des Evaluierten ausräumen, oder die Gründe, alles so zu lassen, wie es heute ist.

Am Beginn der meisten Evaluationen sollte ein Verständnis der Optionen und Entscheidungen stehen, die die Nutzer in Bezug auf das Evaluierte sehen. Welche Alternativen haben sie, wie bewerten sie im Moment das zu Evaluierende? Gibt es ein «Entscheidungsfenster», also eine Zeitspanne, in der eine Entscheidung fällt? Wenn ja, bedeuten diese zeitlichen Vorgaben, dass die Resultate der Evaluation zu einem gewissen Zeitpunkt präsentiert werden müssen, falls sie in die Entscheidungfindung mit einfließen sollen? Ist dem so, dann benötigt der Evaluator einen Zeitplan, der vom Entscheidungszeitpunkt her entwickelt wird; die zur Verfügung stehende Zeit wird den Typus der Evaluation bestimmen.

Es könnte den Anschein haben, als ob die praktische Verhaltensweise der Nutzer für den Evaluator nicht relevant sind. Doch nur durch das Verständnis der Bedürfnisse und Erwartungen der Nutzer kann der Evaluator die Evaluation angemessen konzipieren. Unser Standpunkt ist, dass das beste Planungsverfahren einer Evaluation ist, bei den zukünftigen Entscheidungen anzusetzen, die die Nutzer machen möchten oder machen könnten, und dann zu sehen, welche Informationen ihnen fehlen, die in der zur Verfügung stehenden Zeit ermittelt werden könnten, um den relevanten Wert zu beurteilen und besser informierte Entscheidungen zu treffen.

Eine Vorgehensweise kann darin bestehen, die Fragen, die die Nutzer bezüglich des Evaluierten haben, zu ermitteln und dann an jede dieser Fragen die Frage zu stellen: «Warum?», um die praktischen Entscheidungen und Verhaltensweisen zu finden, die mit den Fragen zusammenhängen. Die Evaluation sollte sich dann auf eine oder zwei Schlüsselfragen und Entscheidungen konzentrieren. Dies bedeutet, Prioritäten festzulegen: z.B. indem man Fragen aufschreibt und sie in eine Rangordnung bringt mit Hilfe einer Technik, die wir in Kapitel 11 vorstellen werden. Eine bessere Methode, Prioritäten festzulegen, könnte sein, die Fragen mit praktischen Entscheidungen in Relation zu bringen – dies hilft, die vielen «interessanten» Fragen, die für das Verhalten keine oder nur geringe Bedeutung haben, zu eliminieren. In experimentellen Evaluationen von Therapien ist es immer noch wichtig, die Fragen der Nutzer zu klären, aber die Belastung des Evaluators ist größer. Das Design sollte sorgfältig auf vorausgegangenen Untersuchungen aufbauen und eine bestimmte Hypothese testen.

9.3.3 Welche Kriterien sollten für die Evaluation herangezogen werden?

Die Kriterien für eine Evaluation sind die Gesichtspunkte, mit denen man normalerweise den Wert des Evaluierten beurteilt. Viele beurteilen den Wert unter dem Aspekt der Effektivität – dies ist eine Dimension oder ein Kriterium. Ein anderes können die Kosten für eine bestimmte Leistung im Gesundheitsbereich sein. Kriterien sind Dinge, die es den Nutzern ermöglichen, den Wert einer Sache zu bestimmen.

Wie finden Evaluatoren Evaluationskriterien? Tatsächlich tun sie das nicht, sondern die Geldgeber und Nutzer. Evaluatoren können den Nutzern und Sponsoren dabei helfen, wenn sie unsicher sind, welche Kriterien sie benutzen sollen oder wie sie genau zu definieren sind. Dabei gibt es zwei Möglichkeiten. Die erste ist, sich die Entscheidungen anzusehen, die die Evaluation unterstützen sollen, und sich zu überlegen, welche Wertkriterien bei den Entscheidungen nützlich sein könnten oder bei der Wahl zwischen Alternativen. Soll z.B. eine Organisation, die ein Gesundheitsprogramm in einem Entwicklungsland finanziert, die Hilfe erhöhen, verringern oder beenden? Zu den Wertkriterien, die bei diesem Programm die Entscheidung beeinflussen, würden dann die Effektivität des Programms gehören, mit der der Nachfrage begegnet wird, sowie geografische Aspekte; wenn man diese und andere Kriterien auflistet, hilft man den Nutzern bei ihrer Entscheidung – falls diese nicht bereits gefallen ist. Die zweite Vorgehensweise besteht darin, sich anzuschauen, welche Vergleiche angestellt werden, um einen Wert zu beurteilen – Vergleiche werden mit dem Idealzustand oder mit einem ähnlich gelagerten Sachverhalt gezogen. So könnte z.B. der Aufwand für ein Gesundheitsprogramm und die Indikatoren für dessen Wirkung mit anderen Programmen in anderen Ländern verglichen werden, oder man bedient sich der Null-Hypothese, d.h. was geschehen würde, wenn das Programm beendet würde.

Mittels Wertkriterien und Vergleichen unterscheidet man Evaluationen von anderen Aktivitäten. Die Bedeutung der Definition von Kriterien liegt darin, dass die Kriterien die Verbindung herstellen zwischen den Fragen und Sorgen der Nutzer einerseits sowie den Daten, die der Evaluator ermitteln muss, und den einzusetzenden Messmethoden andererseits (**Tab. 9.1**).

Tabelle 9.1: Beispiele für die Verbindung zwischen Kriterien, Messmethoden und Vergleichen

Kriterium	Maßstab	Vergleich
Effektivität	Erreichte Ziele in der vorgegebenen Zeit	Erreichte Ziele in Vergleich zum derzeitigen Status, Nachfrage im Vergleich zu den Bedürfnissen, die erfüllt werden konnten.
Kosten	Verbrauchte Ressourcen in DM	Mit anderen Verwendungsmöglichkeiten des Gelds, kalkulierte Kosten im Vergleich zu den tatsächlichen, mit ähnlichen Tätigkeiten.
Bezug	Prozentwerte verschiedener Zielgruppen, die bedient wurden	Tatsächlich erreichte Personen verglichen mit denen, die erreicht werden sollten.

In diesem Buch wird der Ausdruck «Kriterium» verwendet, um bei einem vergleichenden Werturteil eine allgemeine Dimension wie z.B. Effizienz zu bezeichnen. Man sollte beachten, dass dieser Begriff manchmal verwendet wird, um etwas Spezifischeres zu bezeichnen wie z.B. bei Output die Kosten pro Einheit (in diesem Buch ist dies ein «Maßstab») oder die Kosten pro Einheit betragen beim Output weniger als 100 DM (in diesem Buch ist dies ein Standard – das Niveau, das durch eine Maßnahme erreicht werden soll). Kriterien sind für uns etwas Allgemeines, während Standards präzise oder operationalisierte Kriterien sind (Øvretveit 1992a).

Die Bedeutung der Klärung der Wertkriterien der Nutzer besteht nicht nur darin zu entscheiden, welche Daten ermittelt werden müssen. Sie bestimmt auch die Rolle des Evaluators: In professionell durchgeführten Evaluationen geben Evaluatoren keine Werturteile ab, sondern beschränken sich auf die Erhebung von Daten und deren Präsentation. Dies bedeutet, dass Evaluation als ein Prozess aufgefasst wird, in dem der Evaluator einen anderen Beitrag leistet, als dies in den beiden anderen Bedeutungen des Begriffs «Evaluation» der Fall ist: «den Betrag eines Sachverhalts zu messen oder dies abzusichern» und «einem Sachverhalt einen bestimmten Wert zuweisen oder einen Wert beurteilen». In professionellen Evaluationen bestimmt nicht der Evaluator den Wert der evaluierten Sache, obschon Evaluatoren in vielfältiger Weise die Bewertung beeinflussen können, die andere vornehmen. Die Frage nach Werten und Bewertungen wird detaillierter im nächsten Abschnitt behandelt. Lassen Sie sich zunächst einmal zwei Äußerungen über Werte in einer Evaluation durch den Kopf gehen:

Die Wertneutralität der Wissenschaft ist ein Mythos, aber nirgendwo ist dies so offensichtlich wie in der angeblich wertfreien «Wissenschaft» der Evaluation. Die Bewertungen des Evaluators wie die vieler anderer Beteiligten fließen in alle Teilbereiche der Evaluation ein und werden oft nicht einmal bemerkt. Eine wertfreie Evaluation ist ein Lügenmärchen.

Die Bedeutung der Wertneutralität des Evaluators kann nicht deutlich genug betont werden und muss das angestrebte Ideal bleiben – auch wenn dies schwierig ist –, falls der Evaluator glaubwürdig sein will und seine Resultate ernst genommen werden sollen.

9.3.4 Werte und Bewertung

Wir teilen in diesem Buch die allgemeine Ansicht der Evaluatoren, dass ein guter Evaluator nicht den Wert des Evaluierten beurteilt: Seine Aufgabe ist es, anderen zu besseren Entscheidungen zu verhelfen. Werte und Beurteilungen stehen im Zentrum der Evaluation, werden aber oft nicht berücksichtigt. Hier unterscheiden wir Wertungsprobleme in folgender Hinsicht:

- Die Art und Weise, wie Nutzer und andere den Wert des Evaluierten beurteilen.
- Die Art und Weise, wie Werte in den Evaluationsprozess einfließen.
- Die Werte, die einer Tätigkeit, einer politi-

schen Maßnahme oder einer Intervention inhärent sind, die evaluiert wird.

- Die Werte des Evaluators und die Art und Weise, wie sie seine Evaluation beeinflussen.

Die Evaluatoren sollten sich über ihre Positionen bezüglich aller dieser Punkte im Klaren sein sowie über die Strategien, die sie einsetzen, um den Einfluss ihrer eigenen Werte zu minimieren, oder deutlich machen, wie diese die Evaluation beeinflussen.

Wie Nutzer ein Werturteil bilden

Wir vertreten den Standpunkt, dass Evaluatoren kein Werturteil abgeben sollten – ihre Aufgabe besteht darin, Nutzer und Beteiligte dabei zu unterstützen, den Wert des Evaluierten zu beurteilen. Sie können dies auf drei Arten tun: zum einen indem sie den Nutzern dabei helfen, die Dimensionen ihrer Werte, die in die Evaluationsstudie einfließen sollen, zu klären (dies wurde bereits im Kontext der Kriterien diskutiert); zum zweiten durch die Sammlung von Informationen über die zu evaluierenden Gesichtspunkte und deren Kommunikation an die Nutzer; und zum dritten die Nutzer dabei zu unterstützen, sowohl die Information aus der Evaluation wie auch andere Informationen zu benutzen, um zu einem systematischen Werturteil zu gelangen.

Gewisse Evaluatoren sind der Meinung, dass ihre Rolle auf den zweiten Aspekt beschränkt ist. Das trifft zu, wenn Nutzer oder Geldgeber sich der Dimensionen der Bewertung bewusst sind und auch der Art, wie sie die Resultate der Evaluation nutzen wollen. Öfter beeinflussen allerdings Evaluatoren die Art, in der Nutzer ihr Werturteil strukturieren; sie tun also mehr, als nur einen Input für den Prozess der Wertbeurteilung zu liefern, was neutral wäre und der Evaluation voranginge.

Werte, die dem Evaluierten inhärent sind

Ein anderes Thema in Bezug auf Werte ist, ob es die Aufgabe der Evaluatoren ist, die in einer Tätigkeit, einer Veränderung oder einem Programm enthaltenen Werte explizit zu machen. Dies bezieht sich nicht auf die formale Darstellung der Werte eines Services oder einer politischen Maßnahme, sondern auf die Annahmen, die nicht ausdrücklich formuliert oder anerkannt sind und ganz andere als die offiziellen sein können.

Einige Evaluatoren schlagen vor, dass das «Explizitmachen von Werten» zu den wichtigsten Aufgaben eines Evaluators gehört. Wir meinen, dass dies davon abhängt, ob das Explizitmachen den Nutzern dabei hilft, den Wert einer Evaluation einzuschätzen und informierte Entscheidungen zu treffen. Oft sind die expliziten Werte eines Leistungserbringers weniger wichtig als die tatsächlichen Resultate und Wirkungen, und es kann Konflikte geben zwischen den Werten und Idealen einer Institution oder einer Politik und dem, was tatsächlich erreicht wird auf.

Die Werte der Evaluatoren

In den sechziger Jahren lag die Betonung auf die Idee eines wertneutralen Evaluators – ganz im Sinne der Idee eines wertneutralen Wissenschaftlers. Bei der unabhängigen, objektiven Suche nach Fakten sollten Evaluatoren ihre persönlichen Werte nicht einfließen lassen. Die spätere Herangehensweise in den siebziger und achtziger Jahren spiegelte den Diskurs in den Sozialwissenschaften über Fakten und Werte wider sowie die Kritik an einigen simplifizierenden positivistischen Theorien der Datenerhebung («Staubsauger-Theorien»). Man anerkannte jetzt in größerem Maß die Werte des Evaluators; mitunter sprach man sich auch für eine größere Sensibilität für persönliche Werte aus, indem man diese explizit machte und somit anderen bei einer Einschätzung des Einflusses half, den die Ergebnisse auf Werte haben.

Ein weiterer Ansatz plädiert für eine wertorientierte oder von Werten bestimmte Evaluation, wo also der Evaluator bestimmte Werte oder die Interessen bestimmter Gruppen unterstützt. Ein Beispiel ist House (1980), der sich dafür ausspricht, dass Evaluatoren die Interessen der Benachteiligten fördern und unter Bezugnahme auf die Gerechtigkeitstheorie von Rawl rechtfertigen sollten. Welche Position der Evaluator auch einnimmt, es ist seine Pflicht, sie deutlich zu machen, so dass die Nutzer die Resultate der Evaluation besser nutzen können.

Wir wenden uns jetzt zwei Problemen bei der Planung vieler Evaluationen zu: der Definition der Intervention und deren Ziele.

9.3.5 Was soll evaluiert werden? Definition der Intervention

Das scheint eine einfache Frage zu sein. Geldgeber und andere Nutzer denken mitunter, dass der Wunsch des Evaluators nach einer präzisen und exakten Definition dessen, was evaluiert werden soll, eine Detailverliebtheit sei. Bei der Planung einer Evaluation ist es aber immer erforderlich, Zeit darauf zu verwenden, zu einer genauen Definition der zu evaluierenden Intervention zu kommen.

Bei den Evaluationen von Therapien muss eine exakte Definition der Behandlung der Festlegung des Designs und der Kontrollen vorangehen. Wenn von einigen Behandlungen angenommen wird, dass sie eine Wirkung haben, und wenn unklar ist, wie diese Wirkung zustande kommt, dann kann der einzige Zweck der Evaluation darin bestehen, die Therapie genauer zu definieren, indem man Variablen ausschaltet, die zur Wirkung beitragen könnten. Frühere Untersuchungen sind wichtig, um die Hypothesen bezüglich potentieller Ursachen und Wirkungen zu bestimmen und aufzuzeigen, wie die Intervention abzugrenzen ist, so dass man sie genauer definieren kann (vgl. die Diskussion des Designs in Kap. 4).

Bei der Evaluation von Dienstleistungen, politischen Maßnahmen oder organisatorischen Veränderungen spielen die Sponsoren und Nutzer oft bei der Definition des zu Evaluierenden eine größere Rolle. Kostenträger haben nicht immer klare Vorstellungen davon, was sie evaluiert haben möchten. Dann heißt es z.B.: «Wir müssen die Veränderungen beurteilen, die wir im letzten Jahr eingeführt haben.» Selbst wenn die Sponsoren selbst wissen, was sie damit meinen, kann es sein, dass andere eine andere Vorstellung haben; auf diese kann sich der Sponsor berufen, indem er das zu Evaluierende auf eine bestimmte Weise benennt. So haben z.B. verschie-

dene Leute unterschiedliche Vorstellungen darüber, wo die Grenzen einer Tätigkeit verlaufen – für einige zählen die Sozialarbeiter mit zum «Gesundheitsteam der Primärpflege», für andere nicht. Unterschiedliche Auffassungen sind im Rahmen der «großen» Politik normal oder bei Anweisungen, die auf lokaler Ebene anders interpretiert werden, vor allem wenn das Evaluierte eine Veränderung bestehender Dienstleistungen beinhaltet und nicht einfach eine weitere Dienstleistung. Weil verschiedene Gruppen unterschiedliche Auffassungen über das haben, was zu einer Behandlung, einer Tätigkeit, einer politischen Maßnahme oder einer Veränderung dazu gehört und was nicht, hängt die Definition des Evaluierten oft davon ab, für wen die Evaluation bestimmt ist.

Evaluatoren müssen das Evaluierte immer präziser definieren, als dies in der ursprünglichen Beschreibung der Fall war. Normalerweise müssen sie dabei mit den Geldgebern und anderen eng zusammenarbeiten, um so mögliche Missverständnisse über das, was Sponsoren genau wissen wollen, zu vermeiden. Die im Kapitel 3 dargestellten Konzepte helfen bei der Präzisierung des Evaluierten: die Konzepte des «Kastens» und seiner «Grenzen», die ausschließen, was nicht evaluiert werden soll, sowie die Konzepte von Input, Prozess, Output und Resultaten.

Manchmal ist es die vorläufige oder einzige Aufgabe einer Evaluation, etwas zu spezifizieren: ein sogenanntes «x», das vage bleibt und unterschiedlich aufgefasst werden kann, wie das «organisatorische Entwicklungsprogramm» oder die «Strategie des totalen Qualitätsmanagements, die wir in den zurückliegenden drei Jahren verfolgt haben». In diesen Fällen kann das Konzept des «Kastens», von Input, Prozess und Ergebnissen dazu benutzt werden, verschiedenen Beteiligten dabei zu helfen, zu klären, was sie unter diesem «x» verstehen und dann ihre unterschiedlichen Auffassungen abzugleichen, indem man ein beschreibendes Evaluationsdesign vom Typus 1 benutzt (vgl. Kap. 1). Die Frage, wie das Evaluierte zu definieren ist, hat etwas zu tun mit der Frage, wie die Ziele der Evaluation zu definieren sind.

9.3.6 Definition der Ziele der Intervention

Die meisten Dienstleistungen, Veränderungen und politische Maßnahmen haben Ziele; ein Ansatz bei einer Evaluation besteht darin, diese Ziele zu vergleichen mit dem, was durch eine Dienstleistung, eine Veränderung oder eine politische Maßnahme wirklich erreicht wurde. Die Frage nach den Zielen des Evaluierten ist bei der Planung zuletzt zu stellen und wird im Detail in diesem Kapitel diskutiert. Wir beschäftigen uns zunächst mit der Definition von Zielen und dann damit, ob wir uns überhaupt darum kümmern müssen – Ansatz der «zielfreien Evaluation».

Auf den ersten Blick scheint dies ein einfacher Weg für die Durchführung einer Evaluation zu sein: den Wert des Evaluierten anhand des Ausmaßes zu bestimmen, mit dem die Ziele erreicht werden. Die Kritik an diesem Ansatz wendet dagegen ein, dass dabei unterstellt wird, dass die Ziele einer Dienstleistung, einer Veränderung oder einer politischen Maßnahme die richtigen sind oder anders gesagt wertvoll und allgemein anerkannt. Kritisch wird dagegen auch eingewendet, dass dabei Meinungsverschiedenheiten über Ziele ignoriert werden und dass es sehr viele konkurrierende Zielsetzungen geben kann: Als Beispiele seien die zahlreichen, mehrdeutigen Ziele des norwegischen Gesundheitswesens genannt (Olsen 1995), die des britischen NHS (Øvretveit 1994d) und des schwedischen Gesundheitswesens (Axelsson und Svensson 1994). Wir beschäftigen uns in Kürze mit diesen Kritiken, wenden uns aber zunächst einem Problem bei der Konzeption von Evaluationen dieses Typus zu: dem Problem der abstrakten und nicht quantitativ messbaren Zielen.

Es gibt drei Möglichkeiten, die Ziele, d.h. was wir «Ziele des Evaluierten» nennen, einer Dienstleistung, einer Veränderung oder einer politischen Maßnahme herauszufinden. Eine erste Möglichkeit ist, sich um schriftliche Festlegungen dieser Zielsetzungen zu kümmern und dann zu vergleichen, was in Relation zu diesen Zielen getan wurde. Ein zweiter Weg ist, die Leiterin oder den Leiter einer Institution oder sonst jemanden darüber zu befragen. Eine dritte Möglichkeit ist, sich die Tätigkeit der Institution anzuschauen und die Ziele zu interpolieren.

Evaluatoren haben die Wahl zwischen zwei Alternativen. Die erste besteht darin, mit ausgewählten Personen zusammenzuarbeiten, um zum Konsens darüber zu kommen, an welchen Zielen die Institution oder die politische Maßnahme gemessen werden soll und welche Maßstäbe für Erfolg oder Misserfolg als Indikatoren für die Zielerreichung herangezogen werden können. Die zweite Möglichkeit besteht darin, dass der Evaluator von sich aus Ziele und Maßstäbe bestimmt, indem er eine oder mehrere Aussagen über die Ziele heranzieht und diese benutzt, um die Interpolierung der Ziele begründen (z.B. Øvretveit 1994b, 1996b).

Zielstrukturierung auf unterschiedlichen Abstraktionsebenen für eine Evaluation

In den meisten Fällen haben es Evaluatoren mit Zielen auf unterschiedlichen Abstraktionsebenen zu tun. Es gibt zwei Gruppen von Konzepten, mit denen man sich Klarheit über Zielsetzungen verschaffen kann, um zu entscheiden, welche Vorgehensweise man einsetzen möchte, um Belege für das Erreichen oder Verfehlen von Zielen zu erhalten.

Folgt man dem ersten, dann muss man die Ziele in eine Hierarchie bringen entsprechend der Terminvorgabe für die Evaluation oder aufgrund der Ziele selbst. Die ganz allgemeinen Ziele sind nicht terminiert, sondern gelten immer – manchmal werden sie «Werte» oder «Prinzipien» genannt. Auf der Ebene darunter gibt es langfristige oder strategische Zielsetzungen mit einer Zeitperspektive zwischen fünf und zehn Jahren. In der Theorie werden diese Ziele «Stufe 5» genannt; man schlägt vor, dass Organisationen andere Ziele mit einem Zeithorizont zwischen zwei und fünf Jahren brauchen («Ziele vierter Stufe»), Ziele für die nächsten ein bis zwei Jahre («Ziele dritter Stufe»), Ziele für die Zeit zwischen einem Monat und einem Jahr («Ziele zweiter Stufe») und Ziele für den nächsten Monat («Ziele erster Stufe») (Rowbottom und Bills 1977; Jaques 1989).

Man weiß, wie das ist, wenn die Evaluation neu für jemand ist – man ist überrascht oder beschwert sich bei der Entdeckung, dass eine Institution keine Ziele hat oder nur vage Umschreibungen eines Idealzustands oder sogar widersprüchliche Ziele.

Das zweite Konzept stammt aus der generellen Theorie der Intention (Kinston 1995). Dieses Konzept kann in ähnlicher Weise dazu benutzt werden, Ziele hierarchisch zu ordnen und die vielen anders benutzten Begriffe, um die Absicht einer Institution oder einer politischen Maßnahme zu beschreiben, sinnvoll zu verwenden. Die einfache Version dieses Bezugsrahmens unterscheidet fünf Zweckebenen. Der fünften, obersten und abstraktesten Ebene sind «soziale Werte» zugeordnet, bei denen es sich um allgemeine Ideale oder Bedürfnisbeschreibungen handelt, die eine Organisation, eine Veränderung oder eine politische Maßnahme befriedigen soll. Auf einer niedrigeren und qualitativ anderen Zweckebene (Ebene 4) ist die Feststellung eines «fundamentalen Ziels» angesiedelt, die die charakteristische Identität einer Organisation, einer Veränderung oder einer politischen Maßnahme beschreibt, also die grundsätzliche Intention oder den Auftrag. Die Ziele sowohl auf der Ebene 5 als auch auf der Ebene 4 sind allgemein gehalten und unerläßlich, um Menschen auf ein gemeinsames Ziel zu verpflichten und zu motivieren. Bei den Zielen auf Ebene 3 handelt es sich um interne Prioritäten, die verdeutlichen, welche Ziele aus einer Anzahl von wertvollen Absichten Priorität haben sollen, welche Ziele also wichtiger sind als andere. Oft können sie quantifiziert werden, z.B. durch die Anteile an den generell zur Verfügung stehenden Ressourcen, die ihnen zufließen. Ziele auf der 2. Ebene, also die strategischen Ziele, definieren Resultate und Richtungen – hier handelt es sich um Spezifizierungen der grundsätzlichen Absichten der Ebene 4. «Taktische Ziele» sind auf der ersten Ebene, die zu erreichende Einzelergebnisse und Termine festlegen.

Beide Konzepte sind für Evaluatoren und andere nützlich, um die zu evaluierenden Objekte zu umschreiben. Beachten Sie, das der zweite Bezugsrahmen auch hilfreich ist für die Klärung der Evaluationsziele selbst. Ein Untersuchungsvorschlag für eine Evaluation sollte sowohl die allgemeinen wie die spezifischen Ziele der Evaluation festlegen. Dieses «Orientierungsnetz der Zielsetzungen» unterstützt Evaluationen bei der Ordnung der verschiedenen Feststellungen, die sie zu machen haben und zu überprüfen, ob Statements auf den verschiedenen Abstraktionsebenen fehlen – die Theorie der Zwecke prognostiziert, dass eine Evaluation auf Schwierigkeiten stoßen wird, wenn sie nicht auf allen in Frage stehenden Ebenen Ziele formuliert.

Wenn sie den Managern von Institutionen oder politisch Verantwortlichen gestellt wird, dann erhält die Frage des Evaluators «Welche Ziele haben Sie?» meistens eine einfache Antwort: «Wir möchten die Evaluation schadlos überstehen.» Für die meisten Tätigkeitsbereiche gilt, dass nur vage, verwirrende und oft wechselnde Zielvorstellungen bestehen, und der Evaluator wäre naiv zu glauben, dass er Führungskräfte davon überzeugen könnte, Ziele zu akzeptieren, von denen sie vermuten, dass sie schlecht abschneiden, wenn ihre Leistung daran gemessen wird.

Probleme bei der Evaluation im Vergleich zu Zielen

Bisher haben wir Verfahrensweisen für das «Problem der nicht messbaren Ziele» für eine Organisation, eine Veränderung oder eine politische Maßnahme beschrieben. Weist aber nicht dieser Ansatz einer Evaluation, die auf Ziele bezogen ist, einen grundsätzlichen Fehler auf? Obschon es sich um eine einfache Vorgehensweise zu handeln scheint, gibt es in der Praxis mannigfache Probleme:

- Eine Organisation oder eine politische Maßnahme, die explizit nur ein Ziel hat, wird normalerweise diese Zielsetzung auf einem hohen Abstraktionsniveau formulieren. Dieses Statement muss dann operationalisiert werden, um die Evaluation durchführen zu können.
- Die meisten Organisationen oder politische Maßnahmen haben mehr als ein erklärtes

Ziel. Sind die Zielsetzungen auf verschiedenen Abstraktionsebenen angesiedelt, dann stellen wir oft fest, dass ein Ziel auf einer niedrigeren Ebene nicht kompatibel ist mit einem auf einer höheren Ebene, d.h. es wurde nicht von diesem abgeleitet oder hat gar keinen Bezug zu ihm. Befinden sich die Ziele auf der gleichen Ebene, dann sind sie oft entgegengesetzt oder es ist unklar, welches der Ziele höhere Priorität besitzt.

- Die erklärten Ziele sind oft nicht identisch mit denen, die die Bevölkerung sieht oder die man in der Praxis tatsächlich verfolgt.
- Oft dienen die erklärten Ziele dem Scheinziel, «gut dazustehen»; es sind also nicht solche, die schlechte Leistungen sichtbar machen würden.
- Niedriger eingestufte Ziele werden immer von verschiedenen Gruppen innerhalb der Organisation in Frage gestellt (Zielkonflikt), oder unterschiedliche Gruppen verfolgen unterschiedliche Ziele.
- Die erklärten oder praktizierten Ziele einer Organisation oder einer politischen Maßnahme verändern sich oft während der Durchführung einer Evaluation.
- Die Ziele müssen nicht unbedingt den Bedürfnissen entsprechen.

Evaluatoren, die sich des Verfahrens der an Zielen orientierten Evaluation bedienen, erkennen diese Probleme und verwenden Techniken wie die oben beschriebenen, um Ziele zu selektieren und zu definieren und über valide Messverfahren zu entscheiden. Wenn sie dies in Zusammenarbeit mit den Angehörigen einer Institution tun, die eine Veränderung implementieren, dann bewirken sie durch ihre Spezifikation eine Veränderung des Evaluierten. Wenn sie hingegen messbare Ziele unabhängig ableiten und spezifizieren, dann müssen sie ihre Ableitungen rechtfertigen und alle Wertannahmen deutlich machen, die sie ins Spiel gebracht haben. In keinem Fall ist also die Evaluation eine simple Sammlung von Daten, die notwendigerweise den Grad des Erfolgs der Intervention messen in Bezug auf die realisierten Ziele.

Ist die «bewertende Einschätzung» eine Antwort?

Wholey (1977) stimmt dieser Problemdarstellung zu und schlägt eine «bewertende Einschätzung» als Lösung vor (die vom selben Autor an anderer Stelle «explorierende Evaluation» oder «Einschätzung der Zuständigkeit» genannt wird und von Horst «Voreinschätzung der Evaluierbarkeit»). Die Einschätzung der Bewertbarkeit ist eine Methode, die Führungskräfte oder Politiker zwingt, Ziele zu definieren, für die sie verantwortlich gemacht werden. Wholey argumentiert, dass «ein Evaluator aus mehrdeutigen Zielsetzungen keine eindeutigen machen sollte; dies ist unseres Erachtens Aufgabe des Managements oder der Politik». Die Einschätzung der Bewertbarkeit führt zu einer Reihe von Fragen über das Evaluierte, die dazu benutzt werden, zusammen mit dem Manager ein Evaluationsprogramm zu entwickeln. Wholey meint: «Die Einschätzung der Evaluierbarkeit beantwortet die Frage nicht, ob ein Programm evaluiert werden kann (jedes Programm kann evaluiert werden), sondern ob das Programm so weit ist, durch sein Management Erfolge zu erzielen, welche Veränderungen erforderlich sind für ein zielorientiertes Management und ob eine Evaluation wahrscheinlich dazu beitragen wird, die Leistung des Programms zu verbessern» (Wholey 1983).

Zielfreie Evaluation

Die Einschätzung der Evaluierbarkeit liefert keine vollständige Antwort auf die Kritik am Ansatz «zielgesteuerte Evaluation», die auch dahin geht, dass man mit zu vielen Annahmen über das Evaluierte arbeiten und ein unangemessen rationales Modell einer Tätigkeit oder eines politischen Prozesses verwenden muss. In Übereinstimmung mit einigen früheren amerikanischen Ansätzen zur Programmevaluation enthält es eine simplifizierende Sicht der Organisation und ihrer Ziele, die die spezifische Politik dieser Organisation ignoriert und als Instrument des Managements fungiert, indem die Definition der Ziele von einer einzigen Interessengruppe übernommen oder einfach übergestülpt wird.

Als Alternative wird von Scriven eine «zielfreie Evaluation» vorgeschlagen. Dieser Ansatz will nicht nur alle festgesetzten Ziele ignorieren, sondern auch die Evaluatoren veranlassen, sich von den MitarbeiterInnen einer Institution zu isolieren und dann herauszufinden versuchen, ob die Tätigkeit der Institution oder die politische Maßnahme einen Effekt gehabt hat. Der Evaluator soll auf jedes Bedürfnis achten, das durch das Evaluierte erfüllt wurde, und seinen Wert durch die erfüllten Bedürfnisse definieren, unabhängig davon wie die offiziellen Ziele lauten. Demnach soll eine Evaluation die Wirkung des Evaluierten aufdecken und diese vergleichen mit «den Bedürfnissen, die sie befriedigt». Für Scriven (1973) steht fest: «In der Evaluation ist Blindheit schön. Denken sie daran, dass auch Justitia blind ist und ein guter medizinischer Test wird als ‚Doppelblind-Studie' bezeichnet».

Diese Position des Evaluators unterscheidet sich von der scheinbar neutraleren Werteposition, die die Ziele der Institution oder des Programms übernimmt, ohne nach dem Wert dieser Ziele zu fragen. Genauer gesagt ist dieser Ansatz nicht so sehr «zielfrei» als «wirkungsbezogen» und setzt die Wirkung zu den Bedürfnissen in Beziehung, um zu einem Werturteil zu gelangen.

Auf den Bedürfnissen basierende Evaluation

Eine an Bedürfnissen orientierte Evaluation hat ihre Tücken, beispielsweise in der Definition dieser Bedürfnisse, die schwierig und ebenso wertbeladen sein kann wie die der Ziele. Welche der vielen Definitionen der gesundheitlichen Bedürfnisse wird sich z.B. die Evaluation zu eigen machen: die medizinisch definierte Krankheit, das physische oder soziale Funktionieren, Beeinträchtigungen der geistigen Gesundheit, beeinträchtigtes Wohlbefinden, die formulierten oder normativen Bedürfnisse oder die Fähigkeit, von einer Leistung des Gesundheitswesens zu profitieren? Die meisten dafür brauchbaren Methoden sind kostspielig und zeitaufwendig. Viele sind zudem nur einsetzbar bei Forschungsprojekten, denen reichlich Mittel und Fachkräfte zur Verfügung stehen. Edwards (1996) hat Bedürfniseinschätzungen auf kommunaler Ebene für Einkäufer gesundheitlicher Leistungen in Lon-

don überprüft und festgestellt, dass die Zielgruppen nicht genau eingegrenzt waren, keine präzisen Vorgaben für Einschätzungen existierten oder die Frage der Validität nicht ernst genug genommen wurde, insbesondere wenn es darum ging, bezüglich der ortsansässigen Bevölkerung Prioritäten zu setzen. Am erfolgreichsten waren jene, die epidemiologische Primärforschung betrieben und ein bestimmtes Gebiet, eine Dienstleistung oder eine Krankheit untersuchten, um Ideen für konkrete Verbesserungen zu entwickeln.

Evaluatoren, die Bedürfnisse als Kriterium und Bezugspunkt für Vergleiche benutzt haben, werden festgestellt haben, dass es eine ganze Reihe von Methoden für die Einschätzung von gesundheitlichen Bedürfnissen von Individuen und Bevölkerungsgruppen gibt (z.B. Bowling 1992, 1995). Letzteres wird in den meisten Textbüchern zur Epistemologie oder gesundheitlichen Planung beschrieben, für die Primärpflege vgl. auch Wilkin et al. (1992). Eine Vorgehensweise besteht darin, bereits vorhandenes Datenmaterial heranzuziehen, wie dies im entsprechenden Abschnitt von Kapitel 11 geschehen ist. Eine andere Verfahrensweise ist, die Angaben über Krankheitshäufigkeiten in der Gesamtbevölkerung heranzuziehen und diese orientiert an den Merkmalen der Zielgruppen zu justieren (vgl.Øvretveit 1994b mit einem Beispiel für eine Evaluation, die diese als ein Kriterium für die Bewertung benutzt). Evaluatoren, die eine direkt auf die Bedürfnisse bezogene Einschätzung durchführen möchten, sollten eine Stichprobenerhebung in Erwägung ziehen, wie dies in Kapitel dargestellt wurde. Eine andere Verfahrensweise wäre, eine Methodenkombination einzusetzen, wie dies bei Schnellbeurteilungen der Fall ist, einschließlich Interviews, Erhebungen und einer Zusammenarbeit mit Kommunen, um Sekundärmaterial zu ermitteln (z.B. Ong 1993).

9.4 Verbindungen zwischen Planungsfragen und Evaluationsdesign

Die in diesem Abschnitt diskutierten Fragen müssen entschieden sein bevor Evaluatoren das beste Design und die angemessensten Methoden für eine Evaluation festlegen können. Außerdem muss man die Stärken und Grenzen der verschiedenen Designs und Methoden kennen, um Sponsoren dahingehend beraten zu können, welche Fragen beantwortet werden können und was eine Evaluation leisten kann. Im Folgenden werden die wichtigsten Überlegungen in Form einer Checkliste zusammengefasst, wobei die Fragen und Zielsetzungen der Evaluation zu den anvisierten Methoden und Designs in Beziehung gesetzt werden:

Diese Auflistung sollte nicht missverstanden werden, als ob die Planung und Konzeption einer Evaluation eine Frage der Beachtung einer simplen Reihenfolge wäre, die mit der Spezifika-

---

Entwurf einer Evaluation: zu stellende Fragen

Was soll evaluiert werden (Differentialdefinition des Evaluierten)? Könnte das Evaluierte sich während der Evaluation ändern?

Rahmenbedingungen: Wie viel *Zeit*, wie viele *Ressourcen* (Geld, Zeit, Kompetenz, Daten) stehen zur Verfügung?

Brauchen die Nutzer/Sponsoren Unterstützung bei der Fokussierung ihrer Fragen?

Welche **Wertperspektive** könnte/wird Eingang in die Evaluation finden?

Für wen ist die Evaluation bestimmt (Hauptnutzer)?

Wer wird sie finanzieren (Hauptsponsor)?

Wessen **Bewertungskriterien** sollen verwendet werden und um welche Kriterien handelt es sich (externe Kriterien [z.B. nationale Standards], die der Führungskräfte, der Kostenträger, der Patienten, der Überweiser usw.)?

Wie lauten die **Fragen in der Evaluation** und warum sind sie wichtig?

Welche Entscheidungen können die Nutzer treffen, die durch die Evaluation informierter wären?

Sind die **Ziele** des zu evaluierenden Sachverhalts definiert? Müssen Ziele und Kriterien formuliert werden? Kann der Grad der Realisierung der Ziele, also Erfolg bzw. Misserfolg, gemessen werden? Gibt es unterschiedliche Ansichten über die Zielsetzungen oder gegensätzliche Ziele? Muss die Evaluation Zeit aufwenden für die Formulierung von Zielen des zu evaluierenden Sachverhalts bzw. muss sie darüber eine Übereinkunft herstellen (inwieweit soll die Evaluation bei der Definition der Ziele involviert sein)?

Wie sehen die **Vergleiche** aus? (Mit einer ähnlichen Institution, mit nichts, vorher–nachher? Gibt es Vergleichswerte und sind die Beteiligten überhaupt bereit mitzumachen? Kosten, Machbarkeit einer Kontrollgruppe von Patienten?)

Erwarten die Leistungserbringer bzw. die Führungskräfte Unterstützung oder Feedback **während** der Evaluation?

Welche **Daten** benötigt der Nutzer um eine besser informierte Entscheidung zu treffen?

Denken Sie immer auch an **konkurrierende Erklärungen** für die Ergebnisse; wenn möglich antizipieren Sie diese und konzipieren Sie die Evaluation so, dass diese ausgeschlossen werden.

tion des zu Evaluierenden beginnt. Sicherlich gleicht die Planung und Konzeption von anderen Dingen als einer Behandlung oft eher einem Sprung ins kalte Wasser, ohne zu wissen, wohin einen die Strömung trägt. Es gibt zwischen den oben angesprochenen verschiedenen Bereichen und Fragen eine gewisse Dynamik – die Antwort auf eine Frage engt den Spielraum für die Beantwortung der nächsten Frage ein. Zudem gibt es eine Dynamik in einem Bereich, z.B. der Umfang der Ressourcen, die einer Evaluation zur Verfügung stehen. Geldgeber können vielleicht zusätzliche Ressourcen auftreiben, falls sie überzeugt sind, dass weitere Informationen oder ein rigoroseres Design erheblichen Einfluss auf die Entscheidung haben, die sie treffen müssen.

9.5 Die Bewertung einer Evaluation

Susanne nahm sich die Zeit, nochmals hinzusehen. Der Vorschlag für die Evaluation des Psychiatrischen Zentrums war aus dem Ordner herausgefallen, als sie ihn zusammen mit dem Abschlussbericht wegräumen wollte. Es macht keinen Sinn, ihn jetzt noch einmal zu lesen, dachte sie, als sie einen Blick auf den Zeitplan warf. Aber sie hatte jetzt Mittagspause und ihr erster Termin war gestrichen worden. Als sie sich den Zeitplan ansah, bemerkte sie, was der Vorschlag übersehen hatte. Sie wusste, dass ihr Vorgesetzter daran interessiert war zu wissen, was sie über die Anwendung von Evaluationen erfahren hatte, und sie machte sich Notizen für das nächste Meeting. Sie entwarf eine Checkliste, die er und andere heranziehen konnten, um einen ersten Untersuchungsvorschlag richtig einzuschätzen zu können. Es sah ein bisschen so aus, als ob es von den Leuten der Universität stammte, aber was soll's.

Nehmen Sie einen Vorschlag für eine Evaluation und fragen Sie die Evaluatoren: Wenn Sie nur über die Hälfte der Zeit und der Mittel verfügen würden, was würden Sie dann vorschlagen? Wenn Sie zu diesem Zeitpunkt keine Prioritäten setzen können, dann seien Sie gewarnt: Wenn sich inmitten der Evaluation die Daten aufzutür-

men beginnen, werden Sie noch mehr Probleme bekommen. Sind die Evaluatoren nicht sehr erfahren, dann übersteigt ihr Ehrgeiz ihre Fähigkeiten bezüglich dessen, was sie tatsächlich liefern können.

Untersuchungsvorschläge sollten auf diese Themen eingehen. Wenn Sie eine abgeschlossene Evaluation einschätzen, dann ersetzen Sie die Vergangenheitsform.

- *Nutzer:* Ist es klar, wer die Nutzer/der Hauptnutzer der Evaluation sein wird? Sind alle wichtigen Perspektiven der Nutzern berücksichtigt worden?
- *Entscheidungen:* Ist es klar, für welche Entscheidungen die Evaluation Informationen liefern soll? Werden Evaluationsfragen aufgelistet, die in Bezug stehen zu den Entscheidungen, die die Nutzer treffen wollen?
- *Definition des Evaluierten:* Ist der zu evaluierende Sachverhalt klar definiert (eingegrenzt)? Besteht Übereinkunft zwischen den Nutzern darüber, was evaluiert werden soll? Ist das nicht der Fall: Gibt es einen Plan für eine präzise und valide Spezifikation des Evaluierten?
- *Die inhärenten Ziele:* Hat die Evaluation eine angemessene Lösung für die Probleme bei der Definition der Ziele des Evaluierten (d.h. nicht gut definierte oder widersprüchliche Ziele)? Wie werden diese Probleme angegangen? Wurden Ziele interpoliert?
- *Resultate:* Ergibt die Evaluation Informationen darüber, welche Menschen durch das Evaluierte betroffen sind? Wie präzise wird das gemessen (Patienten bzw. Betreuende oder das Personal, wenn es sich um die Evaluation einer Intervention in einer Organisation handelt wie z.B. Personalpolitik; passende «Kriterien für die Messung von Ergebnissen», Umfang, Zeitrahmen, Stichprobe, Zuordnung usw.)?
- *Unbeabsichtigte Wirkungen:* Könnten die Methoden für die Datenerfassung über Prozess und Resultate wahrscheinlich wichtige Konsequenzen entdecken, die nicht erwartet oder beabsichtigt waren?
- *Ressourcen/Kosten:* Wird die Evaluation über

den Umfang der verbrauchten Ressourcen informieren (Zeit, Geld und andere)? Werden die von Patienten, Betreuenden, anderen Dienstleistern oder anderen Organisationen und Personen verbrauchte Ressourcen quantifiziert? Sollte das so sein? Findet die Evaluation die richtige Balance zwischen der gründlichen und tiefgehenden Analyse eines begrenzten Gebiets und einer großen Zahl von Ergebnissen und Themen?

- *Methoden der Datenermittlung:* Sind die Methoden präzise beschrieben? Handelt es sich ohne Zweifel um die für diesen Zweck am kostengünstigsten Methoden? Steht eine ausreichende Anzahl von Methoden für diese Zwecke und Ressourcen zur Verfügung (z.B. Triangulation)? Hält die Evaluation die Grenzen dieser Methoden und der ermittelten Daten ein?
- *Berichterstattung:* Wie werden die Resultate und die sich daraus ergebenden Schlussfolgerungen im Hinblick auf die von den Nutzern zu treffenden Entscheidungen kommuniziert? Macht die Präsentation und der Schlussbericht die Grenzen der Evaluation deutlich? Wird es Zugangsbeschränkungen für die Resultate oder für die Veröffentlichung geben und sind sie gerechtfertigt? Wer wird die Ergebnisse in Verhaltensanweisungen oder praktische Nutzanwendungen «übersetzen»?
- *Könnte mit den gleichen Ressourcen, dem gleichen Zeitaufwand und anderen Bedingungen eine bessere Evaluation konzipiert werden?* Listet der Vorschlag mögliche und wahrscheinliche Probleme auf sowie Strategien, deren Effekte auf die Evaluation zu minimieren?

Andere Checklisten für die Einschätzung von Untersuchungsvorschlägen für verschiedene Arten von Evaluationen finden sich bei St. Leger et al. (1992, Anhang B, hauptsächlich für Dienstleistungen und politische Maßnahmen). Für die Einschätzung von Designs und vollständigen Evaluationen stehen zur Verfügung: «Leitfaden für das Überleben eines Evaluators von ökonomischen Evaluationen» in Kapitel 8 von Drummond et al. (1987), das außerdem relevant ist für viele nicht-ökonomischen Evaluationen; «Beur-

teilungskriterien für die Einschätzung von Evaluationsprogrammen», Anhang C in DHHSPHS (1995); acht methodologische Kriterien in Daley et al. (1992, S. 138f.); die «Standards der Programm-Evaluation», die sich auf Evaluationen im Bildungsbereich beziehen (JCSEE 1994), die aber auch für alle anderen Evaluationen brauchbar sind. Eine Untersuchung wandte diese Standards auf 277 schwedische Hilfsprojekte in Übersee an: In 82% fehlte eine angemessene Beschreibung der Methoden, in 99% eine Analyse der Reliabilität und der Validität (Forss und Carlsson 1997). Detailliertere Methoden für die Beurteilung von umfassenden experimentellen Evaluationen werden in JAMA (1993), von Mercer et al. (1995) und von Rosenberg und Donald (1995) beschrieben.

9.6 Schlussfolgerungen

- Bei der Planung und Durchführung folgen viele Evaluationen einer ähnlichen Abfolge von acht Schritten, obschon es gewisse Unterschiede zwischen den experimentellen und induktiven Evaluationen gibt.
- Diese acht Phasen sind: Anstoß, Formulieren des Designs, Literaturrecherche, Überarbeitung des Designs, Datenerhebung und Bericht, Einschätzung des Werts und Entscheidung über die Umsetzung in Aktivitäten, Kommentar des Evaluators.
- Dieser Rahmenplan hilft Neulingen, die zu berücksichtigenden Dinge klar zu erkennen, lenkt ihre Aufmerksamkeit auf mögliche Probleme und stattet sie mit einem Bezugspunkt für die Bewertung von Vorschlägen und das Aushandeln eines Vertrags aus. Sie erinnert Evaluatoren auch daran zu denken, wie sie ihren Zeitplan gestalten sollen sowie auf die Notwendigkeit, die Entscheidungen, die sie in jeder Phase treffen, in Beziehung zu setzen zu den Entscheidungen in den übrigen Phasen der Untersuchung.
- Bei der Planung und Durchführung einer Evaluation müssen Evaluatoren, Nutzer und Geldgeber überlegen, für wen die Evaluation durchgeführt wird, welche Entscheidungen unterstützt, welche Kriterien für die Evalua-

tion herangezogen, wie mit den Werten von Nutzern und denen des Evaluators umgegangen und wie das Evaluierte und seine Ziele spezifiziert werden sollen.

- Die Schritte in den meisten Arten von Evaluationen sehen folgendermaßen aus:

1. Klären Sie, für wen die Evaluation bestimmt ist: Wer wünscht die Evaluation, wer bezahlt sie, wer wird ihr Hauptnutzer sein?

2. Klären Sie, welche Entscheidungen und Aktivitäten durch die Evaluation ausgelöst werden könnten: Was erwartet man von der Evaluation?

3. Klären Sie die Evaluationskriterien: Wie schätzen die Nutzer einen Wert ein? Welche weiteren Perspektiven möchten sie berücksichtigt wissen? Welche Perspektiven möchte der Evaluator einbeziehen? Nach welchen Kriterien wird bewertet?

4. Definition der Intervention, der zu beantwortenden Fragen und des Zwecks der Evaluation.

5. Design und Planung.

6. Datenerfassung, die den Nutzern eine Einschätzung des Werts des Evaluierten ermöglicht.

7. Analyse der Resultate und Berichterstattung, die es den Nutzern ermöglichen, den Wert zu beurteilen und informiertere Entscheidungen zu treffen.

10. Praxis und Strategie der Evaluation

Der Evaluator ist weder der Richter noch fungiert er als einer der Geschworenen, als Verteidiger oder Staatsanwalt. Er ist ein bescheidener Detektiv, wird aber oft wie ein Polizist oder ein Scharfrichter behandelt.

Für die Verlierer ist die Evaluation nie wissenschaftlich genug, für die Nutzer nie praktisch genug.

Der Rat eines Kollegen: «Wenn du einen Freund suchst, lege dir einen Hund zu; werde aber nicht Evaluator.»

10.1 Einleitung

Evaluatoren haben mitunter das Gefühl, als seien sie jedermanns Feind und niemandes Freund. Die Evaluation ist kein Geschäft für dünnhäutige oder politisch naive Menschen. Die in traditionellen Disziplinen arbeitenden Wissenschaftler, die gegen ihren Willen zu einer Evaluation gekommen sind, sind manchmal geschockt durch die praktischen Probleme, die Gleichgültigkeit, ja die Feindseligkeit, die sie erleben. Ist ihr Ziel doch ein ehrenwertes: eine vernünftige und lobenswerte Suche nach der Wahrheit, um die Welt ein wenig besser zu machen. Doch sie müssen erfahren, dass ihre Kenntnis der wissenschaftlichen Logik sie auf die vielen praktischen Probleme und politischen Schwierigkeiten nicht vorbereitet hat. Evaluatoren arbeiten nicht in Labors, und viele Außenstehende betrachten sie und ihre Tätigkeit auch nicht als neutral, ganz unabhängig davon, wie ihr Ideal von der Neutralität der Evaluation aussieht. Sie

meinen, dass sie auch die Logik der Politik begreifen müssen, um eine Evaluation durchführen zu können und die Chance zu maximieren, dass die Resultate auch implementiert werden. Dies bedeutet nicht, davon auszugehen, dass gute Fähigkeiten in der wissenschaftlichen Forschung und Liebe zum Detail unwichtig seien. Zusätzlich zu einem wissenschaftlichen Skeptizismus und Sensibilität brauchen Evaluatoren auch die zynische «Gewitztheit der Straße». «Vorgewarnt bedeutet vorbereitet sein», ist das Motto dieses Kapitels.

Es befasst sich mit praktischen Problemen bei der Durchführung einer Evaluation. Zuerst gehen wir auf die alltäglichen Probleme ein, die im Rahmen einer Evaluation auftauchen können, dann erläutern wir, was sowohl Evaluatoren als auch Nutzer darüber wissen müssten, wie z.B. die Tatsache, dass eine Dienstleistung oder eine politische Maßnahme sich während der Evaluation verändern kann. Dann wenden wir uns den Rollen und Verantwortlichkeiten zu und stellen Überlegungen zum Umgang mit diesen alltäglichen Problemen an, d.h. wie man sie vorhersehen oder verhindern könnte. Der letzte Teil des Kapitels beschäftigt sich mit der Praxis der Evaluation und mit Themen wie Vertraulichkeit, Kommunikation von Ergebnissen und dem Gewinn an Kooperationsbereitschaft unter den Leistungserbringern. Auch die «politischen Strategien bei der Evaluation» werden angesprochen, die von Evaluatoren wie von Sponsoren und Nutzern begriffen werden sollten, um eine Evaluation durchzuführen und ihren Ergebnissen entsprechend zu handeln. Wir kehren dann im letzten Kapitel zum Thema der Verantwortlichkeit für die Implementierung bzw. Veränderungen zurück sowie zur Funktion des Evaluators, wenn wir einen Blick auf die zunehmende Verwendung von Evaluationen werfen.

10.2 Häufige Probleme bei der Evaluation

Voraussetzung für den Erfolg einer Evaluation ist ein zynischer Skeptizismus, bei dem das Schlimmste erwartet wird – dann ist die Wahrscheinlichkeit, enttäuscht zu werden, geringer.

Man plant eine Evaluation und dann passiert etwas Unvorhergesehenes, etwas Lebendiges.

Wenn wir vorher gewusst hätten, dass dies passieren würde, dann hätten wir die Evaluation anders konzipiert.

Ein guter Evaluator ist ein forschender Geist, der dem Design einer Evaluation gegenüber pessimistisch eingestellt ist; er besitzt genug Energie und Durchhaltevermögen, um sie zu Ende zu führen. Krankheit, Schicksalsschläge und andere unvorhersehbare Dinge passieren in den meisten Evaluationen. Wie der Evaluator damit fertig wird, kann ebenso wichtig sein für die wissenschaftliche Validität der Resultate wie das technische Design und die Methoden, die in der Planungsphase festgelegt wurden. Im Unvorhergesehen liegen allerdings auch Chancen, wie z.B. die Gelegenheit, ein natürliches Experiment durchführen zu können. Weitere gute Voraussetzungen sind technische Kenntnisse gepaart mit einem praktischen Sinn für mögliche Ereignisse und Verständnis dafür, was in einer bestimmten Situation realistisch ist. Andererseits sind bei den meisten Arten von Evaluationen die Probleme vorhersehbar. Im Folgenden gehen wir auf diese ein, von denen einige bereits in der Diskussion der Planung und des Designs in Kapitel 9 angesprochen worden sind.

10.2.1 Durchführung einer Evaluation: die normalen Risiken und Möglichkeiten

Bei der Planung und Durchführung einer Evaluation sollten sich Evaluator wie Nutzer der folgenden normalen Probleme bewusst sein:

Die **Grenzen** des Evaluierten sind immer vage oder strittig. In den Kapiteln 3 und 5 wurde darauf hingewiesen, dass es mitunter schwierig ist, die Intervention präzise zu definieren, und dass die Grenze zwischen der Intervention und dem Umfeld unklar sein kann. In der Praxis hat sich erwiesen, dass es eine gute Strategie ist, anzunehmen, dass der Sachverhalt, der evaluiert werden soll, keine eindeutigen Grenzen hat, selbst wenn die Sponsoren und andere dies anders sehen. Die bei der Beschreibung der Therapie, der Leistung, der politischen Maßnahme oder der Intervention benutzten Ausdrücke sind nur Anhaltspunkte, die für die durchzuführende Evaluation genau spezifiziert werden sollte. Eine Aufgabe einiger Evaluationen ist es, das Ausmaß festzulegen, in dem der Sachverhalt, dem eine gewisse Wirkung zugeschrieben wird, tatsächlich Teil einer umfangreicheren Konstellation von Faktoren ist: z.B. ob die Effektivität des chemischen Agens in einem Medikament allein aus seiner Kombination mit anderen Faktoren herrührt. Alle Evaluatoren sollten sich Evaluationen mit einer kritischen Einstellung nähern, was die Grenzen des zu Evaluierenden betrifft: die Kenntnis der Systemtheorie kann beim Abstecken dieser Grenzen nützlich sein (Emery und Trist 1969; Senge 1992).

Stabilität: Das Evaluierte verändert sich ständig, bleibt nicht unverändert. Bei experimentellen Evaluationen von Behandlungen wird die Intervention konstant gehalten, doch bei Dienstleistungen und politischen Maßnahmen verändert sich normalerweise die Intervention, während die Evaluation durchgeführt wird. Die Mittel können gekürzt werden, eine plötzliche Krise kann auftreten, die zu einschneidenden Veränderungen zwingt, MitarbeiterInnen können ausscheiden – all das sind mögliche Grenzen des Evaluierten oder verändern das Wesen des Evaluierten maßgeblich. Dies ist nicht nur ein Problem der entwicklungsorientierten Evaluationen, die oft durchgeführt werden, um Veränderungen zu beschleunigen, sondern auch ein Problem bei anderen Arten von Evaluationen. Selbst wenn in experimentellen Evaluationen Methoden benutzt werden, welche die Intervention konstant halten sollen, so erhöht sich doch die Wahrscheinlichkeit einer unerwarteten Veränderung mit zunehmender Dauer der Evaluation. Evaluatoren wie Nutzer sollten deshalb mit dem Unerwarteten rechnen und an Strategien für die Entdeckung von Veränderungen beim Evaluierten denken und auch daran, wie man mit diesen Veränderungen umgehen sollte.

Die **Ziele** des Evaluierten sind unklar, nicht messbar ohne Zwischenergebnisse, die Annahmen sind widersprüchlich oder es gibt unterschiedliche Ansichten über die Zielsetzungen. Das Problem der Ziele ist allgegenwärtig, selbst bei einigen Behandlungen, und wird in dem Augenblick offenkundig, wo die Evaluatoren ernsthaft darüber nachzudenken beginnen, wie sie die Effektivität messen oder den «Erfolg» einer Dienstleistung oder einer Intervention beurteilen sollen. In Kapitel 9 werden Strategien für die Festlegung evaluierbarer Objekte und die Option einer von Bedürfnissen ausgehenden «zielfreien» Evaluation erörtert.

Andere Variablen werden signifikant oder offenkundig. Während der Evaluation können neue Faktoren auftauchen, die die Ergebnisvariablen beeinflussen können, die aber nicht erwartet waren und die es noch schwieriger machen, Veränderungen im Ergebnis bestimmten Faktoren zuordnen zu können. Beispiel: Eine Institution hat ein über drei Jahre laufendes Programm zur Förderung der Gesundheit konzipiert, das eine richtige Ernährung und viel körperliche Bewegung fördern sowie den Arbeitsstress in einer Kommune verringern soll. Im ersten Jahr seiner Laufzeit schloss der größte Arbeitgeber am Ort seine Tore, wodurch 30% der Bevölkerung arbeitslos wurden, was das Familieneinkommen verringerte und die «Freizeit» vergrößerte, aber den Stress sowohl für die Entlassenen als auch für die immer noch Beschäftigten erhöhte. Wie reagierten die Evaluatoren des Gesundheitsförderungsprogramms auf diese Veränderung? Hätten sie ein derartiges Ereignis vorhersehen müssen und das Evaluationsdesign entsprechend anpassen? Können sie diesen Vorfall als Chance nutzen, ein natürliches Experiment durchzuführen?

Vorherige Information: Es gibt keine Maßnahmen oder Informationen über das Ziel der Intervention, bevor diese ausgeführt wird (z.B. über den Gesundheitszustand des Patienten vor der Behandlung oder die Leistungsfähigkeit der Organisation vor der Veränderung). Das Fehlen eines «Nullpunkts» ist ein allgemeines Problem, das entweder die Optionen für das Design der Evaluation reduziert oder mehr Kosten und Zeitaufwand bedeutet, wenn sie zunächst Messungen für die Definition des Nullpunkts durchführen muss. Sponsoren sind sich vielleicht nicht bewusst, dass Informationen über die Vergangenheit fehlen, diese von schlechter Qualität sind oder nicht genug Zeit verfügbar ist, diese Messungen vor der Realisierung der Veränderung durchzuführen.

Vergleichbarkeit: Ähnliche Sachverhalte nicht miteinander zu vergleichen oder Umweltfaktoren der miteinander verglichenen Sachverhalte einander gegenüberzustellen, sind zwei verschiedene Dinge. Der Vergleich von Mortalitätsraten kann dazu dienen, das Ergebnis der Behandlung in zwei Krankenhäusern zu vergleichen ohne Berücksichtigung der Patientenstruktur. Ein Problem, das sich manchmal ergibt, besteht darin, dass Geldgeber zwei Dienstleistungen evaluiert haben möchten, die sich nur durch einen wichtigen Aspekt unterscheiden: wie z.B. Teamarbeit ausgeführt wird. Erst, nachdem man begonnen hat, bemerkt man aber, dass die Leistungen oder der Kontext tatsächlich sehr unterschiedlich sind und deshalb aus den Resultaten keine Schlüsse auf die Unterschiede gezogen werden können, was z.B. die Wirkung des bewussten einen Faktors auf die Kosten und das Ergebnis betrifft.

Die Wirkung der Evaluation auf die evaluierte Intervention (der «Polizeieffekt»): Dies ist etwas anderes als der Placebo-Effekt, der sich bei Personen einstellt, die einer Intervention zugeführt werden und meinen, dass sie eine Intervention erhalten, auch wenn dies nicht der Fall ist. Wenn aber Personen Teil einer Intervention sind und nicht dessen Zielobjekt – z.B. Leistungserbringer oder solche, die eine politische Maßnahme realisieren –, dann kann das Bewusstsein, dass ihre

Tätigkeit evaluiert wird, eine Veränderung ihres Verhaltens bewirken. Ihre Leistung kann dann besser oder schlechter sein als üblich, weil sie nicht nur denken, dass sie unter Beobachtung stehen, sondern auch weil sie glauben, die Evaluation hätte gute oder schlechte Auswirkungen auf sie. Dieses Problem stellt sich allerdings den Evaluatoren nicht, die entwicklungsorientiert evaluieren, die einen «Hawthorne-Effekt» schaffen oder ausnutzen möchten; bei experimentellen Evaluationen entsteht allerdings eine zusätzliche Variable, die sich nicht dadurch ausschalten lässt, dass man ihr Bewusstwerden verhindert.

Die **Resultate** können zu umfassend sein oder sich erst nach zu langer Zeit einstellen, so dass man sie nicht eindeutig der Intervention zurechnen kann. Hierbei handelt es sich um das letzte der alltäglicheren praktischen Problemen einer Evaluation, mit denen wir uns hier beschäftigen. Probleme in Zusammenhang mit den Ergebnis-

sen treten oft in Evaluationen auf, die ein mehrdimensionales Ergebnis wie z.B. bei der Untersuchung der Lebensqualität oder bei der Situation, dass die Resultate erst geraume Zeit nach der Intervention erfasst werden können, wie bei einem Programm zur Förderung der Gesundheit der Fall. Erst im Rückblick wird möglicherweise deutlich, dass das Ergebnis vielleicht auf andere Variablen zurückzuführen ist. Dies ist eine wichtiger Gesichtspunkt bei der Entscheidung über das Design (erörtert in den Kap. 3 und 5).

Viele dieser Probleme lassen sich vermeiden, wenn man das passende oder ein flexibles Design auswählt sowie durch einen detaillierten, für die Praxis geeigneten Evaluationsplan. Unerfahrene Evaluatoren und Nutzer sollten diese und andere praktischen Probleme berücksichtigen, die in den entsprechenden Handbüchern behandelt werden; sie werden aber oft besser analysiert in manchen Berichten über Evaluationen im Abschnitt über die «Erörterung der

---

Allgemeine Probleme bei der Evaluation: eine Zusammenfassung

Unklare Grenzen: Die Grenzen einer Intervention sind immer verschwommen oder fraglich.

«Wackelige» Interventionen: Die Intervention verändert sich und bleibt nicht konstant. (Denken Sie an Strategien für die Aufdeckung von Veränderungen des Evaluierten und wie man damit umgehen könnte.)

Schemenhafte Ziele: Die Ziele der Intervention sind ungenau, ohne Zwischenergebnisse nicht messbar, die Annahmen sind widersprüchlich oder es gibt konkurrierende Ansichten über die Ziele.

Verwirrung bei den Variablen: Während der Intervention beginnen neue Faktoren die Ergebnisvariablen zu beeinflussen, die nicht erwartet wurden und die es schwieriger machen, Veränderungen im Ergebnis der Intervention zuzuordnen.

Frühere Informationen: Vor der Durchführung der Intervention werden keine Messwerte oder Informationen über den Zweck der Intervention mitgeteilt (z.B. über den Gesundheitszustand des Patienten vor der Behandlung oder über die Leistung der Organisation vor der Veränderung).

«Äpfel und Birnen»: Es werden keine ähnlichen Dinge miteinander verglichen oder der situative Kontext der verglichenen Sachverhalte ist unterschiedlich.

Der «Polizei-Effekt»: Die Wirkung der Durchführung einer Evaluation auf die bewerteten Personen.

Zu große Entfernung zwischen Intervention und Resultaten: Die Ergebnisse sind zu umfassend oder werden zu lange nach der Intervention sichtbar, so dass sie nicht eindeutig der Intervention zugerechnet werden können.

Grenzen». Checklisten für die Bewertung von Evaluationen machen Evaluatoren und Nutzer ebenfalls auf mögliche Probleme aufmerksam (vgl. auch das Ende von Kap. 9). In den Phasen des Designs und den Vertragsverhandlungen sollte man diese möglichen Probleme möglichst vorwegnehmen und verschiedene Strategien vorsehen, um mit ihnen fertig zu werden.

10.3 Rollen und Verantwortlichkeiten in der Evaluation

Wer ist verantwortlich, wenn das Personal im Gesundheitswesen den Evaluatoren nicht die Daten zugänglich macht, die sie benötigen, oder Patienten oder MitarbeiterInnen bei einer Evaluation nicht mitmachen möchten? Einer der häufigsten Ursachen für praktische Probleme, die in einer Evaluation auftauchen, ist das Unvermögen, sich auf die Verantwortlichkeiten der Beteiligten zu einigen; dies verhindert auch die sofortige Reaktion auf Probleme. Evaluatoren, Kostenträger und andere gehen von Annahmen über die Rollen und Verantwortlichkeiten der an einer Evaluation Beteiligten aus, die nicht gerechtferig sein müssen, insbesondere dann, wenn sie mit der durchgeführten Evaluation nicht vertraut sind. In diesem Abschnitt überlegen wir, wie wir diese Probleme lösen können und warum wir dies tun müssen, und sehen uns die Rolle des Evaluators etwas genauer an. Danach wenden wir uns Verfahrensweisen zu, mit denen man die häufigsten Probleme lösen oder minimieren kann sowie den Strategien bei der Evaluation.

In diesem Buch werden die vielen verschiedenen Ansätze bei der Evaluation im Gesundheitswesen behandelt; dabei gibt es Unterschiede in den Rollen und Verantwortlichkeiten des Evaluators. Wenn die Nutzer und Geldgeber nicht auf die richtige Art und Weise beteiligt werden und keine Verantwortung nicht übernehmen, dann sind Probleme und Konflikte in den einzelnen Phasen der Evaluation wahrscheinlicher, die den praktischen Nutzen beeinträchtigen können. Wer kein Evaluator ist, kennt diese Differenzen vermutlich nicht; er versteht auch nicht, wer für die verschiedenen Aufgaben in einer Evaluation zuständig ist. Der Evaluator besitzt die berufliche Verpflichtung, im Stadium der Planung entsprechende Fragen zu stellen, zu einem Konsens zu finden, bevor die Evaluation startet, und permanent die Erwartungen zu klären.

Einige der Aufgaben, Verantwortlichkeiten und Rollen in den meisten Evaluationen sind die folgenden:

Sponsoren oder Beauftragte der Kostenträger: Verantwortlich für die Information der Evaluatoren, wann eine Entscheidung über die Fortführung der Untersuchung getroffen wird, die Geldmittel in der vereinbarten Größenordnung zum vereinbarten Termin auf die vereinbarte Weise zur Verfügung zu stellen und in der vereinbarten Weise darüber zu informieren, wann die Finanzierung eingestellt wird. Manchmal sind sie auch für die Publikation der Ergebnisse zuständig oder dafür, dass die Resultate zugänglich gemacht werden.

Das Leitungsgremium, das die Evaluation überwacht: Gruppe, die während der Evaluation verantwortlich ist dafür, dass der Evaluator beraten und geführt wird, und dem gegenüber möglicherweise die Resultate berichtet und kommentiert werden. In dieser Gruppe können die Interessentengruppen vertreten sein. Falls bei irgendeiner Sache Vorbehalte gegenüber den Evaluatoren bestehen, muss diese Gruppe eingreifen.

Die Evaluatoren (Projektleiter und MitarbeiterInnen): Die Grenzen ihrer Verantwortlichkeit müssen ebenso festgelegt werden wie der Zeitplan für die Evaluation, Termine für den Schlussbericht, die strategischen Entscheidungen und die Verantwortung für Budget und Finanzen.

Helfer (meist aus dem Gesundheitswesen): Bei manchen Evaluationen gibt es eine Vereinbarung, dass das Gesundheitspersonal oder andere Berufsgruppen entweder zur Zusammenarbeit verpflichtet werden oder bei der Evaluation eine aktive Rolle übernehmen, möglicherweise sogar als Vollmitglied des Evaluationsteams. Die Erwartungen an sie und die Zeitspanne ihres Mitwirkens müssen im Voraus bestimmt werden.

Diese Liste enthält die Minimalaufgaben für eine Evaluationsuntersuchung. Im Rahmen des Konzepts «an Aktivitäten orienterite Evaluation» wurde in diesem Buch (Kap. 1) vorgeschlagen, dass die Evaluationsuntersuchung Teil eines umfassenderen Prozesses sein sollte, um die Wirkung der Evaluation zu maximieren. Dieser Prozess umfasst mehr Aufgaben und Verantwortlichkeiten als in einer Evaluation. Evaluationen werden nicht einfach vom Geldgeber den Evaluatoren zur Durchführung übergeben, wie wenn man etwas bestellt und dann auf die Lieferung wartet. Eine Evaluation ist vielmehr ein Prozess, in dem Nutzer und Sponsoren entscheiden, was untersucht werden soll, bestimmten Wertkriterien zugestimmt wird und in den späteren Stadien aus den Ergebnissen bestimmte Schlüsse gezogen und entsprechend über Aktivitäten entschieden wird. Die von Evaluatoren ausgeführte Evaluationsstudie ist Teil eines umfassenderen Evaluationsprozesses, dessen acht Phasen in Kapitel 9 beschrieben worden sind. In diesem Prozess haben Nutzer und Sponsoren am Start wie am Ende eine aktivere Rolle. Der Evaluationsprozess ist selbst wiederum Teil eines größeren Prozesses der Entscheidungsfindung und von Aktivitäten im Gesundheitswesen, der der Evaluation vorangehen.

Im Kapitel 14 kehren wir zu diesen Problemen anhand einer realistischen Evaluation in einem sich verändernden politischen und organisatorischen Kontext zurück. In diesem Kapitel werden Implementierung und Nutzung von Evaluationen behandelt. An dieser Stelle geht es uns darum, dass der Evaluator einige Zeit darauf verwenden sollte, Funktionen und Verantwortlichkeiten außerhalb des Evaluationsteams einvernehmlich festzulegen, wenn er will, dass der größtmögliche Nutzen aus der Evaluation gezogen wird und er die Kooperation der MitarbeiterInnen des Gesundheitswesens und anderer erreichen will. In der Planung, der Durchführung und der Umsetzung der Resultate gibt es bei der Evaluation eine Fülle von Aufgaben. Evaluatoren, Sponsoren und Nutzer müssen zu einem Konsens darüber finden, wer was tut sowohl im Hinblick auf die Untersuchung als auch auf den Prozess der Evaluation. Hier stellt sich die Frage, inwieweit es Aufgabe des Evaluators ist, Sponsoren zu finden sowie die Zustimmung der Nutzer zu suchen und so über die eigentliche Untersuchung hinaus Verantwortung zu übernehmen – wenn er diese Fragen zumindest anspricht, erhält er einen deutlicheren Eindruck, ob oder wie die Evaluation genutzt wird.

10.3.1 Verantwortlichkeiten in jeder Phase des Evaluationsprozesses

Bei der Klärung der Funktionen und Verantwortlichkeiten gilt das grundlegende Prinzip, sich Gedanken über die Tätigkeit und die Aufgaben zu machen, um zu entscheiden, was und wie evaluiert und wie die Ergebnisse genutzt werden sollen. Dazu braucht der Evaluator ein Modell des Evaluationsprozesses. Die acht in Kapitel 9 dargestellten Phasen der Evaluation basieren auf einem solchen Modell. Evaluatoren, Geldgeber und Nutzer, die dieses Modell für ihre Evaluation brauchbar finden, können es verwenden, um die durchzuführenden Tätigkeiten zu klären und festzulegen, wer welche Aufgaben übernimmt. In der **Tabelle 10.1** wird dargestellt, wie dieses Modell genutzt werden kann, um einen Konsens darüber zu finden, wer welche Entscheidungen trifft und wer für welche Aufgabe verantwortlich sein soll.

Tabelle 10.1 zeigt die Anfangsstadien einer Beschreibung der Aufgaben und der Zuordnung der Verantwortlichkeiten für eine typische entwicklungsorientierte Evaluation. Für andere Arten von Evaluationen würde diese Beschreibung anders aussehen, z.B. bei einer Selbsteinschätzung von Fachkräften durch KollegInnen, für eine experimentelle Evaluation oder eine managementorientierte Evaluation. In Kapitel 14 werden wir uns der Verantwortlichkeit des Evaluators für die Aktivitäten zuwenden, die aus der Evaluation folgen. Im nächsten Abschnitt stellen wir uns dieser Frage im Zusammenhang mit anderen praktischen Problemen, die bei der Durchführung einer Evaluation entstehen.

Tabelle 10.1: Die verschiedenen Verantwortlichkeiten in jeder Phase des Evaluationsprozesses

Phase im Evaluationsprozess	Aufteilung der Verantwortungsbereiche je nach Evaluations-Typus		
	Sponsoren/Nutzer entscheiden oder führen die Aufgabe aus	*Sponsoren/Nutzer lassen sich beraten oder arbeiten zusammen*	*Evaluator entscheidet oder führt die Aufgabe aus*
1 Impuls Reaktion auf das Bedürfnis, ein Werturteil über eine Therapie, eine Dienstleistung, eine politische Maßnahme oder eine Veränderung abzugeben	Der Impulsgeber kann ein Nutzer, ein Sponsor oder der Evaluator sein		
2 Formulierung Entscheidung, für wen die Evaluation durchgeführt wird, welche Nutzerperspektive eingenommen wird, die vorrangigen Fragen und die Entscheidungen, die «unterfüttert» werden, die Bewertungskriterien und die Vergleiche, die in der Evaluation benutzt werden sollen.		*Gemeinsam verabschiedet*	
3 Literaturrecherche Sammeln und Überprüfen der vorhandenen Kenntnisse über das zu Evaluierende oder über ähnliche Sachverhalte.			*Verantwortlichkeit des Evaluators*
4 Endgültiges Evaluationsdesign Feinschliff des Designs und der Einzelheiten über die Methoden der Datenerhebung, wie sie zu nutzen und zu analysieren sind, um Informationen über die Kriterien zu erhalten.			*Verantwortlichkeit des Evaluators, der andere konsultieren kann*
5 Datenerhebung Sammeln und Speichern der Daten, wobei quantitative und/oder qualitative Methoden eingesetzt werden.			*Verantwortlichkeit des Evaluators*
6 Analyse der Daten und Berichterstattung Analyse der Daten und Bericht darüber, was in Bezug auf die Kriterien in der Evaluation ermittelt wurde.			*Verantwortlichkeit des Evaluators*

Phase im Evaluationsprozess	Aufteilung der Verantwortungsbereiche je nach Evaluations-Typus		
	Sponsoren/Nutzer entscheiden oder führen die Aufgabe aus	Sponsoren/Nutzer lassen sich beraten oder arbeiten zusammen	Evaluator entscheidet oder führt die Aufgabe aus
7 Werturteil und Entscheidung über die zu ergreifenden Maßnahmen Die Nutzer schätzen den Wert ein und entscheiden, was zu tun ist, indem sie auf die Resultate der Evaluation wie auf andere Daten Bezug nehmen und alle ihnen zugänglichen Optionen reflektieren.	Verantwortlichkeit des Nutzers	Berät sich mit dem Evaluator	
8 Selbstkritik des Evaluators Die Evaluatoren überlegen, welche Lehren sie aus der Evaluation ziehen können und welche methodologischen Neuerungen oder Verbesserungen sie entwickelt haben könnten.			Verantwortlichkeit des Evaluators

10.4 Praxis und Politik

Wer in Gefahr ist, durch eine Evaluation zu verlieren, ist nicht so grob und erschießt den Überbringer der schlechten Nachricht. Für die Verlierer ist eine Evaluation niemals wissenschaftlich genug. Wenn es keine Verlierer gibt, dann hat sie vermutlich wenig praktische Konsequenzen und ist nur von begrenztem Wert.

Evaluatoren sollten die Interessen der verschiedenen Gruppen, die von einer Evaluation tangiert werden könnten, verstehen, um diese angemessen zu planen und durchzuführen und um die Chance zu erhöhen, dass aufgrund ihrer Arbeit Maßnahmen ergriffen werden. In diesem Abschnitt befassen wir uns mit unvorhersehbaren Gegebenheiten, die im Verborgenen ablaufen, wie man als Evaluator eine Kooperation erreicht sowie mit Fragen der Glaubwürdigkeit, des Vertrauens und der Vertraulichkeit. Wir erörtern auch, wie Evaluatoren am besten ihre Ergebnisse kommunizieren können und wie die Ethik des Evaluators ihn dabei unterstützt, sowohl vorhersehbare Probleme zu minimieren als

auch die Validität zu erhöhen. Als erstes stellt sich die Frage: Warum müssen Evaluatoren sich der «Politik der Evaluation» bewusst sein?

Dieses Buch unterstreicht die praktischen Aufgaben der Evaluation und schlug an anderer Stelle vor, dass gar keine durchgeführt werden soll, wenn keine praktischen Konsequenzen gezogen werden. Die Verbindung zwischen der Evaluation und dren Umsetzung in Handlungen sind enger als in anderen Arten wissenschaftlicher Forschung. Gibt es diese Verbindung nicht, dann war die Evaluation ein Fehlschlag, zumindest im Hinblick auf das Kriterium einer erfolgreichen Evaluation. Die praktischen Konsequenzen einer Evaluation bedeuten oft eine Änderung: Fachkräfte verändern ihre Verfahrensweisen, Gelder werden anders ausgegeben oder eine politische Maßnahme wird erweitert oder beendet. Ist eine Veränderung die Folge einer Evaluation, dann gibt es normalerweise auch Gewinner und Verlierer sowie Menschen, die sich einer Veränderung widersetzen, und solche, die sie herbeiwünschen.

Wenn eine Evaluation keine Widersprüche auslöst, nicht zu Kritik und Opposition von irgendeiner Seite herausfordert, dann sollte man dies als Indiz dafür auffassen, dass die Evaluation nur von geringem Wert ist. Überprüfen Sie die Annahme: Kennen Sie irgendeine nützliche Evaluation, die keine heftige Kritik ausgelöst hat? Wir stehen hier auf dem Standpunkt, dass bis zu einem gewissen Grad der Wert einer Evaluation proportional ist zur Kritik und dem Widerstand, den sie hervorruft bei den Gruppen, die vermutlich von den Veränderungen negativ betroffen wären, die sie sinnvoll erscheinen lässt. Ob die Kritik gerechtfertigt ist – an der Methode oder der Beweisführung – ist auch ein wichtiges, aber ein anderes Thema: eher ein wissenschaftliches als ein politisches.

Dies unterstellt nicht, dass eine Evaluation immer zu Veränderungen führen muss oder dies tun sollte. Ihre Resultate sind nur einer von vielen Gesichtspunkten, die berücksichtigt werden, wenn eine Entscheidung über eine Vorgehensweise ansteht. Eine Evaluation kann auch nahe legen, dass die gegenwärtige Praxis nicht verändert werden sollte – es gibt dennoch immer wieder jemanden, der eine Veränderung durchsetzen möchte. Der Punkt ist, dass die Evaluatoren sowohl im Hinblick auf die Durchführung einer Evaluation als auch bezüglich der Maximierung der Wahrscheinlichkeit, dass ihre Resultate umgesetzt werden, erkennen müssen, wie verschiedene Gruppen durch die Evaluation tangiert werden könnten. Dies bedeutet zu verstehen, wie unterschiedliche Gruppen die Evaluation sehen sowohl in Bezug auf die Art, wie sie durch sie tangiert werden, falls sie durchgeführt wird, als auch durch ihre Ergebnisse. Selbst Evaluatoren, die einen «distanzierten wissenschaftlichen Standpunkt» einnehmen und jede Verantwortung für eine Umsetzung in Maßnahmen ablehnen, müssen sich trotzdem der verschiedenen Gruppeninteressen bewusst sein, weil diese Gruppen ihre Arbeit sowohl behindern als auch fördern können.

Evaluatoren wie Nutzer sollten vorausschauend an die möglichen Implikationen der verschiedenen Ergebnisse in der Praxis denken: was die Unwirksamkeit der Intervention belegt oder sie bestätigt oder wo keine überzeugende oder sogar widersprüchliche Resultate vorkommen

können. Sie müssen verstehen, wer durch unterschiedliche Ergebnisse gewinnen oder verlieren wird, verletzt oder beeinträchtigt würde. Es empfiehlt sich, dieses Szenario schon in der Planungsphase durchzuspielen, so dass die Resultate sowohl auf der praktischen wie auf der technischen Ebene der Evaluation berücksichtigt werden können, was gut ist, wenn später eine der drei Möglichkeiten wirklich eintritt. Der Fokus darauf, wie eine Evaluation unterschiedliche Menschen tangiert, ist nicht nur im Hinblick auf technische Probleme nützlich – der Evaluator hat eine ethische Verpflichtung, die Wirkung seiner Tätigkeit zu berücksichtigen und diese ethische Vorgehensweise hilft den Evaluatoren auch, einen Weg durch diese Gefahren zu finden.

Wie beeinflussen die Interessen und Besorgnisse der verschiedenen Beteiligten die Art, wie der Evaluator eine Evaluation durchführt? Wie kann der Evaluator dies antizipieren und die «Politik der Evaluation» auf ethische Weise handhaben, ohne seine Integrität zu verlieren? Im Folgenden beschäftigen wir uns mit einigen praktischen Fragen, die bei der Durchführung einer Evaluation auftauchen.

Ein Evaluator braucht die «Schlauheit der Straße» ohne sich deren Mentalität zu eigen zu machen.

10.4.1 Verborgene Motive

Oft gibt es Gründe, warum Sponsoren oder andere eine Evaluation aus anderen als den angegebenen Gründen haben möchten. Evaluatoren sollten derartige «verborgene» Motive kennen, bevor sie mit einer Evaluation beginnen. Dies hilft bei der Vorausplanung der Evaluation und hat Einfluss auf die Art, wie die Ergebnisse verwendet werden, die manchmal fehlinterpretiert oder missbraucht werden. Führungskräfte und andere können eine Evaluation aus einer Verzögerungstaktik heraus in Auftrag geben oder um den Eindruck zu erwecken, dass etwas passieren würde, während sie über politische Optionen nachdenken. Wegen einer Evaluation hört die Welt nicht auf sich zu drehen: Manager haben das Recht wie die Pflicht, sich Alternativen zu

---

Gut dastehen und jede Veränderung vermeiden: Rat an «vorsichtige» Führungskräfte

Initiieren Sie eine Evaluation, wenn Sie:
- eine Aufgabe haben, aber nicht wissen, was Sie tun sollen.
- Zeit brauchen, um hinter den Kulissen mit wichtigen Leute eine Vereinbarung zu treffen.
- die Sache gern unter Komplikationen begraben möchten, während Sie Vorkehrungen treffen, den nächsten Job zu ergattern.

Initiieren Sie nie eine Evaluation, wenn:
- Sie wissen, dass genug Mittel vorhanden sind, um eine gründliche Evaluation durchzuführen.
- die Möglichkeit besteht, dass die Evaluation konkrete praktische Empfehlungen ausspricht, die Sie nicht ignorieren können.

Wenn die Wahrscheinlichkeit besteht, dass die Evaluation zu Ergebnissen führt, die für Sie negativ sind:
- Stellen Sie sicher, dass die Intervention während der Evaluation verändert wird.
- Arrangieren Sie, dass äußere Veränderungen einen Effekt haben (veranlassen Sie z.B., dass wichtige Leute befördert werden).
- Kommentieren Sie alle negativen Resultate mit «wir begrüßen die unabhängige Bestätigung dessen, was wir bereits in Angriff genommen haben» oder andererseits als verzerrt durch die Stichprobe, unzureichende Kontrollen, unangemessene statistische Analysen oder Unzulänglichkeiten in den Daten, die durch die Institution bereitgestellt wurden und die die Evaluatoren vorher nicht kannten.
- Zitieren Sie aus dem Bericht über die Evaluation immer selektiv unter Missachtung des Kontextes. Lassen Sie sich immer einen Vorbericht geben und handeln Sie vor der Veröffentlichung des offiziellen Berichts.

überlegen und mitunter mit Verhandlungen zu beginnen, bevor die Resultate einer Evaluation verfügbar sind. Dies kann die Evaluation beeinflussen: z.B. die Bereitschaft des Personals, Informationen zur Verfügung zu stellen. Dies bedeutet nicht, dass die Evaluation nutzlos ist, wenn sie durchgeführt wird, aber dass eine Aktivität bereits schubladisiert wurde oder über sie entschieden wird, bevor die Ergebnisse da sind.

Andere, manchmal nicht eingestandene Gründe für eine Evaluation sind, einem finanziellen Erfordernis zu entsprechen oder die Chancen eines Vorschlags für eine neue Dienstleistung oder Intervention zu verbessern. Es wird immer gebräuchlicher, dass Tätigkeiten oder Projekte finanziert werden unter der Bedingung, dass diese Tätigkeit extern evaluiert wird oder ein «eingebautes» Evaluationssystem besitzt. Untersuchungsvorschläge haben oft größere Chancen, von einer finanzierenden Institution akzeptiert zu werden, wenn die Absicht, sie zu evaluieren, kundgetan wird. In diesen Fällen kann die Evaluation eine irrelevante, aber irritierende Notwendigkeit sein für jene Interessensgruppen, die für ihren Vorschlag den Zuschlag erhalten haben.

Andererseits kann aber auch eine Evaluation gewünscht werden, weil ein Manager oder eine Abteilung in Aussicht gestellt hat, dass eine Maßnahme oder eine Dienstleistung ein bestimmtes Ziel erreichen wird, und andere gern überprüfen möchten, ob dies tatsächlich der Fall sein wird. Evaluatoren wissen möglicherweise nichts von derartigen Verheißungen oder Verpflichtungen und entdecken sie erst im Verlauf der Evaluation. Sie bemerken vielleicht, dass eine Seite gerne nachweisen würde, dass die in Frage stehende Maßnahme oder Dienstleistung ein Fehlschlag war oder dass das in Aussicht gestellte positive Ergebnis nicht eintraf.

Es gibt natürlich Grenzen hinsichtlich der Kenntnisse, die ein Evaluator über die Motive oder Intrigen hinter einer vorgeschlagenen Evaluation haben kann oder haben sollte. In einigen Fällen sollte der Evaluator diese Dinge resolut ignorieren und sich von ihnen fernhalten, weil die entsprechenden Kenntnisse bei der Erhebung der Daten oder ihrer Interpretation Einfluss nehmen könnten. Bei der Evaluation von Dienstleistungen, politischen Maßnahmen oder organisatorischen Interventionen sollte allerdings der Evaluator seine Fragen bezüglich der Motive diplomatisch stellen sowie bezüglich des Themas, wer die Evaluation wünscht und wer nicht.

10.4.2 Erste Kontaktaufnahme und Kooperation

Politische Dinge und Motive können die Leichtigkeit beeinflussen, mit der ein Evaluator Zugang zum Personal und den Patienten bekommt und ihre Kooperation gewinnt. Die ethischen Probleme und Verfahrensweisen bei der Evaluation von Behandlungen sind in Handbüchern über medizinische Forschungen gut dokumentiert (z.B. Pocock 1983). Bei Evaluationen von Dienstleistungen und politischen Maßnahmen braucht der Evaluator Zugang zur entsprechenden Dokumentation, zu den Statistiken und den Leistungserbringern, um diese befragen zu können. Zugang zu bekommen bedeutet, die formale Erlaubnis der Leiterin der Einrichtung, doch die Kooperation zu gewinnen ist weitaus schwieriger und wichtiger. Der Evaluator muss den Anschein erwecken, als ob er die praktischen Probleme und die Arbeitssituation der MitarbeiterInnen der Institution verstehen würde; bei der Terminierung von Interviews und Besuchen sollte er flexibel sein. Er sollte auch als ausdauernd wahrgenommen werden und als jemand, der zu denen hält, deren Kooperation er benötigt, auch wenn sie die Evaluation nicht für wichtig halten oder etwas zu verbergen haben.

Ein vertrauenswürdiger, fairer Fachmann, der «unsere Sprache spricht», ist ein für einen Evaluator erstrebenswertes Modell. Evaluatoren sollten sich ihres Images im informellen Netzwerk oder der «Gerüchteküche» bewusst sein: Ein neues Gesicht ist in kleinen Organisationen ein wichtiges Ereignis; Mythen und Spekulationen darüber, wer diese Person und ihr Hintergrund ist, beginnen zu wuchern, was den Zugang und die Kooperation beeinflussen wird. Die Phantasien werden überhandnehmen, wenn bekannt wird, das der Neuling eine Evaluation durchführt. Die Kooperation kann beeinträchtigt werden, wenn der Evaluator den Boden nicht in der richtigen Weise bereitet hat, indem er sich mit formellen und informellen Meinungsführern und Gewerkschaftlern trifft und diese respektiert.

Die Kooperation wird intensiviert, wenn der Evaluator denen, die Zeit und Mühe für die Evaluation aufgewendet haben, auch etwas zurückgibt. Dies ist auch eine Frage der Evaluationsethik, nicht nur eine Verfahrensweise, um Kooperation zu erreichen. In den Diskussionen mit Geldgebern und anderen Interessensgruppen in der Planungsphase sollte man überlegen, wie Patienten und Personal von der Evaluation profitieren könnten, während sie durchgeführt wird und danach; ihr Beitrag und ihre Funktion sollte anerkannt werden. Dies kann in der Form von Zwischenberichten geschehen, doch dies ist in summativen Berichten nicht möglich, in denen die vom Evaluator beeinflussten Veränderungen minimiert werden sollen. Handbücher mit praktischen Tipps für die Evaluation und für Untersuchungen im Gesundheitswesen erörtern, wie man den Zugang «aushandeln» und die Evaluation einer Organisation vorstellen und sie dort einführe kann (z.B. Fink 1993; Rossi und Freeman 1993; Breakwell und Millward 1995).

10.4.3 Glaubwürdigkeit und Vertrauen

Vertrauen und Glaubwürdigkeit zu etablieren ist Voraussetzung für eine erfolgreiche Evaluation. Ihre ethische Durchführung hilft, Vertrauen zu verankern, und ist wesentlich für dessen Bewahrung. Glaubwürdigkeit und Vertrauen müssen vom Evaluator verdient werden und kommen auf den Prüfstand. Beide sind notwendig für die Beziehungen mit den Beteiligten, insbesondere mit den Kostenträgern, den Nutzern, dem Pflegepersonal und den Patienten. Jeder möchte vom Evaluator erfahren, was bis jetzt herausgefunden wurde, und die letzte «Insider-Information» hören, besonders wenn die Kommunikation im Unternehmen zu wünschen übrig lässt. Je vertraulicher die Information, umso interessierter sind die Leute und umso weitere Kreise wird sie in der Institution ziehen, wenn der Evaluator die Vertraulichkeit nicht wahrt; seine Glaubwürdigkeit geht dann schnell verloren.

Vertrauen braucht Zeit zum Wachsen und ist das Ergebnis eines Balanceakts zwischen Ehrenhaftigkeit und Diskretion. Glaubwürdigkeit resultiert aus dem Nachweis der Kompetenz, aber auch aus dem Eingeständnis, wo die Grenzen dieser Kompetenz liegen. In der Phase des Untersuchungsvorschlags müssen junge Evaluatoren ihre wissenschaftliche und soziale Kompetenz nachweisen, indem sie alternative Designs präsentieren, flexibel sind in ihrer Reaktion auf die Sorgen der Sponsoren und auf konventionellere Art durch den Verweis auf frühere Arbeiten und Erfahrungen. Evaluatoren gewinnen Kredit, indem sie mit Versprechungen vorsichtig sind, indem sie ehrliche Antworten geben auf Fragen nach der Finanzierung, möglichen Problemen und den Grenzen ihrer Fähigkeiten und Ressourcen.

Um den Zugang zu einer Organisation zu finden, zu ihrem Personal und ihren Daten, müssen Evaluatoren eine gewisse Zeit darauf verwenden, den Boden vorzubereiten und sich einzuführen. Diese einführenden Tätigkeiten sind besonders wichtig, um Vertrauen zu gewinnen. Forscher sind oft nicht sehr willkommen, weil sie einem «in die Quere kommen» und «nur Mehrarbeit bedeuten» und oft mit Misstrauen beäugt werden. «Sie sind also gekommen, um zu spionieren», ist keine seltene Begrüßung und nicht immer nur scherzhaft gemeint. Die Evaluation ist keine neutrale Aktivität, selbst wenn das Konzept eines neutralen Wissenschaftlers in vielen Evaluationen wichtig ist. Es ist nützlich, sich von einem respektierten Angehörigen der Institution vorstellen zu lassen, doch der Evaluator muss auch darauf vorbereitet sein, herausfordernde Fragen direkt und ehrlich zu beantworten, wie z.B. solche, die unterstellen, dass die Evaluation gar nicht nötig ist oder die Entscheidung längst gefallen ist. Das kann sogar zutreffen.

10.4.4 Vertraulichkeit

Eine notwendige Voraussetzung für die Gewinnung und Aufrechterhaltung einer offenen Haltung, von Kooperation und Vertrauen, ist, eine explizite Vereinbarung zu treffen, wie die Informationen über die Evaluation kommuniziert und verfügbar gemacht werden. Wenn man über einen Zugriff auf Patientenakten und Unterlagen zur Tätigkeit verhandelt, die vertraulich sind, dann muss der Evaluator mit den Leistungserbringern vereinbaren, welche Informationen an die Sponsoren und Nutzer weitergegeben oder publiziert werden können (Øvretveit 1987a). Dies sollte bereits in der Planungsphase mit den Kostenträgern besprochen werden, weil Einschränkungen bezüglich der Verwendung von Aufzeichnungen der Einrichtung die Datenmenge begrenzt und damit das Design beeinflussen. Man sollte nicht erst mitten in einer Evaluation feststellen, dass man auf wesentliche Daten keinen Zugriff hat. Diese Vereinbarungen und Bedingungen sollten im Evaluationsvertrag schriftlich festgehalten werden.

Fragen der Vertraulichkeit tauchen in Interviews mit Patienten auf, mit dem Pflegepersonal und anderen. Alle Interviews sollten mit einer Erklärung des Evaluators beginnen, wie er die Vertraulichkeitsregeln im betreffenden Interview versteht. Oft ist es das Beste, wenn die Befragten vorab eine schriftliche Erklärung über die Vertraulichkeitsregeln erhalten zusammen mit einer allgemeinen Information über die Evaluation. Dort sollte auch festgehalten sein, ob etwas, das im Interview gesagt wurde, in einem Bericht mit der jeweiligen Person in Zusammenhang gebracht werden kann oder außerhalb des Interviews wiederholt werden darf oder ob nur generalisierte Resultate veröffentlicht werden dürfen, wenn sie durch mehr als einen Beleg gestützt sind.

Evaluatoren müssen ebenfalls Auskunft geben über alle Situationen, in denen ihr Kodex der ethischen Verfahrensweise von ihnen verlangt, die Vertraulichkeit zu brechen, wobei es sich oft um den Kodex ihres «Ursprungsberufs» handelt. Einige Mitglieder des Pflegepersonals meinen, dass ihre einzige Chance, auf Korruption, Missbrauch, Vernachlässigung und andere Delikte aufmerksam zu machen, darin besteht, sie dem Evaluator mitzuteilen. Evaluatoren sollten deshalb die üblichen Kommunikationskanäle in der Organisation kennen, um mit solchen Mitteilungen richtig umzugehen und vorher zu entscheiden und abzusprechen, wie mit derartigen Vorfällen umzugehen ist. Selbst bei entsprechenden Vorkehrungen können Evaluatoren mit der Notwendigkeit konfrontiert sein abzuwägen, wie sie handeln sollen, um möglichst keinen Schaden anzurichten und ihre Integrität zu bewahren, selbst wenn dies bedeutet, die ganze Untersuchung in Frage zu stellen.

Die Frage der öffentlichen und internen Positionierung des Abschlussberichts und der Rechte an der Veröffentlichung sollte zu Beginn der Evaluation mit Kostenträgern und dem Leistungserbringer geklärt werden. Es wird viele geben, die erfahren möchten, was der Evaluator herausgefunden hat; Evaluatoren brauchen eine Vereinbarung, die besagt, wer den Bericht öffentlich macht und was sie selbst sowohl während als auch nach der Evaluation in der Öffentlichkeit und in informellen Meetings berichten können.

10.4.5 Die Vertragsvereinbarungen

Evaluatoren und Sponsoren können viele Probleme und Missverständnisse vermeiden, wenn sie einen Vertrag abschließen, der die Verantwortlichkeiten festlegt und viele der oben angesprochenen Dinge regelt. Ein guter Untersuchungsvorschlag behandelt viele dieser Fragen im Design oder in einem gesonderten Kapitel mit der Überschrift «praktische Fragen». Der Vorschlag kann gleichzeitig die Vereinbarungen beinhalten; diese können aber auch in einem separaten Vertrag festgehalten werden. Es gibt mehrere Ansichten darüber, ob der Evaluator Vereinbarungen auch mit anderen als nur mit dem Sponsor abschließen sollte. In vielen Fällen kann ein eindeutiger Vertrag, der die Verantwortlichkeiten und Erwartungen umschreibt, Vertrauen schaffen und Misstrauen minimieren.

10.4.6 Kommunikation der Ergebnisse der Evaluation

In den letzten Jahren hat der Druck auf alle Wissenschaftler zugenommen, ihre Arbeit umfassender zu kommunizieren und den Zugang dazu zu erleichtern. Für Evaluatoren ist die Kommunikation nicht nur eine Frage der Verbesserung des Images der Evaluation in der Öffentlichkeit, sondern ein integraler Teil ihrer Rolle und eine der Phasen der Evaluation. Sie ist eine der Dinge, für die sie bezahlt werden. Hier beschäftigen wir uns mit der Verantwortung des Evaluators für die Verbreitung ihrer Resultate und mit den verschiedenen Wege, auf denen dies geschehen kann.

Kommunikation passiert dann, wenn der «Empfänger» versteht, was der «Sender» mitteilen will. Ein Dialog ist ein wechselseitiger Austausch, in dem beide Seiten ein neues Niveau des Verständnisses erreichen. In der Frühphase der Evaluation ist der Dialog notwendig, um die Kriterien abzustimmen, aber Kommunikation ist dann am wichtigsten für die Evaluatoren, wenn es um die Berichterstattung über ihre Ergebnisse geht.

Eine gut geplante und durchgeführte Evaluation ist wertlos, wenn die Nutzer die Ergebnisse, ihre Bedeutung und ihre Grenzen nicht verstehen. Eine Evaluation kann Schaden anrichten, wenn ihre Resultate missverstanden werden. Man kann den Standpunkt vertreten, dass Evaluatoren eine größere moralische Verantwortung als andere Wissenschaftler haben, ihre Resultate verständlich mitzuteilen, denn eine Evaluation zielt eindeutiger als andere Arten von Forschung auf Veränderungen menschlicher Verhaltensweisen und möchte unmittelbare und signifikante ökonomische, soziale und gesundheitliche Konsequenzen bewirken.

Viele Nutzer und Evaluatoren stimmen überein, dass letzteren oft die Fähigkeiten fehlen, Empfehlungen für die Praxis auszusprechen, teilweise auch deshalb, weil sie nicht alle Faktoren kennen, die Nutzer berücksichtigen müssen. Trotzdem haben Evaluatoren die Verpflichtung, mehr zu tun, als einen Bericht den Sponsoren in den Briefkasten zu stecken oder eine Präsentation abzuliefern und dann zu verschwinden. Sie haben vielmehr die Pflicht sicherzustellen, dass die Nutzer verstanden haben, was die Evaluation bewiesen hat und was nicht, sich aber andererseits auch nicht in den Bann der Nutzer ziehen zu lassen, die ihnen vorzuschreiben versuchen, was sie tun sollten.

Resultate kann man auf unterschiedliche Weise Nutzern kommunizieren: in Form einer mündlichen Präsentation oder anlässlich einer Konferenz; in einem Workshop; mit einem schriftlichen Bericht, der auf die Nutzer abgestellt ist, oder als Publikation in einer Fachzeitschrift für Nutzer; die Resultate können in eine Datenbank eingegeben werden oder ein anderes Medium kann dazu benutzt werden, das allen Nutzern zugänglich ist; in informellen Diskussionen; über die Presse z.B. in Form einer Pressemitteilung, in einem Interview mit einer Zeitung, einer Radio- oder Fernsehstation. Die üblichen Wege sind die der mündlichen oder schriftlichen Präsentation, aber bevor sich Evaluatoren dieser Verfahrensweisen bedienen, sollten sie genau überlegen, wie ihre Zielgruppe strukturiert ist und wie sie am besten mit ihr kommunizieren können. Dass die Sponsoren und andere Nutzer informiert werden, wird man am Anfang verabredet haben; durch die Evaluation kann es aber zu Entdeckungen gekommen sein, über die andere Nutzer wie die Patienten informiert sein sollten. Vielleicht ist der Evaluator nur gewohnt, mit Forschern oder anderen Akademikern zu kommunizieren und braucht Hilfe oder Ratschläge für eine angemessene Form der Nutzerinformation; in einigen Fällen sollte er möglicherweise die Kommunikation Spezialisten übertragen.

Die meisten allgemeinen praxisbezogenen Handbücher über die Forschung enthalten Hinweise über die Abfassung eines Berichts, aber die meisten derartigen Ratschläge beziehen sich auf die Abfassung eines wissenschaftlichen Berichts oder einer Publikation. Die Erstellung eines Reports für nichtakademische Nutzer wie Führungskräfte und Fachkräfte im Gesundheitswesen, Politiker und die Öffentlichkeit folgt ähnlichen Grundsätzen und Prinzipien, erfordert aber einen anderen Stil und eine andere Herangehensweise. Geht es um die Berichterstattung über gesundheitliche Dinge an das ent-

sprechende Fachpersonal, dann finden sich nützliche Hinweise in zwei Handbüchern speziell für Evaluatoren (Breakwell und Millward 1995, Kap. 6; Fink 1993, Kap. 8).

Ratschläge für schriftliche Berichte finden sich in den mehr auf die Praxis bezogenen Handbüchern wie Sapsford und Abbott (1992, Kap. 15) und Edwards und Talbot (1994, Kap. 7), die auch auf die Unterschiede zwischen der Berichterstattung über quantitative und qualitative Studien eingehen. Breakwell und Millward (1995) unterstreichen die Wichtigkeit, zunächst die Interessen der Adressaten zu analysieren, bevor über das Medium für die Kommunikation sowie über die Struktur der schriftlichen oder mündlichen Präsentation entschieden wird. Sie gehen auf die Stärken und Schwächen dieser beiden Präsentationsformen ein und geben praktische Tipps für die Verwendung von Tabellen, Grafiken und Schaubildern. Evaluatoren können auch von allgemeinen Ratgebern zum Design einer Präsentation profitieren und von den Hinweisen auf Fähigkeiten, die dabei nützlich sind.

10.4.7 Workshops für die Kommunikation und Untersuchung von praktischen Konsequenzen

Die Form des Workshops wird selten als ein Instrument der Kommunikation angesprochen, aber sie ist eine der effektivsten Wege, Gruppen in die Lage zu versetzen, nicht nur die Ergebnisse zu verstehen, sondern auch ihre Implikationen zu erarbeiten. Am Anfang eines Workshops steht üblicherweise ein Gesprächsleiter (das kann der Evaluator sein), der die Gruppe anleitet, ihre Fragen in Bezug auf die Evaluation zu formulieren sowie die praktischen Probleme, bei denen er vielleicht behilflich sein kann. Dann kann ein knappe Präsentation der Studie und ihrer Ergebnisse folgen, bei der man auf die Fragen aus dem Publikum eingeht und sie in der üblichen Weise beantwortet. Dann sind verschiedene Formen wie Gruppenarbeit und individuelles Feedback denkbar, wobei der Evaluator die Interpretationen des Publikums möglicherweise korrigiert oder erweitert, die in den Gruppendiskussionen wie dem individuellen Feedback aufgetaucht sind. Workshops bieten im übrigen während der Pausen Gelegenheit für informelle Gespräche zwischen dem Evaluator und den Nutzern – eine effektive und unterschätzte Möglichkeit, Resultate zu kommunizieren und dem Evaluator die Chance zur Reflektion zu geben, was er bei zukünftigen Evaluationen besser machen könnte.

Ein an der Ethik seiner Profession orientierter Evaluator wird den Phasen der Kommunikation eine hohe Priorität einräumen, weil die Sponsoren dafür bezahlt haben, dass die Nutzer besser informiert werden, also nicht nur für die Durchführung der Evaluation. Evaluatoren haben die Pflicht, ihre Ergebnisse deutlich mitzuteilen und bei Überlegungen zu den Konsequenzen zu assistieren. Sie haben die Verpflichtung, sich Mühe zu geben, damit die Nutzer die Resultate nicht missverstehen. Sie sollten wissen, wann und wie sie Druck standhalten sollten, wenn sie über Aktivitäten informieren. Bei der Berichterstattung über Evaluationsergebnisse ist es klug, davon auszugehen, dass alles missverstanden und der Bericht nicht genau gelesen wird, ausgenommen von solchen, die mit den Ergebnissen nicht einverstanden sind.

Die Ethik der Evaluation nimmt viele dieser Themen vorweg – die Praxis der ethischen Bewertung ist nicht nur etwas, um das sich die Evaluatoren bemühen, um nachts gut schlafen zu können, sondern etwas, das der Validität der Ergebnisse zugute kommt und wesentlich ist für das Ansehen der Evaluation in der Zukunft als wissenschaftliche Disziplin und Praxis. Der konkrete Kontext sowie die praktischen Ziele der Evaluation haben ein größeres Potential für Schäden und Konflikte als viele anderen Arten der Forschung; deshalb ist Moral bei der Evaluation entsprechend bedeutsamer.

Der Ethik-Kodex der britischen *Social Research Association* für Forscher bietet eine angemessene Basis für viele Einrichtungen und Evaluationen politischer Maßnahmen; zudem gibt es in den USA detailliertere Vorschriften für eine Programmevaluation (JCSEE 1994) und insbesondere für die medizinische Forschung.

10.5 Schlussfolgerungen

* Beim Design und bei der Planung von Evaluationen oder für die auftretenden praktischen Probleme reichen technische Kenntnisse nicht aus. Einige Probleme sind allgegenwärtig und vorhersehbar, mit anderen rechnet man nicht. Erfahrene Evaluatoren versuchen die Wahrscheinlichkeit zu minimieren, dass unvorhergesehene Ereignisse die Evaluation beeinträchtigen, und verfügen über ein Arsenal von Techniken, um mit den üblichen Problemen fertig zu werden.

* Wie der Evaluator die praktischen Probleme antizipiert und auf sie reagiert, wenn er eine Evaluation durchführt, kann ihre Validität und Nützlichkeit erheblich beeinflussen.

* Zu den vorhersehbaren Schwierigkeiten, die man schon im Planungsstadium der Evaluation und der Datenerhebung berücksichtigen sollte, gehören: schwammige Grenzen der Intervention; nicht exakt definierte Interventionen; nebulöse Ziele, die zudem widersprüchlich sein können; Veränderungen des Umfelds; unangebrachte Vergleiche zwischen «Äpfel und Birnen» sowie Probleme bei der Ergebnismessung, vor allem wenn sich die Resultate erst lange nach der Intervention einstellen.

* Die eigentliche Evaluation ist Teil eines umfassenderen Evaluationsprozesses, der acht Phasen umfasst, in dem Sponsoren wie Nutzer darüber entscheiden müssen, was evaluiert werden soll, bestimmten Wertkriterien zustimmen und in den letzten Phasen anhand der Ergebnisse der Evaluation Schlüsse auf die jetzt zu ergreifenden Maßnahmen ziehen müssen. Nutzer und Sponsoren haben am Anfang der Evaluation wie an ihrem Ende eine aktivere Rolle im Evaluationsprozess zu spielen.

* Der wichtigste Einzelfaktor für viele Probleme ist die Unfähigkeit, zu einer Übereinkunft über die Verantwortlichkeiten der Beteiligten zu kommen. Die jeweilige Zuständigkeit muss für jede Phase des Evaluationsprozesses festgelegt werden. Bezüglich ihrer Verantwortung für eine Unterstützung der

Umsetzung der Ergebnisse aus der Studie sind die Ansichten der Evaluatoren geteilt (weitere Diskussion in Kap. 14).

- Evaluatoren sollten sich der «politischen» Dimension der Evaluation bewusst sein, der unausgesprochenen Motive, wahrscheinlichen Problemen bezüglich Kontakt und Kooperation, der Schaffung von Glaubwürdigkeit und Vertrauen sowie der besten Verfahrensweise, die Ergebnisse zu kommunizieren.

- Ethische Aspekte sind bei einer Evaluation wichtiger als in anderen Forschungsgebieten infolge ihrer größeren praktischen Bedeutung, der möglichen Konflikte und Beeinträchtigungen. Die Ethik der Evaluation nimmt Probleme vorweg oder verhindert sie und trägt zur Validität und Umsetzung der Ergebnisse bei.

11. Methoden der Datenerhebung

*Die wichtigsten Dinge sind immer ungreifbar
und nicht messbar.*

*Wenn etwas wichtig ist, dann wird es bemerkt.
Wenn es bemerkt wird, kann man es messen.
Wenn es nicht gemessen werden kann, dann
zählt es nicht.*

11.1 Einleitung

Im Zentrum eines Evaluationsprojekts steht die
Tätigkeit des Sammelns, Aufzeichnens und Ana-
lysierens von Informationen über das evaluierte
Objekt. Viele dieser Methoden sind jedem vertraut, der in der Forschung tätig ist. Da aber die
Evaluation ein weites Feld ist, besteht eine hohe
Wahrscheinlichkeit, dass die zu erhebenden Daten den Einsatz von Methoden erfordern, die
man nicht kennt oder von denen man nicht einmal weiß. Unsere «Ursprungsdisziplin» favori-
siert bestimmte Verfahrensweisen der Datenermittlung, die dem Gegenstand dieser Disziplin
angemessen sind. Wir sind mit den Methoden
anderer Disziplinen nicht vertraut oder sogar ihnen gegenüber misstrauisch, sollten sie aber bei
der Evaluation verwenden. Evaluatoren sollten
offen gegenüber Verfahrensweisen sein und eine
Reihe von Methoden der Datenerhebung kennen. Die Nutzer der Evaluation sollten auf der
anderen Seite begreifen, wie die Daten zustande
gekommen und analysiert worden sind, um die
Glaubwürdigkeit der Schlussfolgerungen beurteilen zu können.

Wie kommt man zu validen Daten über eine
Intervention oder die von ihr Betroffenen? Muss
man Messkriterien in einer Evaluation benut-

zen? Wann wären quantitative oder qualitative
Methoden einzusetzen? Wie kann man qualitative Methoden einsetzen, so dass es relativ einfach ist, die Informationen zu analysieren? Wann
sind diese für andere glaubwürdig? Diese und
andere Fragen werden in diesem und dem
nächsten Kapitel erörtert. Anstatt allgemeine
Richtlinien für die Verwendung von Methoden
darzulegen, geben wir in diesem Kapitel eine
einfache Einführung in fünf Methoden-Kate-
gorien: Beobachtung, Interviews, Fragebogen
und Erhebung, speziellen quantitative Verfahren
sowie die Auswertung bereits vorhandener Daten wie Statistiken und der Dokumentation der
Einrichtung. Hinsichtlich weiterer Details wird
der Leser an allgemeine Texte über Forschungsmethoden im Gesundheitswesen, den Sozialwissenschaften, der Pflege und der medizinischen
Forschung verwiesen.

*Wenn irgend möglich sollte man vorhandene
Datenquellen und validierte Methoden nutzen:
Die Welt braucht nicht unbedingt ein weiteres
«Messinstrument der Lebensqualität».*

Dieses Kapitel ist für unerfahrene Evaluatoren
besonders nützlich und zeigt ihnen, wie sie ihre
vorhandenen Fähigkeiten und ihre Kenntnisse
der Forschungsmethoden einsetzen können. Es
hilft auch den Evaluatoren, die eine knappe Einführung in Methoden suchen, von denen sie wenig wissen. Die Nutzer von Evaluationen werden
dieses und das nächste Kapitel begrüßen, wenn
es um die Interpretation von Daten in einer Präsentation einer Evaluation geht.

Das nächste Kapitel ist eher theoretischer Natur und beschäftigt sich mit einigen konzeptio-

nellen und methodologischen Problemen, die man beachten sollte, wenn man diese Methoden bei der Datenerhebung und deren Analyse einsetzen möchte. Es arbeitet Punkte heraus, die bei der Auswahl und der Verwendung einer Evaluationsmethode erwogen werden sollten, zeigt, wie man die Qualität der Beweise in einem Evaluationsbericht einschätzen kann und ob die Beweise die Schlussfolgerungen wirklich bestätigen, und erläutert, wie Verfahrensweisen beurteilt werden können, d.h., ob ein Vorschlag für eine Evaluation die besten Verfahrensweisen für den jeweiligen Zweck berücksichtigt. Beide enthalten Hinweise für die Leser, die sich über Details informieren möchten, auf Texte, die besonders nützlich sind für Evaluatoren und Nutzer von Evaluationen im Gesundheitswesen.

11.2 Datenerhebung im Kontext einer Evaluation

In diesem Buch haben wir mit «Datenerhebung» den Teil des Evaluationsprozesses bezeichnet, in dem der Evaluator die Datenquellen identifiziert, sich Zugang zu diesen Quellen verschafft und die Informationen ermittelt, die erforderlich sind, um den Wert des Evaluierten einzuschützen. Der Begriff «Datenerhebung» meint eine Reihe von Verfahrensweisen in den folgenden Kategorien:

* *Beobachtung:* non-invasive, teilnehmende oder Selbstbeobachtung.
* *Interviews:* Strukturiert (z.B. durch Fragen), halbstrukturiert, «offene» oder mit der *Darstellung einer relevanten Situation oder einer «Sprechblase» arbeitend*: Interviews mit Gruppendiskussionen und Gruppentechniken.

* *Fragebogen oder Erhebung:* Auf der Basis einer kleinen oder großen Stichprobe, mit oder ohne Skalierungen.
* *Messverfahren:* biophysikalische individuelle Reaktionen oder standardisierte Messinstrumente wie krankheitsspezifische oder solche für die Lebensqualität.
* *Vorhandene Daten:* für andere Zwecke ermittelte Informationen (durch die Einrichtung, Regierungsstellen oder andere z.B. Zeitungen), andere Studien über ähnliche Sachverhalte, Tagebücher, Sitzungsprotokolle, Fallbeispiele.

Ich benutzte den Ausdruck «Datenerhebung», weil er nicht impliziert, dass einige Methoden valider sind als andere oder es eine Hierarchie der Verfahrensweisen gäbe oder dass bestimmte Daten «hart», andere «weich» seien. Wir gehen allerdings davon aus, dass bezogen auf bestimmte Zwecke bestimmte Methoden angemessener sind als andere und einige zuverlässiger über bestimmte Phänomene informieren als andere. Wenn z.B. verstanden werden soll, wie eine Person eine Behandlung erfahren hat, dann würde ein Interview zu verlässlicheren Ergebnissen führen, das ihre Wahrnehmungen und Gefühle offenlegt, als eine Einstufung auf einer numerischen Skala, die der Evaluator ausgesucht hat, wie z.B. eine Skala von +5 bis −5.

Die Begriffe «Datenerhebung» oder «Datenerfassung» unterstellen allerdings, dass Fakten quasi vorhanden sind, die darauf warten, von einem wissenschaftlichen «Staubsauger» erfasst zu werden; dies trifft allerdings nicht unsere Position. Wir sind vielmehr der Auffassung, dass Tatsachen nicht unabhängig vom Beobachter existieren, aber auch nicht allein in seiner Vor-

---

Typische Zielgruppen der Datenerhebung

* Personen, die Gegenstand einer Therapie, einer Dienstleistung oder einer politischen Maßnahme gewesen sind
* Personen, die eine Behandlung durchgeführt, eine Leistung erbracht oder eine politische Maßnahme implementiert haben
* Bedürfnisse, Input, Prozesse oder Resultate, die evaluiert werden sollen.

stellung konstruiert werden – wobei die Ausdrücke «Herstellung» und «Schaffung» von Daten etwas irreführend sind. Fakten werden in der Interaktion zwischen Beobachter und Beobachtetem geschaffen sowie durch die Beziehung zwischen den Beobachtern, die einen Konsens über das herstellen, was als Faktum zählt und wie man faktische Informationen ermittelt (intersubjektive Vereinbarung über Verfahrensweisen). Fakten wie Beweise existieren nicht vor ihrer Schaffung bzw. Ermittlung, unabhängig von den Methoden. Der Ansatz, den wir hier vertreten, ist, dass das, was als Faktum oder Beweis gelten soll, von den Kategorien abhängt, die der Evaluator bei der Datenerhebung zum Einsatz bringt. Ob Daten etwas zuverlässig beweisen, hängt ebenfalls von der richtig angewendeten Methode ab, wobei Techniken eingesetzt werden, die die Validität und Reliabilität optimieren, und von der Relevanz der Daten für die Evaluationskriterien.

Am Schluss dieses Kapitels wird jede der fünf Kategorien der Datenerhebung beschrieben. Zunächst stellen wir einige einführende Überlegungen an, wie diese Methoden im Kontext einer bestimmten Art von Evaluation zu verwenden sind – diese Themen sowie die Validität werden ausführlich im nächsten Kapitel besprochen:

1. Die Datenerhebung als Mittelstück im Prozess der Evaluation: Vor der Datenerhebung wird eine Einschätzung zu klären haben, welche Informationen erforderlich sind im Hinblick auf die Kriterien der Evaluation und welche Entscheidungen die Evaluation begründen sollen, wie dies im Kapitel 9 hinsichtlich der Evaluierungsphasen dargestellt worden ist.

2. Wenn die Evaluation nicht die Verbindungen zwischen ihren Kriterien und den ermittelten Daten aufzeigt, sind die Informationen nicht für diese Evaluierung geeignet. Die Validität der Daten für eine Evaluierung hängt nicht nur davon ab, ob man den Vorschriften für die Datenerhebung folgt. Vielleicht ermittelt ein Evaluator zuverlässige Informationen über eine Intervention, aber wenn diese Daten nicht die Fragen der Evaluierung beantworten oder den Wert des Evaluierten nicht erkennen lassen und den Nutzern nicht bei ihrer Entscheidungsfindung helfen, dann sind sie für die Evaluation ungeeignet.

3. Die Art, wie ein Verfahren der Datenerhebung eingesetzt wird, wird von der Perspektive der Evaluation bestimmt. Bei einem experimentellen Paradigma wird die Datensammlung benutzt, um Hypothesen zu verifizieren. Eine qualitative oder entwicklungsorientierte Evaluation wird andererseits normalerweise eher induktiv vorgehen und von den Informationen Hypothesen ableiten. Beide können auf die Verfahrensweisen des Interviews und der Beobachtung zurückgreifen, doch werden sie diese Methoden auf eine andere Art und Weise einsetzen.

4. Der Einfachheit halber folgt dieses Kapitel der traditionellen Terminologie der Differenzierung in quantitative und qualitative Methoden, ist sich aber der Unzulänglichkeit dieser Unterscheidung bewusst; man verwendet diese Begriffe am besten auf Sachverhalte, nicht auf Methoden. Einige davon werden als «quantitativ» bezeichnet, weil sie Zahlenwerte bestimmten Eigenschaften einer Person, einer Organisation oder einem Ereignis zuordnen. «Qualitative Methoden der Datenerhebung» sind auf der anderen Seite Verfahrensweisen für das Verständnis und die Aufzeichnung von menschlichen Erfahrungen und der Bedeutung, die sie einem Ereignis geben sowie dem Verhalten in einer natürlichen Umgebung.

5. Qualitative Daten fallen oft als Teil einer induktiven Vorgehensweise an, die auf der Basis des Datenmaterials Bedeutungskategorien zu entwickeln versucht, normalerweise aufgrund von berichteten Erfahrungen und Wahrnehmungen oder auf der Basis von Verhaltensbeobachtungen. Auf diese Weise kategorisiert der Evaluator nachträglich die Daten, nicht a priori. Für einige Zielsetzungen entstehen so validere Daten als durch quantitative Verfahrensweisen, andererseits können sie weniger verlässlich sein. «Qualitative Evaluationen» werden so genannt, weil sie nur mit qualitativen Verfahrensweisen arbeiten.

Tabelle 11.1: Das Modell Bedürnisse-Input-Prozess-Output

Bedürfnisse	Input (oder Struktur)	Prozess	Ergebnisse
Typus, Schwere und Dringlichkeit von:	*Der Betrag oder die Qualität von:*	*Betreuungsaktivitäten*	*Veränderungen beim Gesundheitszustand des Patienten, die der Betreuung zugeschrieben werden.*
Bedürfnisse verschiedener Personen, Bedürfnisse von Gruppen oder Teilzielgruppen, Bedürfnisse von Kommunen und Regionen	Gebäude Ausstattung Personal: Qualifizierung Patienten (Auswahl) Informationen Vorräte	Einschätzung Wahl der Intervention Vorgehensweise bei der Intervention Beachtung der richtigen Verfahrensweisen	Patientenzufriedenheit Medizinisches Ergebnis (+/-)

6. Im Allgemeinen werden bei ökonomischen und experimentellen Evaluationen Daten mit quantitativen Methoden erhoben, während beschreibende und entwicklungsorientierte Evaluationen quantitative Methoden benutzen. Bei Evaluationen des Managements werden beiden Formen eingesetzt. «Qualitative Verfahrensweisen» sind bei bestimmten Sachverhalten besser geeignet wie bei politischen Maßnahmen und Veränderungen bei Organisationen; sie werden aber auch immer häufiger bei Evaluationen von Therapien und Einrichtungen verwendet.

7. Welche Verfahrensweise der Evaluator benutzt, hängt von der Zielsetzung der Evaluation ab und davon, wie das fragliche Phänomen konzeptionalisiert wird. Viele Konzepte und Prinzipien für die Datenerhebung, die im nächsten Kapitel diskutiert werden, gelten jedoch für alle Methoden: z.B. Validität oder ob die Vorgehensweise Daten erfasst, die «wirklich repräsentativ» für das Phänomen sind (Bias); die Reliabilität spielt ebenfalls eine Rolle und ob die Methode konsistent funktioniert, unabhängig davon, wer sie verwendet und wann (Fehler).

8. Teilweise hängt die Wahl der Verfahrensweisen für die Datenerhebung von der Art der benötigten Informationen ab. Das Modell, das von den Bedürfnissen als Input und dem Prozess-Output bestimmt wird (**Tab. 11.1**), hilft bei der Klärung, welche Informationen benötigt werden und, davon abgeleitet, welche Methoden am besten geeignet sind. Das Modell ist am besten geeignet, wenn es um eine Evaluation im Gesundheitsbereich geht; es kann aber auch bei bestimmten Evaluationen von politischen Maßnahmen und organisatorischen Veränderungen verwendet werden.

Hält man sich diese Punkte vor Augen, dann kann man sich einer einfachen Zusammenfassung der verschiedenen Methoden zuwenden – das nächste Kapitel beschäftigt sich detailliert mit den Prinzipien, die diesen Methoden zugrunde liegen, und mit Verfahrensweisen, die Beweismittel zu bewerten, die mit bestimmten Verfahrensweisen der Datenerhebung zustande gekommen sind. Im Folgenden werden Methoden beschrieben, die bei der Datenerhebung sowohl in der quantitativen wie in der qualitativen Weise verwendet werden können, obschon der Abschnitt über Messverfahren nur die quantitative Datenerhebung zum Gegenstand hat. Er beschreibt die Beobachtung, dann das Interview, die Fragebogen und Stichproben, Messverfahren und schließlich die Verwendung von vorhandenen Daten.

11.3 Beobachtung

Beobachtungsmethoden werden bei der Datenerhebung verwendet, um das Verhalten von Patienten oder Personen zu erfassen, die das Ziel des Evaluierten sind (verhaltensmäßiges Ergebnis), oder das Verhalten derer, die die Betreuung, die Leistung oder die Realisierung der politischen Maßnahme erbringen (verhaltensmäßiges Merkmal des Prozesses). «Verhalten» meint hier das, was man sagt oder tut. «Beobachtung» kann auch die Auswertung von Dokumenten bedeuten. Die Verwendung von vorhandenen Daten ist eine Verfahrensweise, die wir später behandeln.

Eine Beobachtung kann durchgeführt werden, indem man strukturierte Formulare mit Codes verwendet oder in Form einer «offenen» Beobachtung; jede dieser Methoden kann von einem neutralen oder einem teilnehmenden Beobachter benutzt werden. Eine besonders brauchbare Form der Datenermittlung über eine Serviceleistung geschieht in der Weise, dass ein Wissenschaftler einem Patienten auf seiner «Reise» von der Aufnahme bis zur Entlassung und darüber hinaus begleitet und beobachtet und aufschreibt, was ihm passiert («Laufzettel-Studie eines Patienten», Øvretveit 1994e). Dieses Verfahren lässt sich mit einem Interview mit dem Patienten kombinieren, um sein Verständnis der einzelnen Schritte zu ermitteln.

Wird sie im Rahmen eines qualitativen Paradigmas eingesetzt, dann ermöglicht die «offene» Beobachtung in dieser Vorgehensweise geschulten Evaluatoren zu erfassen, was Leute in ihrer natürlichen Umgebung tun, und ein Konzept zu entwickeln, das das menschliche Verhalten in einem solchen Umfeld widerspiegelt. Ziel ist hier nicht, vorher festgelegte Kategorien einer Sache überzustülpen und Verhalten zu «zählen», wie dies in einem experimentellen Paradigma der Fall wäre, sondern die Kategorien des Beobachters zeitweise aufzuheben und sorgfältig als «Feldnotizen» gleichzeitig oder kurze Zeit später aufzuzeichnen, was beobachtet wurde. Es geht vielmehr darum, so «vertrauensvoll» und «faktisch» wie möglich aufzunehmen und aufzuschreiben, also z.B. wortwörtlich und nicht nur eine Zusammenfassung. Dies kann den Einsatz von Bandmitschnitten oder Videoaufzeichnungen bedeuten, obschon dies das Verhalten der Anwesenden stärker beeinflussen kann als die Gegenwart eines Beobachters.

«Teilnehmende Beobachtung» verringert den Einfluss des Beobachters auf das Verhalten, erfordert aber einen «teilnehmenden Beobachter-Evaluator», der für einige Zeit am Alltagsleben teilnimmt, manchmal ohne diese Rolle offen zu legen. Dies erhöht zwar die Validität, lässt aber die Frage unbeantwortet, ob ein ähnlich ausgebildeter Beobachter die gleichen Dinge wahrnehmen und notieren würde. Bei dieser Rolle gibt es auch ethische Probleme, die für einen Evaluator bedeutsamer sind als für einen Forscher: Ist es z.B. in Ordnung, dass ein Evaluator seine Rolle als Patient oder als Mitglied des Teams offen legt?

Die Stärken der Beobachtung liegen darin, einen direkten Nachweis der erzielten Resultate zu ermöglichen, also mehr zu sein als ein Bericht; sie kann verwendet werden, um Theorien über das Funktionieren oder Scheitern einer Therapie oder einer Tätigkeit zu entwickeln. Sie liefert außerdem konkrete Beispiele für den Bericht über die Evaluation, die das Aroma der Situation enthalten. Einerseits gibt es also mehrere Verwendungsmöglichkeiten dieser Methode in der Evaluation; zwei Gefährdungen der Validität lassen sie andererseits für Evaluatoren weniger attraktiv erscheinen als für Anthropologen und Medizinsoziologen. Einerseits ist die Wirkung eines Beobachters auf das Verhalten der Leute wahrscheinlich größer, wenn diese wissen, dass der Beobachter ein Evaluator ist: Jedes Kind weiß, dass sich die Lehrerin anders verhält, wenn der Direktor im Raum ist.

Die zweite Gefährdung der Validität ist mit dem Einsatz dieser Methode in einem qualitativen Paradigma verknüpft, wenn der Beobachter keine vorher fixierten Kategorien verwendet. Wie wissen wir, ob Beobachter nicht ihre Kategorien anderen aufzwingen oder verzerren, was sie beobachten? Der Beobachter braucht einfach einige Kategorien oder Verfahrensweisen, um zu entscheiden, was er beobachten und aufzeichnen soll – so etwas wie eine «offene» Beobachtung gibt es nicht. Qualitativ arbeitende Wissenschaftler erkennen diese Kritik an und verwenden eine Reihe von Strategien, um den Beobachter-Bias zu vermindern sowie die Validität zu erhöhen. Sie betonen, dass diese Kategorien induktiv gebildet werden, und heben das Ideal einer sachbezogenen Beschreibung hervor. Zum zweiten sind Aufzeichnungen Belege, die von anderen geprüft werden können, einschließlich der

TeilnehmerInnen («Validierung durch die TeilnehmerInnen»). Zum dritten sind mehrere Beobachter oder Beobachtungen als eine von vielen Datenquellen vonnöten («Triangulation», Jick 1983).

Diese und andere Probleme und Details der Methode der Beobachtung werden bezogen auf den Gesundheitsbereich und sind im Umriss von McConway (1994, S. 22-26) behandelt und durch Beispiele aus der ärztlichen Visite illustriert; von Pope und Mays (1995c) und detaillierter von Sapsford und Abbott (1992, S. 127-135). Berichte aus der Praxis finden sich bei Edwards und Talbot (1994, S. 76-85), wie man vorkodierte Beobachtungen benutzt, wird von Breakwell und Millward (1995) zeigen. Ins Einzelne gehende Diskussionen gibt es in allgemein gehaltenen Handbüchern über sozialwissenschaftliche Methoden wie das von Adams und Shavaneveldt (1991). Wie man qualitative Daten aus einer Beobachtung oder aus Interviews analysiert, ist Gegenstand des nächsten Kapitels.

11.4 Interviews

Interviews ermöglichen dem Evaluator den Zugang zu den Ansichten anderer, ihren erinnerten Erfahrungen, Gefühlen und Theorien über Ursachen. Diese Vorgehensweise kann zur Sammlung von quantitativen Daten verwendet werden, bei der der Interviewer vorstrukturierte Kategorien und «geschlossene» Fragen verwendet (z.B. einen Fragebogen mit Antwortvorgaben in einem Interview) oder in einer eher qualitativen Art mit «offenen» Fragen oder mit einer Checkliste für eine offene Exploration und Nachfragen seitens des Interviewers. Hier fassen wir das Interview als eine Methode der Erhebung qualitativer Daten innerhalb eines qualitativen Paradigmas auf.

Tiefeninterviews können halbstrukturiert sein und eine Reihe von Themen behandeln oder unstrukturiert; dann richtet sich der Interviewer nach den Interessen des Befragten und versucht die Ansichten seines Gegenübers herauszufinden und warum er zu diesen Ansichten gekommen ist. Interviews in dieser Art sind eine anspruchsvolle Tätigkeit; sie verlangt vom Interviewer, dass er Interesse bekundet, ohne sich zu sehr einzulassen oder einseitig zu werden, Vertrauen zu gewinnen, neutral zu erscheinen, den Gesprächspartner nicht zu beurteilen und zu wissen, wann und wie man nachfragt, wenn ein Thema auftaucht, das von Interesse ist. In einigen Evaluationen ändern Interviewer vielleicht ihre Strategie, um Themen und Hypothesen nachzugehen, die in vorausgegangenen Interviews aufgetaucht sind.

Interviews sind nützlich, um Informationen von Patienten – in ihren Worten – darüber zu erhalten, wie diese Ergebnisse von Interventionen erlebt haben. Mit Interviews lässt sich ebenfalls herausfinden, wie sich Patienten an ihre Erfahrungen oder an ihre Situation und Erwartungen vor einer Behandlung oder dem Erhalt einer Leistung erinnern. Sind die MitarbeiterInnen einer Einrichtung des Gesundheitswesens Gegenstand einer Intervention wie z.B. bei einem Fortbildungsprogramm oder einer Veränderung im Arbeitsprozess, dann ermöglichen Interviews dem Evaluator zu entdecken, wie sie die Intervention aufgefasst oder auf sie reagiert haben. Dies sind wichtige Informationen für das Verständnis des Erfolgs oder des Scheiterns von strategischen Maßnahmen – die Wahrnehmung des Personals und die Gründe für ihr Verhalten kann in allen Arten von Evaluationen nützlich sein. Eine strategische Maßnahme oder eine Veränderung hat oft einen Sinn oder eine symbolische Bedeutung, die nicht von einem Außenstehenden erkannt wird, sie können aber entscheidend sein für das Ergebnis der Intervention – dies gilt für Interventionen im Gesundheitsbereich ebenso wie für Fortbildungsmaßnahmen für bestimmte Gruppen im gleichen Bereich. Wie «Zielgruppen» oder das Pflegepersonal eine Veränderung interpretieren, ist wichtig für das Verständnis ihrer Wirkung, und Interviews sind die wichtigste Methode, Informationen darüber zu erlangen, wie Menschen Interventionen interpretieren und verstehen. Evaluatoren können sich Theorien zurechtlegen, warum Interventionen erfolgreich sind oder scheitern, indem sie ihre Theorien in Interviews überprüfen oder indem sie Theorien der Betroffenen auswählen und verfeinern.

So ist das qualitative Interview eine Verfahrensweise für die Ermittlung von Erfahrungen, die Bedeutung von Ereignissen, menschlichen Gefühlen oder «Laien-Theorien». Wie bei der Beobachtung gibt es aber auch hier Unzulänglichkeiten und Probleme mit der Validität und Reliabilität, die oft zunehmen, wenn diese Methoden in einer Evaluation verwendet werden. Würde ein vergleichbar ausgebildeter Interviewer die gleichen Informationen sammeln? Verändern sich die Informationen, wenn der Interviewer deutlich macht, dass die Informationen für eine Evaluation bestimmt sind? Wie analysiert man die vielen Seiten von Interview-Transskripten und wie würde der Nutzer einer Evaluation beurteilen, ob die Resultate wirklich aufgrund der Interviewdaten zustande gekommen sind oder der Interviewer die Reaktionen der Bezugspersonen verfälscht hat?

Bis zu einem gewissen Umfang produzieren Interviews Daten in dem Sinn, dass die Befragten über die Dinge, nach denen gefragt werden, gar nicht nachgedacht haben. Interviews berichten nämlich nicht einfach über Erfahrungen, sondern sie schaffen das, was im Interview zur Sprache kommt, oder präzisieren es. Die Kunst des Interviewers besteht darin, den Gesprächspartner zur Reflexion über seine Ansichten zu veranlassen oder diese in Worte zu fassen, ohne seine Sicht dem Befragten nahe zu bringen. Ein zweites Problem der Validität besteht darin, dass sich der Befragte nicht «richtig» erinnert oder eine selektive Sicht der Dinge hat. Golden (1992) beschreibt eine Untersuchung, in der Führungskräfte sich aus der Perspektive der «nachträglichen Einsicht» erinnern und auf eine Art und Weise, die unbewusst ihr Selbstwertgefühl schützt – die Autorin beschreibt Methoden, um diesen schiefen Blickwinkel zu minimieren, und unterstreicht die Notwendigkeit, die Grenzen derartiger Informationen zu erkennen.

Ein drittes Problem der Validität ist, dass es den Befragten wichtiger sein kann, sich in einem günstigen Licht erscheinen zu lassen, als die «Wahrheit» zu sagen. Männer bezeichneten sich in 30% der Fälle als kränker, wenn sie von Frauen interviewt wurden, als sie dies taten, wenn sie von Männern befragt wurden (Nathan-son 1978). Wie bei der Beobachtung so kann auch hier die Triangulation und die Erhärtung des Befunds durch andere Quellen die Validität erhöhen; sinnvoll ist auch zu prüfen, ob die Befragten unterschiedliche Antworten geben, um die Gestalt annehmende Analyse sich von den Befragten oder von anderen Gruppen bestätigen zu lassen.

Bezüglich weiterer Details über qualitative «offene» Interviews im Gesundheitsbereich sei der Leser auf die Zusammenfassung bei Britten (1995, S. 251-253) verwiesen; auf Sapsford und Abbott (1992, S. 108-115) und McConway (1994, S. 27-30), die auch das «feministische qualitative Interviewen» im Gesundheitswesen eingeführt haben, sowie auf Fitzpatrick und Boulton (1994, S. 107f.). Edwards und Talbot (1994, S. 86-89) und Breakwell und Millward (1995, S. 67-73) bieten praktische Zusammenfassungen. Unser nächstes Kapitel behandelt Methoden für die Analyse von Daten, die mit diesen Verfahrensweisen gewonnen wurden.

Ein interessantes Beispiel für die Verwendung eines halbstrukturierten Interviews findet sich in einer qualitativen Evaluation, die die Sicht älterer Menschen von ihrer Betreuung und den damit zusammenhängenden Problemen zu erfassen suchte (Powell et al. 1994). Die Methode des Tiefeninterviews in Untersuchungen der Organisation wird von Ghauri et al. (1995, S. 64-72) beschrieben. Allgemeine Handbücher zur Methodologie in den Sozialwissenschaften enthalten umfangreiche praktische und theoretische Diskussionen der Methoden. Die Technik des analytischen Interviews in entwicklungsorientierten Evaluationen wird von Øvretveit (1984, 1987a) behandelt. Kvale (1994) bietet eine sehr lesbare und konzise Erörterung der «10 Standard-Einwendungen gegen qualitative Interviews in der Forschung».

11.4.1 Interviews mit Fokusgruppen

Der Vorteil eines Interviews mit einer Fokusgruppe anstatt mit einer Einzelperson besteht darin, dass man so ziemlich schnell und mit weniger Aufwand eine Fülle von Meinungen erhält, als dies mit Einzelinterviews möglich wäre. Die

Gruppendiskussion mit der Zielgruppe ist eine Form der Gruppendiskussion, in der der «Gesprächsleiter-Interviewer» eine Gruppe von etwa acht Personen bei der Diskussion eines bestimmten Themas leitet. Wie bei Interviews kann es auch hier eine Agenda geben oder der Leiter lässt der Diskussion mit nur wenigen Anregungen und Nachfragen freien Lauf; er kann auch nach beispielhaften Situationen fragen oder diese selbst schildern (z.B. kritische Vorfälle) oder «Vignetten», um das Gespräch anzuregen. Wenn die Gruppe aus Mitgliedern mit annähernd gleichem Hintergrund besteht, fühlt sie sich normalerweise weniger gehemmt, doch dies kann auch bedeuten, dass in der Evaluation mehrere Gruppendiskussionen benötigt werden, um sicherzugehen, dass die gesamte Bandbreite der Ansichten erfasst wird.

Wenn man in der Fokusgruppe unter seinesgleichen ist, dann fühlt man sich meist durch den Interviewer weniger gehemmt, äußert sich ungenierter und ermuntert die anderen, sich andere Vorfälle in Erinnerung zu rufen und ihre Meinung zu äußern. Andererseits ist es in einer Gruppe aber oft nicht so einfach, die Ansicht einer bestimmten Person zu erfassen; der Druck, die Meinungen zu äußern, von denen man annimmt, dass sie für die Gruppe akzeptabel sind, ist möglicherweise größer (Gruppenkonformität). So bemerkt Kitzinger (1995):

> Bei einer Gruppendiskussion mit älteren Menschen in einem Altenheim bemerkte ich, dass einige Teilnehmer andere daran zu hindern versuchten, Kritik am Personal zu äußern – sie regten sich auf, es gab wiederholt Zwischenrufe: «Sie können sich doch nicht beklagen» oder: «Das Personal kann doch nun wirklich nicht freundlicher sein».

Die Qualität der Informationen hängt noch stärker als bei individuellen Interviews von der Geschicklichkeit des Gesprächsleiters ab, und die Erfassung der einzelnen Personen ist schwieriger, selbst wenn ein Gesprächsmitschnitt oder eine Videoaufzeichnung möglich sein sollte. Zusammenfassungen der Diskussionen mit Fokusgruppen im Gesundheitsbereich finden sich bei Fitzgerald und Boulton (1994, S. 108) und Kit-

zinger (1995, S. 299-302). Einzelheiten zu diesem Thema finden Sie bei Morgan (1993) (z.B. wann man Fokusgruppen benutzen sollte und warum) und bei Kreuger (1988). Ein Beispiel für die Technik der Fokusgruppe bei der Evaluation der Qualität durch KollegInnen steht bei Øvretveit (1991a) und ein weiteres zum Thema Patientenzufriedenheit beim gleichen Autor (1992c).

11.4.2 Technik der nominellen Gruppen

Eine strukturiertere Methode der Datenerhebung mit Gruppen ist die Technik der nominellen Gruppen. Bei dieser werden die TeilnehmerInnen zunächst aufgefordert, allein ihre Ansichten oder Gefühle über das Thema aufzulisten, das durch eine Gruppeleiterin oder einen Gruppenleiter vorgestellt wurde. Auf einem Flipchart wird eine gemeinsame Liste erstellt, die dann diskutiert und in eine Rangfolge entsprechend der Wichtigkeit jedes Punkts gebracht wird. Diese Vorgehensweise führt oft zu überlegteren Reaktionen; ihr fehlt allerdings die gegenseitige Stimulation der Fokusgruppe, obschon eine Diskussion diesen Faktor zu einem späteren Zeitpunkt einführen kann. Diese Techniken sind für Evaluatoren nützlich, die Standards entwickeln oder Kriterien definieren möchten, die in Evaluationen benutzt werden sollen (z.B. Gruppen, die einen Konsens finden sollen, die also die Beschreibung eines Patienten erhalten, für den dann die möglichen Verfahrensweisen aufgelistet und diskutiert werden). Sie können auch bei der Aufklärung der Erwartungen, der Erfahrungen und Gefühle über Prozesse und Ergebnisse sinnvoll sein.

11.4.3 Zusammenfassung

Einige der Stärken und Schwächen der qualitativen Beobachtung und des Interviewens wurden angesprochen. Ein Pluspunkt ist, dass diese Verfahrensweisen es dem Evaluator ermöglichen, zu einem Verständnis der Erfahrungen, der Gefühle und Interpretationen der Patienten wie der Leistungserbringer zu gelangen. Dies geschieht durch das Verständnis der Menschen in ihrem eigenen Umfeld und in ihren Worten. Dies ist besonders wichtig im Hinblick auf die Datenerhebung über Resultate und das Funktionieren von Interventionen, wenn die Gefühle der Betroffenen ein wichtiges «Mittelstück» sind. Wir wiesen auf Probleme der Validität hin – Evaluatoren können ihre Sichtweise und Kategorien anderen aufoktroyieren und nicht die Denkweisen der Befragten repräsentieren. Interviews kreieren oft im gleichen Maß Ansichten, wie sie sie wiedergeben, Probleme beim Bericht über die Analyse und die Schlussfolgerungen, Schwierigkeiten bei der Beurteilung, wie verallgemeinerungsfähig die Ergebnisse sind, sowie solche der Reliabilität, d.h. der Wiederholbarkeit.

Sowohl die Beobachtung wie das Interviewen kann – quantitativ wie qualitativ – zur Datenerhebung benutzt werden. Im nächsten Kapitel diskutieren wir Methoden für die Analyse derartiger Daten. Wenn Evaluatoren ein Verfahren für die Datenerhebung gewählt haben, müssen sie überlegen, wie sie sie analysieren und die Ergebnisse den Nutzern präsentieren wollen. Eine der größten Schwächen der qualitativen Beobachtung und der Interviewverfahren ist die Schwierigkeit, die Daten zu analysieren und zu präsentieren, insbesondere bei Nutzern, die mit diesen Methoden der Evaluation nicht vertraut sind oder ihnen sogar skeptisch gegenüberstehen.

11.5 Stichprobe und Fragebogen

Fragen zu stellen ist eine Vorgehensweise herauszufinden, was man über ein bestimmtes Thema denkt; im Vorhergehenden haben wir gesehen, wie so etwas funktioniert, wenn man dazu halbstrukturierte Interviews benutzt. Eine andere Methode ist die eines selbst auszufüllenden Fragebogens, der der Stichprobe mit der Post zugeschickt werden kann oder von denen ausgefüllt wird, die im Krankenhaus behandelt werden oder arbeiten. Beispiele dafür sind große Stichproben bei der Gesamtbevölkerung mit Antwortvorgaben sowie Fragebogen, um etwas über die Erwartungen der Patienten und ihren Erfahrungen mit der Behandlung zu erfahren.

Fragebogen werden eingesetzt, wenn Evaluatoren Informationen über bestimmte Themen erhalten möchten, wenn diese Themen für alle etwa die gleiche Bedeutung haben und identisch von Personen in verschiedenen Umfeldern und sozialen Gruppen verstanden werden. Sie sind preiswerter als persönliche Interviews, die unnötig sind, wenn es nur um Fakten geht oder wenn man authentisch und ohne Schwierigkeiten seine Vorstellungen ausdrücken kann anhand der Kategorien, die der Evaluator in einem Fragebogen vorgegeben hat.

Mit Fragebogen lassen sich qualitative Informationen ermitteln, indem man dazu auffordert, beschreibende Berichte zu verfassen. Häufiger werden in Fragebogen allerdings eine Anzahl von quantitativen Skalen eingesetzt, die von den Befragten verlangen, ihre Meinung durch einen Skalenpunkt auszudrücken und auf diese Weise quantitative Informationen zu produzieren. Die bekannteste ist die fünfstufige Skala von Lickert oder die zur sprachlichen Differenzierung (Gegensatzpaare z.B. schmerzend – nicht schmerzend, üblicherweise mit einer siebenstufigen Abstufung versehen; vgl. Breakwell und Millward [1995, S. 64-66], wenn eine einfache Zusammenfassung gewünscht wird). Die Probleme bei der Entwicklung und Verwendung von Quantifizierungen werden im Folgenden erörtert. Für die Validität sind auch die Formulierung der Fragen und ihre Reihenfolge wichtig. Besonders wichtig für das Design der Untersuchung ist sich vorzustellen, wie die Analyse funktionieren soll und ob quantifizierende Fragebogen (z.B. mit Einstufungsskalen) eingesetzt werden sollen. Probleme wie die Stichprobengröße wollen bedacht sein, wenn statisch abgesicherte Ergebnisse von den Informationen abgeleitet werden sollen.

Die Vorteile des Fragebogens liegen darin, dass er dem Befragten Zeit zum Überlegen gibt und er anonym antworten kann. Man kann sie schnell und sicher auswerten (wenn es nur ein paar «offene» Fragen gibt und ansonsten die Fragen Antwortvorgaben haben) und man kann sie kostengünstig verschicken. Zu den Nachteilen gehören, dass sie selektiv beantwortet werden – z.B. nur von denen, die sich beim Thema für besonders versiert halten –, was zu irreführenden Resultaten führen kann, wenn der Evaluator die Daten generalisiert, ohne diese Möglichkeit zu berücksichtigen. Ein Teil derartiger Fragebogen ist meist nur unvollständig beantwortet, einige Befragte «missverstehen» oder missbrauchen die Kategorien oder meinen, sie könnten anhand der Antwortmöglichkeiten ihre Meinung nicht richtig zum Ausdruck bringen. McKinlay (1992) fand z.B. heraus, dass Befragte, die einen Fragebogen schriftlich ausfüllten, ihren Alkoholkonsum durchschnittlich um 50% unter dem tatsächlichen Wert angaben, wobei er allerdings darauf hinweist, dass bei persönlichen Interviews die Untertreibung noch stärker ist. Viel hängt von der Geschicklichkeit und der Erfahrung des Konstrukteurs des Fragebogens ab.

Diese und andere Fragen werden detailliert in Handbüchern erörtert (z.B. Frankfort-Nachmias 1992); zur Evaluation Breadwell und Millward (1995, S. 58-67). Die Entwicklung von Fragebogen wird summarisch in einem Überblick über die Methoden in der gesundheitlichen Betreuung von Sapsford und Abbott (1992, S. 87-100) behandelt, von Edwards und Talbot (1994, S. 99-101) und McConway (1994, S. 57f.). McKinlay (1992, S. 115-137) bietet eine exzellente Diskussion der Methoden für Erhebungen bei älteren Menschen. Erhebungen und Fragebogen für Evaluationen von Organisationen werden von Ghauri et al. (1995, S. 58-64) erörtert.

Es gibt eine scharfe Grenzlinie zwischen einer Fragebogenerhebung und standardisierten Messmethoden wie das *General Health Questionnaire* (Bowling 1992). Der Unterschied ist, dass letzteres normalerweise auf der Basis eines expliziten konzeptionellen Modells konstruiert ist und intensiv getestet und oft validiert wurde, während Fragebogen und Stichproben oft für eine bestimmte Evaluation entwickelt werden, keine Pilotphase vorgeschaltet wird und keine Validierung erfolgt.

11.6 Messverfahren

Das Design eines kontrollierten Tests ist zu einer Wissenschaft verfeinert worden, die jedem Forscher zur Verfügung steht, der über ein Tableau von Zufallszahlen verfügt und den Unterschied zwischen Blindversuch und

bewusster Einschätzung kennt. Messverfahren für die Ergebnisse scheinen jedoch in einer primitiven Phase der Entwicklung steckengeblieben zu sein. [...] Ein Übermaß an Instrumenten existiert, aber man weiß zu wenig darüber, wann welches Instrument einzusetzen ist (Smith et al. 1980).

Diese kritische Einschätzung der Ergebnismessung ist extrem, seit 1980 haben sich die Verfahren jedoch erheblich verbessert. Richtig ist aber auch, dass Evaluatoren manchmal nicht das angemessene Instrument für ihren Zweck auswählen. Die vierte Kategorie der Datenerhebung, mit der wir uns jetzt befassen, sind die Messmethoden. Wird der Ausdruck in einem allgemeinen Sinn verwendet, dann beschreibt Messung jede Methode der Datenerhebung – auch Fragebogen werden manchmal Messverfahren genannt. Hier wird der Begriff in einem spezifischen Sinn verwendet insofern, als damit nur Verfahrensweisen der Datenermittlung gemeint sind, die numerische oder quantifizierende Methoden verwenden. In diesem Sinn können wir Einstellungen messen, indem wir die Befragten auffordern, ihre Ansicht in Form einer Zahl auf einer Skala zu äußern oder wir die Temperatur mit einem Thermometer messen.

Eine Messung ist insofern bereits eine Evaluation, als hier etwas quantifiziert wird, indem etwas mit etwas anderem verglichen wird. Messungen werden in Evaluationen oft verwendet, um einerseits Bedürfnisse und Resultate, andererseits aber auch Input (z.B. Kosten) und Prozesse (z.B. Zeit, die Anzahl bestimmter Aktivitäten) zu quantifizieren. Messungen sind ein effizienter Weg, um Indizien zu kommunizieren und Dinge zu beschreiben, und können auch dazu dienen, Ursachen zu entdecken und zu beweisen, wenn sie gut konzipiert und durchgeführt wurden.

Zu den Messungen, mit denen bei Evaluationen von Behandlungen und Tätigkeiten Veränderungen bei Patienten erfasst werden, gehören die physiologischen Funktionen (Temperatur, Blutdruck, Hämoglobin-Werte, Erythrozyten, Glukose-Werte usw.), die körperlichen Funktionen (z.B. Aktivitäten des täglichen Lebens, Fähigkeit zu Gehen, Bewegungsmöglichkeiten usw.), die psychologischen Funktionen (z.B. Reaktionsgeschwindigkeit, kognitive Fähigkeiten, Depression, Angst) sowie die sozialen Funktionen (z.B. soziale Fähigkeiten, Fähigkeit, einen Beruf auszuüben, Kommunikationsfähigkeit).

In diesem Abschnitt beschreiben wir die einzelnen Messverfahren nicht in allen Einzelheiten, weil dies in allgemeinen Handbüchern wie dem von Bowling über die Messverfahren bei Krankheiten (1995) bereits geschehen ist sowie in ihrer kritischen Darstellung der Messung der Lebensqualität (1992) wie in Texten zur Evaluation wie die von St. Leger et al. (1992), Fink (1993), Rossi und Freeman (1993) sowie Breakwell und Millward (1995). Kapitel 13 beschreibt einige Methoden, die bei der Messung der Qualität von gesundheitlichen Leistungen angewendet werden.

11.6.1 Konzepte und Theorien, die Messverfahren zugrunde liegen

Wenn wir messen, dann ordnen wir oder unsere Zielgruppe eine Zahl einer Kategorie zu, z.B. das Alter oder die Zahl 4 auf einer Skala von 1 bis 5. Oder wir lesen eine Zahl von einem Messinstrument ab wie z.B. einer Uhr, einem Thermometer oder einem EEG. Diese Zahlen existieren nicht vor unserer Messung, sondern werden von uns erst geschaffen, von unserer Zielgruppe oder von Apparaten nach bestimmten Regeln. Diese Verfahrensweisen basieren auf einem Konzept von dem zu messenden Phänomen. Das Konzept des Alters wird allgemein akzeptiert und kann direkt gemessen werden; es ist einfach zu operationalisieren als Messung der Zeit, die seit der Geburt verflossen ist, und jeder weiß, was es bedeutet. Seien Sie sich bewusst, dass diese Messung wiederum auf anderen Konzepten und der Zeitmessung generell beruht. Bedenken Sie auch, dass wir auch mit dem Problem der Operationalisierung konfrontiert waren, als wir uns vorhin mit der qualitativen Datenerhebung befasst haben, z.B. mit den Schwierigkeiten, einen Begriff so zu definieren, dass alle darunter das gleiche verstehen (z.B. bei «Krankheit» oder «Qualitätsprogramm»).

In der Evaluation sind viele Konzepte schwierig zu operationalisieren – z.B. Gesundheit –, und wir benutzen Indikatoren oder vermittelnde Messungen, wenn die Verbindung zwischen dem Konzept und dem Messverfahren nicht so direkt ist wie beim Altern. Dies ist das erste von vielen Problemen, die der Evaluator bei der Präsentation von Resultaten zu bedenken hat, also die Definition des Konzepts, die Verbindung zwischen diesem und der Messung, um so die Validität der Messung zu begründen.

In vielen Evaluationen werden zur Beschreibung oder Erklärung numerische Daten aus Messungen benutzt. Bei der Beschreibung von Phänomenen sind Zahlen effizient und ermöglichen uns Strukturen zu erkennen, wenn sie in tabellarischer oder grafischer Darstellung gezeigt werden, z.B. in Form eines «Kuchendiagramms», einer Schnittzeichnung oder der Verteilung von Punktwerten auf der Fläche. Wir können auch anhand der Eigenschaften der Werte (von denen wir annehmen, dass sie Merkmal der repräsentierten Objekte sind) Mittelwert und Verteilung darstellen (z.B. Standardabweichung, Varianz, Quartilswert). Wir können z.B. schnell erkennen, wie viele von denen, die behandelt wurden, in einer bestimmten Altersgruppe sind oder wie hoch der Anteil der Personalkosten an den Gesamtkosten waren. Zahlen ermöglichen es uns auch, Ursachen zu erkennen und zu belegen – mit der statistischen Analyse beschäftigen wir uns im nächsten Kapitel.

Generell geht man bei den meisten Verfahrensweisen bei der Erhebung von numerischen Daten von Folgendem aus:

- Die Qualität oder Eigenschaft ist wichtig genug, um gemessen zu werden.
- Die Messmethode kann in zweckmäßiger Weise zwischen unterschiedlichen Beträgen der Eigenschaft unterscheiden.
- Das Merkmal eines Sachverhalts zu einer bestimmten Zeit kann mit der Eigenschaft zu einem anderen Zeitpunkt oder mit dem eines anderen Sachverhalts verglichen werden.
- Der Unterschied zwischen «2» und «3» ist der gleiche wie der zwischen «13» und «14», wenn Intervalle oder Skalierungen benutzt werden.

Einige übliche Messbegriffe

Stichprobe: Eine kleine Anzahl aus einer größeren Population.

Anteil: Die Zahl der vorhandenen Fälle in einer Population zu einem bestimmten Zeitpunkt.

Vorfälle: Die Anzahl neuer Ereignisse oder Fälle, die in einem Zeitintervall in einer Population festgestellt oder aufgetaucht sind z.B. innerhalb eines Jahres.

Rate: Der Anteil einer Population mit einem bestimmten Problem oder Merkmal, oft ausgedrückt durch Alter oder Geschlecht. Anteil ist der Anteil von Fällen in einer Population zu einem bestimmten Zeitpunkt (z.B. 26 von 100 000). Davon unterscheidet man den Anteil neuer Fälle, die in einem Zeitintervall aufgetreten sind. Mortalitäts- oder Krankheitsraten beziehen sich auf die Anteile an einer Population, die in einem Zeitintervall sterben bzw. erkranken.

Zusammenfassend lässt sich sagen, dass der Evaluator bei der Verwendung von Messmethoden beim Konzept über das Evaluierte ansetzt und zu operationalisierten Kategorien kommt, die sich für die Erfassung von Daten in numerischer Form eignen. Anders ausgedrückt beginnt der Evaluator bei der Konzeptionalisierung von Bedürfnissen, Input, Prozessen und Resultaten zu operationalisierten Kategorien für die Messungen der Intervention und ihrer Effekte. Die Zuordnung von Sachverhalten zu Kriterien ist eine Art der Messungen («Klassifikation»), wie dies die Zuordnung zu einer Rangreihe ebenfalls ist, doch bei Messung denkt man eher an eine Zahl, die sich auf ein Intervall oder eine Skalierung bezieht. In diesem Kapitel werden Verfahrensweisen für die Analyse von Zahlen erörtert, die in der oben beschriebenen Weise ermittelt wurden, um Ursachen aufzudecken und Zusammenhänge zu erklären. Dies ist der wichtigste Nutzen von Messungen in einer experimentellen Evaluation.

11.7 Verwendung von vorhandenem Datenmaterial

Die bleichste Tinte ist klarer als das beste Gedächtnis (Chinesisches Sprichwort).

Erfassen Sie keine Daten, die ein anderer bereits ermittelt hat. Bevor Sie aber vorhandenes Datenmaterial verwenden, prüfen Sie sorgfältig, wie diese Daten zustande gekommen sind und ob Sie diese für die Evaluation verwenden können, die Sie durchführen möchten. Die fünfte und letzte Kategorie der Methoden der Datenerhebung beschreibt Verfahrensweisen für die Findung und den Gebrauch von Informationen, die schon vorliegen und für andere Zwecke als die Ihrer Evaluation gespeichert wurden. Beispiele sind Daten für Verallgemeinerungen und solche in amtlichen Statistiken, in Krankenakten, Protokollen von Besprechungen und solche, die in wissenschaftlichen Untersuchungen enthalten sind.

11.7.1 Datenquellen finden

Der erste Schritt ist das Aufspüren möglicher Quellen von bereits erhobenen Daten («Sekundärquellen»). Wie bei allen Methoden der Datenerhebung hängt auch hier viel davon ab, welche Art von Beweisführung erforderlich ist, um die Fragen der Evaluation zu beantworten und welche in Bezug auf die Kriterien der Evaluation gültig wären. Sind Belege über die Ergebnisse einer Therapie nötig, einer Leistung, einer politischen Maßnahme oder der Veränderung in einer Organisation? Über Prozesse oder über Input? Und welche Art von Beweisen: die Wahrnehmung von Patienten, die des Pflegepersonals, ökonomische oder andere Arten von Belegen? Für welche Zeitspanne werden sie benötigt? Antworten auf diese Fragen lenken den Blick auf mögliche Fundorte vorhandener Informationen.

Es gibt verschiedene Vorgehensweisen beim Aufspüren von Quellen. Die einfachste ist, Leistungserbringer oder das Personal zu fragen, ob es Aufzeichnungen, Statistiken und andere Quellen gibt, die vielleicht die für die Evaluierung benötigten Informationen enthalten. Manchmal ist es einfacher, Patienten zu fragen, ob sie meinen, dass Leistungserbringer Daten gesammelt haben oder ob ein Patient ein Tagebuch geführt hat. Der Evaluator kann sich auch amtliche oder private Register oder Verzeichnisse von Dokumenten anschauen, die es in Institutionen gibt. Für das Auffinden von publizierten Daten in Fachzeitschriften und Forschungsberichten gibt es eine Vielzahl von Datenbanken und Suchverfahren wie MEDLINE und *Social Science Citations Indexes*. Die Suchverfahren werden von Gray (1997) gut beschrieben.

Die meisten staatlichen Verwaltungen sammeln Angaben über die Bevölkerung und Institutionen der Regierung für eine Vielzahl von Zwecken. St. Leger et al. (1992) beschreiben Datenquellen in Großbritannien, wozu auch eine Gesamterhebung der Bevölkerung gehört, die seit 1801 alle 10 Jahre durchgeführt wird (mit Ausnahme von 1941), einzelne Punkte basieren auf einer 1%-Stichprobe dieser Erhebung, Maßnahmen zur «Entziehung» der Bevölkerung, nationale Stichprobenerhebungen wie die bei den Haushalten, Gesundheitsstatistiken wie die über Geburten und Todesfälle, beruflich bedingte Todesfälle und Krankheitsindikatoren. Diese Quellen sind mit den in den skandinavischen Ländern vorhandenen vergleichbar; in letzteren gibt es außerdem noch Register von Krankheiten wie Krebs und andere, von denen einige von medizinischen Fachvereinigungen geführt werden (Garpenby und Carlsson 1994).

Zu den Statistiken von Einrichtungen gehören Daten über Input und Prozesse wie die Bettenzahl, die Aufnahmen, Personalbestand und manchmal Ergebnisse. Zu den Aktivitäten von Einrichtungen im Gesundheitsbereich und Leistungswerten zählen die Zahl der Überweisungen, die Anzahl derer, die die Einrichtung benutzt haben oder entlassen wurden, Alter, Geschlecht und andere Merkmale der Patienten, Art der Bedürfnisse/Diagnosen, Art und Zahl der durchgeführten Behandlungen, Patienten-Durchsatz, Bettenauslastung, durchschnittliche Behandlungsdauer, Wartelisten, Wartezeiten, Kosten der Station, Zahl der MitarbeiterInnen und deren Qualifizierung, Fernbleiben von der Arbeit, krankheitsbedingtes Fehlen und Kündigungen. Einige Staaten verfügen auch über nationale oder regionale Statistiken über die Zahl der Erkrankungen in wichtigen Diagnosegruppen. In Kapitel 8 werden die Messverfahren für die Leistung im Detail behandelt.

Es gibt auch die Krankengeschichte einzelner Patienten: Diese können für einige Arten von Evaluationen benutzt werden wie für einige Qualitätssicherungsverfahren oder Audits. Berichte über medizinische und andere Sorten von Audits stellen ebenfalls interessante Datenquellen für einige Evaluationen dar (z.B. NCWPOD 1987, 1989, 1993).

11.7.2 Datenquellen einschätzen

Der zweite Schritt in diesem Prozess ist die Einschätzung der Daten für die Zwecke der Evaluation, d.h. die bereits vorhandenen Daten den gleichen Überprüfungen zu unterziehen, wie dies mit den Daten geschieht, die man direkt erfasst hat, etwa durch ein Interview oder einen Fragebogen. Die Überprüfungen beziehen sich auf die Validität, die Reliabilität, die Stichprobe sowie darauf, ob die Analyse angemessen ist, wenn die Informationen bereits als «Gesamtpaket» präsentiert wurden. Man beachte jedoch, dass diese Tests im Hinblick auf die Verwendung der Daten innerhalb einer Evaluation für deren Zielsetzungen durchgeführt werden müssen. Die generelle Validität und die Reliabilität bestimmter Sekundärquellen werden von Gissler et al. (1995) behandelt (Datenqualität nach der Rekonstruierung des finnischen Geburtsregisters) und des schwedischen Krankheitsregisters bei Garpenby und Carlsson (1994). Die schlechte Qualität einiger Daten über stationäre Entbindungen in Großbritannien wird von Middle und Macfarlane (1995) diskutiert. Ein Test macht sich immer bezahlt, um herauszufinden, ob eine Bewertungsstudie auf der Basis von Informationen aus einer bestimmten Quelle durchgeführt wurde.

Ein zweites, aber wichtiges Problem bei der Einschätzung der möglichen Nutzung einer Datenquelle ist die Frage der Vertraulichkeit. Normalerweise gibt es strenge Regeln, die Vertraulichkeit für die Patienten sicherzustellen, die Forscher verstehen und respektieren sollten. Einige Evaluatoren haben festgestellt, dass diese Regeln bei Evaluationen noch strikter gehandhabt werden. Ihnen wird zwar vielleicht der Zugang zu diesen Daten ermöglicht, aber können sie publiziert werden oder welche Veränderung müssen vorgenommen werden um sie veröffentlichen zu können? Wer verfügt über Informationen, die nicht schon öffentlich sind?

11.7.3 Vorhandene Datenquellen nutzen

Der dritte Schritt besteht darin, aus der Datenquelle die Informationen herauszuziehen, die für die Evaluierung benötigt werden und diese zu analysieren. Bei diesen Informationen kann es sich um qualitative handeln, wie z.B. die Beschreibungen in den Krankenakten es sind, Notizen oder die Tagesordnung eines Meetings. In diesen Fällen kodiert der Evaluator die Daten oder benutzt eine andere Methode der Abstraktion und der Datenanalyse für qualitative Daten, wobei er sich immer bewusst sein sollte, dass der Text für andere Zwecke als für die Evaluation aufgezeichnet wurde. Oft nutzt der Evaluator auch vorhandenes quantitatives Datenmaterial und analysiert es mit statistischen oder anderen Verfahren, die die bekannten Grenzen des Datenmaterials berücksichtigen.

Nach meinen Erfahrungen ist die Detektivarbeit, die bei der Entdeckung von vorhandenem Datenmaterial vonnöten ist, die Mühe wert, insbesondere dann, wenn es der oben beschriebenen Überprüfung standhält. Manchmal ist bereits der Befund, dass es keine aufgezeichneten Daten gibt, schon ein Ergebnis. Ein Ergebnis z.B. bei der Evaluation des Qualitätsprogramms von fünf norwegischen Krankenhäusern war, dass es so gut wie keine Dokumentation über das laufende Qualitätsprogramm gab und dass nur wenige dieser Projekte Messverfahren einsetzten, obschon die allgemeine Übereinkunft bestand, dass eine Dokumentation, Messverfahren und

Berichterstattung fundamentale Merkmale dieser Programme sind (Øvretveit 1996b). Das Ergebnis, dass es zwar Datenmaterial gibt, dieses aber nicht dem Evaluator zugänglich ist oder nicht veröffentlicht werden kann, kann bei einer Evaluation ebenfalls eine nützliche Information sein.

Im nächsten Kapitel beschäftigen wir uns mit der Analyse und Interpretation von Material, das mit den oben beschriebenen Methoden erstellt wurde: Am Ende steht eine Checkliste für die Einschätzung der Beweismittel, die die Evaluation zutage gefördert hat.

11.8 Schlussfolgerungen

- Angesichts der großen Bandbreite der Themen und der Fragen der Nutzer, mit denen sie konfrontiert sind, müssen Evaluatoren im Gesundheitswesen sich der Vielfalt der Methoden zur Datenerhebung bewusst sein. Sie sollten in der Lage sein, die kostengünstigste Vorgehensweise für den Zweck ihrer Evaluation zu erkennen.
- Die Nutzer der Evaluation sollten ein Grundverständnis der Methoden besitzen, die eingesetzt werden, um die Daten zu ermitteln, um zu den Daten zu kommen, die in einer Evaluation präsentiert werden, um die Validität der Schlussfolgerungen einzuschätzen und die Brauchbarkeit der Methoden bewerten zu können, die in einem Untersuchungsvorschlag für eine Evaluation empfohlen werden.
- Daten für eine Evaluation können mit Methoden innerhalb der fünf Kategorien der Beobachtung, des Interviews, der Fragebogenerhebung und Stichproben, der Messverfahren und der Verfahrensweisen bei vorhandenem Datenmaterial ermittelt werden.
- Die Wahl der Datenerhebung sollte aus dem Design der Evaluierung und der zu beantwortenden Fragen resultieren, das Design und die zu beantwortenden Fragen sollten sich also nicht nach der Methode der Datenerhebung richten, mit denen der Evaluator am besten vertraut ist.
- Bei den Methoden der Datenerhebung handelt es sich nicht um «wissenschaftliche

Staubsauger» für die Datensammlung. Fakten werden durch eine Beziehung zwischen dem Beobachter und dem Beobachteten geschaffen sowie durch eine Beziehung zwischen den Beobachtern, die darin übereinstimmen, was als Tatsache zählen soll und wie man faktische Informationen erfasst.

- Im Gesundheitsbereich sind die Methoden für die Analyse quantitativer Daten besser bekannt als die für qualitative Daten.
- Es ist schwieriger, die Validität von Schlussfolgerungen aus einer qualitativen Evaluation einzuschätzen, die sich auf teilnehmende Beobachtung oder auf Interviews stützt, als wenn die Evaluation eine validierte Bewertungsskala oder ein ähnliches Messinstrument benutzt hat.

Folgende Punkte sollte man berücksichtigen:

- Legen Sie fest, welche Daten benötigt werden und wie diese Daten die Beantwortung der Fragen der Evaluation sowie die Beurteilung des Werts der Intervention ermöglichen.
- Denken Sie an vorhandenes Datenmaterial: Welche Informationen liegen bereits vor, wie valide sind diese Informationen für den Zweck der Evaluation, sind sie zugänglich?
- Entwickeln Sie niemals ein neues Instrument zur Datenerhebung, ohne zu überprüfen, ob man nicht ein vorhandenes und geeichtes Instrument nehmen könnte (die Welt braucht nicht unbedingt ein neues Verfahren zur Messung der Lebensqualität).
- Wenn möglich sollten mehrere Methoden kombiniert werden, um die Schwächen jeder Verfahrensweise auszugleichen.
- Eine Schätzung des Zeitaufwands und der Kosten ist immer wichtig – und dann verdoppeln Sie die Schätzung (um die Methode für die Datenerhebung und die Analyse zu testen).
- Es gibt keine grundsätzlich guten oder schlechten Verfahrensweisen bei der Datenerhebung, sondern nur solche, die für den Sachverhalt am besten geeignet sowie am preiswertesten für den Zweck und die Fragen der Evaluation sind.
- Bei der Auswahl der Methode denken Sie auch daran, wie die Daten analysiert werden sollen – eines der Themen in Kapitel 12.

12. Konzepte für die Datenerhebung, Analyse und Interpretation

Die Realität existiert weder als eine objektive externe Welt noch im subjektiven Bewusstsein des Wissenden, sondern im dynamischen Austausch zwischen beiden (Barone 1992).

12.1 Einleitung

Im letzten Kapitel haben wir uns mit Methoden innerhalb der 5 Kategorien der Beobachtung, des Interviews, der Fragebogenerhebung und Stichproben, der Messverfahren und der Verfahrensweisen bei vorhandenem Datenmaterial beschäftigt. Wie kann man nun diese ermittelten Daten analysieren und interpretieren, um die in der Evaluation gestellten Fragen zu beantworten? Eine der Ziele dieses Kapitels ist es, Evaluatoren wie Nutzer zu ermutigen, diese Fragen vor der Datenerhebung zu stellen und Vorsorge zu treffen.

Dieses Kapitel beschäftigt sich intensiv mit den Konzepten für die Datenerhebung und ihren Prinzipien. Um beurteilen zu können, ob die in einem Evaluationsbericht enthaltenen Schlussfolgerungen durch die entsprechenden Daten gestützt werden und die in einem Untersuchungsvorschlag empfohlenen Verfahrensweisen zweckdienlich und kostengünstig sind, müssen auch die Nutzer von Evaluationen diese Konzepte verstehen können. Evaluatoren mit Forschungserfahrung werden mit Konzepten wie Validität und Reliabilität vertraut sein; es kann aber sein, dass sie sich noch nie darüber Gedanken gemacht haben, wie diese Konzepte auf Methoden anzuwenden sind, die ihnen neu

sind, oder wie sie sicherstellen können, dass die Methoden der Datenerhebung in Beziehung mit den Kriterien der Evaluation stehen.

Zunächst wenden wir uns den Konzepten der Reliabilität, der Validität, der Sensitivität, der Spezifizität und der Stichprobenbildung zu, die bei den meisten Verfahrensweisen der Datenerhebung Anwendung finden. Diese sind wichtig für die Einschätzung der Validität der Beweisführung bei einer Evaluation; gleiches gilt für die Verwendung einer bestimmten Vorgehensweise im Kontext einer bestimmten Perspektive der Evaluation sowie in Bezug auf die früheren Phasen in einer Evaluation, in denen festgelegt wurde, welche Daten benötigt werden. Nachdem diese Methoden der Datenerhebung in den Kontext der Perspektive der Evaluation und ihres Prozesses eingeordnet wurden, beschäftigen wir uns mit Methoden für die Analyse von qualitativen und quantitativen Daten. Das Verständnis der Analysemethoden ist für die Interpretation der Resultate ebenso wichtig wie zu begreifen, wie die Daten zustande gekommen sind. Sodann fassen wir diese Überlegungen in einer Fragenliste zusammen, die bei der Wahl und der Verwendung von Methoden der Datenerhebung behilflich ist.

12.2 Konzepte der Datenerhebung

Überraschenderweise gibt es nur wenige Untersuchungen im Gesundheitsbereich, die die unterschiedlichen Methoden der Datenerhebung evaluieren. Folgende Frage müssten angegangen werden: Gibt es Unterschiede bei der Einschätzung der Patienten bezüglich der Wirkung einer Therapie, wenn man sie persönlich interviewt oder ihnen einen Fragebogen vorlegt? Spielt das unmittelbare Umfeld eine Rolle bei der Befragung? Andererseits gibt es eine Menge Untersuchungen über unterschiedliche Behandlungsmethoden bei Kranken und zur Gesunderhaltung (Bowling 1992, 1995). Im Folgenden sprechen wir über Verfahrensweisen für die Beurteilung des Werts von Methoden der Datenerhebung für eine spezifische Evaluation und über Techniken, die bei der Datenerhebung eingesetzt werden, um die Qualität der gesammelten Informationen sicherzustellen.

Validität, Reliabilität, Sensitivität und andere Konzepte sind Teil einer Sprache, die benutzt wird, um sowohl die quantitativen als auch die qualitativen Messmethoden zu charakterisieren und zu erörtern, welche Verfahrensweisen am besten geeignet sind, um die Art von Informationen zu erhalten, die in einer Evaluation benötigt werden. Bei der Planung und Durchführung einer Evaluation helfen diese Konzepte praktische Strategien zu entwickeln, um die Qualität der Daten zu optimieren: So nützt uns z.B. die Kenntnis der Prinzipien der Reliabilität, Interviewer optimal zu trainieren, so dass eine standardisierte Vorgehensweise eingehalten wird.

12.2.1 Reliabilität

Die Reliabilität gibt das Maß an, mit dem man bei der Datenerhebung zu den gleichen Ergebnissen kommt, wenn diese wiederholt wird (d.h. die Konsistenz). Sie bezieht sich auf die Größe des systematischen oder des Zufallsfehlers (Bias) oder der Schwankungsbreite der Daten, die durch die Methode bedingt ist; gemeint ist entweder der Vergleich zwischen zwei Zeitpunkten (z.B. Interviews zu verschiedenen Zeitpunkten durch den gleichen Interviewer) oder zwischen Einheiten (z.B. zwischen Interviewern oder Zielgruppen). Ein Messverfahren kann unzuverlässig sein, weil es für die Bezugsperson schwierig zu verstehen ist (z.B. mehrdeutige Fragen) oder weil die Umgebung und/oder die Art der Durch-

führung den Messwert beeinflussen (z.B. ein Krankenhauspatient erhält einen Fragebogen zur Zufriedenheit von einer Pflegefachkraft und wird aufgefordert, diesen der Krankenschwester zurückzugeben).

Unstrukturierte Interviews als Mittel der Datenerhebung können manchmal unzuverlässig sein: Wenn nicht die entsprechenden Vorsichtsmaßnahmen getroffen wurden, wie sorgfältige Schulung, dann werden unterschiedliche Interviewer vermutlich unterschiedliche Informationen erhalten. Das soll nicht bedeuten, dass qualitative Methoden immer unzuverlässiger sind als quantitative; es besagt nur, dass jede Methode mit verschiedenen Techniken arbeitet, um die Reliabilität zu erhöhen (z.B. dafür zu sorgen, dass alle Interviewer geschult sind). So werden bei Olympischen Spielen Techniken angewandt, die Jurymitglieder bei ihren Urteilen benutzen, welche nachweislich eine höhere Zuverlässigkeit besitzen als einige psychologische Tests. Die drei wichtigsten Konzepte der Reliabilität sind:

- **Übereinstimmung zwischen Beurteilenden:** Das Maß, mit dem mehrere Beobachter einem Sachverhalt den gleichen Wert zuweisen, der zur gleichen Zeit gemessen wird.
- **Übereinstimmung beim gleichen Beurteilenden:** Der gleiche Beobachter weist den gleichen Wert dem gleichen Sachverhalt zu verschiedenen Zeitpunkten zu.
- **Stabilität** einer Messung bezieht sich auf ihre Fähigkeit, zu verschiedenen Zeiten den gleichen Wert zu messen, wenn sich nichts verändert hat (z.B. die Zufriedenhei). Dieser Sachverhalt wird gelegentlich «Test-Retest-Reliabilität» genannt.

Wenn wir das Zielschießen als Analogie heranziehen möchten, dann ist ein «unzuverlässiger» Schütze jemand, dessen Schüsse zufällig auf der Zielscheibe verteilt sind – und darüber hinaus. Ein zuverlässiger Schütze ist hingegen jemand, der seine Schüsse auf einen Bereich konzentriert, doch dieser Bereich muss nicht unbedingt im Zentrum liegen. Bei der Evaluation wie in anderen Forschungsgebieten wird versucht, den «Zufallsirrtum» zu verringern, indem zuverlässige Messungen durchgeführt werden, die außerdem zusätzliche «systemimmanente» Fehler (Bias) durch ein valides Messverfahren zu minimieren vermögen.

12.2.2 Validität

Die Reliabilität einer Methode ist die notwendige Bedingung für die Generierung von validen Daten, aber sie ist nicht ausreichend. Validität ist das Ausmaß, mit dem ein Messwert oder ein «Datum» das, was gemessen wird, repräsentiert oder darüber informiert. Genauigkeit hat eine ähnliche Bedeutung, bezieht sich aber auf die durchschnittliche Abweichung eines Messwerts vom wirklichen Wert. Ein Messwert kann also sehr genau sein, trotzdem aber nicht valide sein (an diesem Punkt greift die Analogie zum Bogenschützen nicht mehr). Die Validität einer Methode zur Erhebung von Datenmaterial lässt sich nur bewerten, wenn man Bezug nimmt auf den Sachverhalt oder das Phänomen, über das die Methode Informationen generieren soll. Beachten Sie, dass es verschiedene philosophische Positionen gibt darüber, ob ein Ding wirklich eine unabhängige objektive Existenz besitzt oder erst durch unsere Verfahrensweise der Datenerhebung «geschaffen» wird (die Diskussion entlang der Frage, ob eine Rose auch in der Dunkelheit rot ist). Unsere philosophischen Positionen zu diesem Thema beeinflussen unsere Sichtweise des Problems der Validität. Es gibt fünf verschiedene Wege, die Validität einer Methode der Datenerhebung zu charakterisieren oder einzuschätzen:

- **Scheinbare Validität:** Die Methode der Datenerhebung scheint das zu messen, was sie zu messen vorgibt (eine einfache Überprüfung dieser Validität besteht darin, jemanden, der das Phänomen kennt, zu fragen, ob wohl der Messwert das Phänomen repräsentiert).
- **Kriterienvalidität:** Die Methode der Datenerhebung oder das Messverfahren generiert Informationen, die mit denen aus anderen Methoden, die als valide für den untersuchten Gegenstand anerkannt sind, korrelieren (z.B. Übereinstimmung mit anderen Messverfahren oder Methoden der Datenerhebung).

- **Prognostische Validität:** Die Fähigkeit einer Methode, ein Ereignis zu prognostizieren.
- **Inhaltliche Validität:** Das Messverfahren deckt die gesamte Breite des Sachverhalts ab, den es messen soll. (Deckt z.B. ein Examen alle Fächer ab? Berücksichtigt die Bewertung der Lebensqualität alle Aspekte der Lebensqualität?) Sie ist oft mit einem Modell des beurteilten Sachverhalts verbunden.
- **Konstruktvalidität:** Das Messverfahren trennt zwischen Personen, denen das gemessene Merkmal eigen ist, und solchen, bei denen das nicht der Fall ist.

Diese Begriffe werden in verschiedenen Disziplinen manchmal mit unterschiedlichen Bedeutungen verwendet.

Qualitative Methoden generieren möglicherweise validere Daten als quantitative Methoden – z.B. über die Bedeutung, die Ereignisse oder Erfahrungen für Menschen haben –, können aber weniger zuverlässig sein als quantitative Methoden. Die Validität in qualitativen Studien wird durch eine Triangulation und die Validierung durch die Bezugspersonen erhöht. Triangulation bedeutet die Generierung von Daten aus unterschiedlichen Quellen, wobei mitunter verschiedene Verfahrensweisen eingesetzt werden. Validierung durch Bezugspersonen bedeutet, dass die Information durch Rücksprache mit mehreren Personen überprüft wird.

Zu den Fragen, die man stellen sollte, um die Validität der Beweismittel zu prüfen, die mit den in Kapitel 11 beschriebenen Verfahrensweisen gesammelt wurden, gehören auch die folgenden: Wie groß und repräsentativ war die Stichprobe der untersuchten Personen und Einrichtungen (im Folgenden unter «Stichprobe» aufgeführt)? Waren Rohdaten verfügbar und konnten sie auch durch Außenstehende überprüft werden (z.B. «Feldaufzeichnungen», Mitschnitte, Notizen)? Gab es verschiedene Datenquellen, wurde die Informationen von mehreren Personen überprüft und auf verschiedene Arten verglichen? Wurden die Schlussfolgerungen, die angeblich die Ansichten oder Empfindungen von Personen wiedergeben, diesen vorgelegt und wurden ihre Kommentare dazu verwendet, die Schlussfolgerungen zu revidieren?

Schließlich sollten wir uns bewusst sein, dass eine Methode valide Informationen liefern kann, die für die Evaluation nicht relevant sind. Validität im Rahmen einer Evaluation bezieht sich darauf, ob die Daten für die Beurteilung des Werts relevant sind – sie bedeutet nicht nur, dass einige Aspekte oder Effekte des Evaluierten valide repräsentiert werden. Die Meinung eines Patienten ist eine valide Information über eine Behandlung; sie ist jedoch nicht valide, wenn in einer Evaluation nicht festgelegt wurde, dass die Ansichten von Patienten ein Evaluationskriterium sind.

12.2.3 Sensitivität und Spezifizität

Sensitivität meint die Fähigkeit einer Methode, einen Sachverhalt oder ein Ereignis richtig zu identifizieren wie einen Kranken oder eine Person mit einem bestimmten Merkmal. Bei der Sensitivität geht es darum, wie genau ein Messverfahren das gesundheitliche Problem aufdeckt oder eine Sache, die es messen soll. «Spezifizität» wird verwendet, um zu beschreiben, wie gut ein Messverfahren die Personen mit einem gesundheitlichen Problem identifiziert oder jene, die das Merkmal nicht aufweisen, das eingeschätzt wird,.

Wenn wir in einer Evaluation den Zustand vor und nach einer Intervention vergleichen, dann ist die Sensitivität eines Messverfahrens, das wir benutzen, wichtig, wenn wir alle Veränderungen aufdecken wollen, die von der Intervention bewirkt wurden. Spezifizität ist dann wichtig, wenn wir Personen für einen Kontrolltest auswählen. Wir brauchen dann ein Messverfahren, das erkennen lässt, welche Leute bestimmte Merkmale nicht aufweisen, so dass sie nicht in die Studie aufgenommen werden. Auch wenn es uns hier um die Sensitivität und Spezifizität der Methoden der Datenerhebung geht, sollten wir daran denken, dass die Spezifizität auch ein wichtiges Merkmal für die Screening-Technik im Gesundheitsbereich ist und ein Kriterium, das wir bei der entsprechenden Evaluation einsetzen.

12.2.4 Stichprobe

Probleme der Stichprobe tauchen in so gut wie allen Arten der qualitativen und quantitativen Methoden auf. Ein Stichprobenproblem taucht in bestimmten Evaluationen von Serviceeinrichtungen auf: Wie wählt man eine Einrichtung für eine vergleichende Evaluation aus? Bei einigen Evaluationen wird bewusst eine bestimmte Einrichtung oder eine Gruppe von Einrichtungen ausgewählt, weil diese eine Eigenschaft in exemplarischer Form aufweisen, das von Interesse ist (z.B. solche, die als erfolgreich oder innovativ gelten). Hier handelt es sich um «absichtliches» oder «systematisches» Sampling für Fallstudien.

Die häufiger zur Stichprobe gestellte Frage ist jedoch, wie viele Personen mit welchen Merkmalen als Zielgruppe der Intervention ausgewählt werden sollten, die man evaluieren will. Ist die Evaluation auf Effektivität fokussiert oder will sie das Personal interviewen, dann ist es wahrscheinlich, dass man es mit Problemen der statistisch relevanten Stichprobe zu tun bekommt, bei der Repräsentativität wichtig ist.

Selten können wir Daten von allen Mitgliedern einer Population erhalten (wie dies bei einer «Volkszählung» der Fall ist), also von allen Personen, die eine Therapie erhalten haben oder in einer Einrichtung arbeiten oder die in einer bestimmten Region leben und Ziel einer gesundheitlichen Maßnahme sind. Verwenden wir eine kleinere Stichprobe, dann müssen wir wissen, wie repräsentativ diese Stichprobe für eine größere Population ist. Die Stichprobe kann der Sachverhalt sein, der evaluiert werden soll (z.B. drei Organisationen) oder die Zielgruppe der Intervention (wie die Personen, die behandelt wurden oder in einer Einrichtung arbeiten). Sorgfalt ist erforderlich bei der Entscheidung über eine Stichprobe und deren Bildung sowohl im Hinblick auf die «innere Validität» einer experimentellen Evaluation und um in der Lage zu sein, zu generalisieren sowie valide Bezüge herzustellen («externe Validität»).

Es gibt eine Reihe von ausgeklügelten Methoden für das Design einer Stichprobe und die statistische Analyse. Allgemein stehen die «Zufallsstichprobe» (jede Person hat die gleiche Chance ausgewählt zu werden wie in einem Zufallsvergleich), einer geclusterten Stichprobe (Zufallsauswahl einer Zelle aus einer Stichprobe aus Gebieten oder Organisationen) oder eine quotierte Stichprobe, die an Merkmalen einer Population orientiert ist, so dass diese Merkmale in der Stichprobe ebenso häufig sind wie in der Grundgesamtheit (z.B. ein bestimmter Anteil einer Altersgruppe oder eines Geschlechts). Eine Mindestgröße ist ebenfalls erforderlich im Hinblick auf die statistische Signifikanz der Stichprobe und der entsprechenden Prüfverfahren. Eine kurze Zusammenfassung der Stichprobenverfahren im Gesundheitsbereich gibt es bei Sapsford und Abbott (1992, S. 89-93), bei St. Leger et al. (1992, S. 164-169) und bei Edwards und Talbot (1994, S. 33f.) Ein ähnliches Problem, das auch wichtig für die Validität ist, ist die Ausschöpfungsquote, also die Gruppe, die kleiner ist als die Stichprobe, von der man tatsächlich Daten erhalten hat (z.B. haben 67% derer, die einen Fragebogen erhalten hatten, diesen ausgefüllt zurückgeschickt). McConway (1994, S. 58-61) erörtert die Grundzüge dieser Probleme wie auch St. Leger et al. (1992, S. 167-169).

Man sollte beachten, dass das «theoretische Sampling» eine spezifische Technik bei der qualitativen Analyse ist. Sie wird während oder nach der Datenerhebung in der qualitativen Forschung und bei Verfahrensweisen der Grounded Theory verwendet – sie unterscheidet sich grundsätzlich von den «subjektiven Stichprobenverfahren», die wir oben angesprochen haben. Glaser und Strauss (1968) benutzen diesen Begriff, um auszudrücken, wie die Wissenschaftler über Daten reflektieren, Konzepte und Hypothesen aus den Daten entwickeln und diese dann anhand der Daten oder bei späteren Datenerhebungen überprüfen. Weitere Einzelheiten über die Konzepte der Datenerhebung und Probleme der Evaluation bei Einrichtungen des Gesundheitswesens bieten St. Leger et al. (1992, Kapitel 11); einen Vergleich der qualitativen und quantitativen Methoden führen Najman et al. (1992) durch, die auch eine exzellente Diskussion der Validität und Reliabilität von qualitativen Verfahrensweisen bieten.

12.3 Methoden der Datenerhebung im Kontext

Man kann die oben skizzierten Konzepte benutzen, um zu entscheiden, welche Methoden man verwendet und wie die mit solchen Methoden erhobenen Daten einzuschätzen sind. Welche Methoden die Evaluatoren wählen und wie sie sie verwenden, hängt auch von der Perspektive ab, die sie in die Evaluation einbringen. In diesem Abschnitt überlegen wir, wie die Annahmen, die den experimentellen Perspektiven zugrunde liegen, diese Wahl beeinflussen, und wenden uns dann dem Gebrauch der Methoden der Datenerhebung zu. Wir weisen zudem darauf hin, dass die Datenerhebung eine der acht Phasen einer Evaluation ist und dass die Entscheidungen, die vor der Datenerhebung getroffen wurden, die Wahl der Methode beeinflussen und die Art, wie sie verwendet wird. Zunächst befassen wir uns aber mit der Frage, was die Begriffe «qualitativ» und «quantitativ» bedeuten, wenn sie bei der Beschreibung von Daten, den Methoden der Datenerhebung und den Arten der Evaluation benutzt werden.

Einige der in Kapitel 11 angeführten Methoden wurden «quantitative Methoden» der Datenerhebung genannt, weil sie Zahlenwerte Merkmalen einer Person, einer Organisation oder einem Ereignis zuordnen. Alle Verfahrensweisen in der Kategorie der «Messverfahren» sind diesem Typus zuzurechnen. Bei den qualitativen Methoden der Datenerhebung handelt es sich hingegen um Verfahrensweisen für die Aufzeichnung und das Verständnis von Erfahrungen und der Bedeutung, die Menschen Ereignissen und Verhalten zuschreiben. Dies kann irritierend sein, weil einige Leute annehmen, dass sich mit den Methoden des Interviewens oder der Beobachtung nur Daten in qualitativer Form ermitteln lassen. Teilweise resultiert daraus, dass viele Beschreibungen dieser Verfahrensweisen von Sozialwissenschaftlern stammen, die einer «qualitativen Philosophie» verpflichtet sind und für eine bestimmte Einstellung gegenüber der Forschung argumentieren, anstatt leidenschaftslos den Gebrauch von Verfahrensweisen der Datenerhebung zu beschreiben. Tatsächlich können diese Methoden benutzt werden, um numerische Daten zu generieren, wenn der Interviewer oder Beobachter mit vorher festgelegten Kategorien beginnt, die dann verwendet werden, um ihnen einen Zahlenwert zuzuordnen: etwa, wenn der Interviewer den Befragten auffordert, eine Einstufung auf einer Skala vorzunehmen, die von 1 bis 5 reicht und näher erläutert wird. Andererseits werden Interview und Beobachtung oft in einer «qualitativen Perspektive» und in induktiver Weise benutzt, um aus den Daten Bedeutungskategorien abzuleiten, üblicherweise anhand von dargestellten Erfahrungen und Wahrnehmungen oder aufgrund des beobachteten Verhaltens.

Auf diese Weise können wir die Form von Daten als entweder qualitativ oder quantitativ charakterisieren und viele Methoden können Daten beider Formen ermitteln. «Quantitative Methoden» erfassen Daten nur in numerischer Form – hier handelt es sich um Messverfahren. Diese Verfahrensweisen werden oft innerhalb einer experimentellen Perspektive eingesetzt, bei der man Hypothesen zu überprüfen versucht. «Qualitative Methoden» ist ein etwas irreführender Begriff, weil viele dieser Verfahrensweisen qualitative wie numerische Daten generieren können. Dieser Ausdruck wird jedoch oft dazu benutzt, den Gedanken zu kommunizieren, dass diese Methode in einer Untersuchung verwendet wird, die nicht der experimentellen Forschung verschrieben ist – wo also die Vorgehensweise der Aufdeckung von Gefühlen in der Ausdrucksweise der Zielgruppe dient und den Bedeutungen, die Ereignissen zugeschrieben wird. Die erhitzten Debatten, mit denen sich unkundige Leser vielleicht konfrontiert sehen, werden meist über die philosophische Perspektive geführt, in der die Methode benutzt wird, und nicht über die Methode selbst.

Schließlich bezieht sich der Begriff «qualitative Evaluation» auf Evaluationen, die unter Einsatz von Methoden zur Erhebung von nur qualitativen Daten innerhalb einer entwicklungsorientierten Perspektive durchgeführt werden oder in einem «beschreibend-ethnografischen» Paradigma (d.h. das Notieren von Tatsachen [beschreibend] über eine Auswahl von Per-

sonen [ethnografisch]). Ähnlich handelt es sich bei einer «quantitativen Evaluation» um eine Evaluation, die ausschließlich quantitative Methoden benutzt (Greene 1994). Dies sind normalerweise Evaluationen im experimentellen Paradigma, die vor der Datenerhebung «a priori» festgesetzte Kategorien verwenden und die Datenerhebung benutzen, um Ereignisse zu quantifizieren. Bei quantitativen Verfahrensweisen werden Kategorien vor der Datenerhebung festgelegt, z.B. eine Skala von «schmerzhaft» bis «schmerzfrei». In diesem Verständnis sind «qualitativ» und «quantitativ» Begriffe, mit denen man drei Dinge zu beschreiben pflegt: Daten, Methoden der Datenerhebung und philosophische Annahmen, die einer Evaluation zugrunde liegen.

12.3.1 Methoden im Kontext: Wird die Methodenwahl des Evaluators durch seine Philosophie bestimmt?

Warum werden je nach Perspektive unterschiedliche Methoden der Datenerhebung angewandt? Handelt es sich um eine Vorliebe oder um eine Wahl des Evaluators, die auf einer fundamental verschiedenen philosophischen Weltsicht beruht? Die Antwort auf diese Frage hat Auswirkungen darauf, wie flexibel der Evaluator bei der Auswahl der Methoden der Datenerhebung sein kann. Dieses Buch vertritt den Standpunkt, dass es bei der Evaluation unterschiedliche Perspektiven mit unterschiedlichen Annahmen gibt. Außerdem wird eine flexible Vorgehensweise bei der Wahl der Methode der Datenerhebung vorgeschlagen, die die traditionellen «Vorlieben» der Disziplinen überschreitet. Sind diese beiden Positionen widersprüchlich? Kann ein Evaluator, der innerhalb einer bestimmten Perspektive arbeitet, mit einer Vorgehensweise arbeiten, die nicht in diese Perspektive passt, oder können alle Methoden in allen Perspektiven verwendet werden?

In Kapitel 2 werden einige der den unterschiedlichen Perspektiven zugrunde liegenden Annahmen über das Wesen der sozialen und physischen Phänomene beschrieben, die im Gesundheitsbereich evaluiert werden. Dazu gehören Annahmen über die Art, wie valide Kenntnisse über die Interventionen und ihre Ziele erlangt werden können. Wir haben festgestellt, dass Therapien, Dienstleistungen, politische Maßnahmen und organisatorische Veränderungen an sich sehr unterschiedlich sind und dass dies auch für die Ziele der Interventionen zutrifft. Wir haben die Grenze zwischen der Perspektive der experimentellen Evaluation, die dahin tendiert, positivistische Konzepte über Fakten und Datenerhebung zu verwenden, und der entwicklungsorientierten Perspektive, die sich mit den Konzepten der Beteiligten beschäftigt, mit Bedeutungen und dem Verständnis des Evaluierten, oft während der Evaluierung. Die Perspektive der Evaluation beeinflusst sowohl die Wahl als auch die Verwendungsart der Methoden. Aber in welcher Hinsicht und wie?

Generell tendieren experimentelle Evaluationen dazu, quantitative Formen der Datenerhebung zu verwenden, in entwicklungsorientierten Evaluationen hingegen werden Verfahrensweisen qualitativer Art vorgezogen. Experimentelle Evaluationen bilden vor der Datenerhebung Hypothesen und testen diese, wobei sie einige spezifische Messverfahren einsetzen. Bei entwicklungsorientierten Evaluationen geht man induktiv bei der Bildung und Überprüfung von Konzepten und Hypothesen vor und stützt sich dabei auf Erfahrungen und Interpretationen, wobei Ausdrücke verwendet werden, die die Beteiligten normalerweise benutzen. Viele dieser Evaluationen bauen auf phänomenologisch-philosophischen Annahmen auf, die sich sowohl auf die Menschen, die Ziel einer Intervention sind, als auch auf die Leistungserbringer beziehen. Normalerweise werden sie innerhalb eines «qualitativen Paradigmas» vorgenommen.

Die Art und Weise, wie Methoden der Datenerhebung benutzt werden, hängt also von der Perspektive der Evaluation ab. Wie z.B. eine Skala zur Messung der Schmerzen eines Patienten verwendet wird, hängt von der Perspektive der Evaluation ab. Es gibt gewisse methodische Aspekte beim Gebrauch der Messverfahren, die nicht von der Perspektive abhängen; es gibt aber auch Aspekte, die davon abhängen, ob sie im Rahmen einer experimentellen oder entwicklungsorientierten Evaluation benutzt werden.

Die Grenzziehung ist allerdings nicht eindeutig. Die entwicklungsorientierten Evaluationen verwenden oft Beweismittel aus mehreren Quellen (Triangulation) und können auch quantitative Daten einbeziehen wie solche, die aus einem Messverfahren wie einer Patientenskala stammen. Darüber hinaus werden qualitative Methoden oft für eine quantitative Analyse eingesetzt, wenn z.B. Protokolle von Interviews kodiert werden und die Antworten quantifiziert wiedergegeben. Außerdem wird oft auch das Prinzip praktiziert, dass Hypothesen und Beobachtungen vor, während und manchmal auch nach einer Evaluation getestet werden. In experimentellen Evaluationen können auch qualitative Daten verwendet werden, mit denen sich eine bestimmte Hypothese überprüfen lässt: Eine Kontrollstichprobe auf der Basis einer Zufallsauswahl kann für die Datenerhebung qualitative unstrukturierte Interviews als eine Vorgehensweise neben anderen benutzen.

Im Hinblick auf die Einbettung der Methoden der Datenerhebung in einen umfassenderen Kontext muss allerdings noch ein Punkt angesprochen werden: Bei den entwicklungsorientierten Evaluationen gibt es diese klare Unterscheidung zwischen den Phasen der Datenerhebung, -aufzeichnung und -analyse nicht. Konzepte und Theorien werden dort oft in Interaktion mit den Informationen entwickelt, manchmal auch während des Interviews, manchmal bei der Aufzeichnung oder oft bei der Entscheidung über die nächste Phase der Datenerhebung, z.B. bei der «progressiven Fokussierung» des Grounded-Theory-Ansatzes (Glaser und Strauss 1968). Der Evaluator wird Ergebnisse, die sich herausgebildet haben, den Nutzern in Intervallen oft «zurückspielen» wollen und daraufhin überprüfen (Øvretveit 1987a). Darüber hinaus sind Schlussbericht und Präsentation in einer entwicklungsorientierten Evaluation anders als bei einer experimentellen Evaluation, da sie eher beschreibend und nicht in der gewohnten Berichtform abgefasst sind.

Die Entscheidung, welche Daten zu erfassen sind, hängt auch von der Arbeit in den ersten Phasen der Evaluation ab, die in Kapitel 9 beschrieben wurden. Wir haben festgestellt, dass sich die Evaluation von anderen Arten der Forschung unterscheidet, weil es um Kriterien und Vergleiche geht, die zum Urteil über den Wert einer Sache verhelfen. Vor der Phase der Datenerhebung muss der Evaluator mit den Nutzern den Zweck der Evaluation und die dabei zu verwendenden Kriterien geklärt haben, um dem Untersuchungsdesign die endgültige Form geben zu können. Bei der Diskussion der Methoden im Kapitel 11 gingen wir davon aus, dass der Evaluation diese Schritte bereits hinter sich hat und weiß, welche Arten von Informationen als Beweismittel im Hinblick auf die ausgewählten Wertkriterien benötigt werden.

12.3.2 Beweisführung in der Evaluation

Um die Diskussion über die Annahmen abzuschließen, die den Verfahrensweisen bei der Datenerhebung zugrunde liegen, müssen wir noch überlegen, was wir mit «Beweisführung» bei der Evaluation meinen. In Kapitel 11 wurde festgestellt, dass Fakten nicht unabhängig vom Beobachter existieren. Tatsachen werden durch die Beziehung zwischen Beobachter und Beobachtetem geschaffen sowie durch die Beziehungen zwischen verschiedenen Beobachtern, die darüber übereinstimmen, was zu den Fakten gezählt wird und was als faktische Information aufgefasst werden soll (Konsens). In einem gewissen Sinn existieren Fakten und Beweismittel nicht unabhängig von den Methoden, mit denen sie «erfasst» oder «generiert» werden.

Wir haben die Annahmen der verschiedenen Perspektiven darüber behandelt, was ein Faktum ist und wie es generiert wird. Inwiefern ein Fakt als ausreichendes Beweismittel zählt, hängt von den Wertungskriterien im Evaluationsprozess ab, die bestimmen, worauf der Fokus des Evaluators gerichtet ist. So kann es passieren, dass eine Evaluation Beweismittel ermittelt hat, die jeder für zutreffend hält, die aber nicht den Kriterien der Evaluierung entsprechen und irrelevant sind für die Zwecke der Evaluation und für eine Wertbeurteilung. Ob die oben beschriebenen Verfahrensweisen valide Beweismittel für die Evaluation generieren, hängt nicht nur vom richtigen Gebrauch dieser Methoden und vom Verständnis der ihnen zugrunde liegenden Annahmen ab, sondern auch vom Bezug der Daten auf die Kriterien der Evaluation.

Dies legt die Annahme nahe, dass die Kriterien der Evaluation a priori festgelegt sind und dass die Datenerhebung darauf beschränkt ist, Informationen zu diesen Kriterien zu beschaffen. Gibt es denn gar keinen Raum für einen induktiven Ansatz oder den der Grounded Theory, bei denen die Konzepte und Theorien aus den Daten abgeleitet werden? Bedeutet eine «Entdeckung» bei einer Evaluation nur, dass Daten vorhanden sind, die einen Bezug zu diesen Kriterien haben? Der Standpunkt, dass die Evaluation Kriterien für die Entscheidung festlegt, welche Beweismittel zu ermitteln sind, ist jedoch nicht unvereinbar mit qualitativen Methoden, etwa mit der Grounded Theory oder fortschrittlichen Techniken der Fokussierung. Zunächst einmal sind «Kriterien» ein allgemeiner Begriff für unterschiedliche Dimensionen, auf die hin das Evaluierte bewertet werden soll. Kriterium kann die Effektivität des Evaluierten sein, das Maß, mit dem Ziele realisiert wurden oder Standards oder Bedürfnissen entsprochen oder Ressourcen genutzt wurden, oder all diese Kriterien zusammengenommen, je nachdem, ob der Nutzer Werte davon ableiten kann.

Die Nutzer oder die Sponsoren einer Evaluierung möchten andererseits Kriterien einbeziehen, anhand derer andere Personengruppen eine Wertbeurteilung vornehmen können, wie z.B. Patienten, deren Maßstäbe aber vielleicht nicht bekannt sind. Die Grounded Theory und qualitative Ansätze können aber herangezogen werden, um zu einem größeren Verständnis der Situation zu erlangen und um Theorien darüber zu entwickeln, wie andere Gruppen das Evaluierte evaluieren. Darin kann der Hauptzweck einer Evaluation bestehen, während andere Evaluationen die Klassifikation der Kriterien als Teil des Evaluierungsprozesses benutzen, auf den die Datenerhebung folgt (z.B. die Evaluierung der Patientenzufriedenheit).

Qualitative Methoden und solche der Grounded Theory können zur Unterstützung der Nutzer bei der Definition ihrer eigenen Kriterien eingesetzt werden, und zwar wiederum als Teil einer Evaluation oder als ihr einziger Zweck. Schließlich können qualitative Methoden und solche der Grounded Theory während einer Evaluierung herangezogen werden, um Theorien darüber zu entwickeln, was am Evaluierten Erfolg oder Misserfolg bewirkt hat, oder über die Einflussfaktoren oder Ursachen der Wirkung. Bei diesen Theorien kann es sich um Theorien der Evaluatoren handeln oder um solche der Leistungserbringer oder Patienten, die von den Evaluatoren aufgedeckt und formuliert wurden. Daraus folgt, dass die Meinung nicht zutrifft, Beweismittel, die nur in Relation zu den Kriterien Validität besitzen, ein experimentelles Paradigma oder eine strikte Abfolge von Untersuchungsschritten voraussetzen.

Leser, die sich über die Probleme genauer informieren möchten, finden einen generellen Überblick über qualitative Methoden im Gesundheitsbereich bei McConway (1994, Kap. 3), Fitzpatrick und Boulton (1994), Jones (1995) und Pope und Mays (1995a, 1995c) sowie Erörterungen in allgemeinen Texten wie die von Sapsford und Abbott (1992), Edwards und Talbot (1994), Ghauri et al. (1995 Kapitel 8) und St. Leger et al. (1992). Greene (1994) beschreibt die «Evaluation von qualitativen Programmen» wie auch Patton (1980, 1987). Die wissenschaftliche Stringenz von qualitativen Methoden wird von Najman et al. (1992) sowie von Pope und Mays (1995b) diskutiert.

12.4 Analyse und Interpretation

Meist werden die Daten nicht in Frage gestellt, außer wenn Irrtümer bei der Beobachtung oder den Messverfahren vermutet werden; größere Aufmerksamkeit verdienen alternative Interpretationen. Ungeachtet der verwendeten Methoden bleiben Fragen offen, die das Vertrauen tangieren, die man in die vom Autor gezogenen Schlussfolgerungen hat, wenn der Forscher alternative Interpretationen der Resultate nicht ins Kalkül zieht und nicht auf die Vorteile dieser Alternativen eingeht (Najman et al. 1992).

In diesem Abschnitt beschäftigen wir uns mit der Analyse und Interpretation von Daten. Da-

bei folgen wir der früher getroffenen Unterscheidung zwischen den in numerischer Form dargestellten quantitativen Daten und den qualitativen, die üblicherweise als Beschreibungen auftreten. Daten können in qualitativer oder quantitativer Form ermittelt werden mittels Verfahrensweisen, die im Zusammenhang mit der Beobachtung, des Interviewens, der Fragebogenerhebung, von Stichproben und vorhandenem Datenmaterial besprochen wurden.

Wir wenden uns zunächst den Konzepten und Prinzipien zu, die meist bei den Methoden in der Kategorie der Messverfahren Anwendung finden, und gehen dann zur Analyse qualitativer Daten über. Es ist wichtig, einige der Prinzipien zu verstehen, die für diese Art von Daten Gültigkeit haben, um zu entscheiden, wie sie zu erfassen, zu analysieren und zu interpretieren sind. Der Vorgriff auf die Analyse der Daten ermöglicht uns eine Planung, die sicherstellt, dass valide Schlussfolgerungen aus ihnen gezogen werden, um die Fragen beantworten zu können, die die Nutzer in den früheren Phasen der Evaluation formuliert haben.

12.4.1 Die Analyse quantitativer Daten

Arten des Messverfahrens

Es gibt vier Möglichkeiten, einen Zahlenwert einem konzeptionellen Sachverhalt oder einem Phänomen zuzuordnen. Evaluatoren wie Nutzer sollten den Unterschied zwischen ihnen kennen, um eine Evaluation konzipieren und interpretieren zu können.

- **Klassifikation:** ein Sachverhalt einer Kategorie zuordnen und der Kategorie einen Zahlenwert. Dies ist der Fall bei der Kodierung eines Fragebogens, wenn man von der ersten oder zweiten Gruppe spricht oder verschiedene gesundheitliche Zustände klassifiziert und die Probanden fragt, welcher Kategorie sie sich zuordnen. Klassifizieren wir, dann ordnen wir meist Dinge Kategorien zu, die alle derartigen Dinge kollektiv umfassen oder sich gegenseitig ausschließen; dies tun wir anhand von einem oder mehreren Merkmalen des zu kategorisierenden Gegenstands. Wir können nicht von einer numerischen Beziehung zwischen den Zahlenwerten ausgehen. Eine Klassifizierung dieses Typus wird «Nominalskala» genannt und wird von vielen Laien als «wirkliches Messverfahren» nicht akzeptiert.

- **Rangfolge:** Dinge anhand von bestimmten Merkmalen in eine Rangfolge zu bringen: z.B. Selbsteinstufungen der eigenen Gesundheit in «sehr schlecht», «schlecht» usw. auf einer 5-stufigen Likert-Skala. Wir können dabei nur sagen, dass die Dinge in Bezug auf dieses Merkmal übereinstimmen und dass dies in größerem oder geringeren Umfang in Relation zu den Merkmalen in den anderen Kategorien zutrifft. Der Abstand ist allerdings nicht quantifiziert. Bei einigen Messverfahren zur Gesundheit und bei Behinderungen werden derartige Skalen eingesetzt.

- **Intervallskalen:** Sind mit den Rangfolgen vergleichbar, der Unterschied zu den übrigen Kategorien ist jedoch quantifiziert. Ein Beispiel ist das übliche Thermometer: 5 °C ist 5 °C weniger als 10° (aber das bedeutet nicht «halb so warm»). Wir können die Unterschiede zwischen Sachverhalten in Kategorien bei der Verwendung von Messverfahren dieses Typus quantifizieren und ebenfalls «parametrische» statistische Methoden einsetzen, um die Daten zu beschreiben (z.B. den Durchschnitt, den Mittelwert und die Standardabweichung berechnen).

- **Verhältnisskalen:** Dabei wird eine Skala mit einem absoluten Nullpunkt verwendet wie Alter, Größe, Gewicht oder Glukosespiegel. Werden auf diese Weise Zahlenwerte generiert, dann lässt sich gegebenenfalls sagen, dass eine Sache halb so groß ist wie eine andere.

Die meisten Laien machen derartige Unterscheidungen nicht und denken bei Messverfahren an Intervall- oder Verhältnisskalen. Wörterbücher reflektieren diese übliche Auffassung: Messungen bedeuten «den Umfang oder das Ausmaß von etwas durch einen Vergleich anhand von definierten Einheiten oder von Objekten bekannter Größe festzustellen» (*Concise Oxford Dictio-*

nary). Diese Unterscheidungen sind bei der Entscheidung wichtig, wie Daten zu analysieren sind und wie die Validität der Schlussfolgerungen aus der Evaluation einzuschätzen ist; in manchen Evaluationen wird der Fehler gemacht, Rangfolgen so zu interpretieren, als ob es sich um Intervall- oder Verhältnisskalen handeln würde.

Der Evaluator kann den Nutzern helfen, ihre Vorstellungen zu klären, indem er auf die Unterscheidungen zurückgreift, die Jaques (1982) getroffen hat, der feststellte, dass der Begriff Messung für vier verschiedene Verfahrensweisen in Bezug auf Einheiten (Objekte, Ereignisse oder Episoden, bei denen es sich um Objekte handelt, die man im sozialen Sinn gemeinsam haben kann) unterschiedslos benutzt wird.

- Eine Anzahl von Einheiten *zählen*
- Einen *Maßstab* verwenden, der eine objektiv spezifizierbare Eigenschaft (Länge, Gewicht, Temperatur, Zeit) einer Einheit misst
- Eine *Präferenz* bezüglich einer Einheit oder deren Bewertung, wobei es sich um ein subjektives Gefühl handelt, das von Person zu Person unterschiedlich ist und auch bei der gleichen Person zu verschiedenen Zeitpunkten.
- *Beurteilung der Wahrscheinlichkeit.*

Jaques schlägt vor, den Begriff «Quantifizierung» in Bezug auf den allgemeinen Prozess der Zuordnung von Zahlenwerten zu Einheiten zu verwenden, zu Eigenschaften, Vorlieben und Wahrscheinlichkeiten. Er empfiehlt, die Zahl der Einheiten zu zählen, die Messung der objektiv feststellbaren Eigenschaften der Einheiten, die Einstufung der Vorlieben von Personen oder die Nützlichkeit, die sie den Einheiten zuschreiben, und die quantifizierte Beurteilung der Wahrscheinlichkeit des bis jetzt Unbekannten.

Diese Unterscheidungen helfen zu klären, was man in einer Evaluation quantifizieren möchte, und den Nutzern zu erklären, was sie von einer Evaluation wünschen, z.B. die «Effektivität» oder die «Qualität» ihrer Einrichtung zu messen.

12.4.2 Statistische Analyse

Der vorhergehende Abschnitt über Validität, Reliabilität und Stichproben zeigte Wege auf, wie sichergestellt werden kann, dass die Datenerhebung zu «richtigen» Informationen über das Evaluierte oder dessen Effekte führt. Jede der in Kapitel 11 beschriebenen Methoden der Datenerhebung besitzt Verfahrensweisen für die Gewährleistung der Validität und Reliabilität, die Bestandteil der Methode sind. Im Folgenden gehen wir davon aus, dass eine Methode für die Erhebung quantitativer Daten richtig verwendet und das angemessene Sampling gewählt wurde. Wie werden dann die Informationen analysiert?

Jedes durch Messungen zustandegekommene Datenmaterial weist Fehler auf. Einige Fehler gehen auf die Messmethode zurück, können Zufallsfehler sein oder sind durch einen systematischen Bias bedingt. Die Erhöhung der Stichprobengröße reduziert nicht den systematischen Bias der Messmethode. Andererseits ist eine gewisse Schwankungsbreite auch dem untersuchten Sachverhalt eigen, also kein Artefakt der Methode. Statistische Methoden können eingesetzt werden, um die Variationsbreite zu minimieren und Daten zu analysieren, die nicht völlig homogen sind. Techniken für die Berechnung der statistischen Schwankungsbreite und die Signifikanzprüfung helfen den Evaluatoren und Nutzern bei der Einschätzung von Umweltbedingungen und Ursachen.

In vielen quantitativen Evaluationen treffen wir auf zwei Arten von Zahlenwerten, z.B. in Vorher-nachher-Vergleichen oder in den Ergebnissen zweier Interventionen. Die Prüfung der statistischen Signifikanz zeigt, ob irgendwelche Unterschiede zwischen zwei Zahlenreihen auf Unterschiede zwischen den Populationen schließen lassen, von denen sie stammen. Diese Vorstellung basiert auf dem Gedanken, dass die Unterschiede bei den Ergebniswerten sowohl durch tatsächlich vorhandene Unterschiede bedingt sein können als auch durch Unterschiede, die durch die statistische Schwankungsbreite oder durch systematische Fehler verursacht sein können, die aus dem Messverfahren resultieren. Man arbeitet dann mit der Null-Hypothese, d.h.

man geht davon aus, dass es tatsächlich keine Unterschiede zwischen den Zahlenreihen gibt, und prüft, ob die Unterschiede größer sind als die zufallsbedingten. Das Signifikanzniveau ist der Wahrscheinlichkeitsgrad, mit dem wir die Null-Hypothese zurückweisen können.

Phillips et al. (1994) bieten eine einfache und nützliche Zusammenfassung der wichtigsten statistischen Methoden für die Analyse, indem sie verschiedene Analyseschritte unterscheiden. Im ersten werden die Daten beschrieben und zusammengefasst, wobei jeder Wert in Gestalt eines Säulen- oder «Kuchendiagramms» dargestellt werden kann und die Mittelwerte (der Median, das gewichtete Mittel), die Spannweite (der Abstand zwischen dem größten und kleinsten Wert im Datenmaterial) und die Standardabweichung (wie viel die Einzelwerte im Mittel vom Durchschnittswert abweichen) berechnet werden. Im zweiten Schritt wird die Generalisierbarkeit der Daten spezifiziert, d.h. in welchem Maß man eine Übereinstimmung der Werte aus der Stichprobe mit den Werten der Gesamtpopulation erwarten kann. Dies wird mit der Berechnung des «Vertrauensintervalls» erreicht. Die dritte Phase der Hypothesenüberprüfung besteht darin, mit Hilfe der Daten die Hypothese zu bestätigen oder zurückzuweisen. Weist man die Null-Hypothese zurück, obschon sie richtig ist, dann handelt es sich um einen Fehler vom Typus 1, und die Analyse geht von der Wahrscheinlichkeit aus, einen Fehler dieses Typus zu haben – was man das Signifikanz-Niveau nennt. In der vierten Phase wird die Assoziationsstärke zwischen zwei Variablen mittels des Chi-Quadrat-Tests, durch einen Korrelationskoeffizienten oder eine Regressionsanalyse ermittelt.

Wenn man nur eine kurze Liste dieser statistischen Methoden vor sich sieht, wirken sie komplizierter als sie tatsächlich sind. Es gibt jetzt Literatur, die einfache Zusammenfassungen mit Beispielen bietet, Verfahrensweisen für die Bestimmung des Signifikanzniveaus und weitere Details zu Messverfahren, Stichprobeverfahren und statistischen Analysen für gesundheitliche Evaluationen, die zusammenfassend von St. Leger et al. (1992, Kap. 11), Edwards und Talbot

(1994, Kap. 6) und McConway (1994, Kap. 5 und 6) beschrieben werden. Einen einfachen allgemeinen praktischen Überblick zum Thema «Beschreibung und Zusammenfassung von Daten» und zu Schlussfolgerungen bei der Evaluation bieten Breakwell und Millward (1995, S. 80-96). Wilkin et al. (1992) behandeln Messverfahren für Bedürfnisse und Resultate ebenso wie Bowling (1992, 1995). Der Text von Gardner und Altmann (1989) für Kliniker ist detaillierter und umfassend.

12.4.3 Analyse und Interpretation qualitativer Daten

Vielleicht das größte Problem bei der Verwendung qualitativer Daten – die üblicherweise durch Beobachtung und Interviews generiert werden – ist ihre Analyse. Damit nicht genug: Damit verbunden ist das Problem, wie qualitative Daten oder deren Zusammenfassung zu präsentieren sind und wie Nutzer oder andere Wissenschaftler davon überzeugt werden können, dass die Schlussfolgerungen durch die Daten gestützt werden. Dabei sind zwei Punkte zu beachten. Erstens soll Gebrauch von Analysetechniken gemacht werden, die von qualitativ arbeitenden Forschern grundsätzlich akzeptiert sind, um zu Schlüssen zu gelangen, die von anderen Wissenschaftlern, die die gleichen Methoden verwenden, akzeptiert würden. Zweitens steht die Frage im Raum, wie die Analyse durchzuführen und die Schlussfolgerungen denen zu präsentieren sind, die mit diesen Techniken nicht vertraut sind.

Viele im Gesundheitsbereich Tätige kennen Verfahrensweisen für die Analyse und Präsentation von quantitativen Daten, aber nicht solche für qualitative. Ein Wissenschaftler hat in diesem Zusammenhang vorgeschlagen, «eine Art von Hierarchie für das Design von qualitativer Forschung zu entwickeln, wie dies Forscher im Rahmen der Evidence-based Healthcare bereits getan haben». Dies geschah im Kontext eines Artikels, in dem argumentiert wurde, dass die Gesundheitsförderung «einen Ansatz für die Evaluation und die Effektivität entwickeln sollte, bei der qualitative Methoden hoch im Kurs stehen»

(Mcdonald et al. 1996) (Die Hierarchie dieses Evidenz-Modells gibt die Tab. 14.1 wieder). Aus meiner Sicht sind Schwierigkeiten bei der Datenanalyse und Präsentation sowie ein Mangel an Vertrautheit mit diesen Methoden ein schwerwiegendes Problem bei der Verwendung von qualitativen Daten im Gesundheitsbereich.

Die Datenanalyse ist eine der schwierigsten, zeitaufwendigsten, aber auch kreativsten Aufgaben bei der Verwendung von Methoden der Beobachtung und des Interviewens innerhalb des qualitativen Paradigmas. Eine Analyse kann nach der Phase der Datenerhebung vorgenommen werden; innerhalb des qualitativen Paradigmas kann die Analyse aber auch während der Datenerhebung erfolgen. Wir haben die entsprechenden Techniken behandelt, als wir die Verfahrensweisen beim Interviewen besprachen – wenn ein Interviewer beschließt, interessanten Themen weiter nachzugehen, oder eine Hypothese formuliert und sie überprüft, indem er nachfasst und Testfragen stellt. Ein ähnlicher Prozess der Analyse geht vor sich, wenn ein einzelner Interviewer oder ein Team nach einem Interview dieses auswertet und die «Resultate» in den nachfolgenden Interviews verwendet, wobei es sich um Erfahrungskategorien oder Hypothesen handelt, die in weiteren Interviews geprüft werden können. Eine allgemeine Vorgehensweise für die Analyse von qualitativen Daten lässt sich anhand der folgenden Schritte darstellen:

1. Interviews oder Beobachtung
2. Text (Mitschrift von Interviews, Feldnotizen oder Abschriften von Tonbändern)
3. Kodierungen oder Klassifizierungen («auftauchenden» Themen oder Strukturen folgend)
4. Weiterführende Analyse (Neukodierung oder Test von Hypothesen, oft durch erneute Hinwendung zum ursprünglichen Text oder anderen Aufzeichnungen, um Standpunkte oder Kontexte im Hinblick auf Übereinstimmungen und um Unterschiede zu vergleichen)
5. Schlussfolgerungen / Resultate: Erfahrungskategorien oder subjektive Empfindungen, den Ereignissen zuzuschreibende Bedeutungen, Erklärungsmodelle und Konzepte für Generalisierungen.

Die qualitative Analyse ist induktiv, weil sie Konzepte entwickelt und sie in Interaktion mit den Daten oder den Personen vergleicht. Sie geht normalerweise iterativ vor: Der Evaluator leitet von den Daten Kategorien ab und wendet sich dann wieder den Daten zu, um ihre Generalisierbarkeit zu testen.

Diese Techniken der Datenanalyse sind komplex und in Evaluationsberichten nicht leicht darzustellen für Leser, die mit diesen Techniken nicht vertraut sind. Dies gilt allerdings ebenso für die Methoden der Analyse quantitativer Daten. Beispiele aus den Originalunterlagen liefern den Nutzern indes lebendige Veranschaulichungen mit dem Geschmack von Authentizität. Eine ebenso umfassende wie detaillierte Darstellung der Analyse qualitativer Daten bieten Miles und Huberman (1984), knappere und kürzere Zu-

---

Einschätzung der Beweismittel aus einer Evaluierung: eine Checkliste

Die oben dargestellten Konzepte und Methodendiskussionen können in einer Fragenliste zusammengefasst werden, die für Nutzer wie für Evaluatoren zweckdienlich ist bei der Einschätzung von Beweismitteln, die durch eine Evaluation generiert wurden. Diese Fragen sind gültig für Daten, die sowohl aus qualitativen als auch aus quantitativen Verfahrensweisen stammen.

- *Wie zuverlässig sind die Daten?* Wie groß ist die Irrtumswahrscheinlichkeit, die aus der Vorgehensweise bei der Datenerhebung herrührt (Zufallsfehler)? Wie ist es um die generelle Zuverlässigkeit dieser Verfahrensweisen bestellt und welche Vorsichtsmaßnahmen wurden im Vorfeld der Evaluation getroffen, um die Zuverlässigkeit zu gewährleisten und zu optimieren (z.B. Training der Interviewer)? Würden andere mit den gleichen Methoden zu den gleichen Ergebnissen gekommen sein?
- *Wie valide sind die Daten?* Welche Konzepte definieren den Typus der benötigten Daten (z.B. Personalkosten, Gesundheit, Zurückhaltung von Kenntnissen)? Werden die theoretischen Verbindungen zwischen den Konzepten und den Messergebnissen oder Daten beschrieben (Diskussion der «Operationalisierung der Konzepte»)? Durch welche Verfahrensweisen wird die Validität gewährleistet, die üblicherweise herangezogen werden, und wurden diese in der Untersuchung eingesetzt?
- *Wie eng ist der Bezug der Daten zu den Kriterien der Evaluation?* Wird in der Evaluation das Kriterium der Bewertung angegeben, mit dem die Intervention beurteilt wird? Wird die Beziehung zwischen diesem Kriterium und den verwendeten Daten erläutert?
- **Wie wurde die Stichprobe gebildet?** Wird die Vorgehensweise bei der Stichprobenbildung begründet? Von welchen Annahmen ging man aus, als man aus der Stichprobe Verallgemeinerungen ableitete?
- *Wird die Analysemethode beschrieben?* Wie sehen die gebräuchlichen Verfahrensweisen bei der Analyse aus, die für diese Art von Daten und für diese Art von Evaluierungsfragen verwendet wurden? Wie gut wurde mit diesen Analysemethoden gearbeitet?
- *Wurden die Rohdaten vorgestellt, kann man darin Einsicht nehmen?*
- *Welche Art von Erklärungen werden für die aufgedeckten Wirkungen angeboten* (z.B. Einflüsse, Assoziationen oder Ursachen)? Werden Begründungen formuliert oder alternative Hypothesen in Erwägung gezogen oder verzerrende Faktoren diskutiert (z.B. wurden die angemessenen statistischen Verfahrensweisen richtig benutzt, sind die Unterschiede statistisch signifikant)?
- *Wenn die Beweismittel Veränderungen notwendig erscheinen lassen, werden diese für die glaubwürdig sein, die sich ändern müssten?*
- *Wurden die Daten in ethischer Weise erfasst und berichtet* (blieben die Patienten z.B. anonym, waren die Unterlagen allgemein zugänglich oder wurden sie «gesäubert»)?

sammenfassungen finden sich bei Edwards und Talbot (1994, S. 102 –105), Fitzpatrick und Boulton (19949, S. 110f.) sowie Sapsford und Abbot (1992, S. 117-125). Patton (1987) widmet sich speziell der Evaluation, van Maanen et al. (1982) beschäftigen sich mit den unterschiedlichen qualitativen Verfahrensweisen.

Übereinstimmend legt dieses und das Kapitel 11 Evaluatoren nahe, dass sie aus einer Vielzahl von Methoden für die Datenerhebung und deren Analyse auswählen können. Diese flexible Vorgehensweise bei der Datenerhebung und -analyse ist in sich wiederum Teil der multidisziplinären umfassenden Perspektive der Evaluation, die in diesem Buch vertreten wird, weil sie für die Evaluationen im Gesundheitsbereich notwendig ist. Dies soll nicht bedeuten, dass Evaluatoren Experten für alle beschriebenen Methoden werden sollten oder diese beherrschen müssten. Während Vorurteile einer Disziplin keinen Platz in der gesundheitlichen Evaluation haben, ist professionelles Wissen nötiger denn je, sowohl für die Evaluationen, bei denen Fachkenntnisse und ein bestimmter Fokus erforderlich sind, als auch für umfassende multidisziplinäre Evaluationen. Die Professionalität der Disziplin aufrecht zu erhalten und andererseits einen multidisziplinären Ansatz zu entwickeln, ist eine große Herausforderung bei der gesundheitlichen Evaluation, die konzeptionelle wie praktische Geschicklichkeit der Manager erfordert.

Wir stellten die Frage, ob die Verwendung von qualitativen oder quantitativen Daten nur eine Sache der Vorliebe und der Vertrautheit seitens des Evaluators sei oder Teil einer grundsätzlicheren Sicht der Wirklichkeit. In diesem Kapitel wurde diese Frage nicht endgültig beantwortet, aber darauf hingewiesen, dass die Wahl der Vorgehensweise bei der Datenerhebung in Zusammenhang mit den Perspektiven gesehen werden müsse, die Teil der Evaluation seien, sowie mit den Fragen und Zielsetzungen der Evaluation. Dabei handelt es sich nicht einfach um eine Frage des «Sich-Bedienens» im Regal der Verfahrensweisen der Datenerhebung: Die Entscheidung über die anzuwendende Methode und darüber, wie sie eingesetzt werden soll, hängt da-

von ab, wie Validität und Reliabilität aus einer bestimmten Evaluationsperspektive aufgefasst werden. Ein flexibler und pluralistischer Ansatz bei der Methodenfrage bedeutet vielleicht, dass der Evaluator andere, die geschickter und kenntnisreicher sind als er, um Rat wegen der Datenerhebung angehen muss oder sie von ihnen durchführen lassen sollte.

12.5 Schlussfolgerungen

* Die Prinzipien der Validität, der Reliabilität, Sensitivität, Spezifizität und der Stichprobenbildung gelten für die meisten Methoden der Datenerhebung.

* Evaluatoren können anhand dieser Konzepte entscheiden, welche Methoden sie bei einer bestimmten Evaluation verwenden und wie sie Verfahren entwickeln wollen, um die Qualität der Daten zu gewährleisten und neue Methoden zu kreieren und Hilfen zu finden, die Grenzen der Resultate zu definieren.

* Nutzer können anhand dieser Konzepte die Angemessenheit der Methoden der Datenerhebung bewerten, die im Untersuchungsvorschlag vorgeschlagen werden, um einzuschätzen, wie gut die Datenerhebung war und ob die Schlussfolgerungen wirklich durch die Beweismittel belegt sind.

* Die Validität der Schlussfolgerungen einer Evaluation hängt nicht nur von der Validität der eingesetzten Methoden der Datenerhebung ab – sie wird vielmehr bestimmt durch die Beziehungen zwischen den Kriterien der Evaluation, ihrem Design und den Daten.

* Die Entscheidung über die verwendete Methode der Datenerhebung hängt von der Klärung des Zwecks der Evaluation ab und den Fragen, die durch sie beantwortet werden sollen: Die Datenerhebung folgt auf die Entscheidung über die Wertkriterien und darüber, welche Informationen gebraucht werden.

* Die einzusetzende Methode sowie die Art ihrer Anwendung hängt auch von der Perspektive der Evaluation ab: So sind z.B. Messverfahren bei einigen beschreibenden und entwicklungsorientierten Evaluationen nicht angemessen.

- Daten können quantitativ (numerisch) oder qualitativ beschrieben werden , aber auch die Methoden der Datenerhebung in dieser Weise zu charakterisieren kann irreführend sein, weil viele Verfahrensweisen in beiden Bereichen benutzt werden können.

- Die Methoden für die Analyse, die Präsentation und Interpretation von numerischen Daten sind besser bekannt als die für qualitative Daten. Evaluatoren, die qualitative Daten benutzen, können sich weitverbreitete Konventionen nicht zunutze machen. Sie müssen ihre Verfahrensweisen präzise charakterisieren und darauf achten, wie sie ihre Resultate präsentieren und wie sie von den Daten abgeleitet wurden.

- Um die beste Methode der Datenerhebung zu benutzen, sollte der Evaluator an folgende Dinge denken:
  - das Wesen der Dinge, zu denen Informationen benötigt werden, z.B. zu Personen (Einstellungen, Bedeutungen oder Verhalten), zur Physiologie, zu Organisationen, Veränderungen in Organisationen.
  - die Fragen, der Zweck und die Wertkriterien der Evaluation
  - die eigenen Fähigkeiten und Kenntnisse über den Gebrauch der verschiedenen Methoden der Analyse
  - die einzunehmende Perspektive der Evaluation und wie eine Methode der Datenerhebung in dieser Perspektive einzusetzen ist
  - Die zur Verfügung stehende Zeit und die vorhandenen Ressourcen
  - Fragen der Stichprobe wie die Validität und Reliabilität der möglichen Verfahrensweisen
  - ob Datenmaterial vorhanden ist, das benutzt werden kann
  - ob bereits vorhandene oder validierte Fragebogen oder andere Verfahrensweisen benutzt werden können, so dass keine neuen entwickelt und getestet werden müssen.
  - wie man die Daten analysieren und die Resultate zu den Fragen der Evaluation in Beziehung setzen kann
  - ethische Fragen wie Aufrichtigkeit beim Gebrauch von Informationen für eine Evaluation, Vertraulichkeit und Publikationsrechte.

13. Qualitätsevaluierung

Der Schrecken aller Evaluatoren ist ein mit unterschiedlichen Interessengruppen voller Raum, aus dem die Aufforderung kommt, die Qualität einer gesundheitlichen Einrichtung zu evaluieren. Jeder versteht unter Qualität etwas anderes. Selbst wenn es dem Evaluator gelingen sollte, die Zustimmung zu einem bestimmten Messverfahren zu erhalten, würde es Meinungsverschiedenheiten über die Bedeutung der aktuellen Leistungen geben. Denkt der Evaluator an einen Vergleich mit anderen Einrichtungen oder an einen Vergleich von Leistungen zu unterschiedlichen Zeiten, würde sie die Bandbreite der unterschiedlichen Auffassungen noch erweitern um Einwendungen gegen die Validität der Vergleiche.

Der Evaluator wird beschuldigt, Konfusion, Konflikte und Dissonanzen verursacht zu haben, wo vordem keine waren. Sein Verbrechen besteht darin, die unterschiedlichen Vorstellungen, die Bewertungsverfahren und die Versuche, das «Ungreifbare» messen zu wollen, explizit gemacht zu haben. Der Horror hat ein Ende, wenn jemand meint, dass die Einrichtung die Qualität bereits mit ihrem eigenen System zur Qualitätssicherung kontrolliert: «Wie soll jemand bei so viel Evaluation noch die Zeit finden, sich um die Patienten zu kümmern?»

Die Qualitätssicherung hat mehr als anderen Arten der Evaluation den Ruf, Evaluatoren in eine Situation zu bringen, in der sie nicht «gewinnen» können.

13.1 Einleitung

Von den vielen Konzepten im Gesundheitsbereich ist das der «Qualität» eins der am stärksten bewertenden und steht hinter dem Begriff der Gesundheit auf dem zweiten Platz, was die Vieldeutigkeit der Vorstellungen betrifft, die mit ihm verknüpft werden. Offensichtlich wurden viele «objektive» Definitionen von verschiedenen Berufsständen dazu benutzt, um ihre Interessen zu fördern. Qualität ist eine politische Sache, und vielleicht bei keiner anderen Art von Evaluation muss der Evaluator ganz präzise definieren, für wen die Evaluation durchgeführt wird, welche Kriterien benutzt werden und wovon diese abgeleitet wurden. Dieses Buch vertritt die Auffassung, dass jede Definition oder Kategorie gesellschaftlich bedingt ist und von der Gesellschaft am Leben erhalten wird und mit den Werten und Bestrebungen einzelner oder Interessensgruppen verbunden ist. Dies trifft besonders auf die Qualitätsdefinition zu und mehr noch auf die Evaluation der Qualität. Rodriguez (zitiert bei Ellis und Whittington 1993) weist darauf hin, dass die Bedeutung von Qualität davon abhängt, «wer sie einschätzt – und welche Werte und Absprachen bei der Evaluierung benutzt werden – und durch welche expliziten oder impliziten Standards oder Messverfahren sie objektiv oder subjektiv evaluiert wird».

Es gibt unterschiedliche Ansichten zum Zweck und zur richtigen Vorgehensweise bei der Qualitätsevaluierung. Einige argumentieren, dass Qualitätsevaluierungen für die Steuerzahler oder Patienten durchgeführt werden und die Funktion von «Wachhunden» oder Inspektionen haben sollten, also Qualität offenlegen und darstellen und dabei vor allem die Aspekte, die Patienten nicht selbst einschätzen können. Nach dieser Ansicht darf es die Evaluatoren, deren einzige Aufgabe es ist, die Qualität der Einrichtung zu messen und über sie zu berichten, nicht interessieren, ob die Leistungserbringer die Evaluation benutzen. Der Bericht wird die Leistungserbringer zusätzlich unter Druck setzen, die Qualität zu verbessern, und niemand weiß besser als die Leistungserbringer, was man tun muss, um die Qualität zu verbessern. Andere meinen hingegen, dass Qualitätsevaluierungen den Leistungserbringer Informationen und Überlegungen zur Verfügung stellen sollten über die Art, wie die Qualität optimiert werden könnte; sie sollten mehr auf die Entwicklung ausgerichtet und in einigen Fällen für die Leistungserbringer vertraulich sein. Die Spannung zwischen Kontrolle und Entwicklung existiert auch in anderen Arten von Evaluation, ist aber besonders auffällig auf dem Gebiet der Qualitätsevaluierung.

Thema dieses Kapitels ist die Evaluation der Qualität einer Dienstleistung, die sich von der der Qualität und des Ergebnisses unterscheidet, aber diese einschließt. Wir möchten hier verschiedene Vorgehensweisen bei der Qualitätsevaluierung skizzieren, um die Nutzer wie die Fachleute dabei zu unterstützen, die für ihre Zwecke am besten geeignete Methode zu wählen. Im Mittelpunkt dieses Abschnitts steht die Qualitätsevaluierung, die von externen Evaluatoren durchgeführt wird und nicht unbedingt eine Evaluation ist, die von Leistungserbringern im Rahmen eines Qualitätssicherungsprogramms übernommen wird. Zunächst befassen wir uns mit den einzelnen Arten der Qualitätsevaluierung im Gesundheitswesen, dann sprechen wir darüber, für wen und warum wir evaluieren wollen. Dann erörtern wir unterschiedliche Definitionen von Qualität, die zu den unterschiedlichen Typen von Qualitätsevaluierungen passen. Im Zentrum des Kapitels steht die Beschreibung von Methoden für die Messung der Qualität und ein Modell für die Durchführung der Qualitätsevaluierung. Wir schließen mit einer Erörterung der internen

Qualitätsevaluierung und wie man Qualitätsprogramme und Qualitätssysteme bewerten könnte, die organisatorische Interventionen oder eine der vielen «Managementtechnologien» im Gesundheitswesen darstellen, die evaluiert werden sollten (Øvretveit 1997c).

13.1.1 Qualitätsevaluierung: die Vielfalt

Die «Qualitätsevaluierung» beschreibt eine Reihe von Aktivitäten, die von unterschiedlichen Personen durchgeführt wird. Sie kann von Leistungserbringern durchgeführt werden («Selbstevaluation»), wie dies in vielen klinischen Audits der Fall ist, oder durch Externe, bei denen es sich mitunter um KollegInnen aus anderen Einrichtungen handeln kann («externer Audits durch KollegInnen»), dabei kann es sich um eine Routineangelegenheit handeln oder um eine spezielle Studie.

Externe Evaluatoren werden in zunehmendem Maß aufgefordert, ein System zu evaluieren, mit dem eine Einrichtung die Qualität sicherstellen will oder ein Qualitätssicherungsprogramm realisieren möchte. Dies ist etwas anderes als die Qualität einer Leistung direkt zu bewerten, weil die Qualität des Sicherungssystems oder das Programm Gegenstand der Evaluation ist, nicht die Einrichtung selbst. Beispiele für externe Evaluationen von Qualitätssystemen sind medizinische und klinische Audits (Walshe und Coles 1993; Kogan und Redfern 1995), Audits von Organisationen (Edgren 1995), das totale Qualitätsmanagement (Joss und Kogan 1995; Øvretveit 1996b, 1997 b) sowie routinemäßige Evaluationen des Qualitätssicherungssystems einer Organisation, wie sie bei einer Auftragsvergabe durchgeführt werden (Scrivens 1995).

Bei den verschiedenen Qualitätsevaluierungen werden unterschiedliche Sachverhalte untersucht. Einmal geht es nur um Resultate; die Erbringung von Dienstleistungen oder wie die interne Funktionsweise der Einrichtung bleiben außen vor. Beispiele dafür sind die Evaluationen der Patientenzufriedenheit und ihr Schicksal nach dem Verlassen der Einrichtung – bei diesen Qualitätsevaluierungen handelt es sich oft um eine Messung der Ergebnisse. Ein zweiter Typus befasst sich mit Prozessen in der Einrichtung; diese sind für die Leistungserbringer hilfreicher, weil sie sich mit den Aspekten der Einrichtung beschäftigen, die wichtig sind für die Erbringung von Qualität und Effektivität; dieser Typus liefert auch Anregungen für die Leistungserbringer zu Veränderungen, die sie angehen könnten. Ein dritter Typus der experimentellen Evaluation lässt erkennen, ob bestimmte Merkmale der Einrichtung wirklich gute oder weniger gute Qualität produzieren, wobei es um die komplexen Beziehungen zwischen dem Prozess der Leistungserbringung und den Resultaten geht. Dieser Typus kann von externen Evaluatoren mit rigorosen Kontrollen durchgeführt werden oder von den Betroffenen selbst, indem sie kleinformatige Methoden zur permanenten Verbesserung benutzen (Berwick et al. 1990). Jeder dieser drei Arten wird sehr unterschiedlich konzipiert und ausgeführt: Die erste ist eine Qualitätsevaluierung des Outputs und der Ergebnisse, die zweite oft ein Audit als Evaluation und bei der dritten handelt es sich um eine experimentelle Evaluation. Alle drei können sowohl von internen wie von externen Fachkräften durchgeführt werden.

Selbst diese Unterscheidungen zwischen intern und extern, Routine und Ausnahme, Ergebnis, Prozess und Ursache simplifiziert die Bandbreite der Qualitätsevaluierungen. Im Folgenden werden einige andere Arten der Qualitätsevaluierung in Form von Fragen beschrieben, die sich an Nutzer und Evaluatoren richten, um bei der Klärung des Problems behilflich zu sein, welche Art der Evaluation gewünscht wird.

- **Was soll evaluiert werden?** Die Qualität der Patientenversorgung, die Qualität der Leistungserbringer, die professionelle Qualität, die des Managements, des Inputs, des Prozesses oder des Ergebnisses, eines Aspekts oder

Teils der Einrichtung oder die ganze Einrichtung.
- **Wer führt die Evaluation durch?** Externe Qualitätskontrolleure, Fachkräfte der inneren Revision, quasi-unabhängige Fachkräfte für die Fortbildung, externe Berater oder Wissenschaftler.
- **Wann?** Routinemäßig, aus besonderem Anlass, als Reaktion auf eine kritische Situation oder eine Beschwerde.
- **Warum?** Wegen Zuständigkeitsfragen, um Patienten zu schützen, zur Information von Patienten oder Einkäufern, um die kontinuierliche Qualitätsverbesserung zu unterstützen oder als integraler Teil der Qualitätssicherung.
- **Für wen?** Den Steuerzahler, die Patienten oder deren Verbände, staatliche Stellen, den Träger der Einrichtung, das Management, für das Personal oder für wissenschaftliche Zwecke.
- **Wie?** Unter Verwendung von festliegenden Standards und Systemen, abgeleitet von den Kriterien der Nutzer und der Verantwortlichen, abgeleitet von den Kriterien der Fach- und Führungskräfte oder unter Benutzung der Kriterien der Evaluatoren.
- **Design:** Wahrnehmungen der Patienten nach dem Verlassen der Einrichtung, Erwartungen verglichen mit den Erfahrungen, die Entwicklung einer Einrichtung auf der Zeitschiene, Vergleiche der Servicequalität.

13.2 Warum soll die Qualität evaluiert werden?

Die einfache Antwort lautet: weil jemand die Durchführung einer Evaluierung durch einen In- oder einen Outsider wünscht. Wer könnte sich eine Evaluierung wünschen und zu welchem Zweck? Wie würde man eine durchgeführte Qualitätsevaluierung nutzen – wie

---

Eine Definition von Qualität

Die Servicequalität im Gesundheitswesen bedeutet den gesundheitlichen Bedürfnissen derer zu entsprechen, die auf eine kostengünstige Versorgung am stärksten angewiesen sind und dies innerhalb der geltenden Vorschriften (Øvretveit 1992a).

könnte man sich nach einer Qualitätsevaluierung anders verhalten?

In der Vergangenheit haben Patienten oder deren Organisationen selten die Evaluation einer Einrichtung verlangt oder gesponsert, doch das hat sich geändert. Wenn sie aufgefordert werden, die Qualität zu bewerten, dann übersehen Fachkräfte dabei oft die Perspektive der Patienten und konzentrieren sich ganz auf ihre eigenen Qualitätskriterien. (Bemerkenswerte Ausnahmen von dieser Verallgemeinerung sind die Qualitätsaudits in der Chirurgie, die in Großbritannien vom *Royal College of Surgeons* durchgeführt werden.) Heute möchten Patienten eine unabhängige Qualitätsevaluierung, weil sie selbst nicht all ihre Aspekte einschätzen können und weil sie die Tätigkeit der Fachkräfte entsprechend ihren eigenen Wertkriterien beurteilt wissen wollen – Patienten vertrauen heute anscheinend weniger darauf, dass für Fachkräfte die Bedürfnisse der Patienten immer Vorrang haben oder dass staatlich erbrachte Leistungen immer Qualität garantieren. Manchmal ist der Auslöser ein Fall von unzureichender Betreuung, und die Patienten möchten wissen, ob dies ein Einzelfall war oder sich wiederholen könnte, oder sie möchten vor der Aufnahme in eine Institution wissen, ob ihnen auch so etwas passieren könnte. Beispiele sind auch mangelhafte Betreuung in Einrichtungen der Altenpflege, schlechte Nachsorge oder unaufgeklärte Todesfälle nach einer Operation; alles das veranlasst Patienten, mehr über die Qualität wissen zu wollen, um eine informierte Entscheidung über die Wahl der Einrichtung treffen zu können, wenn sie überhaupt eine derartige Wahl haben (Øvretveit 1996a).

Wer initiiert und sponsert eine Qualitätsevaluierung für jene Menschen, die sich kein Gehör verschaffen können und keinen Einfluss haben?

Ein weiterer Grund für die Einschätzung der Qualität ist, dass einige Patienten oder Klienten kaum in der Lage sind, ihre Ansichten zu artikulieren, sich eine Betreuungseinrichtung auszusuchen oder zu reagieren, wenn sie auf schlechte Qualität treffen. Demente Menschen, stark Behinderte und Wohnsitzlose werden oft ignoriert oder überhört, aber sie haben die gleichen Rechte wie andere auch und sollten wie menschliche Wesen behandelt werden. Es gibt viele Patienten, die nur selten ihre Ansichten über die Qualität den Leistungserbringern oder anderen gegenüber kundtun. Leistungserbringer haben andererseits oft nicht die Zeit, das Wissen oder die Motivation, um herauszufinden, wie Menschen ohne Einfluss und Artikulationsvermögen ihre Tätigkeit einschätzen. Qualitätsevaluierungen sind in öffentlichen Institutionen für die Bewahrung sozialer Werte wie Gleichheit und persönlicher Respekt sogar noch wichtiger als andere Arten der Evaluation. Wenn die Betroffenen Schwierigkeiten haben, sich auszudrücken, oder ihnen der Mut fehlt, können sie Verfahrensweisen benutzen, die ihnen helfen herauszufinden, wie man eine Einrichtung einschätzt. Für Evaluatoren und andere ist es viel leichter, mit ihren eigenen Kriterien zu arbeiten, als sich um die der Patienten zu bemühen und diese zu verwenden, zumindest als Kriteriengruppe für die Evaluation.

Fachkräfte sind eine zweite Interessengruppe, die an Qualitätsevaluierungen von Serviceleistungen interessiert sind, und zwar aus einer Reihe von Gründen. Einmal aufgrund des Berufsstolzes und dem Gefühl einer Berufung. Die meisten Berufsgruppen erklären, ihre Mitglieder hätten die Verpflichtung, ihre Tätigkeit zu evaluieren und sich an Evaluationen zu beteiligen, um Standards zu sichern und die Leistungen zu verbessern. Diese Haltung resultiert wiederum aus dem von den akademischen Berufen verkündeten Prinzip des «Dienstes» und will die Interessen der Patienten an die erste Stelle setzen. Viele Berufsstände führen für ihre Mitglieder Programme der Qualitätsevaluierung durch und dies schon seit vielen Jahren. In letzter Zeit ist ein weiterer Grund hinzugekommen: Im Gesundheitswesen vieler Länder gibt es jetzt die Verpflichtung für Fachkräfte, sich an Qualitätssicherungsmaßnahmen zu beteiligen oder bei extern durchgeführten Qualitätsevaluierungen zu kooperieren. Entsprechende Gesetze sind kürzlich in Norwegen und Schweden gültig geworden. In den Neunzigern wurde ein weiterer Grund für Fachkräfte noch bedeutsamer: Die Qualitätsevaluierung lässt die Auswirkungen

Warum Qualitätsevaluierung?

* Um Patienten in die Lage zu versetzen, informierte Entscheidungen über die Wahl der Leistung zu treffen oder ob man sich einer Behandlung unterziehen soll.
* Um sicherzustellen, dass die Qualitätsurteile von Menschen beachtet werden, die wenig Einfluss oder Artikulationsschwierigkeiten haben.
* Damit Fachkräfte ihre Arbeit verbessern können und die Wirkung von Veränderungen des Service auf dessen Qualität in der Praxis kontrolliert wird.
* Damit das Management die Kosten-Nutzen-Relation einschätzen kann, um zu gewährleisten, dass die Interessen aller Patienten berücksichtigt werden und man die Einflussmöglichkeiten auf Fachkräfte verbessern kann.
* Damit der Staat die Bürgerinnen und Bürger schützen kann.
* Um den wissenschaftliche Kenntnisstand über die Ursachen für eine höhere oder geringere Qualität der Resultate in einem Betreuungssystem zu verbessern.

von finanziellen Kürzungen oder Veränderungen am Leistungsspektrum auf dessen Qualität erkennen. Generell ist schon die Zielsetzung einer Qualitätsevaluierung aus der Perspektive der Fachkräfte als solche schon eine Verbesserung; diese kann in Form einer Selbstevaluation oder durch eine externe Evaluierung geschehen.

Eine dritte Gruppe von Ursachen für die Qualitätsevaluierung stammt aus der Managementperspektive sowie von Führungskräften auf den verschiedenen Ebenen des Gesundheitswesens. Aus diesem Kreis gibt es drei Antworten auf die Frage: «Warum soll man Qualität evaluieren?» Die erste ist, dass diese Fachkräfte verantwortlich dafür sind, dass das Geld des Steuerzahlers richtig ausgegeben wird; sie können diese Verantwortlichkeit nicht auf die Kosten und den Umfang der Leistungen beschränken, sondern müssen auch die Qualität bewerten – das «Leistung-für-Geld-Dreieck» (Øvretveit 1994d). Zweitens sind diese Manager für die gesamte Bevölkerung verantwortlich, die eine Leistung erhält, nicht nur für diejenigen, die sich temporär im System befinden. Sie müssen die Verfügbarkeit und die Zugangsmöglichkeiten für alle einschätzen. Teil einiger Definitionen von Qualität sind diese weitergehenden Merkmale einer Dienstleistung («auf die Gesamtbevölkerung bezogene Qualität»). Die dritte Ursache ist eher politisch und wird selten ausgesprochen: um ihren Einfluss und die Kontrolle des Managements über die Fachkräfte zu erhöhen, die für sich in

Anspruch nehmen, alleine ihre Qualitätsstandards beurteilen und definieren zu können. Eine unabhängige Qualitätsevaluierung kann indes das Management mit vertrauenswürdigen Informationen ausstatten, um ihre Absicht zu rechtfertigen, gegebenenfalls Veränderungen an Dienstleistungen vorzunehmen.

Diese dritte Art von Gründen des Managements hat eine Schnittmenge mit denen des Staates. Aufgrund der Verpflichtung, für gutes Geld gute Leistungen zu erhalten, haben die Regierungen auch die Pflicht, die Bürger vor Schaden zu bewahren, die aus ihrer Unfähigkeit resultieren kann, professionelle Qualität angemessen einzuschätzen – dies gilt für jeden Service. Regierungen haben eine zusätzliche Verpflichtung als Verfügungsberechtigte über öffentliche Dienstleistungen, unannehmbare oder vermeidbare Risiken für Patienten sowie Leistungserbringer zu minimieren. Die Absicht, zum wissenschaftlichen Kenntnisstand beizutragen – also nicht im Hinblick auf einen unmittelbaren und praktischen Zweck –, bildet eine letzte Reihe von Gründen, die Qualität gesundheitlicher Leistungen zu evaluieren. Über die Beziehungen zwischen Ergebnissen und Prozessen ist noch wenig bekannt; die Evaluationsmethoden können einen gewichtigen Beitrag zum Verständnis der Ursachen für die hohe oder geringe Qualität der Ergebnisse in einem Betreuungssystem leisten.

Qualitätsbegriffe

Qualitätssicherung: Ein allgemeiner Begriff für Aktivitäten und Systeme, die der Überwachung und der Verbesserung der Qualität dienen. Qualitätssicherung beinhaltet die Messung und Evaluierung der Qualität, aber auch Tätigkeiten, um gute Qualität zu garantieren und schlechte zu vermeiden.

Audit: Die meisten Audits im medizinischen und klinischen Bereich geben Standards und Regeln vor, vergleichen die Praxis mit Standards und verändern die Praxis falls nötig. Audits werden normalerweise intern durchgeführt im Hinblick auf Selbstkontrolle und Verbesserungen. Audits durch KollegInnen benutzen vorhandene Standards, Fachkräfte können ihre eigenen entwickeln.

Organisations-Audit: Externe Begutachtung von Aspekten einer Leistung im Vergleich zu existierenden Standards sowie eine Überprüfung der Verfahrensweisen einer Organisation, um die Qualität ihrer Produkte oder Dienstleistungen zu kontrollieren und sicherzustellen. Audits benutzen Kriterien (oder Standards), die die Prüfer heranziehen, um Elemente der Planung einer Leistung, die Organisation, die Systematisierung und die Durchführung zu beurteilen.

Kontinuierliche Qualitätsverbesserung: Soll sicherstellen, dass das Personal permanent die Arbeitsprozesse durch die Anwendung getesteter Qualifizierungsmethoden optimiert, mit denen systematisch die Ursachen von Qualitätsproblemen aufgedeckt und behoben werden können.

Qualitätsbestätigung: Eine Zertifizierung aufgrund einer externen Evaluation, die bestätigt, ob eine Fachkraft, die technische Ausrüstung oder eine Tätigkeit den Standards entspricht, die offenbar einen Beitrag zu Qualifizierungsprozessen und entsprechenden Ergebnissen leisten.

13.3 Was ist Qualitätsverbesserung?

Dieser Abschnitt des Kapitels befasst sich mit den Definitionen, die für die Evaluierung von Qualität relevant sind. Wir beschäftigen uns mit Definitionen, die bei einer formalen externen Evaluation einer Servicequalität für einen bestimmter Nutzer dieser Evaluierung nützlich sind. Viele dieser Definitionen sind ebenfalls hilfreich für Leistungserbringer oder Einkäufer, die ein System für eine routinemäßige Überprüfung der Qualität einrichten wollen.

Warum die Qualitätsdefinitionen von «Experten» berücksichtigen: Sicherlich sollte die Definition der Qualität entweder von denen kommen, die die Einrichtung nutzen, oder von den Nutzern der Evaluation. Bestimmt sind die Auffassungen der Patienten und Klienten von Qualität und deren Definition in einer Qualitätsevaluierung wichtig; wir sollten aber auch andere Ansichten berücksichtigen. Ein weiterer Grund für die Berücksichtigung der Auffassung von Experten ist, dass viele Sponsoren oft keine genauen Vorstellungen davon haben, welche Wertkriterien in einer Evaluation verwendet werden können. Nutzer einer Evaluierung möchten vielleicht wissen, wie andere Interessengruppen als die Patienten Qualität verstehen und einstufen, so dass sie den Wert informierter einschätzen können. Hat der Evaluator einige Definitionen zur Hand, dann kann er mit den Nutzern kooperieren, um die Definition und die Wertkriterien abzustimmen, die in der Evaluierung verwendet werden sollen. Möchten die Nutzer die Entscheidung dem Evaluator überlassen, dann kann er dies als Ausgangspunkt benutzen, um die Kriterien festzulegen, und dafür, was als ausreichender Beweis für Qualität bei einem bestimmten Service und der Zielgruppe gelten soll.

13.3.1 Definitionen der Servicequalität für Zwecke der Evaluation

Einfache Definitionen der Qualität sind zwar ausreichend, um das Qualitätsprogramm einer Organisation an die MitarbeiterInnen zu kommunizieren, für die Anforderungen einer Qualitätsevaluierung reichen sie jedoch nicht aus. Ein Beispiel: «Unter Qualität ist die Fähigkeit der Einrichtung zu verstehen, ihre Klienten zufriedenzustellen.» Bei privatwirtschaftlichen Dienstleistungen zahlt der Kunde direkt für diese und beurteilt die Qualität im Verhältnis zum Preis. Im staatlichen Gesundheitswesen sind Preis und Qualität jedoch getrennt und Patienten sind kaum in der Lage, den Preis als Bezugsgröße für die Einschätzung der Qualität zu verwenden. Ein anderer Hinderungsgrund ist, dass Patienten die professionelle Qualität nicht beurteilen können, die erst Jahre später greifbar werden kann oder dann, wenn eine Obduktion durchgeführt wurde. Einfache ökonomische Definitionen berücksichtigen zudem nicht die Vielfalt der «Kunden», deren Bedürfnissen befriedigt werden müssen (z.B. Einkäufer oder Kostenträger, Überweiser, Klienten/Patienten und Betreuer). Dabei werden auch die Vielzahl der staatlichen und anderen Vorschriften nicht berücksichtigt und die Tatsache, dass sowohl den Ansprüchen der Öffentlichkeit wie den Zielen der Gesundheitspolitik Rechnung getragen werden muss. An Übereinstimmung orientierte Definitionen sind ebenso problematisch wie z.B. «die Qualität einer Dienstleistung bemisst sich am Grad der Übereinstimmung zu aktuellen Betreuungsstandards» (Gray 1997). Diese Standards könnten nicht auf Kenntnissen oder auf den Wünschen oder Bedürfnissen der Menschen fußen, sondern auf dem überholten Wissen der Leistungserbringer.

Qualitätsevaluierungen brauchen Definitionen, die dem öffentlichen Gesundheitsbereich angemessen sind und Nutzer wie auch Evaluatoren dabei unterstützen, sich auf bestimmte Kriterien zu fokussieren: Im Folgenden beschäftigen wir uns mit einigen «dimensionalen» Definitionen, die für diese Zwecke geeignet sind. Donabedians Konzeptionalisierung der Struktur, des Prozesses und des Ergebnisses ist keine Definition an sich – seine anderen Definitionen sind nützlicher, um Kriterien für eine Qualitätsevaluierung abzuleiten. Drei Aspekte von Qualität werden von ihm definiert (1980): die Güte der technischen Betreuung, die der interpersonellen Beziehungen und die des Umfelds der Betreuung. Der Autor unterscheidet zudem vier Arten von Qualitätsdefinitionen: Beim «individualisierten» Typus wird Qualität in Relation zu den Ansichten des Patienten definiert, beim «sozialen» Typus in Relation zu den Vorteilen für die Bevölkerung, beim «absoluten» Typus in Relation zur besten Balance zwischen Vorteilen und Risiken und beim vierten Typus liegt der Definition der Grundsatz zugrunde, dass «die primäre Funktion der medizinischen Betreuung in der Förderung des Wohlergehens des Patienten liegt». Eine weitere «dimensionale» Definition der Qualität, die bei der Ableitung der Kriterien für eine Qualitätsevaluierung nützlich ist, ist die von Maxwell (1984), der die folgenden Dimensionen festlegt:

- Zugänglichkeit: Entfernung, Zeit, soziale Barrieren
- Relation zu den Bedürfnissen: «Angemessenheit»
- Gleichheit: gleicher Service für gleiche Bedürfnisse, verschiedene Services für verschiedene Bedürfnisse
- Soziale Akzeptanz: das Angebot und die Art, wie es zur Verfügung gestellt wird
- Effektivität: führt unter normalen Umständen zur gewünschten Wirkung.
- Effizienz: bewirkt den gewünschten Effekt zu niedrigen Kosten und auf eine ökonomische Art und Weise, z.B. mit geringer Abfallproduktion.

Die Definition von Maxwell ist umfassend (zu umfangreich meinen einige) und berücksichtigt die Interessen unterschiedlicher Nutzer von Evaluationen. Sie ist hilfreich bei der Definition der Qualität des Einkaufs (Øvretveit 1994d). Sie ähnelt der der *Joint Commission for Accreditation of Healthcare Organisations* (JCAHO), die «Kontinuität» hinzufügt und einige der Dimensionen und Verbindungen anders gewichtet.

- Wirksamkeit: Ist die Behandlung nützlich?
- Angemessenheit: Ist sie gut für den Patienten?
- Zugänglichkeit: Wenn sie gut ist, kann der Patient sie bekommen?
- Effektivität: Wird sie gut ausgeführt?
- Effizienz: Ist die Ausführung kostengünstig?
- Kontinuität: Wurde die Behandlung nicht unterbrochen, gab es eine angemessene Folgebehandlung, ein Informationsaustausch, eine Rücküberweisung?

In beiden dieser Definitionen ist der übliche Akzent auf der Patientenzufriedenheit als Qualität verloren gegangen. Man beachte außerdem, dass ein Merkmal der Qualität sein holistischer Charakter ist. Unsere Auffassung von Qualität ist nicht die Summe aller Elemente – kombiniert ergeben die Elemente eine Vorstellung, die größer ist als die Summe der Elemente. Diese «Systemeigenschaft» der Vorstellung von Qualität ist auch ein Merkmal der Art und Weise, wie Qualität entsteht: Qualitätssicherung und Qualitätsprogramme sollen gewährleisten, dass verschiedene Aktivitäten sich zu einer Wirkung verbinden, die als Qualität mehr ist als die Summe der Aktivitäten. Diesen wichtigen Aspekt von Qualität sollte man bei einer Qualitätsevaluierung im Gedächtnis behalten als etwas, das eindimensionale oder reduktionistische Definitionen selten berücksichtigt.

Die folgende Definition geht auf eine Diskussion ein, die im Rest des Kapitels über die Messung von unterschiedlichen Aspekten von Qualität bei einer Evaluierung geführt wird. Es handelt sich um die Definition der Qualität als «Befriedigung der gesundheitlichen Bedürfnisse der meisten Bedürftigen zu den niedrigsten Kosten und unter Beachtung der Vorschriften» (Øvretveit 1992a), die sich als dreidimensionale Definition darstellen lässt.

Welche von diesen Definitionen der Evaluator benutzt und ob er sich für eine andere entscheidet, hängt vom Zweck der Evaluation ab und von den Nutzern. Einige Definitionen eignen sich besser für die Primärbetreuung, für die Betreuung mitsamt sozialen und anderen Dienstleistungen, für die Betreuung durch Spezialisten im komplexen sekundären und tertiären Bereich, für die Unterstützung von diagnostischen Verfahren, für die Qualitätsvaluatierung im Namen der Kostenträger (Øvretveit 1994d) und für einige Evaluationen im Bereich der Gesundheitsförderung. Der Evaluator sollte mit diesen und anderen Definitionen vertraut sein, um Nutzern zu helfen, die nicht genau wissen, wie Qualität zu definieren ist, und um exakt zu entscheiden, welche Zielrichtung die Evaluierung haben soll und für welche Zwecke sie gedacht ist.

Definition der drei Dimensionen der Qualität einer gesundheitlichen Serviceleistung

Patientenqualität: Die Patienten erhalten, was sie wünschen.

Professionelle Qualität: das Urteil von Fachkräften darüber, ob der Service den Bedürfnissen der Patienten entspricht, von Fachkräften eingeschätzt (Ergebnis als ein Maßstab), und ob das Personal die richtige Vorgehensweise gewählt und richtig durchgeführt hat, von der man annimmt, dass sie notwendig ist, um die Bedürfnisse der Patienten zu befriedigen (Prozess).

Managementqualität: die möglichst effiziente und produktive Verwendung der Ressourcen bei der Erfüllung von Bedürfnissen des Klienten innerhalb des gegebenen Rahment und unter Beachtung der Direktiven übergeordneter Stellen.

13.4 Unterschiede zwischen Evaluationen der Qualität, des Ergebnisses und der Leistung

In diesem Abschnitt unterscheiden wir die Qualitätsevaluierung von verwandten und teilweise identischen Aktivitäten und stellen ein Modell für die Evaluierung der Qualität im Gesundheitsbereich vor.

13.4.1 Die Qualitätsevaluierung unterscheidet sich von der Evaluation des Ergebnisses und der Leistung

Die Evaluation des Resultats einer Tätigkeit ist nicht identisch mit der Evaluation der Qualität einer Tätigkeit. Ergebnisevaluationen messen die Endresultate, von denen man annimmt, sie seien durch eine Tätigkeit hervorgerufen; daneben kann man auch noch die verbrauchten Ressourcen quantifizieren. Viele messen diese Endresultate, um dann auf die Effektivität einer Tätigkeit zu schließen. Die meisten Qualitätsevaluierungen messen ebenfalls die Resultate, sind aber meist auf die Patientenzufriedenheit und verschiedene Arten von medizinischen Ergebnissen fokussiert. Einige Programme zur kontinuierlichen Qualitätsverbesserung benutzen einen große Zahl von Ergebnismessungen und stellen auch den Ressourcenverbrauch fest (z.B. Batalden und Stoltz 1993).

Der wichtigste Unterschied besteht darin, dass Qualitätsevaluierungen gewöhnlich Prozessaspekte ebenso wie oder sogar an Stelle von Ergebnismessungen zum Gegenstand haben. Zu den Prozessaspekten zählen die Erfahrung der Patienten mit der Dienstleistung, die Einhaltung bestimmter Verfahrensweisen durch Fachkräfte, die Zeit zwischen den einzelnen Schritten des Prozesses sowie die Fehlerhäufigkeit während des Prozesses. Es gibt zwei Gründe für die Quantifizierung von Prozessmerkmalen. Das Ergebnis alleine ist kein zuverlässiger Maßstab für die Qualität: z.B. kann es vorkommen, dass ein Verfahren nicht zum Ende durchgeführt worden ist, dass Patienten eine Krankheit nur unvermutet überstehen oder sich alles zum Guten wendet. Ein zweiter Grund ist, dass die Kenntnis des Ergebnisses allein den Leistungserbringer nicht hilft, in Erfahrung zu bringen, was geändert werden oder konstant bleiben sollte, um die Qualität zu verbessern: Wir wissen nur selten, was für das gute oder schlechte Ergebnis verantwortlich war, und oft erhalten wir diese Information erst viele Monate oder Jahre später.

Die Leistung zu evaluieren, ist auch etwas anderes als eine Qualitätsevaluierung, aber oft wird auch die Qualität eingeschätzt – die Servicequalität ist ein Aspekt der Leistung einer Organisation. Die Evaluierung der Leistung umfasst eine Reihe von Messungen wie die Entwicklung in Richtung der Ziele, Kapazitätsauslastung und finanzielle Leistungsfähigkeit. Je umfassender die Definition der Servicequalität ist, die wir verwenden, umso größer wird ihre Übereinstimmung mit der generellen Leistung der Organisation. Man beachte auch, dass die Messung der Leistung einer Organisation und ihres Berichtswesens oft den einen oder anderen Qualitätsaspekt einschließt, z.B. die Wartezeiten oder den Umfang der Beschwerden. Eine weitergehende Diskussion der Beziehung zwischen Servicequalität, Leistung und Produktivität bieten Edvardsson et al. (1994).

13.4.2 Die Evaluierung der Qualität ist etwas anderes als die Messung der Qualität

Bei der Erörterung der Messverfahren in den Kapiteln 11 und 12 haben wir festgestellt, dass messen bedeutet, den Betrag oder Umfang eines Sachverhalts zu ermitteln. In gewisser Hinsicht bedeutet messen kein Werturteil: Wir können den Gesundheitszustand einer Person anhand einer festgelegten Skala erfassen. Den Wert, den wir dieser Quantifizierung des Gesundheitszustands geben, hängt dann allerdings von vielen Überlegungen ab und kann unterschiedlich ausfallen. Dies soll nicht unterstellen, dass die Messung sich eines Werturteils enthält: Was für eine Messung ausgesucht wurde, impliziert ein Werturteil insofern, dass das Phänomen in irgendeiner Weise so wichtig ist, dass es quantifiziert werden soll. Bei der Evaluation geht es hingegen um ein explizites Werturteil.

Die Qualitätsevaluierung impliziert die Messung der Qualität, aber sie ist insofern anders, als der Bezugsrahmen der Evaluation festlegt, welche Messverfahren verwendet werden sollen, und erst in diesem Kontext ist es den Nutzern möglich, anhand dieser Messungen mittels Evaluation den Wert zu beurteilen. Dieser Kontext entscheidet auch, welche Art des Vergleichs besonders nützlich für die Nutzer ist, den Wert des Evaluierten einzuschätzen. So kann eine Messung der Qualität darin bestehen, wie Patienten ihre Zufriedenheit mit einer Leistung auf einer siebenstufigen Skala einschätzen. Bei einer Qualitätsevaluierung würde festgelegt, welches Verfahren der Qualitätsmessung am besten geeignet wäre, den Nutzern einer Evaluation zu ermöglichen, den Wert einzuschätzen und dies in Aktivitäten umzusetzen, und welche Vergleiche dabei am sinnvollsten wären. Sind die Nutzer der Evaluation Patienten, dann wäre eine Messung der Patientenzufriedenheit interessant; bei der Entscheidung über die Wahl einer Einrichtung wären aber aktuelle Zufriedenheitswerte verglichen mit denen vom Vorjahr oder mit denen für andere Einrichtungen hilfreicher. Qualitätsevaluierung beinhaltet so gesehen auch die Messung der Qualität, aber auch ein explizites Urteil über den Wert der angestrebten Qualität, wozu normalerweise ein Vergleich dient.

Beachten Sie, dass einige die Durchführung einer Messung der Qualität ein «Audit eines Services» nennen würden, weil die Auditoren eine Reihe von Standards verwenden würden, um die Einrichtung einzustufen. Andere könnten das Gleiche eine «Qualitätsevaluierung» nennen. In diesem Buch gehen wir davon aus, dass zur Evaluierung eine Beurteilung des Werts gehört; wenn also ein Audit ein Werturteil beinhaltet, wie dies in einigen Akkreditierungsverfahren der Fall ist, dann würde hier von einer Evaluation die Rede sein. Wir befassen uns nun mit zwei Eigenschaften der Qualitätsevaluierung, die sie von einem Projekt der Messung der Qualität unterscheidet – dabei wird auch einiges von den unterschiedlichen Verfahrensweisen bei der Durchführung einer Qualitätsevaluierung deutlich.

13.4.3 Bewertung durch Vergleiche

- Nur mit einem Vergleich kann ein Wert eingeschätzt werden. Ein Schlüsselteil jedes Evaluationsdesigns ist die Art des durchzuführenden Vergleichs, der die Wertbeurteilung ermöglicht. Beim Design einer Qualitätsevaluierung kann der Evaluator wählen, welche Art von Vergleich für die Nutzer besonders nützlich sein wird, den Wert zu beurteilen. Folgende Arten von Vergleichen stehen zur Wahl:
- Vergleich der offiziellen Qualitätsziele des Services mit der Qualität, die tatsächlich realisiert wurde. (Hat die Einrichtung die Qualitätsziele in messbare Ziele «übersetzt»? Werden in der Einrichtung die Leistungen bereits mit den Zielsetzungen verglichen, z.B. mit einem Evaluationsdesign vom Typus 2, wie in Kap. 3 beschrieben?)
- Vergleich der von der in Frage stehenden Einrichtung erreichten Qualität mit der Qualität anderer Einrichtungen, wobei eine Reihe von standardisierten Messverfahren zur Qualität verwendet werden (z.B. Evaluationsdesign vom Typus 2).
- Vergleich der Erfahrungen der Patienten mit ihren Erlebnissen, nachdem sie die Leistung erhalten haben (z.B. Evaluationsdesign vom Typus 3 vorher–nachher).
- Vergleich der Veränderung der Qualität in der gleichen Einrichtung in einem bestimmten Zeitraum (Trends) (z.B. eine Variante des Designs vom Typus 3).
- Vergleich einiger ähnlicher, für den Zweck der Qualitätsevaluierung ausgesuchten Einrichtungen anhand von Messverfahren für die Qualität.

Andere Arten von Qualitätsevaluierungen werden unterschiedliche Designs benutzen: damit wollen wir uns im vorletzten Abschnitt dieses Kapitels beschäftigen.

13.4.4 Kriterien für eine Evaluation

Das zweite Element einer Evaluation sind ihre Kriterien, die für die Datenerhebung operationalisiert werden müssen. Bei einer Qualitätsevaluierung werden diese Kriterien bestimmt durch die Definition der Qualität und das Design der Vergleiche. Es sollte darauf geachtet werden, dass es bei Evaluationen der Qualität primäre und sekundäre Kriterien gibt. Primäre Kriterien sind die der Nutzer der Evaluation: z.B. bei Einkäufern, die einerseits die Evaluation auf die von staatlichen Stellen vorgegebenen Standards und andererseits auf das Maß fokussiert sehen wollen, in dem den Erwartungen der Patienten entsprochen wird. Bei den sekundären Kriterien handelt es um diejenigen, die von den wichtigsten Gruppen neben den Nutzern bei der Bewertung der Qualität angewendet werden: z.B. die Qualitätskriterien der Patienten, wenn diese nicht zu den Nutzern der Evaluation gehören.

Für die Nutzer von Evaluationen ist es üblich, Kriterien zu formulieren (primäre Kriterien), die die Kriterien anderer enthalten (sekundäre Kriterien), und von der Evaluation zu fordern, diese Kriterien herauszufinden und den Service im Vergleich dazu zu bewerten. In einigen Fällen verlangen die Nutzer, dass die Evaluation anhand von vorher fixierten Kriterien durchgeführt wird, indem z.B. ein Audit für eine Organisation oder ein Belohnungssystem benutzt wird (Øvretveit 1994a).

13.4.5 Von den Kriterien zu den operationalisierten Messverfahren

Sind die Kriterien definiert, dann müssen sie operationalisiert werden, damit der Evaluator entscheiden kann, welche Datenquellen und welche Methoden für die Datenerhebung er benötigt. Zu den Kriterien können die qualitativen Ziele einer Einrichtung gehören, die Resultate unter Qualitätsgesichtspunkten oder die Qualitätsstandards, die bereits in einem Qualitätssystem festgeschrieben sind, in einem Audit, in einem Belohnungssystem oder die nur speziell für die Nutzer dieser Evaluation existieren und vom Evaluator zusammen mit den Nutzern definiert werden müssen.

Indem wir uns diese Ideen zunutze machen, können wir uns jetzt den Messverfahren für Qualität in einer Evaluation zuwenden sowie zu einem allgemeinen Modell, mit dessen Hilfe sich

beurteilen lässt, welche Art von Daten zu erfassen sind.

13.5 Messung der Qualität für eine Evaluation – Methoden und Bezugsrahmen

Sind Sie im Zweifel, dann fragen Sie «wieviel», «wie oft» und «wie lange».

Die Datenerhebung ist ein zentraler Teil einer Qualitätsevaluierung; dies gilt für alle Arten von Evaluationen. Im obigen Abschnitt hat sich herausgestellt, dass in einer Qualitätsevaluierung die Messung der Qualität davon abhängt, wer die Nutzer sind, von ihren Kriterien für die Bewertung und dem Zweck der Evaluierung. Außerdem haben wir festgestellt, dass einige Arten der Qualitätsevaluierung, die man Qualitäts-Audits nennt, einen Service in Bezug auf feststehende Standards bewerten. Um die Methoden für die Qualitätsevaluierung in einer Evaluation zu verdeutlichen, wird in diesem Abschnitt das dreidimensionale Modell der Qualitätsevaluierung benutzt, wie es in **Tabelle 13.1** dargestellt wird.

Dieses Modell ist bei den meisten Arten der Qualitätsevaluierung hilfreich, um die Arten und die Quellen der Belege zu spezifizieren, sowie für Überlegungen zu möglichen Methoden der Datenerhebung. Beispiele für die Verwendung dieses Bezugsrahmens sind die Evaluation der Primärpflege (Øvretveit 1991a) und einer Einrichtung der Familienbetreuung für Menschen mit Lernschwierigkeiten (Øvretveit 1988). Im Folgenden beschäftigen wir uns mit Verfahrensweisen zur Messung der professionellen und der Management-Qualität für die Patienten und der Art, wie man diese Methoden in einer umfassenden Qualitätsevaluierung kombinieren kann. Es gibt aber auch andere Verfahren für die Messung von Qualität; die Nutzer könnten z.B. darauf beharren, dass nur eine Evaluation der Ergebnisse aus der Sicht der Patienten durchgeführt wird.

Im allgemeinen ist es einfacher, schlechte Qualität aufzudecken und zu messen als angemessene oder gute Qualität zu quantifizieren; das kann aber zur Folge haben, dass die Evalua-

Tabelle 13.1: Ein Modell für die Qualitätsevaluierung (Kombination von Donabedian 1980 und Øvretveit 1992a)

	Input Das richtige Maß und die richtige Qualität von:	Prozess Betreuungsaktivitäten	Ergebnisse Veränderungen in der Selbstwahrnehmung der Patienten, bei der Gesundheit und den Ressourcen, die der Tätigkeit zugeschrieben werden können.
Qualität für den Patienten *Was Patienten nach eigenem Bekunden wünschen oder was an Input, Prozessen oder Resultaten nötig ist, um Patienten dies zu verschaffen.*	Z.B. gut qualifiziertes und erfahrenes Betreuungspersonal; saubere und anheimelnde Gebäude und Einrichtungen.	Z.B. höfliche und freundliche Behandlung durch Fachpersonal; das richtige Maß an Information auf allen Stufen der Behandlung; keine überflüssigen Schmerzen; schnelle Behandlung wenn erforderlich.	Z.B. zufriedene Patienten, Verringerung oder Ausschaltung des Schmerzes; Rückkehr zu Bewegungsmöglichkeiten.
Professionelle Qualität *a) Einschätzung der Fachkräfte, ob die Einrichtung den Bedürfnissen der Patienten nachkommt; b) ob das Personal die angemessenen Verfahrensweisen wählt und richtig ausführt, die offenbar nötig sind, um den Bedürfnissen der Patienten zu entsprechen.*	Z.B. gut ausgebildete und kooperative Fachkräfte; die richtigen Patienten werden überwiesen; die Informationen über die Patienten sind ausreichend; die richtige Ausrüstung; Zugang zu effizienten Unterstützungssystemen.	Z.B. korrekte Diagnosen; die richtige Intervention; Compliance mit der Vorgehensweise; schnell reagierende Unterstützungssysteme; gute interdisziplinäre Kommunikation.	Z.B. gute gesundheitliche Resultate; keine negativen Wirkungen.
Management-Qualität Die effizienteste und produktivste Nutzung der Ressourcen, um den Bedürfnissen der Klienten im Rahmen der Grenzen und Anweisungen zu entsprechen, die von übergeordneten Stellen vorgegeben werden.	Z.B. ausreichende Ressourcen; gute externe Dienstleistungen und Informationen. (Ähnlich der «Struktur»: Donabedian 1980)	Z.B. keine unnötige Abfallproduktion, keine Fehler oder Verzögerungen; Einhaltung der Vorschriften der vorgesetzten Stellen.	Z.B. die geringsten Kosten pro Patienten; die am wenigsten verbrauchten Ressourcen.

tion als ein negatives und bestrafendes Unterfangen empfunden wird und nicht als ein Verfahren, das die Stärken einer Einrichtung herausstellt.

13.5.1 Die Messung der Qualität für den Patienten

Es gibt viele Verfahrensweisen dafür, wie Patienten die Servicequalität wahrnehmen und wie sie aus ihrer Perspektive Dienstleistungen einschät-

zen. Im Folgenden stellen wir drei beliebte Methoden vor und wenden uns dann einigen Prinzipien zu, die man bei der Wahl einer Methode bedenken sollte. Beachten Sie, dass die meisten Messverfahren einen Zusammenhang zwischen Verhalten und der Art, wie Menschen Qualität beurteilen, voraussetzen: dass z.B. eine hohe Zufriedenheit bedeutet, dass sie die Einrichtung erneut aufsuchen werden. Eine derartige Beziehung zwischen Wahrnehmung, Einstellungen und Verhalten kommt häufiger bei anderen

Dienstleistungen vor als im Gesundheitswesen, weil oft keine Alternative zu der in Frage stehenden Einrichtung besteht. Wie bei allen übrigen Arten von Evaluationen müssen auch hier der Evaluator und die Nutzer sich darüber im Klaren sein, welche Informationen erforderlich sind, um die Qualität eines Service evaluieren zu können. Die folgende Auflistung hilft bei der Klärung dieses Problems. Entscheiden Sie, ob Sie informiert sein müssen über:

- Die Art der Einrichtung, die die Menschen wünschen, erwarten und brauchen.
- Die Merkmale der Einrichtung, die für sie wichtig sind und die relative Bedeutung dieser Merkmale.
- Ihre Ansicht vom Qualitätsniveau, das bei jedem Aspekt der Leistung erzielt wurde.
- Ihre eigentlichen Erfahrungen – was ihnen passiert ist (z.B. «Hat der Arzt die Risiken der Behandlung erläutert?»)
- Ihre Kenntnis der erhaltenen Leistung und deren Verfügbarkeit.
- Die Vor- und Nachteile, die mit dem Erhalt der Leistung verbunden waren.
- Gute und schlechte Erfahrungen mit der Einrichtung.
- Probleme, die mit der Art, wie die Leistung realisiert wurde, verbunden waren.
- Ob die Klienten mehr für eine bessere Leistung zu zahlen bereit waren bzw. weniger für eine schlechtere Leistung, wie die Einstellung gegenüber Wahlmöglichkeiten bei Qualitätsniveau bzw. Kosten ist.
- Wer die Leistung nicht in Anspruch nimmt und warum.

Beschwerden zählen

Die erste Methode der Datenerhebung ist das Zählen der Beschwerden in einer bestimmten Zeitspanne und diese Beschwerden zu kategorisieren. Es ist eine einfache und preiswerte Methode Informationen zu erhalten, die Rückschlüsse auf die Wahrnehmungen der Patienten zulassen. Evaluatoren können diese Informationen normalerweise der Dokumentation der Einrichtung entnehmen. Es gibt allerdings Hindernisse. Die Zahl der Beschwerden hängt teilweise

auch vom Grad ab, wie leicht es ist, sich zu beschweren. Keine Beschwerden zu zu erhalten kann auch bedeuten, dass die Patienten entmutigt wurden oder nicht wissen, wie sie sich beschweren können; sie finden es möglicherweise der Mühen nicht wert oder fürchten die Konsequenzen. In Großbritannien bewirkt allein die Bezeichnung «Beschwerde» bei einigen bereits, davon Abstand zu nehmen. Selbst in privatwirtschaftlichen Einrichtungen beschweren sich nur ein geringer Prozentsatz der unzufriedenen Klienten. Tarp (1980) fand heraus, dass im Durchschnitt 96% der enttäuschten Patienten sich nicht beschweren. Auf eine Beschwerde kamen 26 Kunden mit Problemen und mindestens sechs mit «schwerwiegenden» Problemen.

Außerdem trennt diese Vorgehensweise nicht die Beschwerden nach der Bedeutung, die die unterschiedlichen Ursachen für die Patienten haben, oder nach der Wichtigkeit der Beschwerden für die im Wettbewerb stehenden Einrichtungen. Sie fungiert auch als Maßstab für die Patientenzufriedenheit: Das Fehlen von Beschwerden bedeutet nicht, dass die Servicequalität hoch ist, sondern nur, dass keine Belege für Unzufriedenheit vorhanden sind. Es braucht andere Dinge, um Zufriedenheit hervorzurufen und Unzufriedenheit zu vermeiden (z.B. ist eine saubere Umgebung in einer Einrichtung nötig, um Unzufriedenheit zu vermeiden, aber reicht selten aus, um Zufriedenheit zu bewirken). Jetzt sieht es so aus, als ob jede Qualitätsevaluierung begrenzt wäre, wenn sie nicht nach Anzeichen für Unzufriedenheit forschen würde. Beschwerden zu zählen ist eine wichtige Maßnahme, um schlechte Qualität aufzuspüren, und kann die Richtung aufzeigen für eine Qualitätsverbesserung. Viel hängt davon ab, wem Patienten ihre Unzufriedenheit mitteilen, wann und wie leicht es ist, Kritik zu äußern.

Merkmale des Service einschätzen

Die zweite und heute übliche Vorgehensweise bei der Einschätzung von Dienstleistungen durch die Patienten ist die Aufforderung, verschiedene Aspekte (oder Eigenschaften) des Services zu bewerten anhand einer Skala (z.B. der fünfstufigen Likert-Skala). Einstufungsfragen werden normalerweise anhand eines Fragebogens oder einer «Bewertungsskala» oder im Rahmen eines persönlichen Interviews gestellt, nachdem der Patient die Einrichtung verlassen hat. Dabei treten alle Stärken und Schwächen dieser Datenerhebungsmethoden auf, die in Kapitel 11 angesprochen wurden.

Einige Einrichtungen kritisieren diese Erhebungen: die Fragen seien teilweise schlecht formuliert, der Kontext der Fragen sei unpassend und es gebe weniger Äußerungen von Patienten, die kein entschiedenes Urteil hätten. Außerdem gibt es bei gesundheitlichen Dienstleistungen und speziell im öffentlichen Bereich den «Dankbarkeitsfaktor» (Øvretveit 1992a). Es gibt eine reichhaltige Literatur über die technischen Feinheiten beim Design und der Analyse von Servicequalität und den Hilfsmitteln bei den entsprechenden Erhebungen, von denen einige den Wissenschaftlern in diesem Bereich wenig bekannt sind (z.B. Denton 1989; Zemke und Bell 1989; Albrecht und Bradford 1990; Heskett et al. 1990). Evaluatoren sollten überlegen, ob sie Untersuchungen benutzen sollten, die von den Einrichtungen selbst durchgeführt wurden, oder ihre eigenen und – wenn sie sich für Letzteres entscheiden –, ob sie einen eigenen Fragebogen für die Patientenzufriedenheit entwickeln oder einen vorhandenen übernehmen wollen, der bereits validiert ist. Die umfangreiche Software, die heute angeboten wird, macht es ziemlich einfach, auf einem PC eine eigene Untersuchung durchzuführen.

Identifizierung von Qualitätsmerkmalen für kritische Patienten

Studien zur Patientenzufriedenheit können nur dann zu nützlichen Informationen führen, wenn die Qualitätsmerkmale, mit denen dort gearbeitet wird, in etwa denen entsprechen, die für die Patienten wichtig sind. Dies sollte man berücksichtigen, wenn man als Evaluator Resultate heranzieht, die aus einer anderen Untersuchung stammen. Formulieren die Evaluatoren ihre eigenen, dann müssten sie Voruntersuchungen durchführen, um herauszufinden, welche die wichtigsten Eigenschaften für die meisten Patienten sind, die hauptsächlich die Klienten der fraglichen Serviceeinrichtung sind. Ein gutes Beispiel bietet die Vorgehensweise bei einer Evaluation einer Einrichtung des Mutterschaftsschutzes in Dublin (Gavin et al. 1996).

Um diese Qualitätsmerkmale und deren Bedeutung oder «Gewichtung» für jeden Patienten herauszufinden, werden spezielle Methoden benutzt. Erinnert werden keine Eigenschaften, sondern kritische Vorfälle. Angemessen für diese Art von Forschungen sind Fokusgruppen (Parasuraman et al. 1985), die Methode des kritischen Ereignisses (Flanagan 1954), die schematische

---

Fragen, die ein Evaluator beim Design oder der Verwendung eines Fragebogens zur Patientenzufriedenheit zu beantworten hat

Wer soll befragt bzw. erfasst werden (Stichprobe)?

Was soll gefragt werden (weiß man, was für die Patienten wichtig ist, oder soll das die Studie herausfinden)?

Zu welchem Zeitpunkt soll das Interview bzw. die Erhebung durchgeführt werden (an welchem Punkt des Behandlungsprozesses)?

Wann oder wie oft soll befragt bzw. erfasst werden?

Wie oft soll befragt bzw. erfasst werden (z.B. telefonisch, mittels postalisch verschicktem Fragebogen, mit einem persönlichen Interview)?

Aber am wichtigsten:

Warum soll befragt bzw. erfasst werden (die spezifischen Einzelheiten der Verwendungsart der Informationen und warum sie benötigt werden)?

Darstellung des Ablaufs von Kelly (1955) und das Fließdiagramm von Øvretveit (1990a, 1994e) sowie die Technik der Multiple-choice-Fragen (Edwards und Newman 1988). Es ist nicht nur erforderlich, spezielle Verfahrensweisen zu verwenden, um die Merkmale und deren relatives Gewicht herauszuarbeiten, sondern man muss auch viel Sorgfalt dabei aufwenden herauszufinden, warum diese Eigenschaften «wichtig» sind.

Wie bei allen Methoden der Datenerhebung ist das Design und die Testphase teuer und zeitaufwendig. Bei einigen Qualitätsevaluierungen oder Einrichtungen werden Fragebogen benutzt, die im Rahmen früherer Untersuchungen entwickelt wurden, um herauszufinden, welche Eigenschaften von einer bestimmten Gruppe von Patienten besonders geschätzt werden. Die Gefahr dabei ist, dass die Patienten oder die Klienten der untersuchten Einrichtung, mit denen der Fragebogen entwickelt wurde, keine hinreichend große Ähnlichkeit mit der Einrichtung aufweisen, der jetzt evaluiert werden soll.

Die SERVQUAL-Methode

Diese Gefahren sind im dritten beliebten Verfahren, dem SERVQUAL-Fragebogen und seinen Varianten (Parasuraman et al. 1988; Zeithaml et al. 1990), verringert. Die Untersuchung, auf der diese Methode basiert, geht davon aus, dass die Kunden der verschiedenen Einrichtungen alle die gleichen Merkmale als wichtig ansehen (Parasuraman et al. 1985). Ein Teil der Beliebtheit der SERVQUAL-Methode bei Wissenschaftlern basiert darauf, dass sie auf einer fundierten konzeptionellen Basis aufbaut. Diese Vorgehensweise greift auf Untersuchungen zurück, die herausfanden, dass die Ansichten der Klienten einer Einrichtung aus dem Unterschied zwischen dem, was sie erwarten, und dem was sie tatsächlich erlebt haben, resultieren. Die SERVQUAL-Fragebogenmethode geht so vor, dass sie die Kunden auffordert, anhand einer Liste von Eigenschaften darzustellen, was sie erwarten, und dann das einzustufen, was sie erlebt haben. Die Differenz zwischen beiden Werten wird ermittelt und die Summe ergibt einen Indexwert für die Servicequalität.

Insbesondere im Gesundheitsbereich weist diese Verfahrensweise allerdings auch Schwächen auf. Die relative Bedeutung der einzelnen Attribute wird nicht gewichtet. Es ist wahrscheinlich, dass die Klienten einer Einrichtung einige Dinge höher schätzen als die Klienten anderer Einrichtungen (z.B. würden Patienten im Gesundheitswesen «Kompetenz» höher schätzen als die Kunden von Fast-Food-Lokalen). In Märkten mit Wettbewerb ändert sich die Art und das Gewicht von Eigenschaften von Jahr zu Jahr. Darüber hinaus schätzen die Angehörigen verschiedener ethnischer Gruppen und Kulturen unterschiedliche Merkmale einer Dienstleistung; man stuft die Servicequalität zu unterschiedlichen Zeiten auch anders ein, nicht nur vorher und nachher. Ihre Einschätzungen können für ihre Teilnahme wichtig sein, sie können sich aber auch zurückziehen. Diese Kritik legt nahe, dass Vorsicht bei der Verwendung dieser Methode und beim Umgang mit den Ergebnissen geboten ist. Werden die Stärken und Grenzen richtig eingeschätzt, dann kann sie in bestimmten Situationen nützlich sein (vgl. Babakus und Mangold 1992).

Zufriedenheit, Erfahrung und andere Auffassungen von Qualität

Um Evaluatoren in die Lage zu versetzen, die richtige Methode zu wählen, um die Wahrnehmung der Patienten von der Servicequalität zu ermitteln, hebt das Folgende einige wichtige Punkte aus Marketing, Psychologie und anderen Disziplinen hervor, von denen einige in der Welt der Forschung und Evaluation nicht sonderlich gut bekannt sind.

Schwellen. Einigen Kunden wird der Aspekt einer Einrichtung erst dann bewusst, wenn er in irgendeiner Hinsicht besonders gut oder besonders schlecht abschneidet in Bezug auf Annahmen oder implizite Erwartungen, die diese Kunden haben. Die Technik des kritischen Vorfalls ist eine Vorgehensweise, etwas über diese Aspekte zu erfahren, wobei Unterschiede zu erwarten sind, die davon abhängen, ob man die Methoden der Gruppendiskussion, Interviews oder andere einsetzt. Die Bereitschaft der Patienten, über ihre Einschätzungen des Services Auskunft zu geben, hängt von folgenden Faktoren ab:

- Wie leicht es für sie ist, sich zu äußern (z.B. ein Patient, der zwar keine handfesten Probleme hat, aber wenn er in der Diskussion unterstützt wird, insbesondere durch den Vergleich mit anderen Einrichtungen, dann wird er sich vielleicht seiner unterschwelligen Erfahrungen bewusst werden)
- Ob man den Eindruck hat, dass das Personal wirklich an ihrer Meinung interessiert ist,
- Wie intensiv ihre Gefühle sind
- Ihr sozialer Hintergrund (z.B. ihr Bildungsniveau oder Schichtzugehörigkeit)
- Ihre Persönlichkeit
- Ihr persönlicher Zustand zu diesem Zeitpunkt (müde, nervös oder entspannt)
- Ihr Bestreben, die Verhältnisse im Interesse anderer Patienten zu verbessern.

Wertvorstellungen werden hierarchisch geordnet und in Relation zu Entgelten gebracht. Schneidet eine Einrichtung gemessen an einer Reihe von Faktoren gut ab, dann werden eine Reihe von anderen Faktoren wichtiger, weil die erste Gruppe von Faktoren selbstverständlich wird. In Märkten mit Wettbewerb werden neuartige oder «Luxus»-Merkmale früher selbstverständlich und Voraussetzung für die Marktakzeptanz neuer Produkte (z.B. ein Fernseher in jedem Zimmer).

Wahl als konstruktiver Prozess. Die Forschung über die Entscheidungsfindung hat gezeigt, dass man nicht immer über seine Werte oder Einstellungen Bescheid weiss und diese nicht immer zuverlässige Indikatoren für Verhalten sind. Vorlieben können bei der Suche nach ihnen konstruiert werden und hängen von der Fragemethode ab, der Darstellung der Alternativen und dem Kontext der Wahl (Tversky 1991). Ein relevantes Ergebnis bezüglich der Wahl einer Einrichtung besagt, dass riskante Entscheidungen wahrscheinlicher sind, je weniger auf dem Spiel steht, während man stärker zu risikoarmen Optionen tendiert, wenn wichtige Dinge entschieden werden müssen.

Dienstleistungen sind Prozesse. Die Einschätzungen ändern sich in der Zeit, die jemand in einer Einrichtung verbringt. Bei einigen Dienstleistungen ist die letzte Einschätzung weniger wichtig als die Wahrnehmungen im Verlauf des Prozesses, insbesondere in Einrichtungen der Langzeitbetreuung, in denen das Verlassen der Einrichtung möglich und die Kooperation der Patienten wichtig ist (z.B. bei chronischen Leiden). Evaluationen der Servicequalität benötigen deshalb möglicherweise die Einschätzungen der Patienten zu verschiedenen Zeitpunkten der Behandlung.

Diese wie andere Probleme der Qualitätsevaluierung werden bei Øvretveit (1993c) diskutiert, auch Methoden für die Messung der Qualität, die die «Kosten pro Patient» einbeziehen. Schließlich sollten Evaluatoren berücksichtigen, dass es noch eine Vielzahl von anderen Verfahrensweisen gibt, um Feedback von Klienten zu erhalten, die sie selbst benutzen können oder die von der Einrichtung bereits verwendet und deren Resultate dokumentiert wurden. Dazu gehören:

- Gespräche mit dem Pflegepersonal oder den Patienten über das, was die Klienten mögen oder ablehnen
- Ständige Patientenvertretungen oder Meetings, um miteinander zu sprechen
- Brief an eine Auswahl von Patienten mit der Aufforderung, unter der Überschrift «Was ich über X denke» alles aufzuschreiben, was ihnen wichtig ist
- «Verdeckter Patient» (heimliche Besuche oder Inanspruchnahme einer Dienstleistung durch einen Kontrolleur)
- Karten mit Antwortvorgaben
- Gebührenfreie Telefonverbindung für Äußerungen und Beschwerden
- Beobachtungen anhand einer Checkliste (durch eine interne oder externe Beobachterin)
- Objektive Indikatoren für die Patientenzufriedenheit (z.B. Anforderungen, Verlassen der Einrichtung, von Patienten abgesagte Termine, die unterschiedlichsten Zeitabstände

bei der Betreuung und Wartezeiten, Temperatur, Geräusche).

13.5.2 Messung der professionellen Qualität

Es gibt zwei aufeinander bezogene Komponenten der professionellen Qualität einer Einrichtung:

* *Die professionelle Qualität der Resultate:* Entspricht die Einrichtung den durch Fachkräfte festgestellten Bedürfnissen der Patienten?
* *Die professionelle Qualität des Prozesses:* Werden die richtigen Techniken und Verfahrensweisen in der Einrichtung ausgeführt, von denen Fachkräfte annehmen, dass sie den Bedürfnissen der Patienten entsprechen?

Die erste Komponente wird durch die Einschätzung der Ergebnisse beurteilt, die der Einrichtung zugerechnet werden können. In Kapitel 11 werden Messverfahren für die Behandlung und deren Ergebnisse beschrieben, die den Patienten vielleicht nicht bewusst sind. Diese Verfahrensweisen reichen vom Urteil einer oder mehrerer Fachkräfte über die Wirkung der Serviceleistungen bis zu einer oder mehreren aktuellen physiologischen und funktionalen Messungen oder solchen der Lebensqualität. Das Kernproblem ist dabei herauszufinden, in welchem Maß das Ergebnis der Dienstleistung und nicht anderen Faktoren zuzurechnen ist.

Der zweite oder «Prozess»-Aspekt der Definition beschäftigt sich damit, wie gut Fachleute Einschätzungen, Interventionen, Behandlungen und andere Verfahrensweisen durchführen. Er bezieht sich auch auf die Effizienz («Funktioniert es?») und der Effektivität («Funktioniert es in der Alltagspraxis?») bei diesen Interventionen: Der Ausdruck «die Techniken und Verfahrensweisen von denen Fachkräfte *annehmen*, dass sie den Bedürfnissen der Klienten entsprechen» bezieht sich auf die Tatsache, dass viele Eingriffe oder Behandlungen einer Einrichtung auf der professionellen Erfahrung und der Tradition beruhen – viele sind also wissenschaftlich nicht evaluiert. Dieser Teil der Definition erkennt an, dass eine Einrichtung sorgfältig Vor-

schriften beachten und vorgegebenen Standards für Interventionen folgen kann, die tatsächlich von zweifelhaftem Nutzen sind oder nachweislich unwirksam oder sogar schädlich. Diese Definition anerkennt, dass die Qualität vieler Dienstleistungen durch rigorosere Evaluationsverfahren deutlich verbessert werden könnte sowie durch die Entwicklung von wissenschaftlicheren Interventionen oder Therapien (Appleby et al. 1995; Sackett et al. 1996). In Qualitätsevaluierungen soll beurteilt werden, ob Mechanismen vorhanden sind, die die professionellen MitarbeiterInnen befähigen, die Kenntnis neuer Techniken und Verfahrensweisen durch Richtlinien und evidenzbasierte medizinische Methoden nach in ihre Praxis zu übernehmen, sofern ihre Wirksamkeit bewiesen ist.

Viele Einrichtungen verfügen nicht über ausgefeilte Ergebnismessungen oder evaluierte Interventionen in der Alltagspraxis und möchten das auch gar nicht. Deshalb geht der zweite Teil der Definition davon aus, dass die Gewährleistung professioneller Resultate vor allem davon abhängt, dass angemessen beurteilte Techniken und Interventionen eingesetzt werden, die nach allgemeiner Auffassung die effektivsten sind. Man beachte, dass viele medizinische und klinische Audits, die auf die professionellen Aspekte der Betreuung fokussiert sind, Messverfahren für die professionelle Qualität als Teil der Vorgehensweise des Audits bei der Evaluation und Verbesserung der Betreuung einsetzen. Durch eine umfassendere Qualitätsevaluierung in einer Einrichtung könnte man in der Lage sein, solche Messverfahren als Datenquelle für die Evaluation zu verwenden (z.B. könnte eine Einrichtung einen Dekubitus-Audit oder eine Untersuchung über nicht terminierte Zuweisungen zu Operationen durchgeführt haben). Messverfahren für die professionelle Qualität entfallen auf drei Arten: Input, Prozess und Output.

Messung des Input

Es gibt Messverfahren für den Prozessinput, der zur Servicequalität beigetragen wird. Gemessen wird üblicherweise die für den Prozess erforderlich Fähigkeit des Personals oder der Sachmittel, der Informationen oder anderer Leistungen. Als

Beispiele können dienen: die Zeit, die ein Leistungserbringer für die Anforderung und den Erhalt einer Krankenakte braucht, die Häufigkeit, mit der Unterlagen fehlen oder Irrtümer auftreten. Einige professionelle Einrichtungen müssen sich auf Messverfahren für den Input verlassen, wo es schwierig ist, das Ergebnis wie die Art der Intervention zu definieren und zu messen, oder wo die Art der Intervention ständig gewechselt werden muss. Einige Dienstleistungen oder Behandlungsarten können allerdings standardisiert werden, um Messverfahren für den Prozess zu entwickeln.

Messung des Prozesses

Um professionelle Messverfahren für die Qualität zu entwickeln, muss eine Einrichtung fähig sein, Schlüsselprozesse zu identifizieren, darzustellen und zu spezifizieren. Evaluatoren sollten untersuchen, ob ein Service über eine Darstellung des Ablaufs des Aufenthalts eines Patienten und dessen wichtigste Stationen verfügt; die professionelle Qualität der Fortschritte eines Patienten in der Einrichtung sollte bewusst registriert werden (Øvretveit 1993a; 1994e).

Werden die Schlüsselprozesse grafisch dargestellt, dann können die Evaluatoren einschätzen, ob in einer Einrichtung die normalen Probleme der professionellen Qualität in den verschiedenen Phasen registriert werden und auch ob die Standards oder Erfordernisse für das, was in diesen Phasen passieren sollte, festgelegt sind (z.B. Verfahrensweisen, Vorschriften oder strategische Entscheidungen). Sie können prüfen, ob die Einrichtung über Methoden für die Überwachung und Dokumentation der Abweichungen von den Standards oder Verfahrensweisen verfügt (Kooperationsbereitschaft oder Abweichungen von Richtgrößen) und für die Messung von den alltäglichen Problemen der professionellen Qualität (z.B. wie oft eine Fachkraft meldet, dass sie nicht die Fähigkeit oder die Zeit habe, auf die Bedürfnisse eines Patienten zu reagieren). Ein Nachteil dieser Vorgehensweise ist, dass es für Evaluatoren, die nicht aus dem Fachbereich stammen, schwierig ist zu beurteilen, ob die Fachkräfte sich an die richtigen Richtlinien halten oder über gute Ablaufdiagramme verfügen.

Messung der Ergebnisse (Output)

Die meisten Evaluationen der Qualität benötigen Messverfahren für Ergebnisse, die die professionelle Qualität einschätzen; diese können allerdings schwierig zu erarbeiten oder aus einer Reihe von vorhandenen Maßnahmen auszuwählen sein. Die einfachste Verfahrensweise ist eine Bewertung der Veränderung im Zustand des Patienten durch einen professionellen Leistungserbringer oder Überweiser, die – so das Urteil – auf die Intervention in der Einrichtung zurückgeführt werden kann. Diese Vorgehensweise ist preiswert, könnte aber weder valide noch zuverlässig sein.

Ein Fehler, der bei kleinformatigen Evaluationen (in kleinen Einrichtungen) gemacht wird, die nach objektiveren, aber kostengünstigen Messverfahren suchen, besteht darin, eine Methode zu benutzen, die für die wissenschaftliche Forschung entwickelt wurde. Viele Messverfahren, die für die Erforschung von Effektivität und Kausalität benutzt werden, wie gesundheitliche Zustände oder die Qualität der Messungen der Lebensqualität, eignen sich nicht für routinemäßige Qualitätsevaluierungen oder kleinformatige Einzelevaluierungen. Selbst eine gut fundierte Qualitätsevaluierung muss zwischen Messverfahren für professionelle Ergebnisse unterscheiden, die Rückschlüsse auf die Qualität der Einrichtung zulassen, und andererseits Messverfahren, die für eine uneingeschränkt wissenschaftliche Ergebnisevaluation geeignet sind. Evaluatoren sollten fragen, ob eine Qualitätsevaluierung oder eine umfassende Evaluierung der Resultate erforderlich ist, bei der vielleicht auch nach kausalen Erklärungen geforscht wird.

Wie bei den Qualitätsevaluierungen mit Patienten und dem Management können Evaluatoren der Qualität oft Daten aus bereits von der Serviceeinrichtung durchgeführten Messungen verwenden, nachdem sie die Validität und Reliabilität der existierenden Datenquellen untersucht haben. Wenn sie sich der professionellen Qualität annehmen, dann können Evaluatoren gewöhnlich auf Daten zurückgreifen, die von Fachkräften für die unterschiedlichen Formen von Audits für die Qualitätssicherung erstellt wurden; diese Informationen haben oft eine größere Validität und Reliabilität als andere Daten der Verwaltung oder die Statistiken der Einrichtung.

13.5.3 Messung der Management-Qualität

Die dritte und am meisten vernachlässigte Form der Servicequalität ist die Management-Qualität, die man folgendermaßen zusammenfassen könnte:

Die effektivste Auswahl und Verwendung von Ressourcen zur Erfüllung von Patientenbedürfnissen – ohne Fehler und Verzögerungen und innerhalb der gegebenen Grenzen unter Einhaltung der Vorschriften.

Gute Management-Qualität wird erreicht durch:

* Entwicklung der einfachsten und effektivsten Kombination und dem «Fließen» der Elemente, die notwendig sind, um die Bedürfnisse der Patienten zu befriedigen (Informationen, die in richtiger Weise, am richtigen Ort und zeitgerecht zur Verfügung gestellt werden; effizienter Transport und andere Leistungen).
* Identifizierung und Vermeidung von Problemen, die Verzögerungen, Fehler und Verschwendung verursachen.
* Erhöhung der Produktivität und gleichzeitige Reduzierung der Kosten.
* Gewährleistung, dass die Einrichtung die Gesetze und gesetzlichen Vorschriften für den staatlichen Gesundheitsbereich beachtet.

Ein Grund, sich mit der Management-Qualität unabhängig von den übrigen Dimensionen zu beschäftigen, ist herauszufinden, ob die Einrichtung Kosteneinsparungen dadurch erzielt, dass sie aus Ungeschick sowohl die Qualität als auch die Produktivität reduziert. Weniger Verwaltungsangestellte zu beschäftigen, Fachkräfte mit Hilfstätigkeiten zu beauftragen oder dem Personal eine Ausrüstung aufzuzwingen, die unzweckmäßig oder ständig defekt ist, sind Beispiele dafür. Die schlechte Qualität des Managements einer Serviceeinrichtung kann aufgedeckt werden, wenn man die Kosten mit einer Einrichtung, die bekanntermaßen eine hohe Management-Qualität aufweist, vergleicht. Sie kann auch deutlich werden, wenn eine staatliche Einrichtung nicht verfügbar ist für Menschen, die sie brauchen, weil keine angemessenen Prioritäten darüber gesetzt werden, wem sie zur Verfügung steht, ihre Ressourcen schlecht genutzt werden oder den Anweisungen der vorgesetzten Stellen nicht Folge geleistet wird. Wichtigste Vorgehensweise bei der Messung der Management-Qualität ist allerdings die Kalkulation der finanziellen Konsequenzen von Sachen, die beim ersten Mal nicht richtig durchgeführt wurden, was ein Teil der Kosten schlechter Qualität ist (der andere Teil sind die entgangenen Patienten oder die «externen Kosten der Qualität»). Eine Qualitätsevaluierung, die diese Dimensionen der Qualität einer Einrichtung nicht untersucht, ist unvollständig.

Es gibt im wesentlichen zwei Maßstäbe für die Management-Qualität. Der erste Maßstab impliziert die Frage, ob die Einrichtung sich an die Verfahrensvorschriften übergeordneter Stellen hält; der zweite beinhaltet die ungenügende Nutzung von Ressourcen und die Fehlerquoten, insbesondere bei bestimmten Messverfahren für die Kostenqualität.

Überwachung der Standards und der politischen Anforderungen: Überwachung und Messung der Kooperation

Alle Organisationen und deren Teilbereiche besitzen «übergeordnete Verfahrensvorschriften», die sie erfüllen müssen, um als eine Qualitäts-Einrichtung zu fungieren. Einige davon sind fundamentale professionelle Standards, die bereits besprochen wurden. Bei anderen handelt es sich um Arbeits- und Gesundheitsvorschriften am Arbeitsplatz, die Regelung des Beschäftigungsverhältnisses, Regelungen oder Vorschriften auf lokaler oder nationaler Ebene sowie andere Gesetze und Regularien. Einige Erfordernisse haben die Kostenträger oder Leistungserbringer in ihren Verträgen festgesetzt, die also keine Anforderungen der Patienten oder der professionellen Qualität sind, wie z.B. die Forderung, dass die Einrichtung zu bestimmten Zeiten geöffnet ist.

Die erste Form der Management-Qualität kann oft durch einfache Erfassungsmethoden überprüft werden, die dokumentieren, ob eine Einrichtung sich den Vorschriften gemäß verhält oder die politischen Vorgaben realisiert. Der Evaluator kann einschätzen, ob ein Service z.B. über aktuelle Checklisten verfügt, die mit einem Vorgesetzen abgestimmt sind, ob die Brandschutzvorschriften beachtet werden oder ob die Personalausstattung so ist, wie der Kostenträger (z.B. eine Krankenkasse) dies fordert. Es sollte aber beachtet werden, dass viele Vorgaben höherer Instanzen nicht in erster Linie auf die Servicequalität zielen, sondern Teil allgemeinerer Leistungsanforderungen oder von Zielsetzungen für die Einrichtung sind, z.B. mit dem Budget auszukommen oder die Projektziele in der vorgegebenen Zeit zu erreichen.

Messung der Qualitätskosten

Die zweite Dimension der Management-Qualität hat mit der angemessenen Nutzung der Ressourcen zu tun. Eine schlechte Management-Qualität wird in verschwendeten Ressourcen und Ineffektivität sichtbar; sie wird gemessen anhand von Auslastungsgrad, Kosten pro Einheit, Fehlerquoten und bestimmten anderen Arten von Qualitätskosten. Ein Evaluator kann dafür Maßstäbe auf zwei Arten entwickeln: einmal indem er sich für Bewertungsmaßstäbe der Management-Qualität entscheidet, die während des Prozesses anfallen. Dies geschieht in der Weise, dass der Serviceprozess grafisch dargestellt und beschrieben wird, wie dies für die professionelle Qualität bereits dargestellt wurde. Dann kann der Evaluator zusammen mit den MitarbeiterInnen oder anderen in jeder Phase des Prozesses die häufigsten Qualitätsprobleme auflisten, die Ressourcen völlig überflüssig vergeuden oder unnötige Kosten verursachen. Wurden die Probleme identifiziert, die die höchsten Kosten verursachen oder am billigsten zu beheben sind, dann kann der Evaluator Verfahrensweisen für die Messung entwickeln, um das Problem zu quantifizieren. Das zweite Messverfahren ermittelt die aktuellen Gesamtkosten von schlechter interner und externer Qualität im Serviceprozess. Dieser Maßstab deckt auch die geschätzten Kosten ab, welche verursacht werden, wenn Patienten der Einrichtung verloren gehen und das Personal sich mit Beschwerden beschäftigen muss (Øvretveit 1991b, 1993c).

Unglücklicherweise (und ganz unverständlich) werden die Qualitätskosten nur selten in Qualitätsevaluierungen untersucht, obschon einige Einrichtungen begonnen haben, diese Methode einzusetzen. Wir sind an dieser Stelle darauf eingegangen, weil sie den Nutzern einer Evaluation eine Vorstellung von der relativen Größe eines Qualitätsproblems sowie der möglichen Einsparungen geben kann, sobald ein Problem gelöst ist. Sie ermöglicht überdies einen Vergleich der Probleme, um zu entscheiden, welches vorrangig behandelt werden soll, den Vergleich von Einrichtungen sowie die Einschätzung von Wirkung und Kosteneffektivität verschiedener Veränderungen. Die vier Kategorien der Qualitätskosten, die wir nachstehend behandeln, sind die folgenden:

1. Kosten externer Fehler und des entgangenen Einkommens
2. Kosten interner Fehler infolge Ineffektivität
3. Kosten der Vermeidung von bestimmten Qualitätsproblemen
4. Kosten der Einschätzung des aktuellen Qualitätsniveaus (einschließlich der Kostenkalkulation) und der Qualitätssicherung.

Die Kosten externer Fehler. Hier handelt es sich um die Kosten für die Bearbeitung von Beschwerden und um den Ansprüchen auf Genugtuung aufgrund von Unachtsamkeit sowie um die Kosten durch Fernbleiben von Patienten, falls dies Einkommensverluste bedeutet. Um ersteres zu kalkulieren können die Evaluatoren den Zeitaufwand des Personals schätzen, der notwendig ist, um Beschwerden zu bearbeiten, sowie die Kosten für die Behebung der Irrtümer der MitarbeiterInnen. Dann können sie den Aufwand für die Abwendung von Klagen wegen Fahrlässigkeit kalkulieren und den Entgelt von Ansprüchen gegen die Einrichtung – einige Einrichtungen müssen diese Ansprüche aus dem Jahresbudget begleichen. Dieser Aufwand ist schwierig einzuschätzen – eine Vorgehensweise läuft darauf hinaus, die Bandbreite zwischen dem schlimmsten Fall und einem «idealen» Ergebnis von Klagen gegen die Einrichtung in Form eines Szenarios darzustellen.

Die Kalkulation der Kosten durch den entgegangenen Umsatz hängt von der Art der alternativ verfügbaren Einrichtungen ab, die Überweiser und Patienten nutzen könnten. Es wäre aber ein Fehler zu behaupten, dass keine Kosten entstehen, wenn es keine Alternativen gibt. Einige leiden eher, als dass sie ein Einrichtung aufsuchen, von der sie annehmen, dass sie schlecht sei. Andererseits kann man enttäuscht sein und trotzdem den Service nutzen, aber sobald sich eine Alternative bietet, probiert man diese aus. Es ist deshalb für einige Qualitätsevaluierungen wichtig, den tatsächlichen oder potentiell verloren gegangenen Umsatz zu kalkulieren, selbst wenn es im Moment keine Konkurrenten gibt. Øvretveit (1991b) beschreibt Verfahren für die Einschätzung dieser Kosten durch die Extrapolation aus dokumentierten Beschwerden, wobei Gewichtungszahlen verwendet werden, die von kommerziellen Dienstleistern stammen.

Die Kosten interner Fehler. Hier geht es um die Kosten, die der Einrichtung durch Verschwendung, Doppelarbeit, Verzögerungen und alltägliche Fehler entstehen. Auf diese stößt man, wenn man auf die Qualität ausgerichtete Methoden bei der Analyse des Serviceprozesses einsetzt. Man geht davon aus, dass es eine richtige Verfahrensweise gibt und dass diese immer praktiziert werden kann (die Kosten für die Gewährleistung dieser idealen Praxis werden später spezifiziert). Evaluatoren können die Kosten interner Fehler am besten einschätzen – falls die Einrichtung dies nicht bereits getan hat –, indem sie ein Diagramm anfertigen, das den Weg der Patienten (oder der Anweisungen) durch die Institution nachzeichnet – von ihrer Entscheidung für diese Einrichtung durch die Aufnahme über die Anamnese, die Intervention bis hin zum Abschluss der Behandlung und darüber hinaus. Fasst man jede Phase des Prozesses ins Auge, dann kann man alle Probleme auflisten, die üblicherweise passieren die zu überflüssigen Kosten für die Einrichtung führen. Oft sind es Probleme in den frühen Stadien der Betreuung, die besonders kostspielig sind – Probleme wie eine schlechte Anamnese, schlechte Wahl einer Einrichtung durch den Überweisenden, unpassende Räumlichkeiten oder die Art der Dienstleistung, die der Bevölkerung zur Verfügung steht.

Die durch schlechte Qualität verursachten internen Kosten sind die finanziellen Auswirkungen aller dieser Probleme auf die Einrichtung – oder das eingesparte Geld, wenn diese Probleme nicht auftauchen. Gewöhnlich handelt es sich dabei um einen hohen Prozentsatz der jährlichen Betriebskosten. Ob eine Einrichtung den Fokus auf die finanziell besonders relevanten Probleme richten muss, hängt davon ab, ob der Aufwand für deren Behebung vergleichsweise niedrig ist: Es könnte eine höhere Verzinsung der eingesetzten Mittel herausspringen, wenn sie für andere Dinge eingesetzt würden; dies würde durch eine Einschätzung der Kosten für eine Prävention deutlich werden.

Kosten für eine Prävention. Hier handelt es sich um den Aufwand für die Vermeidung für die durch interne Fehler verursachten Probleme und Beschwerden. Evaluatoren können diese Kosten durch eine Fokussierung auf jedes einzelne Problem und das Sammeln von Ideen zu den möglichen Ursachen einschätzen. Dann werden Daten gesammelt, um herauszufinden, welche Gründe tatsächlich am stärksten zum Entstehen des Problems beitragen; sodann wird der Aufwand für die Beseitigung Definition wichtigsten Ursachen kalkuliert.

Kosten für Einschätzung und Gewährleistung. Hier handelt es sich um die laufenden Gesamtkosten für den Betrieb eines Qualitätssystems, für Fortbildung und andere Aktivitäten, die im Normalfall dazu beitragen, eine hohe Qualität aufrechtzuerhalten und Problemen vorzubeugen. Dazu zählen Erhebungen, Audits, Ermittlung des Aufwands für Qualität, Zeitaufwand für Problemlösungen und andere Kosten, die nicht zu den Kosten für die Prävention zählen.

13.5.4 Messung der Qualität im Rahmen einer Qualitätsevaluierung: Schlussbemerkung

Dieser Abschnitt des Kapitels erörterte verschiedene Verfahrensweisen der Messung der Servicequalität, wobei drei Qualitätsdimensionen ins Spiel gebracht wurden; die Datenerhebung wurde in Bezug zu jeder dieser Dimensionen gesehen für Input, Prozess und Resultate. Am Schluss dieses Abschnitts über Messverfahren müssen wir festhalten, dass der Evaluator wahrscheinlich erkennen wird, dass Informationen zur Qualität bereits für die fragliche Einrichtung vorhanden sind; trifft dies nicht zu, dann wurde im Rahmen anderer Studien wahrscheinlich bereits überlegt, wie die Qualität der jeweiligen Einrichtung zu messen sei. Im Kapitel 11 haben wir festgestellt, dass eine primäre Datenerhebung nicht der einzige Weg ist, Daten für eine Evaluation bereit zu stellen, obschon es das teuerste Verfahren ist. Es gibt drei Datenquellen für eine externe Qualitätsevaluierung. Primäre Daten sind solche, die der Evaluator selbst direkt und unabhängig von der Einrichtung ermittelt. Sekundäre Informationen sind solche, die die Einrichtung für ihre Zwecke erfasst und die der Evaluator ebenfalls benutzen kann unter der Voraussetzung einer hinreichenden Validität und Reliabilität. Tertiäre Daten sind solche, die über die Einrichtung bereits publiziert worden sind, z.B. in amtlichen Statistiken oder in Ergebnisberichten. Die Verwendung von sekundären und tertiären Daten für Qualitätsevaluierungen der Kostenträger wird bei Øvretveit (1994d) diskutiert, über eine Qualitätsevaluierung aufgrund von sekundären Informationen berichtet der gleiche Autor (1988).

Die Durchführung von Qualitätsevaluierungen kann leichter sein als andere Arten von Evaluationen, wenn eine beträchtliche Fülle von bereits veröffentlichtem Material vorhanden ist, die die Evaluation für die betreffende Einrichtung verwenden kann. Ein weiterer Grund könnte sein, dass bereits eine Einrichtung der gleichen Art evaluiert worden ist und der Evaluator von den Untersuchungsmethoden und den Techniken, die andere schon verwendet haben

und in einer wachsenden Zahl von Fachzeitschriften veröffentlicht wurden, profitieren kann.

13.6 Audit, Akkreditierung und Evaluation von Qualitätsprogrammen

Im ersten Abschnitt dieses Kapitels haben wir festgehalten, dass es im Gesundheitswesen viele verschiedenen Arten von Qualitätsevaluierungen gibt; dann befassten wir uns ausführlich mit Methoden für die Messung der Qualität in externen Evaluationen. In diesem Abschnitt wenden wir uns nun den internen, partizipatorischen und entwicklungsorientierten Qualitätsevaluierungen zu und der Frage, wie ein Qualitätsprogramm zu evaluieren ist.

Audits, Akkreditierungen, Qualitätsprogramme wie viele anderen Initiativen zur Qualitätsverbesserung sind tatsächlich Beispiele für eine breitere Kategorie der «Managementtechnologien», zu denen das Projektmanagement gehört, die Unternehmensführung durch Zielsetzungen, eine leistungsorientierte Bezahlung, um nur einige zu nennen. Viele Management-Technologien sind ohne Evaluation in den Bereich der gesundheitlichen Betreuung eingeführt worden – ein Grund, warum sie von Klinikern mit Skepsis betrachtet werden. Initiativen zur Qualitätsverbesserung hingegen sind insofern anders, als sie die Bedeutung von Maßstäben, Fakten und Evaluationen hervorheben beim Bestreben, die Qualität systematisch zu verbessern. Umso wichtiger ist deshalb, dass diese Verfahrensweisen evaluiert werden, und das Fehlen eines validen Nachweises ihrer Effektivität ist deshalb um so erstaunlicher.

13.6.1 Audit: eine Anmerkung zur Terminologie

Im Kapitel 8 wurde festgestellt, dass sich die Zahl und die Art der Kontrollen im Gesundheitswesen erhöht hat und dass ein Bedürfnis besteht, eine Grenzlinie zwischen den Routinekontrollen einerseits und einer Evaluation andererseits zu ziehen, auch wenn diese Grenze etwas willkürlich ist. An dieser Stelle befassen wir uns mit den Audit-Evaluationen der klinischen Praxis, die üblicherweise von Fachkräften in ihrem eigenen Bereich durchgeführt werden oder von Kolleg-Innen («klinischer Audit» oder «klinische Qualitätssicherung») wie auch organisatorische Audits und Akkreditierungen.

Der Gebrauch der Begriffe auf diesem Feld ist verwirrend. Traditionell wurden Qualitätsevaluierungen von Fachkräften durchgeführt in Relation zu ihrer eigenen Praxis (Selbstevaluierung durch Fachkräfte) oder eine Einschätzung auf lokaler oder nationaler Ebene durch Berufsgenossen. In Europa wurde dafür der Begriff «Qualitätssicherung» geprägt, obschon mit diesem Ausdruck auch noch andere Dinge bezeichnet werden (Ellis und Whittington 1993; Shaw 1993). Viele Einrichtungen des Gesundheitswesens verfügen über «interne Qualitäts-Audits» und Auditoren in ihren für Qualität zuständigen Abteilungen, um ihre Qualitätssysteme zu überwachen, zu testen und zu verbessern. In einer Einrichtung kann ein Qualitätssystem eingeführt worden sein, weil man dies tun musste oder weil man glaubte, dies sei der beste Weg, die Servicequalität zu gewährleisten um wettbewerbsfähig zu bleiben oder Kostenträgern und staatlichen Kontrollinstanzen zu demonstrieren, dass man Kontrolle und Qualitätssicherung systematisch betreibt.

In Großbritannien wird die professionelle Selbstevaluierung «professioneller Audit» genannt, obschon sie manchmal auch als professionelle Qualitätssicherung bezeichnet wird. Im Folgenden befassen wir uns mit dem medizinischen Audit in Großbritannien, an dem sich viele Merkmale der Selbstevaluation oder der Evaluation durch KollegInnen in anderen Ländern aufzeigen lassen (Øvretveit 1997a).

13.6.2 Medizinische und klinische Audits

Folgt man einem kritischen Bericht des *National Audit Office* Großbritanniens vom Dezember 1995, dann ist festzuhalten:

Das Gesundheitsministerium ist auch fünf Jahre nach der Einführung des klinischen Audits in das Gesundheitswesen nicht in der Lage, dessen Vorteile einzuschätzen, räumte der Leiter des NHS in der letzten Woche ein. […] einige Abgeordnete drückten ihr Erstaunen aus, dass das NHS immer noch nicht das Ergebnis der rund 100 000 klinischen Audits bewertet hat, die von Gemeinschaftspraxen, Gesundheitsbehörden und niedergelassenen Ärzten durchgeführt worden sind. Ein Labor-Abgeordneter verlangte zu wissen, wie das NHS die bisherigen Ausgaben von 279 Mill. Pfund für klinische Audits in Krankenhäusern rechtfertigen könne – der Gegenwert für die Beschäftigung von jährlich 1500 Ärzten (Health Service Journal vom 21. März 1996, S.7).

Der Begriff «Audit» meint die Berichterstattung über Tätigkeiten und diese Ergebnisse mit den Erwartungen zu vergleichen. Seit 1990 sind alle Ärzte, die im britischen NHS tätig sind, verpflichtet, am medizinischen Audit teilzunehmen, der in etwa definiert werden kann als die systematische Verwendung von Daten und Methoden, um bei der medizinischen Betreuung die vorrangigen Probleme zu bestimmen und zu lösen. Medizinische Audits werden eingesetzt, um eine Vielzahl von Aktivitäten zu beschreiben, von denen die meisten ganz oder teilweise mit der Evaluation der Qualität der Diagnosen, der Behandlung und Betreuung befasst sind. Sie werden sowohl auf nationaler wie auf lokaler Ebene durchgeführt: Die nationalen und regionalen medizinischen Audits werden von Fachärzten ausgeführt und sind auf Vergleiche sowie auf die Unterstützung bei der Einführung von fundierten Behandlungstechniken fokussiert (z.B. NCEPOD 1987, 1989, 1993); auf kommunaler Ebene überprüfen Fachärzte ihre eigene Tätigkeit, indem sie sich mit besonderen Problemen beschäftigen oder Trends einschätzen; manchmal führen sie auch Audits durch, die fachübergreifend sind und mehrere Leistungserbringer betreffen.

Zu den Zielen des medizinischen Audits zählen die berufliche Fortbildung und die persönliche Weiterentwicklung, Forschungen über Effektivität, die Steigerung der lokalen Effektivität der medizinischen Betreuung, der Nachweis der medizinischen Qualität gegenüber Kostenträgern oder der Öffentlichkeit, die Verbesserung der medizinischen Betreuung am Ort, Verringerung und Verhinderung schlechter medizinischer Betreuung sowie die Kostenreduzierung der medizinischen Behandlung. Für die Audits gibt es drei vorherrschende Modelle. Beim ersten handelt es sich um einen «Audit-Kreis», der die Standards und Verfahrensweisen festlegt, die Betreuung mit den Standards vergleicht, Abweichungen aufdeckt und Korrekturen durchführt (Shaw 1989; Øvretveit 1992a). Das zweite ist ein «Forschungsmodell», in dem ein Audit eingesetzt wird, um ein Forschungsvorhaben zu charakterisieren. Das dritte schließlich ist das Modell der «kontinuierlichen Qualitätsverbesserung», das auf die Betreuungsprozesse fokussiert ist und experimentelle Techniken verwendet, um kleinformatige Experimente durchzuführen (Berwick 1996). Black (1992) diskutiert die Beziehungen zwischen Audit, Forschung und Weiterbildung.

Die Bedeutung der medizinischen Audits für die Qualitätsevaluierung besteht darin, dass sie einen bestimmten Typus der Qualitätsevaluierung darstellen, bei denen professionelle Fachkräfte sowohl die Durchführenden wie auch die Nutzer der Evaluation sind. Medizinische Audits können von den in den Evaluationen verwendeten Techniken profitieren, z.B. von den qualitativen Evaluierungsmethoden, und umgekehrt: die Evaluation kann von erfolgreichen medizinischen Audits lernen, wie man sich der Daten bedient, die durch diesen ermittelt worden sind. Zwei Beispiele dazu sind die Technik der Qualitätseinschätzung durch KollegInnen, die in Zusammenarbeit zwischen Fachkräften und Patienten in der Primärpflege entwickelt wurde (Øvretveit 1991a) sowie in Einrichtungen für Menschen mit Lernbehinderungen (Øvretveit 1988).

In medizinischen Audits werden die Ergebnisse der Evaluationen von Behandlungen und Dienstleistungen oft verwendet: Die «Evidence-based Medicine»-Bewegung, die an empirischen Nachweisen orientiert ist, sieht in den medizinischen Audits ein Mittel, Kliniker zu ermutigen, stärkeren Gebrauch von Effektivitätsforschun-

gen zu machen, indem sie als Basis für Standards und Richtlinien in den Audits verwendet werden (Sacket et al. 1996; Gray 1997). Über Evaluationen von medizinischen und klinischen Audits (z.B. fächerübergreifenden Audits) in Großbritannien berichten Kerrison et al. (1993), Walshe und Coles (1993) und Kogan und Redfern (1995). Strategien bei Audits und ihre Bedeutung für die Beziehung zwischen Management und Fachleuten werden von Pollitt (1987, 1990) erörtert.

13.6.3 Organisations-Audits und Akkreditierungen

Wir haben bereits festgestellt, dass die Bewertung einer Dienstleistung anhand vorhandener Standards eine Methode der Qualitätsevaluierung ist: Eine dieser Verfahrensweisen ist das Organisations-Audit (Brooks und Pitt 1990; Brooks 1992). Ein Audit der organisatorischen Qualität besteht in der Untersuchung der Vorkehrungen der Organisation für die Überwachung und Gewährleistung der Qualität ihrer Produkte und Leistungen. Audits verwenden Kriterien (oder «Standards»), anhand derer die Auditoren Elemente der Planung, der Organisation, des Systems und der Leistungen bewerten. Diese Kriterien basieren auf einem Beziehungsrahmen, die die Organisationsbereiche hervorheben, von denen die Organisationsexperten glauben, dass sie wesentlich sind für die Fähigkeit der Organisation, kontinuierlich eine qualitativ hochwertige Leistung zur Verfügung zu stellen. «Auch wenn er die Qualität der klinischen Betreuung nicht garantieren kann, so stellt doch ein Audit ein gutes Messverfahren für die Fähigkeit des Krankenhauses dar, die klinische Qualität nachhaltig aufrechtzuerhalten», wie Brooks und Pitt (1990) es formulieren.

Ein Organisations-Audit kann wie ein medizinischer Audit zur Kontrolle und Zuständigkeitsprüfung wie auch als eine entwicklungsorientierte Methode eingesetzt werden, auch wenn es derzeit noch fraglich ist, ob er sich für beide Zwecke gleichermaßen eignet. In Großbritannien ist der Organisations-Audit zu einer Verfahrensweise bei der Akkreditierung geworden, allerdings als eine freiwillige Leistung. Er kann als nützliches Werkzeug bei der Qualitätsevaluierung dienen, weil er zunächst von den MitarbeiterInnen der Einrichtung verlangt, sich in Bezug auf eine Reihe von Standards zu beurteilen, bevor der Auditor kommt und eine externe Einschätzung vornimmt. Eine effektive Balance ist dann gegeben, wenn KollegInnen aus einer anderen Einrichtung sich zu einer wechselseitigen Evaluierung unter Verwendung dieser Standards bereit finden. Das von der amerikanischen *Joint Commission for Accreditation of Healthcare Organizations* benutzte System hat den Fokus von Input und Prozess verlagert auf eine stärkere Akzentuierung von Ergebnissen und Ergebnisvergleichen (JCAHO 1991); es versucht zudem, eine Philosophie der permanenten Qualitätsverbesserung zu integrieren.

Bezugsrahmen für Audits und Qualitätspreise wurden von Experten minuziös entwickelt, um die Gebiete abzudecken, von denen man annimmt, dass sie maßgebend sind für qualitativ hochwertige Ergebnisse; einige beinhalten auch Verfahrensweisen für die Erfassung von Trendergebnissen. Den Einsatz dieser Techniken für Evaluationen im Gesundheitswesen erörtert Øvretveit (1994a). Die Vorteile dieser Bezugsrahmen für Audits liegen in den normierten und umfassenden Standards und Methoden für eine Qualitätsevaluierung; sie können auch für vergleichende Evaluationen verwendet und als Ausgangspunkt für die Diskussion mit Nutzern über die zu evaluierenden Punkte verwendet werden. Der wichtigste Nachteil besteht darin, dass noch keine Untersuchung im Hinblick darauf durchgeführt wurde, ob hohe Werte beim Input und den Prozess-Standards tatsächlich zu guten Werten für die Qualität der Ergebnisse führen.

13.6.4 Evaluierung von Qualitätsprogrammen

Der letzte Typus der Qualitätsevaluierung, mit dem wir uns in diesem Kapitel befassen wollen, ist die Evaluierung von Qualitätsprogrammen. Viele Organisationen im Gesundheitswesen stellen Programme auf die Beine, um Qualitätssicherungssysteme einzuführen und Mitarbeiter-

Innen in der Benutzung dieser Methoden auszubilden. Ein Bestandteil dieser Programme ist die Evaluation des Programms selbst, um die Entwicklung dieses Programms zu überprüfen und es gegebenenfalls weiterzuentwickeln. Es gab regionale wie nationale Initiativen, das «Total Quality Management» (TQM) im Gesundheitswesen versuchsweise einzuführen; dies führte seitdem zu einigen Evaluierungen, z.B. des TQM-Programms des NHS (Joss et al. 1994; Joss und Kogan 1995), des entsprechenden norwegischen Programms (Øvretveit 1996b, 1997b im Druck) sowie des Programms für die Primärpflege im früheren Oxford-Distrikt in Großbritannien (1996).

Wie würde ein interner oder externer Evaluator die Evaluation eines Qualitätsprogramms durchführen? Wenn wir ein solche Programm als Intervention in eine Organisation betrachten, dann gibt es mindestens sechs mögliche Verfahrensweisen, je nachdem, für wen die Evaluation durchgeführt wird und mit welchen Zielsetzungen. Die erste Vorgehensweise kann darin bestehen, das Programm und seine Vorgeschichte zu beschreiben und dabei ein Design vom Typus 1 zu verwenden, wie dies im dritten Kapitel beschrieben wurde. Die zu beschreibenden Merkmale würden dabei bestimmt von den Fragen der Nutzer an die Evaluation und durch die Kriterien der Bewertung – häufige Fragen des Management sind: «Welchen Wert stellt das Programm für die MitarbeiterInnen der gesundheitlichen Einrichtung dar?» «Was müssen wir tun, um die Motivation des Personals zu verbessern, sich an der Optimierung der Qualität zu beteiligen?»

Ein zweiter Ansatz besteht darin, die Leistungserbringer, die Gegenstand der Untersuchung sind, zu fragen, was sie von diesem Programm halten, seiner Entwicklung und seiner Wirkung (die Methode, die von Lawrence und Packwood [1996] am häufigsten angewandt wurde). Die dritte Vorgehensweise vergleicht die auf die Qualität der Leistungen gerichtete Planung der Einrichtung und ihre Ziele mit der aktuellen Praxis. Ein Hindernis für die Evaluatoren, die diesen Ansatz nutzen möchten, ist der Umstand, dass nur wenige Einrichtungen überhaupt über entsprechende Planungen oder Ziele verfügen, die nützlich für die Evaluierung wären. Andererseits kann aber das Fehlen von evaluierbaren Zielen und Plänen auch nützlich sein, weil es die Aufmerksamkeit auf das Fehlen dieser notwendigen Voraussetzung für ein Qualitätsprogramm lenkt.

Eine vierte Vorgehensweise besteht darin, die Praxis einer Einrichtung zu vergleichen mit einem «idealen» Modell dessen, was getan werden sollte, um ein Qualitätsprogramm erfolgreich zu realisieren. In der entsprechenden Fachliteratur gibt es keinen Mangel an derartigen Modellen; nur wenige eignen sich jedoch für das staatliche Gesundheitswesen, und die meisten betonen darüber hinaus die Notwendigkeit, das Modell der jeweiligen Einrichtung anzupassen. Die Evaluatoren haben die Option, ihr eigenes Modell zu entwickeln, indem sie sich die Fachliteratur zunutze machen (z.B. Joss und Kogan 1995; Øvretveit 1996b). Ein fünfter Ansatz wäre, die Qualität der Leistungen vor und in bestimmten Zeitabständen während des Qualitätsprogramms direkt zu messen. Theoretisch wäre dieser Ansatz

der richtige; es besteht vielleicht sogar die Möglichkeit, sich der Messwerte zu bedienen, die der Einrichtung vorliegen, und auch eigenständig Messungen vorzunehmen. Tatsächlich haben aber nur die wenigsten Einrichtungen im Zeitraum vor der Programmaufnahme Messungen durchgeführt und wurden erst um eine Evaluierung gebeten, als das Programm bereits eine Weile lief. Die sechste Verfahrensweise ist, von einem Bezugsrahmen von wesentlichen Alternativen auszugehen, mit denen sich alle Einrichtungen konfrontiert sehen, wenn sie ein Qualitätsprogramm initiieren, und dann die Entscheidungen mit denen der anderen Einrichtungen zu vergleichen (Øvretveit 1996b).

Eine weitergehende Erörterung der Methoden für interne wie externe Evaluationen für Qualitätsprogramme im Gesundheitswesen findet sich bei Joss et al. (1994), Joss und Kogan (1995) und Øvretveit (1996b, 1997c). Diese Verfahrensweisen sind von allgemeinerem Interesse, weil sich mit ihnen auch andere Management-Technologien und Veränderungen bei gesundheitlichen Einrichtungen evaluieren lassen.

Arten der Qualitätsevaluierung

Externe formale Einzelevaluation durch eine unabhängige Institution, mit der ein Vertrag abgeschlossen wurde, wie z.B. eine entsprechende Universitätseinrichtung oder privatwirtschaftliche Beratungsfirmen (z.B. ein «Evaluationsprojekt»).

Quasi-externe formale Einzelevaluation durch eine Regierungsstelle oder die Abteilung einer Organisation (z.B. die Gesundheitsbehörde eines norwegischen Kreises, die die Qualität oder das Qualitätssystem eines Leistungserbringers bewertet).

Interne formale Einzelevaluierung durch eine Person oder Abteilung in einer Organisation, die die Einrichtung leitet (eine spezielle Evaluationsstudie einer Abteilung durchgeführt von einem Koordinator für Qualität der gleichen Einrichtung).

Routinemäßige externe Evaluation durch eine unabhängige Organisation, mit der ein Vertrag abgeschlossen wurde, wie z.B. eine Akkreditierungs- oder Audit-Institution.

Routinemäßige quasi-externe Evaluation durch eine staatliche Stelle oder eine unabhängige Abteilung in einer Organisation, die für die routinemäßige Qualitätskontrolle zuständig ist.

Routinemäßige interne Evaluation: eine routinemäßige Selbstkontrolle im Rahmen der Qualitätssicherung und Qualitätsverbesserung durch Fachkräfte oder Fachabteilungen.

Schritte bei der Evaluation von Qualität

1. Klären, für wen die Evaluation durchgeführt wird. Wer fordert und / oder bezahlt die Evaluation, wer ist der Hauptnutzer?
2. Klären der Entscheidungen und Aktivitäten, die aus der Evaluation resultieren könnten. Zu welchem Zweck wird die Evaluation gewünscht?
3. Klären der Evaluationskriterien. Wie definiert und beurteilt man Qualität, welche zusätzlichen Perspektiven möchte man einbeziehen, welche Perspektiven sollten nach Ansicht des Evaluators einbezogen werden und was sind die Kriterien der Qualitätsevaluierung?
4. Definition der Einrichtung, der zu beantwortenden Fragen und der Zielsetzung der Evaluation.
5. Die Qualitätsevaluierung entwerfen und planen.
6. Datenerhebung, die es den Nutzern ermöglicht, die Qualität der Einrichtung zu beurteilen.
7. Analyse und Berichterstattung über die Ergebnisse, die es den Nutzern erlaubt, die Qualität zu beurteilen und besser informierte Entscheidungen zu treffen.

13.7 Wie sich Qualität evaluieren lässt

Um dieses Kapitel zusammenzufassen, stellen wir im Folgenden einige Eckpunkte als Orientierung bei der Planung einer Qualitätsevaluierung zusammen. Das Design, die Methoden und die Schritte bei der Durchführung einer Evaluation der Qualität wird hauptsächlich von vier Faktoren bestimmt: einerseits die Nutzer einer Evaluation (für wen sie durchgeführt wird) sowie die Kriterien der Evaluierung, die Evaluatoren wie Nutzer vereinbart haben. Bei den Nutzern kann es sich um Fachleute handeln, die ihr eigenes Handeln evaluieren, oder um eine Einrichtung, die dies im Rahmen eines Weiterentwicklungsprozesses tut (eventuell in Reaktion auf eine externe Anforderung). Bei den Nutzern kann es sich auch um Patienten oder Patientenvereinigungen handeln, örtliche oder überregionale staatliche Stellen, um Führungskräfte der Einrichtung oder Kostenträger. Oft haben die Nutzer mehrere Funktionen, was für den Evaluator bedeutet, dass er Prioritäten zwischen primären und sekundären Nutzern festlegt.

Ein zweiter Faktor steht im Zusammenhang mit der Frage, ob die Nutzer bereits definierte Kriterien haben. Sind die Nutzer darüber noch im Unklaren, dann kann der Evaluator mit ihnen kooperieren und Kriterien festlegen, indem er ihnen Beispiele für Qualitätskriterien nennt, die sich für die Evaluation eignen könnten (z.B.

Kriterien aus einem Organisations-Audit) oder andere Definitionen von Qualität. Ein dritter Faktor, der Einfluss auf die Durchführung der Evaluation hat, hängt mit der Frage zusammen, ob es eine einmalige Evaluation sein soll – z.B. zur Unterstützung von Angehörigen des Managements bei der Entwicklung eines Qualitätsprogramms – oder ob es sich um eine Routineuntersuchung handelt. Ist Letzteres der Fall, stellt sich die Frage, ob es Zweck der Evaluation ist, verschiedene Systeme auf ihre Eignung für eine Routineuntersuchung zu prüfen. Der vierte Faktor ist, wer die Untersuchung ausführt. Handelt es sich um einen Evaluator, der von der Organisation unabhängig ist, d.h. um einen quasi-externen oder einen internen Evaluator?

Der Kasten skizziert die Schritte, die bei einer externen einmaligen Evaluation der Servicequalität angezeigt sind, sobald die Kriterien feststehen.

13.8 Schlussfolgerungen

Als Thema im Kontext der Evaluation besitzt die Servicequalität Merkmale, die ihr eine Alleinstellung verschaffen:

- Was wir unter Servicequalität verstehen, wird durch Werte und Interessen einer gesellschaftlichen Gruppe sehr viel stärker bestimmt als durch andere Kriterien, die bei der Evaluation einer Einrichtung zur Anwendung kommen.

- Die Einrichtungen, die wir evaluieren, führen selbst Qualitätsevaluierungen als Teil ihrer Qualitätssicherungs- und Verbesserungsprogramme durch.
- Evaluatoren werden mitunter aufgefordert, sowohl die Qualität einer Einrichtung als auch das Qualitätssicherungssystem zu bewerten, das die Einrichtung benutzt.
- Einrichtungen setzen die Ergebnisse bereits durchgeführter Evaluationen von Therapien um, um die Effektivität eines Services zu verbessern (indem sie z.B. Forschungsergebnisse heranziehen, um Richtlinien zu formulieren).
- Ergebnisevaluationen unterscheiden sich von Qualitätsevaluierungen, weil sie nicht die Qualität des Leistungsprozesses einschätzen. Evaluationen der Leistung können Qualitätsevaluierungen als einen Aspekt der Leistungen einer Einrichtung miteinschließen.
- Evaluatoren sollten sorgfältig die Evaluationskriterien der Nutzer für die Bewertung (primäre Evaluationskriterien) von jenen unterscheiden, die andere für die Einschätzung von Qualität benutzen (sekundäre Evaluationskriterien). Die Nutzer können sich vielleicht entscheiden, die Kriterien anderer ganz oder teilweise zu übernehmen; diese Entscheidung sollten sie aber in den frühen Phasen der Evaluierung treffen, als einen

Untersuchungsbericht abzuliefern, der von anderen Kriterien ausgeht und möglicherweise bei den Entscheidungen der Nutzer wenig hilfreich ist.
- Evaluatoren müssten abklären, was die Nutzer überhaupt evaluieren wollen: eine Einrichtung, ein Programm zur Qualitätsoptimierung oder ein System, das man zur Qualitätssicherung einsetzt.
- Es gibt viele Wege, Qualität zu evaluieren, sowie viele standardisierte Systeme und Standards, auf die der Evaluator zurückgreifen kann. Er kann versucht sein, sich voreilig für ein solches System zu entscheiden, ohne genau zu untersuchen, was die Nutzer der Evaluation benötigen, ohne Rücksicht auf die Zielsetzung der Evaluierung sowie die Kriterien, die bei der Bewertung verwendet werden sollen.
- Infolge der politischen Natur von Qualität gibt es mehr Raum für Verwirrung als in anderen Arten der Evaluation und es ist die Aufgabe des Evaluators, die Begriffe und Zwecke der Evaluation eindeutig und ausdrücklich darzulegen, also nicht die Verwirrung noch zu vergrößern oder ein unfreiwilliger Komplize einer Interessengruppe zu werden.
- Das folgende Schema hat sich als nützlich für die Evaluation der Servicequalität erwiesen:

	Input	Prozess	Ergebnisse
Qualität aus der Sicht der Patienten			
Qualität aus der Sicht der Fachkräfte			
Qualität aus der Sicht des Managements			

14. Steigerung des Nutzens der Evaluation

Warnende Worte eines erfahrenen Evaluator:
«Die Chancen stehen schlecht, dass eine Evalu-
ationsstudie als erfolgreich eingeschätzt wird»
(Parlett 1981, S. 200).

Den Wert einer Sache zu beurteilen, ist nur der
Anfang. Evaluatoren sind naiv, wenn sie glau-
ben, dass andere die aus einer Evaluation re-
sultierenden Informationen nur dazu benut-
zen, um ein Werturteil zu fällen, und dass
entsprechendes Handeln automatisch in die
Wege geleitet wird.

14.1 Einleitung

Wenn Evaluationsstudien so praktisch und
nützlich sind, warum wird dann nicht mehr Gebrauch von ihnen im Gesundheitsbereich und
bei politischen Entscheidungen gemacht? Es gibt
bereits Erkenntnisse aus Evaluationen, die sich
Fachkräfte im Gesundheitswesen und politisch
Verantwortliche bei ihren Entscheidungen und
im Alltag zunutze machen könnten. Das Wissen
nimmt zu, aber die Kluft zwischen Wissen und
dessen Umsetzung war niemals größer. Diese
Kluft wird jetzt erheblich kleiner werden dank
einer fortschrittlichen Informationstechnologie,
die auf die Kenntnisse leichten Zugriff verschafft, oder dank dem Grundsatz, dass die
Praxis jedes einzelnen auf einer auf Beweisen
fußenden gesundheitlichen Betreuung («evidence-based healthcare») basieren soll.

Brauchen wir wirklich mehr Evaluationen
oder eher mehr Wissen darüber, wie wir uns die
Evaluation zunutze machen und wie wir Veränderungen durchsetzen können? Fokussieren wir

unsere Aufmerksamkeit und unsere Ressourcen
auf die Evaluation von Therapien, auf Dienstleistungen und politische Maßnahmen, die
wirklich evaluiert werden müssen? Sollten wir
Evaluationen auf andere Weise durchführen, damit wir sicher gehen können, dass auch entsprechend gehandelt wird? Sollten wir vielleicht
auch Methoden für die Implementierung von
Evaluationsergebnissen evaluieren? In diesem
Kapitel werden Antworten auf diese Fragen diskutiert und Wege aufgezeigt, wie man Evaluationen nutzbringender gestalten könnte.

In diesem Buch wurde der praktische Wert
von Evaluationen beschrieben und eine Vorgehensweise vorgestellt, die die Fragen und informierten Entscheidungen der Nutzer in den
Mittelpunkt der Evaluation stellt, eingewoben in
ein Konzept einer «Evaluation für die Praxis»,
die in Kapitel 2 dargestellt wurde. Doch selbst
Evaluationen, die eng mit den Fragen der Nutzer
und Bedürfnissen verknüpft sind, werden oft
nicht in Handeln umgesetzt. Dafür gibt es viele
Gründe, von denen wir einige in diesem Kapitel
behandeln, wenn wir uns den Gebrauch von
Evaluationen ansehen, zunächst durch politisch
Verantwortliche und Manager, dann durch Kliniker.

Verantwortlichkeit für die Umsetzung und
für Veränderungen und die Grenzen ihrer Funktion als Evaluatoren sind zwei Themen dieses
Kapitels. Sind Evaluatoren zuständig dafür, dass
die Wahrscheinlichkeit möglichst groß ist, dass
ihre Ergebnisse auch umgesetzt werden? In diesem Kapitel wird die These vertreten, dass sie
diese Verantwortlichkeit gemeinsam mit den
Sponsoren und Nutzern haben und dass es in je-

der Phase der Evaluierung Möglichkeiten gibt, die Umsetzung der Resultate zu optimieren. Evaluatoren sollten sich nicht damit zufrieden geben, dass ihre Arbeit wenig Wirkung hat. Sie und die Nutzer besitzen ein erhebliches Wissen aus empirischen Studien, das sich auf die Anwendung von Forschungsergebnissen und auf Theorien über Einflussnahme, Veränderungen und Implementierung bezieht, das sie nutzen können, um Evaluationen und anschließend ihre Umsetzung zu planen. Außerdem müssen sie verschiedene Methoden bewerten im Hinblick auf die Veränderung der klinischen Praxis oder das Management im Alltag.

14.1.1 Wer ist für die Umsetzung zuständig?

Evaluatoren sollten sich keine Sorgen machen, ob die Resultate ihrer Evaluationen implementiert werden. Das ist ausschließlich Sache der Nutzer, die bei ihrer Entscheidung auch noch andere Dinge berücksichtigen müssen, etwa die Frage, ob sie die Ergebnisse umsetzen wollen und gegebenenfalls wie.

Der Evaluator hat die Pflicht, die Verwendungsmöglichkeiten der Evaluation zu maximieren, denn er weiß besser als viele Nutzer, wie man sicherstellen kann, dass die Evaluation so geplant und durchgeführt wird, dass sie zu umsetzbaren Ergebnissen führt. Die Rolle, die sie in verschiedenen Phasen der Evaluation spielen, ist entscheidend dafür, dass gewährleistet ist, dass die Nutzer dem Evaluationsergebnis entsprechend handeln.

Gewisse Evaluatoren vertreten eine distanzierte und «rein wissenschaftliche» Haltung. Sie sehen ihre Rolle darin, das vom Sponsor formulierte Briefing für die Untersuchung entgegenzunehmen, die Evaluation zu planen und durchzuführen und den Bericht abzuliefern – die Rolle des «Postboten». Ob der Sponsor oder jemand anders aus den Bericht Konsequenzen zieht, spielt keine Rolle. Es gibt weder ein ausführliches Gespräch noch eine entsprechende Verhandlung in den ersten Phasen der Evaluation über deren Kriterien, noch berät der Evaluator über die

Umsetzung der Erkenntnisse bei der Beurteilung des Werts des Evaluierten.

Das andere Extrem repräsentieren die Evaluatoren, die ihre Rolle darin sehen, Sponsoren und andere zu unterstützen und ihnen bei der Entscheidungsfindung und deren Umsetzung zu helfen. Der «engagierte partizipatorische Evaluator» arbeitet in jeder Phase des Evaluationsprozesses mit den Nutzern zusammen, um ihnen zu helfen, ihre Fragen zu fokussieren, die Kriterien zu definieren, sie über die Daten zu informieren, sobald sie vorliegen, die Resultate zu interpretieren und sie bei der Aufgabe zu unterstützen, diese bei der Wertbeurteilung einzusetzen und Veränderungen zu implementieren.

In diesem Buch vertreten wir die Auffassung, dass das Ausmaß, mit dem Evaluatoren die Verwendung ihrer Evaluierung fördern, von der Art der Evaluation abhängt, die sie durchgeführt haben, sowie von der Perspektive, die ihr zugrunde lag – ihre Rolle ist in einer experimentellen Evaluation einer Therapie anders als bei einer Evaluierung einer gesundheitspolitischen Entscheidung, die auf der Basis einer Weiterentwicklung durchgeführt wurde. Ausnahmslos alle Evaluatoren haben jedoch die Pflicht, die Chancen, dass ihre Arbeit genutzt wird, zu optimieren. Sie sollten sich in stärkerem Maß die Forschung über die Nutzung von Evaluationen zunutze machen, um diese Chancen zu erhöhen in einer Art und Weise, die vereinbar ist mit dem Typus der Evaluation, den sie verwenden. Wir können aber auch von den Evaluationen lernen, die eine zu große Wirkung gehabt haben: Wie und warum wurden deren Resultate so schnell und so durchgreifend umgesetzt, obschon sie gründlich hätten hinterfragt werden müssen, wenn auch andere Dinge als die Ergebnisse der Evaluation vor dem Entscheid über Handlungsoptionen hätten bedacht werden sollen?

14.2 Verbesserung der Nutzung und Umsetzung von Evaluationen

Bereits 1601 wies James Lancaster nach, dass der Saft von Zitrusfrüchten Skorbut verhin-

derte, aber erst 1747 wiederholte James Lind das Experiment und die englische Marine setzte die Innovation uneingeschränkt erst 1795 um (und bei der Handelsmarine dauerte dies noch bis 1865) (Haines und Jones 1994).

Die Frage, wie man die Nutzung von Evaluierungen von Therapien, Dienstleistungen, politischen Maßnahmen und Interventionen bei Organisationen verbessern kann, ist Teil eines grundsätzlicheren Themas, nämlich der Nutzung von Forschung generell. Finanzielle Schwierigkeiten und andere Faktoren haben bewirkt, dass dem Thema, wie man Ergebnisse der Forschung zu Optimierungen im Gesundheitsbereich besser einsetzen könnte, eine größere Aufmerksamkeit gewidmet wird; dies gilt auch für die Auswahl der Forschungsthemen für die Finanzierung und die Ermutigung, Untersuchungen zur Effektivität und ökonomischeren Nutzung besser umzusetzen. Einige Vorgehensweisen bei der Nutzung von wissenschaftlichen Resultaten setzten immer noch auf eine vereinfachende rationale Annahmen bezüglich der Planung und Implementierung. Theorien der rationalen Planung wurden kritische hinterfragt auf ihre Eignung als Beschreibung oder Rezept für Veränderungen im Gesundheitswesen. Welche Schlüsse können Evaluatoren in Richtung der Evidence-based Healthcare aus den theoretischen und empirischen Untersuchungen bezüglich der Nutzung von Evaluationen oder von Forschung generell ziehen?

14.2.1 Belege für die Nutzung von Evaluationen

Es gibt einige Belege, die den allgemeinen Eindruck bestätigen, dass eine Evaluation ebenso und die meisten anderen Forschungen in der Tat keinen größeren Einfluss auf die Praxis haben (Booth 1988; HERG 1994). Die Umsetzung wurde wahrscheinlich erörtert in Bezug auf ökonomische Evaluationen (Coyle 1993; Salked et al. 1995), politische Entscheidungsfindungen und Implementierungen (z.B. Walt 1994a, 1994b) sowie die klinische Praxis (Haines und Jones 1994). Überall wird der Zeitbedarf thematisiert, der erforderlich ist, damit Ergebnisse von Evaluationen die klinische Praxis verändern oder die Politik oder Managemententscheidungen beeinflussen, wenn ein derartiger Einfluss überhaupt nachgewiesen werden kann (Goodwin und Goddwin 1984; Coyle 1993; Haines und Jones 1994).

Einige der früheren Einschätzungen der Nutzung der Evaluationen befassten sich mit der direkten Wirkung auf Entscheidungen, ob Einrichtungen erweitert oder geschlossen werden sollten. Shadish et al. stellten 1991 fest, dass «bis heute kein Fall bekannt geworden ist, bei dem ein Programm wegen Evaluierungsergebnissen abgebrochen worden sei» und dass andererseits zumindest kurzfristig Evaluationen selten das Budget für ein Programm beeinflussen, obschon sie interne Programmprioritäten verändern können, wie z.B. die Frage, welche Bevölkerungsgruppe Priorität haben soll, oder die Art und Weise, wie eine Leistung erbracht wird.

Spätere Bewertungen erfassen die Nutzung in einem größeren Kontext. Als Beispiel kann eine Untersuchung dienen, die fünf Kategorien von «Forschungsnutzen» beschrieb: a) Kenntnisse; b) Vorteile für zukünftige Studien wie eine bessere Definition des Ziels und die Entwicklung des Wissenschaftlers; c) Vorteile im politischen und administrativen Bereich; d) Vorteile für den gesundheitlichen und sozialen Bereich wie eine Kostenminimierung bei vorhandenen Diensten, Qualitätsverbesserungen, erhöhte Effektivität, mehr Gleichheit und Verbesserung des Gesundheitsstatus; (e) größere ökonomische Vorteile wie wirtschaftliche Effizienzsteigerung. Diese Untersuchung skizziert auch ein siebenstufiges Modell für die Beurteilung der Vorteile (HERG 1994). Nach einer Analyse der Nutzung ökonomischer Evaluationen schlägt Coyle (1993) ebenfalls ein Modell vor, das in jedem der vier «Wirkungsstadien» der Verbreitung, der Wahrnehmung, des Verstehens und der Nutzung Gründe für eine Nicht-Nutzung angibt und daraus Lehren zieht.

Wenn wir uns genauer ansehen, was wir unter Nutzung und Eindruck verstehen, dann sieht die alles andere als atemberaubende Wirkung einer Evaluierung für den eifrigen und ernsthaften

Evaluator, der sich dem Auftrag verpflichtet fühlt, die Welt zu einem angenehmeren Platz zu machen, weniger deprimierend aus. Sie kann uns auch bei einer besseren Nutzung von Evaluationen helfen. Nutzung bezieht sich darauf, wie Evaluationen von verschiedenen Parteien wie Fachkräften im Gesundheitsbereich kurz- oder langfristig benutzt wird, um Entscheidungen und Verhaltensweisen zu beeinflussen. Der Nutzen einer Evaluation ist der Wert, den die Evaluierung für die unterschiedlichsten Menschen wie Fachkräften im Gesundheitsbereich, Manager, Bürgerinnen und Bürger, politisch Verantwortliche und Wissenschaftler im Gesundheitswesen hat. Dieser Ausdruck bezieht sich auf die mögliche Nutzung, impliziert aber ein umfassenderes Konzept und ist eine notwendige, aber nicht hinreichende Voraussetzung für eine tatsächliche Nutzung. So verschafft eine hohe wissenschaftliche Validität einer Evaluation einen hohen Nutzwert für viele Nutzer, aber die tatsächliche Verwendung hängt von vielen anderen Faktoren ab.

Bei der Diskussion der Wirkung wurde festgestellt, dass sie je nach Partei unterschiedlich ausfällt, dass die zeitlichen Verläufe verschieden sind und dass die Wirkung selbst ein komplexer Prozess ist. Weiss (1978) beschreibt ein «wissenschaftsorientiertes Modell», in dessen erster Phase Wissenschaftler ein Problem identifizieren und Lösungen erarbeiten und diese dann ihren Weg in Anwendungen finden. Ein anderes Modell ist das «problemlösende», das bei einem praktischen Problem ansetzt, für das dann Wissenschaftler eine Lösung finden, die dann in der Praxis eingesetzt wird, z.B. in der Action Research. Um ein «taktisches Modell» handelt es sich dann, wenn eine Studie in erster Linie als Teil eines politischen und antagonistischen Systems der Politik benutzt und auch deshalb finanziert wird.

Im Unterschied zu diesen und anderen Prozessmodellen schlägt Weiss ein «interaktives Modell» vor, in dem es Aufgabe der Forschung ist, ein Problem zu konzeptionalisieren und zu definieren, wo Forschungsergebnisse und andere Überlegungen in einem komplexen Prozess miteinander verknüpft werden, wozu auch Meetings und Netzwerke von Politikern und Wissen-

schaftlern gehören. Dem sehr ähnlich ist das «Aufklärungsmodell», das Weiss im Anschluss an seine Untersuchungen von Entscheidungsfindungen propagiert:

> Alle Verantwortlichen, die wir befragt haben, berichteten uns über eine viel allgemeinere Form der Nutzung von Wissenschaft, die in der diffusen und indirekten Wirkung von wissenschaftlichen Gedanken auf ihr Weltverständnis zum Ausdruck kommt [...] Es handelt sich dabei nicht um einen bewussten, geplanten Gebrauch und ist nicht auf eine unmittelbare Anwendung fokussiert, sondern auf Informationen und Ideen aus der Forschung, die in ihren Wissensfundus übergehen, der einen Teil ihres intellektuellen Kapitals repräsentiert, auf den sie im Verlauf ihrer Alltagsarbeit ständig zurückgreifen (Weiss und Bucuvalas 1980, S. 263).

Walt (1994a) stellt die Frage: «Wie sehr beeinflusst die Forschung die Politik?» und lenkt die Aufmerksamkeit auf andere Modell als die der rational-linearen Sorte, um zu verstehen, wie wissenschaftliche Resultate eingesetzt werden. Der Autor beschreibt politische Veränderungen als Ergebnis einer Akkumulation von wissenschaftlichen Beweisen, weist aber auch auf Vorgehensweisen hin, die den «Prozess der Wissensdiffusion» beschleunigen könnten durch einen Rückgriff auf die «Analyse strategischer Verfahrensweisen». Bedient man sich einer derartigen Vorgehensweise, dann versteht man die Barrieren gegenüber der Forschung besser und kann sie ausnützen. Diesem Thema wenden wir uns nun zu – danach befassen wir uns mit Nutzungsmodellen für die klinische Praxis.

14.3 Warum werden Evaluationen nicht häufiger verwendet?

Welche Lehren können Evaluatoren und andere aus unserer Beschäftigung mit der Nutzung von Evaluationen und generell von Forschungsergebnissen ziehen? Dabei lassen sich zwei Hauptrichtungen unterscheiden: Empirische Untersuchungen über die Art der Verwendung von

Evaluationen sowie theoretischen Diskussionen darüber, wie man die Verwendung optimieren könnte, wobei einige sich auf empirische Studien stützen, andere auf Veränderungstheorien und auf den politischen Prozess generell.

Eine frühe Untersuchung des Gesundheitswesens wurde von Patton et al. (1977) durchgeführt, die sich mit der Wirkung von 20 Evaluationen befassten, die politische Maßnahmen und Programme im Gesundheitswesen zum Gegenstand hatten. Dabei stellte sich heraus, dass diese Evaluationen infolge einer Vielzahl von Gründen keinen greifbaren Effekt hatten: Die Ergebnisse waren unvollständig und nicht eindeutig, die Evaluatoren engagierten sich eher im akademischen Diskurs und in Qualitätsfragen als für die Sicherung der Relevanz für die Praxis und die entsprechende Wirkung; die Verantwortlichen waren kaum in der Lage, den Prozess der Entscheidungsfindung nachhaltig zu beeinflussen und verfolgten statt dessen ihre eigenen Ziele, die Evaluationen waren zu spät terminiert, um die Entscheidungen zu beeinflussen, und stießen zudem bei der Datenerhebung auf Probleme.

Es gibt eine Reihe von Studien über die Nutzung von ökonomischen Evaluationen und wie diese intensiviert werden könnten (z.B. Drummond et al. 1987; Coyle 1993; Salked et al. 1995). Eine englische Untersuchung von Wissenschaftlern, die von Ludbrook durchgeführt wurde, sowie ein Bericht von Ludbrook und Mooney, der sich ebenfalls auf eine Gruppendiskussion mit Führungskräften stützt, kommen zu dem Ergebnis, dass die Nutzer angeleitet werden müssten, die Resultate einer Evaluation einzuschätzen und umzusetzen. Ein Ergebnis war, dass einige Kliniker ökonomische Evaluationen als eine Bedrohung ihrer Freiheit empfanden und nicht verstanden, wie sie durchgeführt und wie sie benutzt werden. Die Untersuchung empfiehlt, dass die ökonomische Evaluation Teil des Managementtrainings und als eine Aufgabe des Managers verstanden werden kann und dass es Anreize geben sollte, diese sowie die entsprechenden Anforderungen einzusetzen.

Der HERG-Bericht (1994) über die «Einschätzung des Nutzens der Forschung im Ge-

sundheitsbereich» untersuchte einige empirische und theoretische Studien über die Nutzung von Evaluationen und kommt zu dem Schluss, dass bislang sechs Faktoren mit einer befriedigenden Nutzung verknüpft waren: kontinuierliche Unterstützung seitens der Sponsoren; enge Kooperation mit den wichtigsten Beteiligten; Angemessenheit und Qualität der Forschung; gute Mediation; eine angemessene Verbreitung der Resultate sowie weiterführende Programme, die den Bezugsrahmen für spezifische Projekte bilden. Diese Übersicht berücksichtigte allerdings nicht im Detail den großen Fundus an Untersuchungen über die Nutzung von Forschungen in der klinischen Praxis, auf die wir später in diesem Kapitel eingehen werden.

Einige der Schlussfolgerungen der empirischen Untersuchungen über die Nutzung von Evaluationen von Dienstleistungen und politischen Maßnahmen können wir wie folgt zusammenfassen:

- Die politisch Verantwortlichen nehmen Forschungen nicht zur Kenntnis oder machen von ihnen keinen Gebrauch, wenn sie von ihrer Ideologie abweichen oder ihr widersprechen (z.B. der englische «Black report» über Armut und Gesundheit; Walt 1994b).
- Neben den Informationen einer Evaluierung gibt es viele andere Faktoren, die die Reaktion von Politikern und Klinikern beeinflussen (z.B. Patton et al. 1977; Klein 1989).
- Das Risikopotential könnte von der Öffentlichkeit als gering eingeschätzt werden und kaum zu ändern sein; dies beeinflusst das Interesse der Entscheidungsträger an einem Teil der Forschung (Walt 1994b).
- Die Resultate einer Evaluation oder selbst einiger Evaluationen sind selten so überzeugend, dass sie eine Veränderung rechtfertigen – die «wissenschaftliche Unsicherheit» ist allgegenwärtig (Lindblom und Cohen 1979; Weiss und Bucuvalas 1980).
- Infolge der «bürokratischen Trägheit» und angesichts von Ergebnissen, die nicht zu den herrschenden Paradigmata passen, gibt es beträchtlichen Widerstand gegen Veränderungen bei Einrichtungen im Gesundheitsbe-

reich, selbst wenn es keine «zementierten» Interessen gibt (z.B. der «tomato effect»; Goodwin und Goodwin 1984).

- Die entsprechenden Forschungsergebnisse stehen oft weder zum Zeitpunkt der Entscheidung noch an ihrem Ort zur Verfügung.
- Forschungsergebnisse werden schlecht kommuniziert.
- Diejenigen, die sich verändern sollten, sollten am Prozess der Evaluierung beteiligt sein.

14.3.1 Bestimmung des zu Evaluierenden: Stärkung der Gewinner?

Ein Ansatz, die Nutzung zu optimieren, ist die sorgfältige Auswahl der Gegenstände der Evaluation, um etwas auszuwählen, bei dem die Wahrscheinlichkeit einer Veränderung am größten ist und bei dem die Wirkung – gemessen an Einsparungen und einer Verbesserung der Gesundheit – am stärksten wäre. Auf dem Feld der Evaluationen von Therapien und der Technologien sind Modelle und Verfahrensrichtlinien entwickelt worden, um die Geldgeber von Forschungsvorhaben zu befähigen, bei der Auswahl der zu finanzierenden Projekte systematischer vorzugehen (z.B. DoH 1994).

Ein Beispiel ist das computergestützte Modell «Prioritäten für den Einsatz von Technologien» (Eddy 1989). Das Modell wurde für das amerikanische *Institute of Medicine (IoM)* ausgearbeitet, das später sieben Kriterien für die Auswahl von zu evaluierenden Interventionen empfahl, von denen die ersten drei quantitativer Natur waren und die übrigen auf qualitativen Bewertungen beruhten:

- Das Vorliegen eines bestimmten gesundheitlichen Zustands
- Die Kosten der vorhandenen Technologie pro Einheit
- Schwankungen bei der Verwendung dieser Technologie
- Die Belastung für die Person durch den Krankheitszustand
- Die Wahrscheinlichkeit, mit der die Evaluierung die gesundheitlichen Resultate beeinflussen wird

- Das Potential der Beeinflussung der Kosten durch die Evaluierung
- Das Potential, das die Evaluierung bezüglich der Information über ethische, soziale oder juristische Fragen haben kann (IoM 1992).

Ein anderes Modell für die Beurteilung von zu evaluierenden Interventionen ist das von HERG (1996) vorgeschlagene, das einen Vier-Stufen-Plan vorsieht mit verschiedenen Arten von Evaluationen. Dieses Modell beschreibt auch Methoden für eine Kombination von ökonomischen Einschätzungen mit verschiedenen experimentellen und quasi-experimentellen Evaluationen.

14.4 Theorien der Implementierung, der Veränderung und des Einflusses

In einem Teil der zitierten Fachliteratur wird darauf hingewiesen, dass sowohl Wissenschaftler wie Entscheidungsträger oft fragwürdige Annahmen über den Entscheidungsprozess und die Einflüsse auf Veränderungen haben. Während einige Autoren die Unangemessenheit des rationalistischen Modells des Wandels wie anderer Modelle betonen, haben sich andererseits nur wenige mit der aktuellen Forschung über Organisationen, Veränderungen und politische Maßnahmen beschäftigt, um alternative Modelle für die Intensivierung der Nutzung von Evaluationen vorzuschlagen. Im Folgenden stellen wir nur einige dieser Theorien aus der Literatur zu diesen Themen vor. Für die Entscheidungsträger und ihre Berater stellt sich die Problematik anders dar als für die Manager auf den verschiedenen Ebenen oder die Kliniker. Wie man Theorien über Veränderungen umsetzen kann, hängt auch von der Art der Organisation und deren Kultur ab, in der die Resultate der Evaluation angewendet werden könnten. Das Folgende will nur illustrieren, wie diese Theorien bei der Planung behilflich sein können, den größtmöglichen Nutzen aus der Evaluierung zu ziehen.

Die früheren Untersuchungen von Implementierungen auf politischem Gebiet trennten die Formulierung einer Politik von deren Umsetzung und fassten beides als einen rationalen und sequentiellen Prozess auf. Die Formulierung der Politik und die Zielbestimmung wurde als Aufgabe der Politiker und deren Berater verstanden; deren Implementierung wurde als Aufgabe von Managern und den Fachkräften im Gesundheitswesen gesehen. In diesem Modell der «Planung und Kontrolle» bestand das Problem der Realisierung darin, dass man gewährleisten musste, dass die lokalen Verantwortlichen, die Manager oder das Fachpersonal die Planung auszuführten. Einige Nutzer und Evaluatoren gehen davon aus, dass Gesundheitspolitik auf diese Weise zustande kommt. Sie sehen die Funktion der Evaluation hauptsächlich darin, bei der Formulierung oder Verwirklichung der Politik zu helfen, z.B. indem sie garantieren, dass Führungs- und Fachkräfte im Gesundheitswesen wissen, dass die Evaluatoren ihre Leistungen mit den Plänen und Zielen vergleichen.

Fortschrittlichere Modelle der Umsetzung von Politik in den siebziger und frühen achtziger Jahren waren durch sozialwissenschaftliche Untersuchungen beeinflusst und durch die gleichen Theorien, die in das «Interaktionsmodell» des Gebrauchs von Forschungsresultaten münden, das wir eben angesprochen haben. Teilweise spiegelt es auch Veränderungen im Gesundheitswesen und der Dezentralisation des Entscheidungsprozesses wider, insbesondere in den skandinavischen Ländern. Die Forschung entdeckte für sich, was die meisten Führungskräfte wussten: dass die Entscheidungsträger und Planer sich oft der praktischen Schwierigkeiten nicht bewusst waren und die speziellen Umstände nicht genau kennen, denen eine Politik auf lokaler Ebene ausgesetzt sein würde. Diese und andere Entdeckungen am «politischen Prozess» führten zu einer zunehmenden Berücksichtigung der örtlichen Führungskräfte und anderer Beteiligten, nicht nur was die Umsetzung politischer Entscheidungen anbelangt, sondern auch in Bezug auf das «nach oben» gegebene Feedback, um politische Maßnahmen zu adaptieren oder zu verändern. Die aus diesen Untersuchungen resultierenden Theorien betrachteten die formulierte Politik nur als den Ausgangspunkt für deren Formulierung durch

die «Realisierung in der Praxis». In einigen Modellen werden politische Planungen und Zielsetzungen als «Ressourcen» aufgefasst, die etwa Manager für ihre örtlichen Intrigen einsetzen.

In einer Darstellung von «Top-Down»- und «Bottom-Up»-Ansätzen in Bezug auf Untersuchungen über die Implementierung geht Sabatier (1986) auf kritische Einwände gegen beide Verfahrensweise ein und argumentiert, dass sie den Machtfaktor außer acht lassen. Die Forschung ist derweil zu ausgeklügelteren Ansätzen gelangt, obschon dabei den Unterschieden zwischen dem Gesundheitsbereich und anderen Kontexten nicht ausreichend Beachtung geschenkt wurde oder den unterschiedlichen Fragen, die die Implementierung im Gesundheitswesen aufwirft je nach Rahmenbedingungen und politischen Maßnahmen. Eine nützliche Zusammenfassung anderer Modelle wie die der «rückwärts- und vorwärtsgewandten Kartierung» findet sich bei Joss und Kogan (1995).

Diese Modelle lassen sich als «interaktiv» oder «politisch» charakterisieren und fassen politische Maßnahmen und Ziele als sich während der Umsetzung verändernd auf. Diese Konzepte separieren nicht die Formulierung einer «Politik» von deren Umsetzung, sondern fassen sie als Interaktion auf oder als «Realisierung mit dem Charakter einer Evolution» (Majone und Wildavsky 1979). Evaluatoren können einschätzen, ob derartige Modelle den politischen Prozess zutreffend beschreiben, in den ihre Evaluierung eingebettet ist. Es könnte sein, dass dort die Chance, dass Ergebnisse von Evaluationen eine Wirkung haben, größer ist, wenn sie örtlichen Führungskräften zum richtigen Zeitpunkt zur Verfügung gestellt werden – zumindest eine größere Chance, als wenn sie auf die formalen Entscheidungsträger fokussiert werden oder auf jene, die es zu dem Zeitpunkt zu sein scheinen, an dem über die Politik entschieden wird.

14.4.1 Theorien über Entscheidungsfindung, Veränderungen und Einfluss

Die Entscheidungsfindung ist ein Thema, das mit der Umsetzung zwar verwandt, aber nicht identisch ist. Die Untersuchungen und Theorien zu diesem Thema können für Evaluatoren sowie für Nutzer von Evaluationen hilfreich sein, um die Ergebnisse besser zu verwerten. Es ist aber wichtig, dass im einen oder anderen Kontext keine Übergeneralisierung der Entscheidungsfindung geschieht. Beschreibungen und Modelle der Entscheidungsfindung auf dem Feld der Gesundheitspolitik müssen nicht unbedingt auf normale Entscheidungsprozesse des Managements, auf den klinischen Kontext oder auf Entscheidungsfindungen in der Notaufnahme eines Krankenhauses abgestimmt sein, die ganz anders verlaufen als in der Radiologie oder einer Pflegestation.

St. Leger et al. (1992) diskutieren Theorien der Entscheidungsfindung, die für die Evaluierung relevant sind. Sie lenken unsere Aufmerksamkeit darauf, dass viele Entscheidungen aufgeweicht oder umgestoßen werden (das hartnäckige Festhalten am Bestehenden kann infolge des «Phänomens der Unordnung» erfolgreich sein), auf politische und irrationale Faktoren (z.B. darauf, dass Entscheidungen eher eine symbolische denn eine funktionale Bedeutung haben) und auf die Tendenz, eine befriedigende Lösung zu finden und nicht eine, die die beste aller möglichen Alternativen darstellt («Optimierung»).

Weitere Theorien, mit deren Hilfe man eine Evaluation besser nutzen kann, sind die der Macht und des Konflikts in Großorganisationen (Morgan 1988) und des politischen Prozesses (Walt 1994a). Diese Theorien lassen die Evaluatoren besser verstehen, wie sie wahrgenommen werden und wie sie ihre Rolle auffassen können (Breakwell und Millward 1995). Eine weitere Kategorie relevanter Forschung bezieht sich auf Veränderungen im Verhalten und in Organisationen (French und Bell 1995; Burnes 1992). Im nächsten Abschnitt gehen wir auf Untersuchungen im letztgenannten Feld ein, wenn wir uns mit der Nutzung von Evaluationen im klinischen Bereich beschäftigen.

14.5 Kommt eine auf Nachweisen fußende Gesundheitsfürsorge?

Ob nun die Einsparungen groß oder klein sind, es gibt einfach keine Rechtfertigung dafür, Patienten ineffektive Verfahrensweisen aufzubürden oder Aktivitäten zu unterlassen, die sich als wirksam erwiesen haben [...] Wir können die Praxis nicht verändern, wenn der Patient nicht weiß, ob eine Vorgehensweise ineffektiv oder unangemessen ist (Stocking 1996).

Wenn der Wirkungsnachweis unzureichend ist, dann sollten Kliniker die Forderung nach angemessenen Untersuchungen unterstützen und nicht den unkontrollierten Einsatz von zweifelhaften Interventionen (Haines und Jones 1994).

In diesem Abschnitt befassen wir uns mit der Verwendung der Resultate von Evaluationsstudien durch Kliniker und gehen auch auf die Benutzung von Evaluationsmethoden als Teil des klinischen Alltags ein, z.B. wenn sie bei klinischen Audits eingesetzt werden. Eine der Fragen betrifft die Wahl der Therapie oder der Dienstleistung, die evaluiert werden soll, eine andere die Art, wie man dabei zu Ergebnissen kommt, die für Kliniker glaubwürdig sind. Ein anderer Fragenkomplex beschäftigt sich damit, wie man sicherstellen kann, dass Kliniker Gebrauch von der Resultaten der Evaluation machen, und wie man Veränderungen der Praxis fördern kann, sofern sie angebracht sind.

Geht man davon aus, dass eine angemessene Evaluationsuntersuchung richtig durchgeführt wurde, wie könnte man dann ihre Ergebnisse im Gesundheitsbereich besser nutzen? Dies ist eine der Fragen, mit der sich die Forschungsrichtung der Evidence Based Medicine (EBM) beschäftigt hat. Diese Art der Medizin ist als «gewissenhafte, explizite und durchdachte Verwendung der besten aktuellen Informationen bei der Entscheidungsfindung über die Betreuung von Patienten» charakterisiert worden. Das dabei praktizierte Verfahren bedeutet die Verschmelzung der höchsten klinischen Expertise mit den besten externen Erkenntnissen aus der systematischen Forschung (Sackett et al. 1996). Andere haben sich dafür ausgesprochen, ähnliche Prinzipien müssten auf die Entscheidungsfindung bei der Formulierung von Politik angewendet werden («auf Nachweisen basierende Politik»; Ham et al. 1995) sowie beim Management von gesundheitlichen Einrichtungen, wenn es darum geht, eine «Managementtechnologie» einzusetzen wie z.B. bestimmte Methoden der Qualitätssicherung (Øvretveit 1997c). Im Folgenden konzentrieren wir uns auf den Einsatz von Evaluationen in der klinischen Praxis.

Davids et al. (1996) sehen EBM auf fünf miteinander verbundenen Ideen gegründet: dass die besten verfügbaren Informationen in die klinische Entscheidung einfließen sollten; dass der zu erbringende Beweis durch das klinische Problem bestimmt werden sollte; dass epidemiologische und statistische Methoden verwendet werden sollten, um den zuverlässigsten Nachweis zu bestimmen; dass der Nachweis nur dann nützlich ist, wenn er in der Therapie von Patienten umgesetzt wird; und dass die Praxis kontinuierlich evaluiert werden sollte. Die Vorteile dieser Vorgehensweise sind von Rosenberg und Donald zusammengefasst worden (1995), die einen systematischen Prozess beschreiben, in dem Fragen geklärt, die Literatur recherchiert, die Belege bewertet und die Schlussfolgerungen auf die medizinische Praxis angewendet werden. Ein «hierarchisches Modell der Beweismittel» wird in formalen Bewertungen eingesetzt und bildet die Basis von Praxismodellen für die Beurteilung von Nachweisen. Wir gehen hier auf dieses Modell ein, weil es zeigt, welche Arten von Evaluationen und Nachweisen die Mehrzahl der Kliniker für glaubwürdig halten; es handelt sich außerdem um ein Modell und eine Reihe von Annahmen, die viele auch auf Evaluationen von Einrichtungen und auf Interventionen außerhalb der Therapie anwenden – zu Unrecht, wie ich meine.

Die Überlegungen, auf denen EBM basiert, haben eine lebhafte Debatte ausgelöst; auch die Aussage, dass 80% der medizinischen Therapien von zweifelhaftem Wert seien, wurde in Frage gestellt. Eine an der medizinischen Klinik des englischen *John Radcliffe* Krankenhauses durchgeführte Untersuchung ergab, dass 82% der Behandlungen durch Nachweise abgesichert waren (Ellis et al. 1995). Eine weitere Untersuchung führte zu dem Ergebnis, dass in der Chirurgie 91% sowie 65% der Behandlungen in der Psychiatrie auf experimentell abgesicherten Tests beruhten. Andererseits gibt es auch Befürchtungen, dass EBM möglicherweise missbräuchlich benutzt werden könnte – z.B. indem falsche Schlüsse aus unzureichenden Informationen gezogen werden oder die Verschwiegenheitspflicht verletzt wird. Briefe in Reaktion auf die Arbeit von Rosenberg und Donald (1995) im *British Medical Journal* enthielten weitere Einwände.

Ein vielleicht extremes Beispiel für diese Ein-

Tabelle 14.1: Das hierarchische Modell der Evidenz (Canadian Task Force on the Periodic Health Examination 1979)

Ebene 1	Informationen aus zumindest einem korrekt konzipierten Test auf der Basis einer Zufallsstichprobe
Ebene 2.1	Informationen aus korrekt konzipierten Tests auf der Basis einer Stichprobe, die nicht randomisiert war
Ebene 2.2	Informationen aus Studien auf der Basis von definierten Teilgruppen oder quotierten Stichproben, möglichst aus mehr als einer Einrichtung oder von mehreren Forschungsgruppen
Ebene 2.3	Informationen aus Vergleichen zwischen verschiedenen Zeitpunkten oder Orten mit oder ohne Interventionen sowie extremen Unterschieden in unkontrollierten Experimenten
Ebene 3	Meinungen von anerkannten Autoritäten, die auf klinischen Erfahrungen beruhen oder auf Berichten von Expertenkommissionen

stellung ist der Vorschlag, dass Therapien, die nicht evaluiert werden können, auch nicht finanziert werden sollten (Roberts et al. 1996). (Wir möchten auf den Unterschied zum allgemeinen Prinzip hinweisen, das von Cochrane vertreten wird, dass nämlich alle effektiven Therapien kostenlos sein sollten.) Für Evaluatoren ist diese Arbeit von grundsätzlichem Interesse, weil es auf einem Modell der experimentellen Untersuchung basiert, von dem behauptet wird, es sei das einzige valide Verfahren, um Behandlungen und Dienstleistungen zu evaluieren; von diesem Modell werden auch Kriterien abgeleitet, mit denen beurteilt werden kann, ob eine Therapie oder ein Service bewertet werden kann. Im BMJ-Artikel wird argumentiert, dass es vor der Evaluierung einer Intervention erforderlich ist, ob eine Einschätzung bezüglich der Intervention im Hinblick auf die folgenden Kriterien getestet werden kann:

1. Besteht die Intervention aus einer Komponente oder aus mehreren?
2. Ist die Intervention auf eine einzige, gut definierte Population gerichtet oder auf mehrere, schlecht definierte Populationen?
3. Handelt es sich bei der Intervention um einen ein- oder einen mehrdimensionalen Prozess?
4. Handelt es sich bei dem gesundheitlichen Effekt um ein ein- oder ein mehrdimensionales Ergebnis?
5. Können die angestrebten Resultate einfach oder nur schwer gemessen werden?

Roberts et al. (1996) schlagen vor, dass die These, eine bestimmte Dienstleistung sei wirksam, nicht getestet werden könne, wenn eine oder mehrere dieser Kriterien nicht zutreffen oder wenn zwei oder mehr nur teilweise zutreffen. Sie befürchten, dass «der Einfluss von EBM geschmälert wird, falls keine praktische Lösung für das Problem der Untestbarkeit gefunden werden kann, da die Gefahr besteht, dass sich die Aufmerksamkeit ganz auf die überprüfbaren Hypothesen richten wird, von denen die meisten im Sektor der Akutkrankenhäuser zu finden sind». Die Autoren gehen davon aus, dass Annahmen über die Effektivität vieler Hausbesuche, Pro-

gramme zur Gesundheitsförderung, alternativer Therapien, kommunaler Einrichtungen für psychisch Kranke und auf Gemeindeebene nicht getestet werden können.

Wird dieser Ansatz rigoros praktiziert, dann würde nur ein kleiner Bruchteil der Dienstleistungen, die bezüglich dieser Kriterien überprüfbar sind, finanziert werden. Diese Kriterien kommen aus der experimentellen Perspektive und basieren auf dem Ideal einer streng nach dem Zufall ausgewählten Stichprobe; die Kritik daran haben wir im Kapitel 5 dargestellt. Der Ansatz zielt also darauf, dass diese Kriterien bei allen Interventionen angewendet werden sollen, d.h. dass eine auf Nachweisen basierende gesundheitliche Fürsorge keine Nachweise aus anderen Arten von Evaluationen verwenden sollte.

14.5.1 Schlussfolgerungen bezüglich eines vermehrten Gebrauchs von Evaluationsergebnissen in der klinischen Praxis

Die Arbeiten von Roberts et al. (1996) und anderer Wissenschaftler, die der EBM-Bewegung zugerechnet werden können, sind für Evaluatoren von grundsätzlichem Interesse. Sie verdeutlichen nicht nur unterschiedliche Ansichten über das Wesen von Beweisen und Vorgehensweisen bei der Evaluation, sondern sie fokussieren auch Themen, Probleme und Lösungen, indem sie die Nutzung von Evaluationen in der klinischen Praxis fördern. Wir haben einige Aspekte bei der Auswahl von zu evaluierenden Testpersonen angesprochen und haben gezeigt, wie Beweise zu beurteilen sind, doch die Orientierung an den oben behandelten Kriterien ist keine Garantie dafür, dass eine Evaluation auch umgesetzt wird. Die Frage der Veränderung ist rückt immer stärker in den Mittelpunkt, und wir wenden uns nun einige Untersuchungen zu, die Veränderungen in der klinischen Praxis behandeln.

Ein Überblick über 36 Untersuchungen, die die Wirkung von statistischen Informationen auf die klinische Betreuung einschätzten, kam zum Schluss, dass Informationen allein kaum Wirkung haben (Mugford et al. 1991). Auch wenn dieser Überblick auf den Effekt von Informationen aus der klinischen und administrativen Datenverwaltung beschränkt ist, lässt er dennoch Rückschlüsse auf die Wirkung von Evaluierungsergebnissen auf die Praxis zu: Die Studie legt nahe, dass Informationen «sehr wahrscheinlich die klinische Praxis zu beeinflussen vermögen, wenn sie Teil einer umfassenden Strategie sind, die auf Entscheidungsträger zielt, welche bereits zugestimmt haben, ihre Praxis kritisch zu durchleuchten. Informationsfeedback hat dann eine Chance, die Praxis direkt zu beeinflussen, wenn es möglichst zeitgleich mit der Entscheidungsfindung geschieht.» Diese und andere Arbeiten unterstreichen die Möglichkeit der EDV, einen Einfluss zum Zeitpunkt der Konsultationen auszuüben oder andere Arten der Entscheidungsfindung zu unterstützen.

Es hat bereits umfangreiche Untersuchungen über die Verfahrensweisen gegeben, die sich mit der klinischen Umsetzung von Evaluationen in Form von Richtlinien, Anweisungen und Kriterien beschäftigen (z.B. die Umformung von Richtlinien in spezifische Kriterien für die Kontrolle der alltäglichen Praxis; Baker und Fraser 1995). EBM hat außerdem zu praktischen Methoden für Kliniker geführt, die Qualität der Beweise einzuschätzen (auf der Basis des hierarchischen Modells der Beweise). Diese Untersuchungen werden von Grimshaw und Russel (1994) gewürdigt, die sich mit der Umwandlung von Forschungsergebnissen in Richtlinien und deren Wirkung befasst haben. Sie schlagen einen Prozess in drei Schritten vor: a) die Entwicklung von Richtlinien; b) die Verbreitung dieser Kenntnisse z.B. durch Fortbildung und c) die Implementierung, wobei die Effektivität von speziellen Gedächtnisstützen für die Patienten zum Zeitpunkt der Konsultation besonders beachtet werden sollte.

Haines und Jones (1994) halten Richtlinien für eine von vielen möglichen Vorgehensweisen für die «Umsetzung von Forschungsergebnissen». Sie schlagen eine integrierte Strategie für die Beschleunigung der Implementierung vor, die eine systematische Auseinandersetzung mit Forschungsergebnissen, Richtlinien, kontinuierliche medizinische Weiterbildung und Audits umfasst wie auch die Erhöhung des Stellenwerts für die Implementierung bei professionellen Or-

ganisationen, Bildungsinstitutionen, Leistungserbringer, Einkäufer, der Öffentlichkeit und den politisch Verantwortlichen. Davis et al. bieten einen Überblick der Studien auf der Basis von Zufallsstichproben der verschiedensten Arten hinsichtlich einer kontinuierlichen medizinischen Fortbildung; Grays (1997) Überblick über diese Probleme ist aktueller. Einige dieser Überlegungen sind auch interessant bei der Entwicklung von Verfahrensweisen, die Manager beim besseren Gebrauch von Ergebnissen von Evaluationen unterstützen.

Die Lehren, die aus Untersuchungen zum Einsatz von Evaluationen gezogen werden können, um die klinische Praxis zu optimieren, können wir in folgender Weise zusammenfassen:

- Notwendigkeit, dass Kliniker die benötigten Informationen leicht identifizieren können und schnell Zugriff auf die verfügbaren Daten erhalten.
- Kompetente Übersichten und Datenbanken, z.B. das englische York Centre for the Review and Dissemination of the Results of Health Research, Effective Health Care Bulletins und die Cochrane Database of Systematic Reviews (Long et al. 1993); Sheldon und Chalmers 1994; Freemantle ea 1995).
- Notwendigkeit der Schulung von Klinikern, damit sie lernen, wie sie Informationen zu beurteilen und wie man sie umsetzen könnte (Donald und Rosenberg 1995).
- Kooperation mit Klinikern, um ihnen dabei zu helfen, ihre Routine zu ändern, mit dem Ziel, die Umsetzung von Informationen zu verbessern (Davis et al. 1995).
- Umwandlung der Evaluationsergebnisse in Vorschriften und Verhaltensanweisungen, wobei deutlich wird, an welchen Stellen die klinische Vertraulichkeit gewahrt werden muss (Grimshaw und Russel 1994; Baker und Frazer 1995).
- Anleitung der Patienten im Hinblick auf eine wirksame Praxis (Davis et al. 1995).
- Entwicklung und Implementierung von Richtlinien, wobei eine Reihe von erprobten Techniken eingesetzt wird (Haines und Jones 1994).

Zu den Auswirkungen, die aus diesen Gedanken resultieren, gehören nationale und lokale Datenbanken, Computersysteme um Informationen zur Verfügung zu stellen, aktuelle Tipps zur richtigen Zeit am richtigen Platz sowie lokale Projekte wie das englische Anglia and Oxford Region's Getting Research into Practice and Purchasing Project (Stocking 1996) und Systeme, die Patienten mit Informationen versorgen (Øvretveit 1996a).

Eine der wichtigen Themen, die die EBM ins Blickfeld rückt, ist die empirische Basis für viele Entscheidungen des Managements im Gesundheitswesen, für politische Maßnahmen und Reformen in diesem Bereich. Kliniker mögen zu Recht die Aufmerksamkeit auf das durch nicht evaluierte Managementtechnologien und politische Maßnahmen verschwendete Geld richten, obwohl Entscheidungen in diesem Bereich nicht nur durch Effektivität und Kosten allein, sondern auch durch andere Überlegungen bestimmt sein sollten. Wir stellen indes fest, dass aus den auf diese Weise zustande gekommenen Belegen oft nur schwierig Schlussfolgerungen gezogen werden können, und die Methoden, diese Informationen einzuschätzen, sind noch nicht gut entwickelt. Einige der Verfahrensweisen der EBM sind einer beschränkten und unangemessenen Auffassung von Evidenz verpflichtet, wenn sie auf bestimmte Interventionen angewendet werden.

Ein anderes Problem ist die Verfügbarkeit von Evaluationsergebnissen für Patienten. Einmal abgesehen von der ethischen Frage ihres Anrechts auf Informationen über Behandlungen (Øvretveit 1996a) gibt es etliche Belege dafür, dass die Information der Öffentlichkeit ein wirksames Mittel ist, die Praxis zu ändern, auch wenn einige Untersuchungen aus den USA vermuten lassen, dass der Effekt nicht so groß ist, wie man angenommen hat. Einige der wenigen Studien zu diesem Thema bezieht sich auf zwei Kantone der Schweiz (Tessin und Bern), in denen die Anzahl der Hysterektomien miteinander verglichen wurden. Dieser Vergleich war durchgeführt worden, nachdem der im Vergleich zu Norwegen und Großbritannien hohe Anteil von OPs neun Monate lang in den Medien diskutiert worden

war. Daraufhin sank die Rate im Kanton Tessin beträchtlich, während sie in Bern, das von der Diskussion ausgespart blieb, unverändert blieb (Domeenighetti et al. 1988). Die Veröffentlichung der Ergebnisse von Evaluationen außerhalb des Gesundheitswesens ist eine der Verfahrensweisen, die Wirkung von Evaluationen zu erhöhen.

14.6 Nützlichere Evaluationen

Der obige knappe Überblick sollte Wege aufzeigen, wie Evaluatoren und Nutzer einer Optimierung der Nutzung einer Evaluierung Rechnung tragen. Der Überblick war allerdings in allgemeinen Begriffen abgefasst und unterschied nur pauschal zwischen der Wirkung auf die Politik, auf das Management und die klinische Praxis: Er enthielt wenig über die vielen verschiedenen Arten der Entscheidungen und der Alltagspraxis in der Politik, dem Management und der Klinik, auf die Evaluationen Einfluss nehmen können und tatsächlich auch nehmen. Es wurde auch auf die verschiedenen Taktiken bei der Steigerung des Einflusses ökonomischer Evaluationen hingewiesen – ohne dies allerdings auszuführen –, die sich von denen unterscheiden, die bei experimentellen Evaluationen und solchen angebracht sind, die sich auf das Management beziehen oder auf dem gesunden Menschenverstand basieren.

Verfahrensweisen zur Optimierung des Einsatzes einer Evaluation hängen stark von der Art der Nutzer, ihren Entscheidungen und ihrer konkreten Situation sowie der Art der Evaluation ab. Problematisch für Nutzer wie für Evaluatoren ist, Forschungsarbeiten zur Umsetzung von Evaluationen aufzufinden, die am genauesten ihrer Situation und der Evaluierung entspricht, die richtigen Schlussfolgerungen daraus zu ziehen und zu erfahren, wie die praktische Entscheidung am besten beeinflusst werden kann. Dabei müssen sie sich auch mit der Vorgeschichte der Veränderung in der betreffenden Organisation befassen, um zu verstehen, wie Entscheidungen in der Vergangenheit getroffen wurden und warum damals Veränderungen Erfolg hatten oder scheiterten.

Evaluatoren wie Nutzer agieren zudem in einem Kontext, der der Umsetzung von Evaluationen zuträglich ist oder auch nicht. So gibt es in den meisten Staaten seit geraumer Zeit die Verpflichtung, neue Medikamente zu evaluieren; jetzt besteht in Australien die Vorschrift, auch das Kosten-Nutzen-Verhältnis anzugeben, bevor eine staatliche Kostenübernahme erfolgt (HERG 1996). In vielen Ländern wächst zudem der Druck, vor der Einführung neuer Technologien deren Evidenz durch Evaluationen zu belegen. Diese umfassenderen Anforderungen und kulturellen Veränderungen bestimmen, ob und wie Evaluationen verwendet werden.

Wir können dieses Kapitel in einer Reihe von Vorschlägen zusammenfassen zur Verbesserung der Umsetzungen von Evaluationen. Im Anschluss an die oben dargestellten Forschungsergebnisse sollten wir vorsichtig sein, von einer Form der Evaluation oder Situation auf eine andere zu generalisieren, auch wenn viele der folgenden Empfehlungen die Wirkung der meisten Evaluationen erhöhen würden.

Die Planungsphase

- Klären Sie die Fragen und Interessen von Sponsoren und Nutzern, die Entscheidungen, die die Evaluation beeinflussen soll, wann die Informationen benötigt werden und in welcher Form.
- Überlegen Sie, in welcher Weise Beteiligte, die die Evaluation nutzen könnten, einbezogen werden können oder wer vielleicht sein Verhalten ändern müsste.
- Planen Sie Verfahren, um die Wirkung der Evaluation zu erhöhen, indem Sie auf relevante Veränderungstheorien sowie auf Entscheidungsprozesse und auf Kenntnisse über das Schicksal früherer Vorschläge für Veränderungen oder Wandel in der fraglichen Einrichtung zurückgreifen.
- Machen Sie sich eine Vorstellung von den formellen und informellen Prozessen der Entscheidungsfindung, in denen die Resultate der Evaluation eine Rolle spielen sollen.
- Erörtern Sie zusammen mit Sponsoren und Nutzern mindestens drei Szenarien für die Ergebnisse und antizipieren Sie die Konsequenzen: a) die Evaluation bestätigt die derzeitige Vorgehensweise oder legt zumindest keine Änderung nahe; b) die Evaluation legt erhebliche Veränderungen nahe oder sollte erheblichen Einfluss auf die Entscheidung haben; c) die Evaluation ist unvollständig.
- Überlegen Sie, wie die Resultate am besten kommuniziert werden können und wer außer den Evaluatoren dies unterstützen könnte.
- Stimmen Sie einem «Vertrag» mit Sponsoren und anderen zu, wie sie bei der Verbreitung der Resultate helfen und die Umsetzung der Evaluierungsergebnisse optimieren können.

Während der Durchführung der Untersuchung

- Beteiligen Sie die Nutzer in angemessener Weise und verfassen Sie Zwischenberichte, sofern dies möglich und angebracht ist.
- Halten Sie unterschiedliche Vorstellungen fest, wie eine Veränderungsmöglichkeit, die während der Untersuchung auftaucht, realisiert werden könnte.
- Bereiten Sie Möglichkeiten für die Verbreitung der Ergebnisse vor.

Nach der Untersuchung

- Beachten Sie, dass verschiedene Kommunikationskanäle benötigt werden für die wissenschaftliche Diskussion und die Kommunikation mit Entscheidungsträgern.
- Teilen Sie Ergebnisse in der richtigen Weise, zum richtigen Zeitpunkt und den richtigen Leuten mit und unterstützen oder beraten Sie sie dabei.
- Präsentieren Sie Nutzern Ergebnisse klar und einfach, weisen Sie auf Gewissheiten und Grenzen hin und ermöglichen Sie denjenigen einen leichten Zugang zu den Details der Untersuchung, die die Glaubwürdigkeit und die Methoden der Studie bewerten wollen.
- Bemühen Sie sich um den Rat und die Unterstützung von formellen und informellen «Meinungsführern» bei der Einflussnahme auf den Entscheidungsprozess.
- Denken Sie über eine direkte Kommunikation mit der Öffentlichkeit – bei Zustimmung der Sponsoren und anderer – nach.
- Schätzen Sie die Wirkung der Evaluatio und

der Schlussfolgerungen ein, die die Wirkung zukünftiger Studien erhöhen könnten.

Im Ergebnis können wir festhalten, dass dieses Buch einen breiten Überblick über verschiedene Vorgehensweisen bei Evaluationen im Gesundheitsbereich gegeben hat. Das Ziel war zu zeigen, wie Evaluationen uns bei der Gesundheitsförderung helfen können, bei der Vermeidung sowie Heilung von Krankheiten, bei der Verbesserung unserer Arbeitsorganisation und der bestmöglichen Nutzung unserer Ressourcen. Die gesundheitlichen Probleme, denen sich die Kliniker, Führungskräfte und politisch Verantwortliche stellen müssen, sind zahlreich und unterschiedlich und es gibt eine Reihe von Interventionen, auf die wir zu unterschiedlichen Zeiten und in verschiedenen Anwendungen zurückgreifen können. Angesichts dieser Vielfalt brauchen wir mehrere Perspektiven und Methoden für die Einschätzung des Werts verschiedener Interventionen und selbst bei einer einzigen Intervention benötigen wir oft eine disziplinübergreifende Vorgehensweise.

Das Buch stellte die praxisbezogene und handlungsorientierte Evaluation in den Vordergrund sowie die Rolle von Werten bei der Entscheidung über das zu Evaluierende, den Kriterien der Evaluation, den Werten des Evaluators und derjenigen, die sich aufgrund der Ergebnisse der Evaluation ändern müssten. Fachkräfte im Gesundheitswesen benutzen jetzt ständig Evaluationen und machen auch häufigeren Gebrauch von den Methoden der Evaluation im alltäglichen Umfeld. Wie wir im Eingangskapitel festgestellt haben ist die Frage nicht mehr länger, ob man eine Evaluierung durchführen oder ihre Resultate benutzen soll, sondern wie man das am besten tut. Ich hoffe, dass dieses Buch Ihnen helfen wird, einen besseren Gebrauch von abgeschlossenen Evaluationen zu machen, ihre eigenen Evaluationen zu optimieren und Sie anzuregen, sich noch intensiver mit diesem faszinierenden Thema zu beschäftigen.

14.7 Schlussfolgerungen

- Evaluatoren haben unterschiedliche Ansichten über ihre Verpflichtung, die Umsetzung einer Evaluierungsstudie zu fördern. Einige nehmen die Haltung eines «Zustelldienstes» ein; sie interessiert es kaum, was Sponsoren oder andere Nutzer mit dem «Produkt» nach seiner «Auslieferung» tun. Andere Evaluatoren nehmen eine «engagierte» und «teilnehmende» Haltung ein und empfinden das Ausbleiben einer Umsetzung der Ergebnisse auch als ihr Versagen. Beide Einstellungen können ihre Berechtigung haben, doch alle Evaluatoren könnten mehr tun, damit der Wert der Evaluationen besser genutzt wird.

- Der Nutzen einer Evaluation ist der Wert, den sie für die Beteiligten hat, während der Begriff der Nutzung sich auf ihre Verwendung im Entscheidungsprozess bezieht. «Nutzen» bedeutet potenzielle Verwendung im Entscheidungsprozess, ist mithin ein umfassenderes Konzept und eine notwendige, doch nicht hinreichende Bedingung für die tatsächliche Verwendung. Die wissenschaftliche Validität einer Evaluation kann einen hohen Nutzen haben, doch die tatsächliche Nutzung erfordert mehr als das.

- Die Evaluationsergebnisse beeinflussen die Entscheidungsfindung und die Gestaltung von Politik in vielfältiger Weise. Untersuchungen haben verschiedene Effekte bei unterschiedlichen Personengruppen nachgewiesen; die Einflüsse brauchen unterschiedlich lang und werden in mannigfaltiger und komplexer Weise Realität.

- Die Ermutigung von Fachkräften, Prinzipien der Evaluierung im Tagesgeschäft anzuwenden ist ein Weg, die Resultate von Evaluationen in die klinische Praxis einzuführen und Fachkräfte anzuregen, selbst Evaluationen durchzuführen.

- Evaluatoren wie Nutzer können den Einsatz von Evaluationen optimieren, indem sie auf die empirische Forschung und die Theorien über die Implementierung, Veränderungen in Organisationen und des Einflusses zurückgreifen.

- Obschon es einige allgemeine Richtlinien für die Optimierung der Nutzung der meisten Evaluationen gibt, so müssen doch Evaluatoren wie Nutzer über eine Strategie entscheiden, die dem Gegenstand der Evaluation, der Art der Entscheidung oder politischen Maßnahme angemessen ist sowie der Kultur und der Vorgeschichte der Einrichtung im Gesundheitswesen oder dem zu ändernden System.

- Gewisse Annahmen der Evidence-based Healthcare sind fraglich, wenn sie auf die Einschätzung von Evaluationen für Dienstleistungen, alternative Therapien und bestimmten gesundheitliche Maßnahmen angewendet werden. Methoden für die Evaluierung von Techniken für die Veränderung der klinischen und Managementpraxis verdienen größere Aufmerksamkeit.

Anhang 1: Definitionen

Actionsforschung: Eine systematische Untersuchung, die das Wissen erweitern und gleichzeitig ein praktisches Problem lösen will (manchmal ist Aktionsforschung eine Art Evaluation – oft ist eine «entwicklungsorientierte Evaluation» Aktionsforschung).

Audit: Untersucht, ob eine Tätigkeit expliziten Standards entspricht, wie sie im Audit-Dokument niedergelegt sind. Der Prozess des Auditing kann durch externe Auditoren durchgeführt werden oder auch als interne Selbsteinschätzung, er kann allgemeine festliegende wie auch intern entwickelte Standards benutzen. Medizinische und klinische Audits verwenden festliegende Standards, vergleichen die Praxis mit diesen Standards und verändern Erstere wenn erforderlich; normalerweise werden sie mit «Bordmitteln» im Hinblick auf eine Selbstbeurteilung und Verbesserungsmöglichkeiten durchgeführt. Ein Audit durch Fachkollegen kann ebenfalls festliegende Standards benutzen, oder Fachkräfte können ihre eigenen erarbeiten, doch üblicherweise passen Fachkräfte vorhandene Standards ihrer spezifischen Situation an.

Audit einer Organisation: Eine externe Inspektion von Aspekten einer Servicetätigkeit im Vergleich zu etablierten Standards sowie die Bestandsaufnahme der Vorkehrungen einer Organisation, die Qualität ihrer Produkte oder Dienstleistungen zu überwachen und zu gewährleisten. Audits benutzen Kriterien (oder «Standards»), mit deren Hilfe Auditoren Elemente der Planung eines Services, seine Organisation, das System und die erbrachte Leistung bewerten.

Aufwand-Ertrag-Relation: Stellt die Nützlichkeit des Endergebnisses für den Patienten in Relation zu den Kosten. Oft wird der Maßstab der «qualitativen Lebensjahre» benutzt. Misst Auswirkungen in Zeiteinheiten, die durch den gesundheitlichen «Ertrag» gewichtet werden (z.B. die mit einem Ergebnis verknüpften Gesundheitszustände werden im Vergleich zueinander bewertet). Komplexer als Kosteneffektivität.

Bezugspunkt: Die Person oder Organisation oder ein Teil von ihr, auf den das Evaluierte Einfluss haben soll (nicht der Gegenstand der Evaluation!).

Blindtest; doppelter Blindtest: Weder die Testgruppen noch die Leistungserbringer wissen, welche die experimentelle und welche die Kontrollgruppe ist.

Blindtest; einfacher Blindtest: Die Mitglieder der experimentellen und der Kontrollgruppe wissen nicht, in welcher Gruppe sie sind.

Einschätzung: Eine einmalige oder regelmäßige Beurteilung einer Aktivität, die diese Aktivität mit einem expliziten Plan, mit Kriterien oder Standards vergleicht (die meisten Audits oder Kontrollen stellen eine Art von Einschätzung dar; viele managementorientierte Evaluationen sind Einschätzungen oder Kontrollen).

Ergebnismessung: Die Messung eines vorhergesagten wichtigen Effekts einer Intervention an der Zielperson oder Zielpopulation. Ergebnis: Der Unterschied, den eine Intervention an einer

Person, einer Population oder Organisation ausmacht, die der Zielgegenstand einer Intervention sind.

Evaluation: Eine vergleichende Einschätzung des Werts einer Intervention in Relation zu Kriterien und unter Verwendung von systematisch ermittelten und analysierten Daten, um über die weitere Verhaltensweise zu entscheiden (andere Definitionen am Ende dieses Anhangs).

Evaluator: Person, die die Evaluation durchführt.

Evaluiertes: Der evaluierte Gegenstand oder die evaluierte Intervention – der Gegenstand der Evaluation (auch «Intervention» genannt).

Evidence-based Medicine: «Die gewissenhafte, explizite und durchdachte Verwendung der besten und aktuellsten Informationen bei der Entscheidungsfindung über die Betreuung von Patienten. Diese Verfahrensweise bedeutet die Integration individuellen persönlichen Wissens mit den besten und aktuellsten externen klinischen Informationen aus der systematischen Forschung» (Sackett et al. 1996).

Externe Evaluatoren: Institutionen der Forschung oder Beratung, die von Sponsoren und Nutzern der Evaluation unabhängig sind oder ihnen zumindest nicht direkt untergeordnet.

Fallstudie: «Eine empirische Untersuchung, die ein aktuelles Phänomen in seinem konkreten Kontext analysiert, insbesondere dann, wenn die Grenzen zwischen Kontext und Phänomen nicht eindeutig sind» (Yin 1989).

Forschung – Grundlagenforschung oder reine Forschung: Die Verwendung von wissenschaftliche Methoden, die dem Gegenstand angemessen sind, um valide Kenntnisse über ein Phänomen zu erlangen mit dem Ziel, das wissenschaftliche Wissen über diesen Gegenstand zu erweitern.

Interne Evaluatoren: Abteilungen für Entwicklung oder Evaluation, die Teil der Organisation

sind, die Serviceleistungen oder politische Maßnahmen evaluieren, die von der Organisation oder einer ihrer Abteilungen durchgeführt werden.

Intervenierende Variable oder Faktor: Außerhalb der Intervention liegender Faktor, der das gemessene Ergebnis beeinflussen könnte.

Kasten: Die Grenze der Intervention, die das Evaluierte definiert. Enthält eine Definition der wichtigen Merkmale der Intervention.

Kohorte: Eine Gruppe von Personen mit einem oder mehreren gemeinsamen Merkmalen, die über einen bestimmten Zeitraum hinweg untersucht werden.

Kontinuierliche Qualitätsverbesserung: Eine Vorgehensweise, die sicherstellt, dass das Personal kontinuierlich die Arbeitsabläufe durch den Einsatz von anerkannten Methoden der Qualitätssicherung verbessert, um die Ursachen von Qualitätsproblemen systematisch aufzudecken und zu beseitigen.

Kontrolle: Kontinuierliche Überwachung einer Einschätzung, um festzustellen, ob die Pläne und Anweisungen befolgt werden (ein Audit ist eine Unterart der umfassenderen Aktivität der Kontrolle).

Kontrollfallstudie: Eine retrospektive beobachtende Untersuchung von Personen oder Organisationen mit einem besonderen Merkmal («Fälle»), die mit solchen verglichen werden, die dieses Merkmal nicht aufweisen («Kontrollgruppe»), um mögliche Ursachen oder Einflüsse herauszufinden, die dieses Merkmal erklären könnten.

Kontrollgruppe oder Kontrolleinrichtung: Eine Gruppe von Personen oder Organisationen, die die Intervention nicht erhalten. Die Evaluation vergleicht diese mit der Testgruppe oder -einrichtung, die die Intervention erhält. Personen werden mittels einer Zufallsauswahl einer der beiden Gruppen zugeordnet. Falls dies nicht möglich ist, wird die Kontrollgruppe oder Kontrolleinrichtung so ausgewählt, dass sie in möglichst vielen Merkmalen mit der Testgruppe übereinstimmt («Matching»).

Kontrolltest auf der Basis einer Zufallsauswahl: Eine Experiment, bei dem eine Gruppe die Intervention erhält, die andere nicht und deren Mitglieder nach dem Zufallsprinzip ausgewählt wurden. Eine Kontrollgruppe ist eine Gruppe, die keine Intervention, sondern eine Placebo erhält oder bei einigen Tests eine andere Intervention.

Kostenbeschreibung: Maßeinheit für die Kosten einer oder mehrerer Sachverhalte auf eine Art, die einen expliziten oder impliziten Kostenvergleich ermöglicht. (Eine «partielle» ökonomische Evaluation befasst sich nur mit einer Intervention und führt keinen expliziten Vergleich durch.)

Kosteneffektivität: Die Effektivität oder der Ertrag für den Aufwand, dargestellt durch Maßeinheiten (z.B. gerettete Menschenleben, verhütete Krankheiten oder Jahre eines gesunden Lebens). Dabei wird nicht versucht, die Konsequenzen zu bewerten – man geht davon aus, dass der Output einen Wert darstellt. Wird benutzt um die unterschiedlichen Kosten der verschiedenen Verfahrensweisen zur Erreichung des gleichen Endresultats miteinander zu vergleichen.

Kostenminimierung: Man geht dabei davon aus, dass die Unterschiede bei den durch unterschiedliche Vorgehensweisen erzielten Resultate nicht ins Gewicht fallen. Die Kosten jeder Alternative werden kalkuliert mit dem Ziel, die preiswerteste zu bestimmen.

Kosten-Nutzen-Verhältnis: Bewertung der finanziellen Auswirkungen eines Programms so dass sich der geschätzte Wert mit dem tatsächlichen Aufwand vergleichen lässt. Eine Reihe von Nutzen werden in finanziellen Beträgen angegeben.

Kriterium: Ein Bezugspunkt, mit dem wir das Evaluierte vergleichen: Effektivität ist oft ein Kriterium.

Matching: Maßnahme, um sicherzustellen, dass die Mitglieder (oder Organisationen) der Experimentalgruppe (oder der Einrichtungen) und der Kontrollgruppe die gleichen Merkmale aufweisen, welche das Ergebnis der Intervention beeinflussen könnten, die die Experimentiergruppe (oder die entsprechende Einrichtung) erhält.

Nutzer: Diejenigen, die Gebrauch von einer Evaluation machen oder auf sie reagieren.

Operationalisierung: Die Umwandlung von etwas Allgemeinem (z.B. ein Kriterium) in etwas Spezifisches, normalerweise in etwas, das gemessen werden kann.

Placebo: Etwas, von dem die Objekte einer Intervention annehmen, es handele sich um die Intervention, das aber keinen bekannten «Wirkstoff» enthält (wird verwendet, um die Effekte zu kontrollieren, die nur dadurch hervorgerufen werden, weil die Menschen denken, sie würden eine Intervention erhalten).

Polizei-Effekt: Wenn Menschen annehmen, sie würden evaluiert werden, halten sie Vorschriften genauer ein, als wenn sie denken, dass das nicht der Fall ist.

Prospektive Evaluation: Design einer Evaluation und die sich anschließende Datenerhebung, während die Evaluation durchgeführt wird, normalerweise auch vor und nach der Intervention.

Qualität: Die Erfüllung der gesundheitlichen Bedürfnisse derjenigen, die sie am intensivsten benötigen, zu den niedrigsten Kosten sowie im Rahmen der Vorschriften (Øvretveit 1992a).

Qualitätsakkreditierung: Ein durch eine externe Evaluation ausgestelltes Zertifikat, das garantiert, dass eine Fachkraft, eine Ausrüstung oder eine Dienstleistung den Standards entspricht, von denen man annimmt, dass sie Voraussetzung für die Prozessqualität und die entsprechenden Ergebnisse sind.

Qualitätssicherung: Ein allgemeiner Begriff für Aktivitäten und Systeme der Überwachung und Verbesserung von Qualität. Teil der Qualitätssicherung sind die Messung und Evaluation von Qualität.

Retrospektive Evaluation: Beschäftigung mit der Vergangenheit, um etwas über die Intervention zu erfahren («gleichzeitig» bedeutet zur gleichen Zeit).

Selbstevaluation: Fachkräfte oder Teams evaluieren ihre eigene Tätigkeit, um sie zu verbessern.

Sponsoren: Initiieren oder finanzieren eine Evaluation.

Standard: Ein vorab anhand eines bestimmten Maßstabs festgelegtes Leistungsniveau (z.B. «nicht später als 10 Minuten nach der Ankunft»).

Validität, externe: Die Fähigkeit eines Evaluationsexperiments nachzuweisen, dass sich die Resultate auch dann ergeben würden, wenn die Intervention in einem anderen Umfeld realisiert würde.

Validität, innere: Die Validität eines Evaluationsexperiments, z.B. nachweisen zu können, dass die Intervention einen Effekt hat oder diesen Effekt zu quantifizieren.

Variable, abhängige: Das Ergebnis oder das Endresultat einer Therapie, die entweder mit oder ausschließlich verursacht wurde durch andere (unabhängige) Variablen der Serviceleistung oder der politischen Maßnahme. Die Studie untersucht die Verbindungen zwischen den abhängigen (dem Ergebnis) und den unabhängigen Variablen. (Beispiele sind die Krebssterblichkeit, die Patientenzufriedenheit, die für eine Leistung aufgewendeten Ressourcen.)

Variable, äußere: Variable, die weder in der Theorie noch in dem der Untersuchung zugrunde liegenden Modell berücksichtigt wurden.

Variable, unabhängige: Eine Variable, deren potentielle Wirkung auf die abhängige Variable untersucht wird (etwas, das das Ergebnis bewirken könnte und in der Untersuchung getestet wird).

Variable, vermittelnde: Andere Variable, die die abhängige Variable oder das Ergebnis beeinflussen könnten, die in der Untersuchung durch ein entsprechendes Design und statistische Analysen kontrolliert werden sollen (z.B. das Ergebnis).

Zufallsauswahl: Die Zuordnung von Personen zur experimentellen Gruppe oder der Kontrollgruppe streng nach dem Zufallsprinzip. Ziel dabei ist zu gewährleisten, dass Personen (oder Organisationen) mit Eigenschaften, die für das Ergebnis relevant sein könnten, die gleiche Chance haben, einer der beiden Gruppen zugeordnet zu werden, weil es viele bekannte und unbekannte Merkmale gibt, die das Ergebnis beeinflussen können. Auf der Basis einer Zufallsauswahl können Evaluatoren alle Unterschiede zwischen den beiden Gruppen, die größer sind als zufallsbedingt, als signifikant betrachten. Auf diese Weise kann eine Quotierung vermieden werden.

Evaluation: verschiedene Definitionen

Eine systematische Form des Lernens aus der Erfahrung und unter Verwendung von Schlussfolgerungen, um die aktuelle Tätigkeit zu verbessern und eine bessere Planung zu fördern durch eine sorgfältige Auswahl der Optionen für die Zukunft (WHO 1981).

Jede wissenschaftlich begründete Aktivität, um die Durchführung und die Wirkung staatlicher Maßnahmen einzuschätzen sowie die Programme, die verabschiedet wurden, um diese Maßnahmen umzusetzen (Rossi und Wright 1977).

Evaluationsforschung ist die systematische Anwendung der Verfahren der Sozialforschung für die Bewertung von Entwurf, Design, Implementierung und Nutzung von Programmen der sozialen Intervention (Rossi und Freeman 1993).

Der Prozess der Bestimmung von Verdienst, Wert und Nutzen von Dingen; Evaluationen sind das Ergebnis dieses Prozesses (Scriven 1991).

Jede Aktivität, die durch die Planung und Bereitstellung von innovativen Programmen die Beteiligten in die Lage versetzt, die anfänglichen Annahmen, den Prozess der Implementierung und die Resultate der jeweiligen Intervention zu beurteilen (Stern 1990).

Programmevaluation ist eine sorgfältige Untersuchung der Merkmale und Vorzüge eines Programms. Ihr Ziel ist die Bereitstellung von Informationen über die Effektivität von Projekten, um deren Ergebnis, Effizienz und gesundheitliche Qualität zu optimieren (Fink 1993).

Programmevaluationen wollen überzeugende Belege für die Effektivität eines Programms bereitstellen. Die dabei verwendeten Standards sind die Kriterien, anhand derer die Effektivität gemessen wird (Fink 1993).

Die kritische Einschätzung des Grads, mit dem ein Service oder Teile davon (z.B. diagnostische Tests, Behandlungen, Betreuung) die vorgegebenen Ziele erreichen, auf einer möglichst objektiven Basis (St. Leger et al. 1992).

Anhang 2: Bezugsrahmen für die Analyse einer Evaluation und die Beurteilung von Nachweisen

Titel der Evaluation

Art der Evaluation

Design: Typus 1 (beschreibend); Typus 2 (Audit); Typus 3 (Ergebnis); Typus 4 (experimentell-vergleichend); Typus 5 (experimentell auf der Basis einer Zufallsstichprobe); Typus 6a oder 6b (Intervention bei einem Leistungserbringer: a) Wirkung auf die Leistungserbringer, b) Wirkung auf die Patienten).
Intervention: Therapie; Service; Verbesserung des Gesundheitszustands; Intervention bei Erbringer einer Serviceleistung; politische Maßnahme; Reform.
Perspektive: experimentell, ökonomisch, managementorientiert, entwicklungsorientiert.

1. Ziel der Intervention

Wen oder was will die Intervention, die evaluiert wird, verändern (z.B. Patienten, die Bevölkerung, Leistungserbringer)?

2. Beschreibung der Intervention

Werden die Elemente der Intervention genau beschrieben und sind ihre Grenzen definiert (was ist im «Kasten» und was wird nicht evaluiert)?

3. Nutzer

Für wen wird die Evaluation durchgeführt oder wer könnten die Nutzer sein?

4. Wertkriterien und Perspektive

Werden explizite Kriterien benutzt, um den Wert einer Intervention zu beurteilen, oder sind sie implizit?
Mit welchen Kriterien wird der Wert der Intervention beurteilt? Aus welcher Perspektive wird die Intervention bewertet? Anhand welcher Vergleiche wird der Wert der Intervention beurteilt?

5. Fragen der Evaluation oder zu überprüfende Hypothesen

6. Typus des Evaluationsdesigns (sollte gezeichnet werden)

In ein Diagramm einzutragen:
Datenerhebung oder Messung des *Ziels* der Intervention:
- alle Messungen oder die Datenerfassung des Ergebnisses, wann und wie oft sie durchgeführt werden (Zeitpunkt und Häufigkeit)
- alle Messungen vor der Intervention oder Datenerhebungen, wann und wie oft diese durchgeführt wurden (Zeitpunkt und Häufigkeit)
- alle Messungen oder die Datenerfassung des Ergebnisses während der Zeit, in der der Zielgegenstand die Intervention erhielt
- Anzahl Personen oder Leistungserbringer (Ziele) zu Beginn und am Ende der Intervention («Abbrecher»)

Gab es eine zusätzliche Datenerhebung oder wurde noch etwas gemessen (z.B. etwas über die Fachkräfte in der Einrichtung oder etwas an der Intervention)?

7. Datenquellen und Methoden der Datenerhebung – Details

Wenn das Design die Erfassung von Daten vorsah, woher kamen sie (Datenquellen), welche Methoden wurden bei der Datenerhebung benutzt und was beschrieben diese Daten?

Validität
Wurden valide Verbindungen hergestellt zwischen den Bewertungskriterien und den Sachverhalten, über die Daten gesammelt wurden (Diskussion der Operationalisierung der Konzepte)? Wie gut repräsentieren die Messungen die Phänomene oder Dinge, die sie messen sollen? Wurden anerkannte Techniken der Validitätssicherung bei den Datenerhebungsmethoden verwendet?

Reliabilität
Würden andere bei Verwendung der gleichen Methoden die gleichen Resultate erzielen?
Könnten bei den Daten Fehler aufgetreten sein (systematischer oder zufälliger Bias) bedingt durch die Methoden der Datenerhebung oder das Design? Wie steht es mit der generellen Reliabilität der Methode und welche Vorkehrungen wurden bei der Evaluation getroffen, um die Reliabilität zu gewährleisten und zu optimieren (z.B. durch das Training der Interviewer)?

8. Validität der Schlussfolgerungen

Konnte die Evaluation nachweisen, dass die Intervention Veränderungen bei den Zielen der Intervention hervorgerufen hat, sofern dies eins der Ziele der Evaluation gewesen ist? Gibt es ausreichende Beweise, um die Schlussfolgerungen zu belegen?

9. Praktische Schlussfolgerungen und aus der Evaluation resultierende Aktivitäten

10. Stärken und Schwächen in Bezug auf den Zweck

* Ist es klar oder wurde implizit deutlich, wer der tatsächliche oder intendierte Nutzer der Evaluation ist?
* Ist es klar, zu welchen Entscheidungen und Aktivitäten die Evaluation Informationen beisteuern soll?
* Stärken und Schwächen des *Designs* hinsichtlich des Zwecks.
* War Voreingenommenheit («Bias») in der Stichprobe zu verzeichnen, in der Auswahl vorher und bei der gemessenen Population hinterher (z.B. Abbrecher)?
* Würde die Untersuchung eventuell wichtige, unbeabsichtigte Effekte aufdecken?
* Welche Veränderungen hat die Evaluation selbst bewirkt, die die Validität oder Reliabilität der Resultate verringert?
* Stärken und Schwächen der Methoden der Datenerhebung/der für den Zweck bestimmten Messungen?
* Wurden alle Grenzen und Einschränkungen beschrieben?
* Werden die Schlussfolgerungen durch die Resultate bestätigt?
* Könnten bestimmte Personen durch die Ergebnisse in die Irre geführt werden?
* Wären die Schlussfolgerungen für das Auditorium der Evaluation glaubwürdig (Nutzer)?
* Gab es unethische Aspekte?
* Hätte das gleiche Ziel mit weniger Ressourcen in kürzerer Zeit realisiert werden können?
* Was können wir aus dieser Studie für die künftige Durchführung einer Evaluation lernen?

Stärken

Schwächen

11. Weitere Bemerkungen

Anhang 3: Sechs Evaluationsdesigns – «leere» Formulare

Kopieren Sie die relevanten «leeren» Formulare und tragen Sie in sie Bemerkungen über die Evaluation ein, die Sie lesen oder planen

1. Das Basis-Modell

Skizzieren Sie ein Evaluationsdesign.
Das Design ist noch unklar oder unverständlich, falls Sie es nicht zeichnerisch darstellen können.

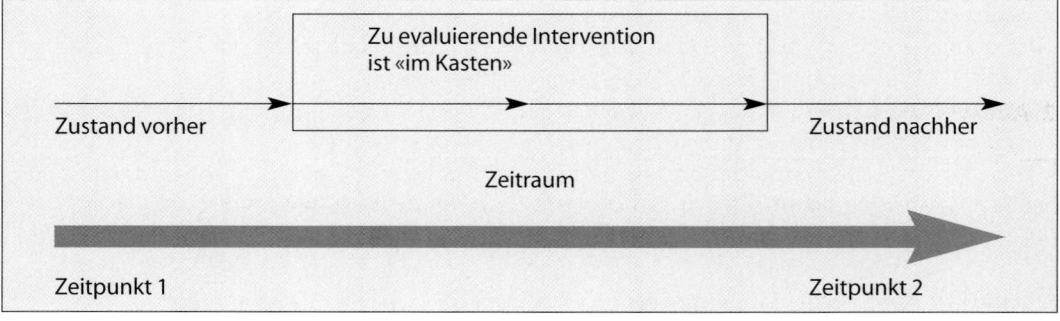

2. Beschreibend (Typus 1)

Evaluatoren beobachten und wählen Merkmale der Evaluation aus, die sie beschreiben (und vielleicht auch die Personen, die die Intervention erhalten).

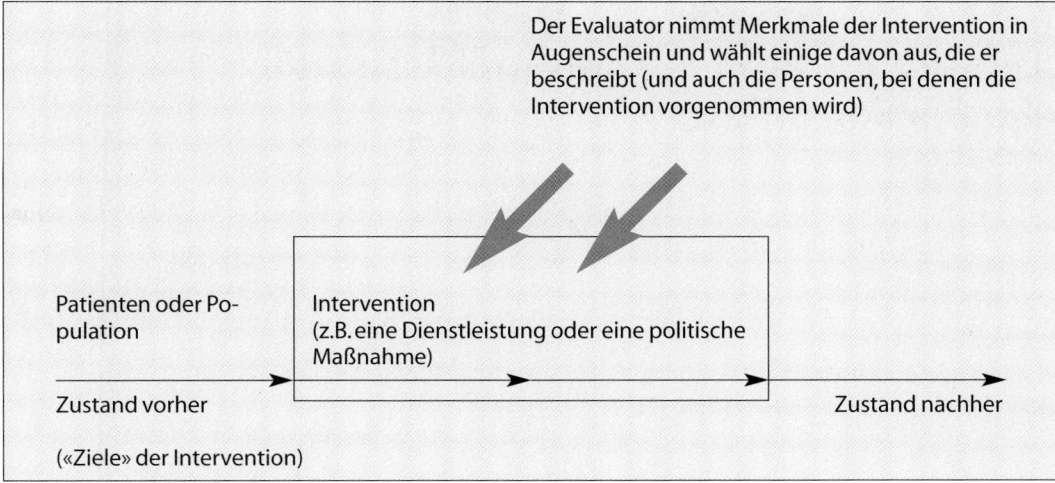

3. Audit (Typus 2)

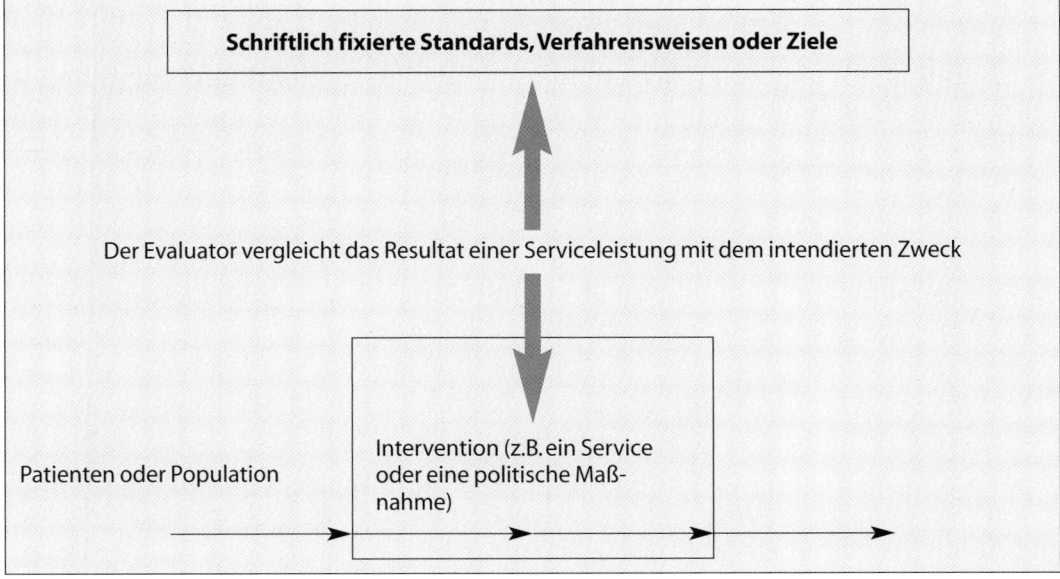

4. Ergebnis (Typus 3)

Der Vorher-nachher-Vergleich (das quasi-experimentelle Design mit einem Fall)

Wie Personen ausgewählt werden:

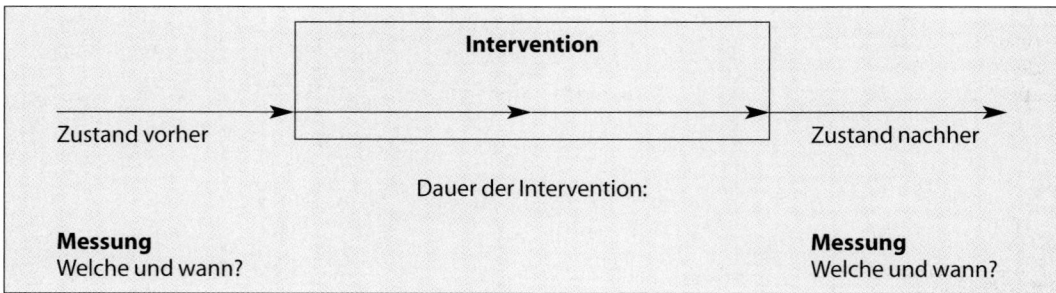

Störfaktoren und Kontrollen: (Was – außerhalb der Intervention liegend – könnte die Veränderungen bei den Messwerten verursacht haben?)

5. Vergleichend-experimentell (Typus 4)

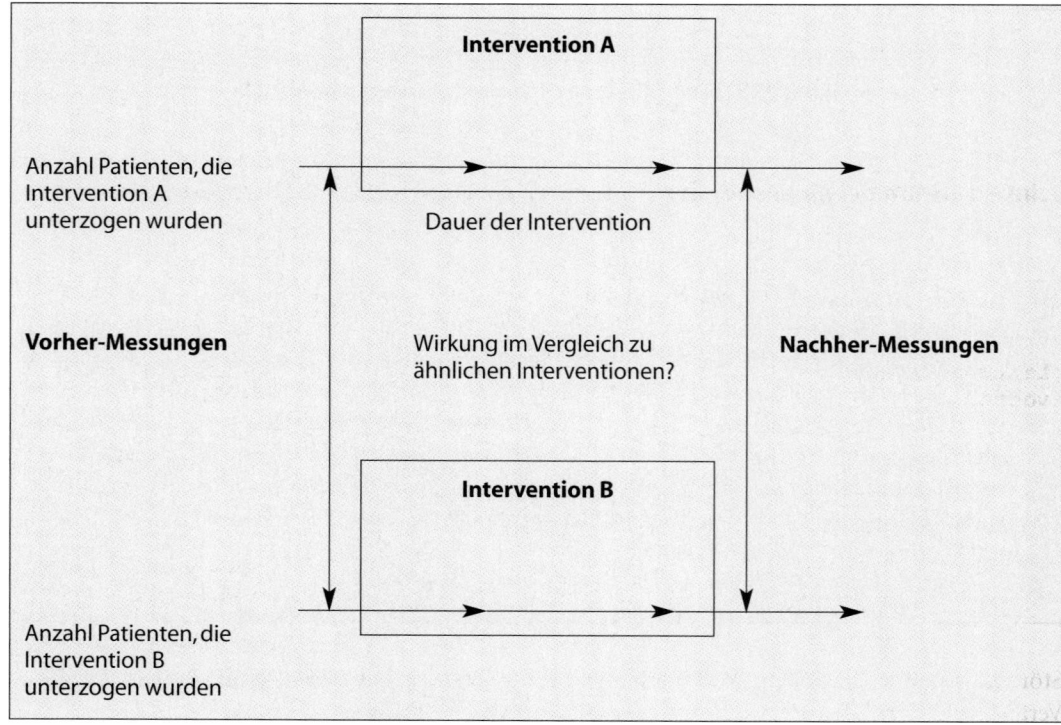

6. Experimentell auf der Basis einer Zufallsstichprobe (Typus 5)

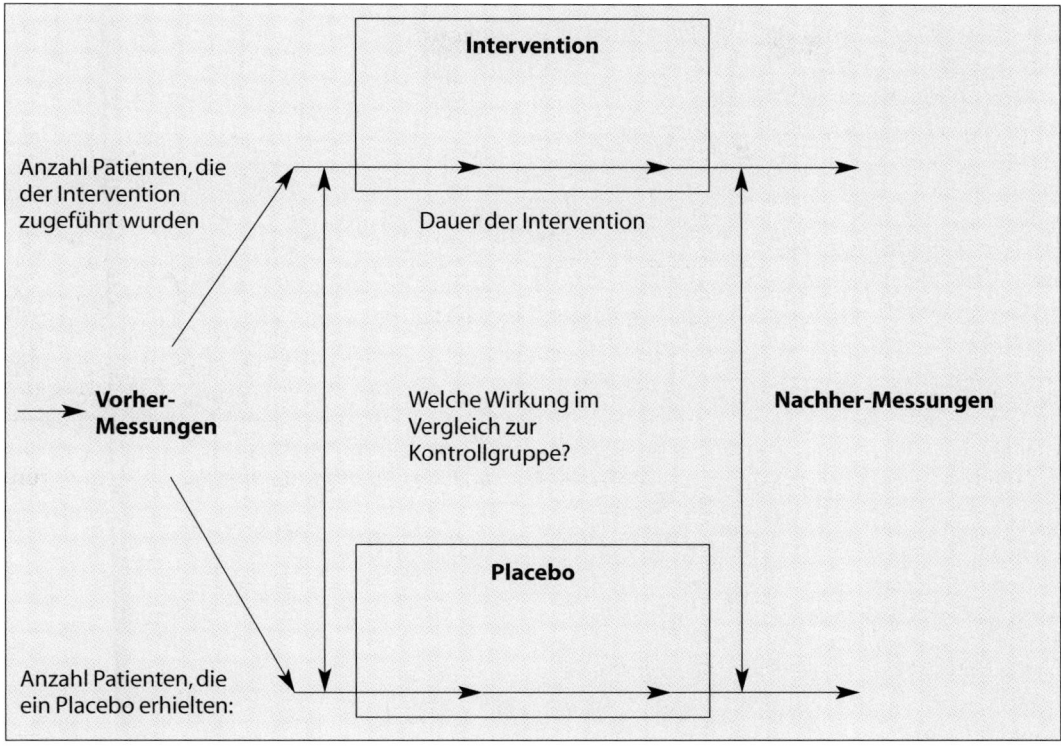

7. Intervention bei einem Service (Typus 6a): Wirkung auf Leistungserbringer

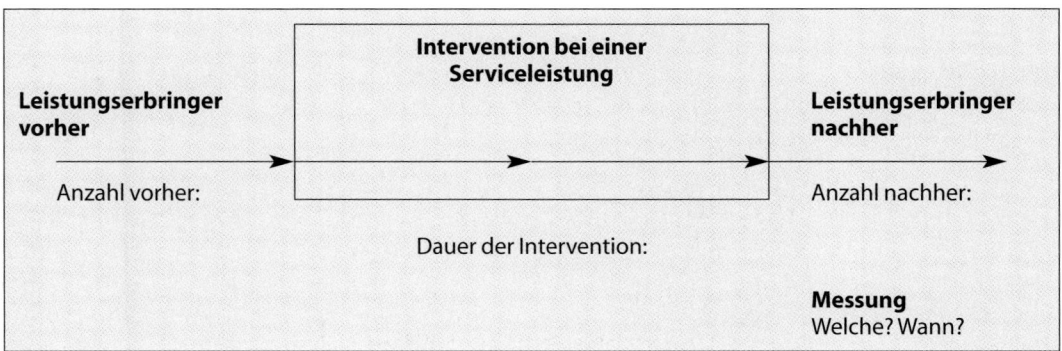

Störfaktoren und Kontrollen: (Was – außerhalb der Intervention liegend – könnte die Veränderungen bei den Messwerten verursacht haben?)

8. Intervention bei einem Service (Typus 6b): Wirkung auf Patienten

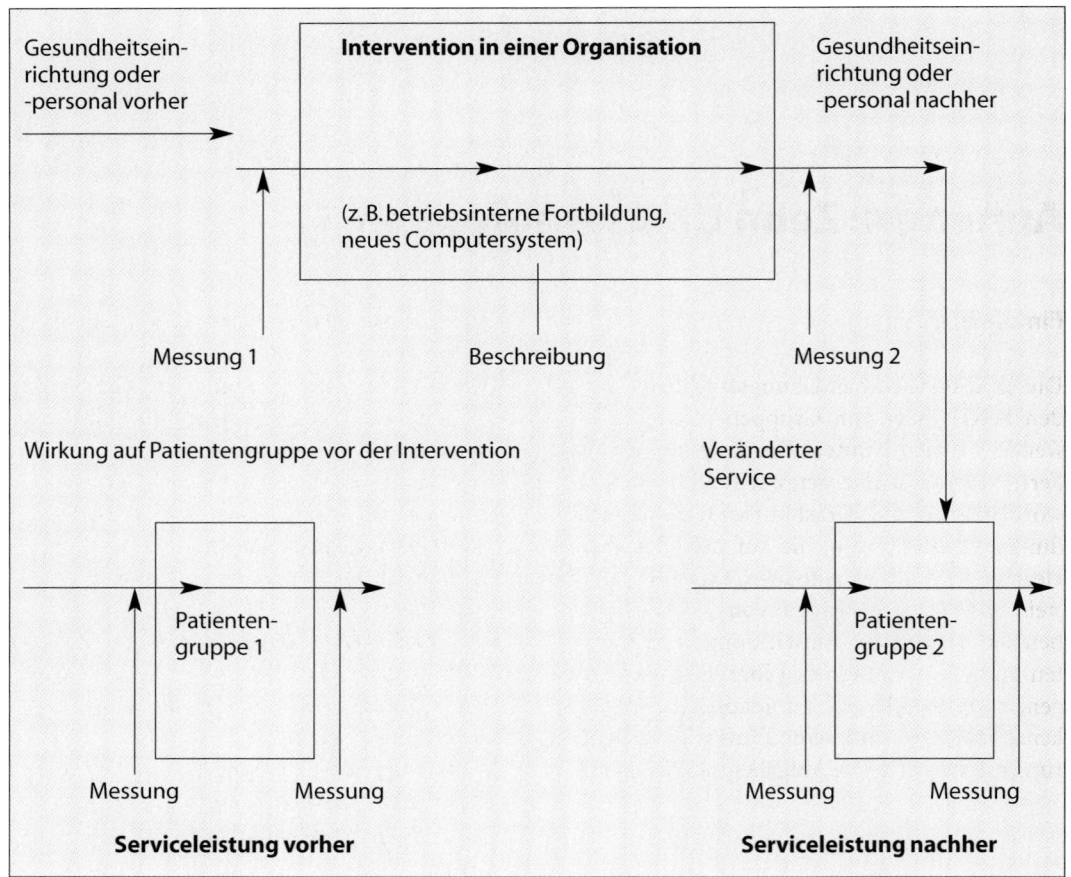

Welche Intervention wurde evaluiert?
Welche Bewertungskriterien wurden herangezogen?

Anhang 4: Zehn Übungsaufgaben

Einleitung

Dieser Anhang enthält Übungsaufgaben, die von den Lesern oder von Gruppen in Kursen verwendet werden können. Die Aufgaben sind für Fernkursprogramme getestet und überarbeitet worden sowie für «Crashkurse» und Weiterbildungsveranstaltungen, die auf der Philosophie «learning by doing» aufbauen. Den Lehrkräften steht es frei, die Aufgaben, von denen sie glauben, sie würden zur Entwicklung der Fähigkeiten und des Verständnisses ihrer Schüler beitragen, zu kopieren und zu adaptieren. Dazu ist keine Erlaubnis und keine Einverständniserklärung erforderlich. Die Aufgaben sind folgende:

1. Definition meiner Ziele und Bedürfnisse beim Lernen
2. «Anwenden und überdenken» (allgemeine Übung zur Ideenanwendung in einer gegebenen Arbeitssituation)
3. Zusammenfassung einer Evaluation
4. Einschätzung der Analyse und Präsentation der Kollegen und Kolleginnen
5. Einschätzung der in einer Evaluation verwendeten Belege
6. Methoden der Datenerhebung – Stärken und Schwächen
7. Einschätzung der Ergebnismessungen für «Lebensqualität»
8. Aussprache und Konsultation in der Gruppe (Lernziel Diskussion einer Evaluation, die eine Kollegin plant, durchführt oder managt)
9. Design und die Planung einer Evaluation üben
10. Einschätzung eines Untersuchungsvorschlags für eine Evaluation

Übung 1:
Definition meiner Ziele und Bedürfnisse beim Lernen

Anwendung: Definition der Ziele und Bedürfnisse einer Person beim Lernen. Diese Übung kann auch als Ausgangspunkt genutzt werden, z.B. als «Vorstellungsrunde» der KursteilnehmerInnen zu Beginn des Kurses (die Fragen können den TeilnehmerInnen vorab zugeschickt oder am Anfang des Kurses beantwortet werden).

1. Name, Tätigkeitsbezeichnung und Institution, für die ich arbeite:
2. Sachverhalte der Evaluation, über die ich gern mehr wissen möchte. Fähigkeiten, die ich für meine Tätigkeit und mein berufliches Fortkommen benötige (Kreuzen Sie das Zutreffende an):
   a) Die verschiedenen Aufgaben einer Evaluation (Kap. 1)
   b) Geschichte und Theorie der Evaluation (Kap. 1)
   c) Perspektiven der Evaluation (Kap. 2)
   d) Grundlegende Konzepte und Designs (Kap. 3)
   e) Wie man einen Bericht über eine Evaluation schnell lesen und bewerten kann (Kap. 4)
   f) Experimentelle Evaluation – verschiedene Arten, Stärken und Schwächen (Kap. 5)
   g) Ökonomische Evaluation – verschiedene Arten, Stärken und Schwächen (Kap. 6)
   h) Entwicklungsorientierte Evaluation (Sozialforschung und Action Research) – verschiedene Arten, Stärken und Schwächen (Kap. 7)
   i) Managementorientierte Evaluation – verschiedene Arten, Stärken und Schwächen (Kap. 8)
   j) Wie man eine Evaluation managt und die verschiedenen Phasen in einem Evaluationsprojekt (Kap. 9)
   k) Praktische Probleme bei der Durchführung einer Evaluation (Kap. 10)
   l) Verschiedene Methoden der Datenerhebung (Kap. 11)
   m) Prinzipien der Datenerhebung, Analyse und die Einschätzung von Evaluationsergebnissen (Kap. 12)
   n) Qualitätsevaluierung und Ergebnisse (Kap. 13)
   o) Wie man die Nutzung und Wirkung einer Evaluationsuntersuchung steigern kann (Kap. 14)
3. Die Fragen, auf die ich eine Antwort finden möchte, sind:
4. Ich bin enttäuscht, wenn ich nach der Lektüre dieses Buches (oder nach Beendigung des Kurses) nicht
   * folgende Fragen beantwortet bekomme:
   * mehr herausgefunden habe über:
   * folgendes gelernt habe:
   * Hilfe erhalten habe für die folgende Aufgabe, die ich übernommen habe oder die mir übertragen werden könnte:

Übung 2:
«Anwenden und überdenken» – Auswirkungen auf meine Arbeit

Anwendung: Gruppen oder einzelne können die durch eine Vorlesung oder Kurspräsentation im Rahmen einer Fortbildung gewonnenen Ideen auf ihre eigne Arbeit anwenden und so ihr Verständnis des Sachverhalts vertiefen.

Anweisungen: Gruppen sollten sich auf eine Leiterin oder einen Leiter einigen, auf die Aufgabenstellung und den Zeitrahmen; man sollte auch in Bezug auf jeden Arbeitsschritt eine «Eieruhr» einsetzen, die das Ende jeder Zeitspanne deutlich macht, auf die man sich für jeden Arbeitsschritt geeinigt hat, sowie einen Protokollführer, welcher der Gruppe einen Bericht abzuliefern hat.

Der Gesprächsleitung müssen *fünf Minuten* zur Verfügung stehen, um vor dem Ende die drei wichtigsten Punkte oder Themen zusammenzufassen.

Aufgabe: Finden Sie allein binnen 15 Minuten die Antworten auf die untenstehenden Fragen und schreiben Sie sie auf. Dann tauschen Sie Ihre Antwort auf die erste Frage mit denen der übrigen GruppenteilnehmerInnen aus. Verfahren Sie so auch mit der zweiten Frage, mit der dritten usw.

1. Schreiben Sie *die drei wichtigsten Punkte oder Themen* auf, die Ihres Erachtens der Referent gemacht hat und die Sie behalten sollen.
2. Was denken Sie war *besonders richtig* bzw. besonders wichtig?
3. Haben Sie etwas gehört, das *Ihnen besonders geholfen hat* oder das *Sie bei Ihrer Arbeit gut gebrauchen* können? Was war das?
4. Was *überraschte* Sie oder hat Ihr *Interesse* geweckt – ich war überrascht (oder elektrisiert), als gesagt wurde, dass…?
5. Wem *stimmen Sie nicht zu*; was glauben Sie trifft nicht ganz zu?
6. Was haben Sie *nicht verstanden*? Worüber möchten Sie mehr erfahren?

Übung 3:
Zusammenfassung einer Evaluation

Anwendung: Einzelne oder Gruppen können eine Evaluation analysieren und zusammenfassen.

Welche Arten von Evaluationen benötigen Sie, um so etwas verstehen und kritisch einschätzen zu können? Wählen Sie einen Bericht über eine entsprechende Evaluation aus und arbeiten Sie sie unter Berücksichtigung der folgenden Gesichtspunkte durch:

1. Welche der sechs Arten von Evaluationsdesigns benutzte die Evaluation (Kap. 3 und Anhang 3)? *Zeichnen Sie ein Diagramm* der Evaluation unter Berücksichtigung der folgenden Punkte:
   - Welche *Intervention* wurde evaluiert? (Seien Sie sehr genau. Benennen Sie präzise, was im «Kasten» ist und was nicht.)
   - Welche *Messungen* der Ergebnisse der Evaluation wurden durchgeführt (z.B. der abhängigen Variablen)?
   - Wann und wie oft wurde das gemacht?
   - Welche Methoden wurden für die *Datenerhebung* eingesetzt und aus welchen Quellen stammen die Daten?
   - *Wie viel Zeit* wurde für die Evaluation benötigt (Anfang bis Ende)?

2. *Wer* führte die Evaluation durch und wie viele *Ressourcen* standen den Evaluatoren zur Verfügung (Mitarbeiter, Zeit, Geld, Hilfe von anderen usw.)?

3. Sind die *Schlussfolgerungen durch die vorgelegten Belege gerechtfertigt*? Könnte eine Stelle des Berichts einen durchschnittlichen Leser *in die Irre führen* und was wären dann die Konsequenzen?

4. Für welche *praktischen Entscheidungen und Aktivitäten* von Fachkräften, Führungskräften, politisch Verantwortlichen oder Bürgern/Patienten lieferte die Evaluation Informationen oder hätte es zumindest tun können?

5. Was sind die *Stärken und Schwächen* der Untersuchung, wenn man sie mit der idealen Evaluation für den jeweiligen Sachverhalt vergleicht?

6. Wie hätte man die Evaluation *in der gleichen Zeit und den gleichen Ressourcen besser durchführen können*? (Anschlussfrage: War die Evaluation kosteneffektiv?) Welche konkreten Verbesserungen würden Sie empfehlen?

Übung 4:
Einschätzung der Analyse und Präsentation der Kolleginnen und Kollegen

Zweck: Ihre KollegInnen lernen aus der Erfahrung anderer und aus der Zusammenfassung einer Evaluation. Ihre Anmerkungen werden ihnen helfen, wenn sie zugleich ehrlich und respektvoll sind.

Kreuzen Sie die Position an, die Ihrer persönlichen Ansicht am nächsten kommt:

1. Die Präsentation hat die Untersuchung klar und verständlich erklärt.

Ich die Erklärungen der Evaluation genau verstanden	Man hätte die Untersuchung etwas besser erklären können	Einiges bei der Untersuchung blieb unklar	Ich hatte Schwierigkeiten, die Untersuchung zu verstehen	Präsentation erklärte die Untersuchung überhaupt nicht
5	4	3	2	1

2. Der Stil der Präsentation war abwechslungsreich und interessant und fesselte meine Aufmerksamkeit.

Spitze!	Sehr gut	Ganz gut	Könnte besser sein	Langweilig und fad
5	4	3	2	1

3. Die Gruppe deckte alle möglichen Schwächen (was schlecht war) in der Untersuchung auf.

Ja, jede	Ja, bis auf 2 oder 3	Fand einige Schwachstellen nicht	Hätte einen (oder mehrere) Fehler der Untersuchung erkennen sollen	Sagte so gut wie nichts über Schwächen – sehr unkritisch
5	4	3	2	1

4. Die Gruppe deckte alle möglichen Stärken (was gut war) in der Untersuchung auf.

Ja, jede	Ja, bis auf 2 oder 3	Fand einige Stärken nicht	Hätte eine (oder mehrere) Stärken der Untersuchung erkennen sollen	Sagte so gut wie nichts über Stärken – der Untersuchung
5	4	3	2	1

5. Die Gruppe machte gute Vorschläge, wie die Evaluation hätte besser gemacht werden können (hinsichtlich der Zielsetzung sowie der Menschen, denen die Evaluation hätte nützen sollen).

Ausgezeichnete und realistische Ideen	Einige gute Ideen	Eine oder zwei Ideen für Verbesserungen	Sie machten nur Vorschläge, die ich nicht sehr gut fand	Sie machten überhaupt keine Vorschläge, wie es hätte besser gemacht werden können
5	4	3	2	1

6. Um beim nächsten Mal eine bessere Analyse und Präsentation zu machen, sollte die Gruppe nach meinem Dafürhalten (geben Sie Anregungen, wie man es besser machen könnte):

Übung 5:
Einschätzung der in einer Evaluation berichteten Belege

Ziel dieser Übung ist es, den Gebrauch von Konzepten für die Datenerhebung und die Analyse zu üben, um die Belege, die in einem Bericht über eine Evaluation dargelegt werden, sowie die Eignung der Verfahrensweisen der Datenerhebung für die Zielsetzung der Evaluation einzuschätzen. Die Fragen passen sowohl auf die qualitativen wie die quantitativen Methoden der Datenerhebung.

Wählen Sie eine Evaluation, die die Verfahrensweisen der Datenerhebung erläutert und die ermittelten Daten darstellt. Dann beantworten Sie bitte die folgenden Fragen:

1. Wie zuverlässig sind die Daten?
(Wäre es möglich, dass die Daten inkonsistent sind [durch einen systematischen oder zufälligen Fehler], die durch Methoden der Datenerhebung ermittelt wurden? Wie ist es um die generelle Reliabilität der Vorgehensweise bestellt und welche Vorsichtsmaßnahmen wurden getroffen, um Reliabilität zu gewährleisten und zu optimieren [z.B. durch ein Training der Interviewer]? Wären andere mit den gleichen Methoden zu den gleichen Daten gekommen?)

2. Wie valide sind die Daten?
(Mit welchen Konzepten wurde die Art der benötigten Daten definiert [z.B. Personalkosten, Gesundheit, Zurückhaltung von Kenntnissen]? Sind die theoretischen Verknüpfungspunkte zwischen Konzepten und Messungen oder Daten beschrieben [Diskussion der Operationalisierung der Konzepte]? Mit welchen Techniken wurde die Validität gesichert, die normalerweise bei diesen Methoden der Datenerhebung benutzt werden? Wurden sie in dieser Studie eingesetzt?)

3. Wie wurde die Stichprobe bestimmt, war die dabei praktizierte Methode gerechtfertigt und welche Annahmen lagen den Generalisierungen zugrunde, die von dieser Stichprobe abgeleitet wurden?

4. Wird die Analysemethode beschrieben? Welche Analysemethoden werden normalerweise bei dieser Art von Daten für diese Art von Evaluationsfragen benutzt und wurden diese Methoden richtig angewendet?

5. Wurden die Rohdaten mitgeteilt? Sind sie für eine Prüfung verfügbar?

6. Auf welche Art wurden die aufgedeckten Wirkungen erklärt (z.B. Einflüsse, Assoziationen oder Ursachen)? Wurden alternative Hypothesen und andere Variablen in Erwägung gezogen bei Vorliegen von ursächliche Erklärungen (z.B. angemessene statistische Tests auf richtige Weise verwendet, sind die Unterschiede statistisch signifikant)?

7. Wenn die Informationen Veränderungen notwendig erscheinen lassen, werden diese dann den Menschen, die sich ändern müssen, glaubwürdig erscheinen?

8. Wurden die Daten in ethisch vertretbarer Weise ermittelt und kommuniziert (z.B. Patienten anonymisiert, wurden Dokumente veröffentlicht oder «freigegeben»)?

Übung 6:
Methoden der Datenerhebung – Stärken und Schwächen

Ziel: Vor- und Nachteile der verschiedenen Methoden der Datenerhebung gegeneinander abwägen, die bei einer bestimmten Evaluationsuntersuchung in Bezug auf die Kriterien der Evaluation benutzt wurden (z.b. Gleichgewicht, Kosten, Zufriedenheit).

Anweisungen: Einigen Sie sich auf eine Leiterin oder einen Leiter, auf die Aufgabe und die zur Verfügung stehende Zeit, auf die Einzelschritte der Aufgabe, eine «Eieruhr» und einen Schriftführer, falls die Gruppe einen Bericht abzuliefern hat. Beachten Sie die Richtlinien der Gruppe. Die Leiterin sollte fünf Minuten Zeit haben, um vor dem Ende der Sektion die drei wichtigsten Punkte oder Themen zusammenzufassen.

Aufgabe: Die Gruppe sollte das folgende Schema benutzen und es auf ein Flip-Chart zeichnen. Dann sollten die Charts aller Gruppen im Plenum analysiert werden.

Notieren Sie die grundsätzlichen Vor- und Nachteile aller Verfahrensweisen bei der Datenerhebung hinsichtlich ihres spezifischen Zwecks der Datenerhebung für die Evaluation. Die Aufgabe ist einfacher, wenn Sie an Beispiele für Evaluationen denken, bei denen die jeweilige Methode eingesetzt wurde. Führen Sie Stärken und Schwächen der Methode hinsichtlich der Zielsetzung dieser Art von Evaluation vor Augen. Ihre «Bewertungskriterien» für die Methode sollten sein: Zweckmäßigkeit, Reliabilität, Validität, Sensitivität und Spezifizität, Kosteneffektivität und «Ethik» – aber nur dann, wenn Sie wissen, was diese Begriffe für die jeweilige Methode bedeuten. Denken Sie daran, dass der Typus jeder Methode der Datenerhebung Unterarten hat, so dass nicht unbedingt alles, was für eine Methode Gültigkeit hat, auch auf die anderen zutreffen muss.

	Vorteile	Nachteile
Beobachtung: Zurückhaltend, teilnehmend oder Selbstbeobachtung		
Interviews: Strukturierte (z.B. mit vorformulierten Fragen), halbstrukturierte, «offene» oder angestoßen durch einen bedeutsamen Zwischenfall oder ein in einer Sprechblase dargestellten Ausspruch. Interviews in Fokusgruppen		
Fragebogen oder Erhebung: Große oder kleine Erhebungen, mit oder ohne Bewertungsskalen		
Messmethoden: Biophysikalische, subjektive Äußerungen, vorformuliertes Einschätzungsinstrument wie krankheitsspezifische Maßeinheiten oder solche für die Lebensqualität		
Bereits vorhandene Daten: Für andere Zwecke ermittelte Daten, von der Einrichtung oder von staatlichen Stellen gesammelte Daten, Tagebuchaufzeichnungen, Sitzungsprotokolle, Fallberichte		
Andere Methoden der Datenerhebung:		

Übung 7:
Einschätzung der Ergebnismessung für die Lebensqualität

Zweck: Besseres Verständnis der Messung der Lebensqualität und wann ein bestimmte Art dieser Messung eingesetzt werden sollte.

Anweisungen: Einigen Sie sich auf eine Leiterin oder einen Leiter, auf die Aufgabe und die zur Verfügung stehende Zeit, auf die Einzelschritte der Aufgabe, eine «Eieruhr» und einen Schriftführer, falls die Gruppe eine Bericht abzuliefern hat. Beachten Sie die Richtlinien der Gruppe. Die Leiterin sollte fünf Minuten Zeit haben, um vor dem Ende die drei wichtigsten Punkte oder Themen zusammenzufassen.

Aufgabe: Aufgabe der Gruppe ist es *nicht* zu erörtern, welche Vorstellungen der einzelne über Lebensqualität hat, sondern kritisch die Vor- und Nachteile der Messung der Lebensqualität als eines Maßstabs für die entsprechenden Ergebnisse bei einer Evaluation einzuschätzen.

Diskussionsablauf

1. Nennen Sie einige der Annahmen, die der Messung der Lebensqualität zugrunde liegen.
2. Für welche Arten von Evaluationen würden Sie derartige Messungen einsetzen? Unter welchen Umständen?
3. Warum? Würden auf diese Weise Informationen generiert, die relevant für ein Kriterium der Bewertung wären, welche Teil dieser Evaluation ist?
4. Wo liegen die Vor- und Nachteile der verschiedenen Verfahrensweisen zur Messung der Lebensqualität? (Schätzen Sie die Kosten ein für die zweimalige Ermittlung und Analyse von Informationen über die Lebensqualität von 100 Menschen für jede Art der Messung im Abstand von zwei Jahren.)

Bezeichnung der jeweiligen Messmethoden der Lebensqualität	Vorteile	Nachteile
	(gut)	(schlecht)

Übung 8:
Aussprache und Konsultation in der Gruppe

Zweck: Das primäre Ziel besteht darin, der Person, die ein Problem, ein Thema oder eine Aufgabe vorstellt, dabei zu helfen, es besser zu verstehen und zu entscheiden, was zu tun ist. Dahinter steht die Absicht, den anderen Mitgliedern der Gruppe zu helfen, von der Person, die etwas präsentiert, sowie von den übrigen Gruppenmitgliedern aus der Diskussion etwas zu lernen.

Grundregeln: Niemand unterbricht die Präsentation in der dafür vorgesehenen Zeit, jeder konzentriert sich voll auf sie. Vertraulichkeit: Keine Namen von Personen oder Organisationen dürfen außerhalb des Raums wiederholt werden. Die Entscheidungen der Leiterin sind endgültig, sobald sie sich mit der Gruppe beraten hat.

Methode: Die Gruppe einigt sich auf eine Leiterin oder einen Leiter, der für die Einhaltung der Regeln sorgt und sicherstellt, dass die Gruppe ihre Zielsetzungen nicht aus den Augen verliert und mindestens 15 Minuten vor dem vereinbarten Ende der Sitzung sich auf fünf wichtige Schlussfolgerungen einigt. Man verständigt sich auch darauf, mittels einer «Eieruhr» das Ende der Zeit anzudeuten, die für die verschiedenen Aktivitäten vorgesehen ist, für Pausen und das Ende des Treffens.

Ein bestimmter Zeitrahmen wird für die Präsentation festgelegt. Die jeweilige Person führt sie durch und beendet sie mit einer genauen Definition dessen, was sie an Rat und Unterstützung von der Gruppe erwartet.

Aufgabe der Gruppe ist es, ihre ungeteilte Aufmerksamkeit der Präsentation und ihrem Verständnis zu widmen, ohne sie zu unterbrechen.

Nach der Präsentation können die Mitglieder der Gruppe Fragen stellen, die der Erläuterung und Klärung der Fakten dienen.

Die allgemeine Diskussion soll der Referentin oder dem Referenten helfen, Probleme zu verstehen, verschiedene Möglichkeiten einer weiteren Vorgehensweise zu verdeutlichen und zu entscheiden, auf welche Weise es weitergehen soll.

Wichtige Punkte: Zweck der Präsentation ist es nicht, andere zu beeindrucken oder ausformulierte Überlegungen zur Diskussion zu stellen, sondern die Fakten zu beschreiben sowie die eigenen Interpretationen, Gedanken und Empfindungen zu diesen Fakten zum Ausdruck zu bringen.

Aufgabe der Diskussion ist es, den Referenten zu unterstützen. Um dies zu erreichen, muss man zunächst sehr genau hinhören und verstehen, was er oder sie mitteilen will. Dann müssen Theorien, Konzepte und abgeschlossene Untersuchungen herangezogen werden, damit der Referent die Probleme wirklich versteht und verschiedene Alternativen für die Zukunft sieht. Sie werden auch ihre eigenen Erfahrungen und die anderer einbringen, sofern diese relevant sind.

Sehen Sie genug Zeit für die Zusammenfassung und für Schlussfolgerungen vor.

Übung 9:
Design und Planung einer Evaluation üben

Setzen Sie sich mittels einer Selbsteinschätzung mit dem, was Sie noch lernen müssten, auseinander. Wählen Sie eine Intervention aus, die Sie evaluieren können, und arbeiten Sie die folgenden Punkte durch, um ein Design auszuarbeiten und eine Evaluation zu planen. (Später kann Ihr Plan durch Ihre KollegInnen bewertet werden.)

Treffen Sie Ihre Wahl unter den folgenden Arten gesundheitlicher Interventionen: eine Therapie, ein Service, ein Gesundheitsprogramm, eine politische Maßnahme, eine Intervention oder eine Veränderung bei einer Organisation, wie z.B. ein didaktisches Programm für Personal im Gesundheitswesen oder ein Qualitätssystem.

Aufgabe

1. Entscheiden Sie:
- für wen die Evaluation bestimmt ist
- welche Entscheidungen anstehen oder getroffen werden müssten, bei denen Ihre Evaluation eine Hilfe sein könnte
- über mögliche Designs
- über Methoden der Datenerhebung, wobei möglichst auf vorhandene Daten zurückgegriffen wird, die relevant und von angemessener Qualität sind
- Das Budget, das Sie benötigen, liegt etwa zwischen 100 000 DM und maximal 300 000 DM, wobei berücksichtigt werden muss, dass der Untersuchungsvorschlag im Hinblick auf das Verhältnis zwischen den Kosten und dem Wert der Ergebnisse beurteilt wird und dass preiswertere Vorschläge eine bessere Chance

haben, finanziert zu werden (es handelt sich nicht um ein wissenschaftliches Gremium, sondern um ein Gremium, das Evaluationen finanziert).
- über einen konkreten Arbeitsplan hinsichtlich der Ressourcen (Schätzung der Zahl der benötigten Wissenschaftler, Vollzeit oder Teilzeit, sowie andere Kosten, Unterstützung, die Sie vom Fachpersonal erwarten können, und den Zeitaufwand für die Evaluation, d.h. wann die Resultate vorliegen werden).

2. In Ihren Vorschlag oder die Präsentation nehmen Sie bitte eine Skizze Ihres Designs auf und zeichnen Sie den zeitlichen Verlauf der Phasen und Schlüsselstellen Ihrer Evaluation auf. Beschreiben Sie die Stärken und Schwächen des Designs.

3. Listen Sie die wahrscheinlich wichtigsten praktischen, wissenschaftlichen und ethischen Probleme auf, von denen Sie erwarten, dass sie die Realisierung des geplanten Designs erschweren könnten, sowie Gedanken, wie man mit diesen Problemen zurechtkommen könnte. Beschreiben Sie die Stärken und Schwächen des Vorschlags.

4. Soll Ihr Vorschlag beurteilt werden, dann sollten Sie die Kriterien kennen, die bei dieser Einschätzung verwendet werden; stellen Sie sicher, dass diese Kriterien in Ihrer Präsentation berücksichtigt sind.

5. Wenn Sie diese Planung anderen vorstellen, beenden Sie die Präsentation mit dem Hinweis, dass Sie jetzt Fragen beantworten und Anregungen geben können.

Übung 10:
Bewertung eines Vorschlags für eine Evaluation

An: Mitglieder eines imaginären «Gremiums für die Finanzierung von gesundheitlichen Evaluationen»

Betr.: Unser Meeting zur Prüfung von Evaluationsvorschlägen
Die Mitglieder sind aufgefordert, die folgenden Richtlinien zu benutzen bei der Bewertung eines Vorschlags, um zu einer endgültigen Entscheidung zu kommen

Bezeichnung des Vorschlags
Wenn Fragen gestellt werden können, fragen Sie die Evaluatoren: «Wenn Sie nur die Hälfte der Zeit und des Geldes zur Verfügung hätten, was würden Sie dann vorschlagen?» Wenn Sie in dieser Phase keine Prioritäten setzen können, dann sollten Sie das als Warnung verstehen, dass die Evaluatoren es schwer haben werden, dies zu tun, sobald sich die Daten während der Evaluation anhäufen. Nur wenn sie sehr erfahren sind, wird ihre Fähigkeit, tatsächlich zu Resultaten zu kommen, größer sein als ihr Ehrgeiz.
Vorschläge sollten jedes der folgenden Gebiete abdecken. Bewerten Sie, wie gut der Vorschlag allen Untersuchungsbereichen gerecht wird. Stellen Sie Fragen zu allen diesen Bereichen, wenn nicht die entsprechenden Informationen in der Präsentation mitgeteilt werden.

1. Für wen ist die Evaluation bestimmt?
Klar   *unklar*
5   4   3   2   1

2. Fragen, die die Evaluation zu beantworten versucht:
Klar   *unklar*
5   4   3   2   1

3. Definition der Intervention, die evaluiert werden soll (Grenzen und Elemente im «Kasten»)
Klar   *unklar*
5   4   3   2   1

4. Das Design der Evaluation ist nicht klar beschrieben oder der Aufgabe nicht angemessen
Klar beschrieben   *nicht beschrieben*
Gutes Design   *schlechtes Design*
5   4   3   2   1

5. Methoden der Datenerhebung: Sind sie gemessen an den nachstehenden Kriterien nachvollziehbar, exakt beschrieben und die effektivsten in Bezug auf den Zweck? Steht eine angemessene Zahl von Methoden der Datenerhebung zur Verfügung, die für diese Zwecke benutzt werden, und sind Ressourcen verfügbar?
Völlig angemessen   *Überhaupt nicht angemessen*
5   4   3   2   1

6. Kosten, Zeitbedarf und andere benötigten Ressourcen werden beschrieben und scheinen für das Projekt realistisch
Beschrieben und   *nicht beschrieben*
realistisch   *oder unrealistisch*
5   4   3   2   1

7. Der *Wert bzw. Vorteile* der Evaluation – sofern sie realisiert werden – für die Nutzer ist:
Hoch   *gleich Null*
5   4   3   2   1

8. *Stärken und Schwächen* der vorgeschlagenen Evaluation sind gut beschrieben
Alle beschrieben   *nicht beschrieben*
5   4   3   2   1

9. *Mein instinktives Gefühl*, ob wir diesen Vorschlag unterstützen sollen, sagt mir:
Ja!   *Nein!*

Literatur

Adams, G. and Shavaneveldt, J. (1991) *Understanding Research Methods.* New York: Lonman.

Alban, A. and Christiansen, T. (eds) (1995) *The Nordic Lights: New Intiatives in Health Care Systems.* Odense: Odense University Press.

Albrecht, K. and Bradford, L. (1990) *The Service Advantage.* Irwin, IL: Dow Jones.

Albrecht, K. and Zomke, R. (1985) *Service America: Doing Business in the New Economy.* New York: Warner.

Aldrige, D. (1988) Single-case reserach designs. *Complementary Medical Research,* 3(1), 37–46

Appleby, J., (1993) Health and efficiency. *Health Service Journal,* 6 May, 20–2.

Appleby, J., Smith, P., Ranade, W., Little, V. and Robinson, R. (1994) Monitoring managed competition. In R. Robinson and J. Le Grand (eds) *Evaluating the NHS Reforms.* London: King´s Fund Centre, 24–35.

Appleby, J., Walshe, K. and Ham, C. (1995) *Acting on the Evidence: a Review of Clinical Effectiveness – Sources of Information, Dissemination and Implememtation.* Birmingham: NAHAT.

Auditor General (1991) *Administration of the Medicare Benefits Schedule.* Canberra: Department of Community Services and Health, AGPS.

Axelsson, L. and Svenson, P. G. (1994) Setting goals and targtes for performance standards within the Swedish health care system. *Health Policy and Planning,* June, 217–33.

Babakus, E. and Mangold, W. G. (1992) Adapting the SERQUAL scale to hospital services: an empirical investigation. *Health Services Research,* 26(6), 767–86.

Bagenal, S., Easton, D., Harris, E., Chilvers, C. and McElwain, M. (1990) Survival of patients with breast cancer attending Bristol Cancer Help Centre. *Lancet,* 336, 606–10.

Baker, R. and Fraser, R. (1995) Development of review criteria: linking guidance and assessment of quality. *British Medical Journal,* 311, 370–3.

Bardsley, M. and Coles, J. (1992) Practical experiences in auditing patient outcomes. *Quality in Health Care,* 1, 124–30.

Barer, M. (1981) *Community Health Centres and Hospital Costs in Ontario.* Toronto: Ontario Economic Council.

Barlow, D. and Hursen, M. (1984) *Single Case Experimental Designs: Straegies for Studying Behaviour Change.* New York: Pergamon.

Barone, T. (1992) On the demise of subjectivity in educational inquiry. *Curriculum Inquiry,* 22, 25–38.

Batalden, P. and Stoltz, P. (1993) A framework for the continual improvement of healthcare. *Journal of the Joint Commission for Accreditation of Healthcare Organisations,* 19(10), 424–45.

Beecher, H. (1955) The powerful placebo. *JAMA,* 159, 1062–6.

Benson, H. and Epstein, M. (1975) The placebo effekt: a neglected asset in the care of patients. *Journal of the American Association,* 232, 1225–7.

Benson, H. and McCallie, D. (1979) Angina pectoris and the placebo effect. *New England Journal of Medicine,* 300, 1424–9.

Berwick, D. (1996) Improving healthcare. *British Medical Journal,* 312, 605–18.

Berwick, D., Enthoven, A. and Bunker, J. (1992) Quality management in the NHS: the doctor´s role, parts I and II. *British Medical Journal,* 304, 235–9 (part I), and 304, 304–8 (part II)

Berwick, D., Godfrey, A. and Roessner, J. (1990) *Curing Healthcare: New Strategies for Quality Improvement.* San Francisco: Jossey-Bass.

Black, N. (1992) Research, audit and education. *British Medical Journal,* 304, 698–700.

Booth, T. (1988) *Developing Policy Research.* Aldershot: Gower.

Bowling, A. (1992) *Measuring Health: a Review of Quality of the Life Measures.* Buckingham: Open Unversity Press.

Bowling, A. (1995) *Measuring Disease: a Review of Di-*

sease-specific Quality of Life Measurement Scales. Buckingham: Open University Press.

Breakwell, G. and Millward, L. (1995) *Basic Evaluation Methods.* Leicester: British Psychological Society Books.

Britten, N. (1995) Qualitative interviews in medical research. *British Medical Journal,* 311, 251–3.

Brooks, R. (1986) *Scaling in Health Status Measurement.* Lund: The Swedish Insitute of Health Economics.

Brooks, T. (1992) Success through organisitional aidit. *Health Services Managment,* Nov/Dec, 13–15.

Brooks, T. and Pitt, C. (1990) The standard bearers. *Health Services Journal,* 30 August, 1286–7.

Brunel University Faculty of Social Sciences (1984) Evaluation of management advisory and performance review trials in the NHS. Report prepared for the King's Fund, London.

Bruster, S., Jarman, B., Bosanquet, N. *et al.* (1994) National survey of hospital patients. *British Medical Journal,* 309, 1542–6.

BSI (1987) *BS 5750 Quality Systems part 1: Specification for Design/Development, Production Installation and Servicing.* London: British Standards Institute.

BSI (1992) *BS 5750 for Services.* London: BSI.

Buck, N., Devlin, H. and Lunn, J. (1987) *Report of a Confidential Enquiry into Perioperative Deaths.* London: Nuffield Provincial Hospitals Trust.

Burnes, B. (1992) *Managing Change.* Pitman: London.

Buxton, M. (1992) Scare resources and informed choices, AMI conference paper, herg, Brunel University, November.

Campbell, D. (1969) Reforms as experiments. *American Psychologist,* 24, 409–29.

Campbell, D. (1970) Considering the case against experimental evaluations of social innovations. *Administravie Science Quarterly,* 15, 110–13.

Campbell, D. and Stanley, J. (1966) *Experimental and Quasi-experimental Designs for Research.* Chicago: Rand-McNally.

Canadian Task Force on the Periodic Health Examination (1979) The periodic health examination. *Canadian Medical Association Journal,* 121, 1139–254.

CEPPP (1991) *Evaluation of TQM in the NHS: First Interim Report.* Uxbridge: CEPPP, Brunel University.

Chassin, M., Brook, R., Part, R., Keesey, J., Fink, A., Kosecoff, J., Kahn, K., Merrick, N. and Solomon, D. (1986) Variations in the use of medical and surgical services by the Medicare population. *New England Journal of Medicine,* 314, 285–9.

Cheetham, J., Fuller, R., McIvor, G. and Petch, A. (1992) *Evaluating Social Work Effectiveness.* Buckingham: Open University Press.

Chen, H. (1990) *Theory-driven Evaluation.* London: Sage.

Clearly, P., Edgman-Levitan, S., Walker, J. Delbanco, T. (1993) Using patient reports to improve medical care: a preliminary report from 10 hospitals. *Quality Management in Health Care,* 2(1), 31–8.

Cochrane, A. (1972) *Effectiveness and Efficiency.* London: Nuffield Provincial Hospitals Trust.

Cochrane, A. and Blythe, M. (1989) *One Man´s Medicane.* BMJ Books.

Cohen, S., Weinberger, M., Hui, S., Tiernay, W. and McDonald, C. (1985) The impact of reading on physicians´ nonadherence to recommended standards of medical care. *Social Science and Medicine,* 21, 909–14.

Cook, T. and Campbell, D. (1979) *Quasi-experimentation: Design and Analysis Issues in Field Settings.* Chicago: Rand-McNally.

Coyle, D. (1993) Increasing the impact of economic evaluations in decision-making. Discussion Paper 108, Centre for Health Economics, University of York.

Craig, N. and Walker, D. (1996) Choice and accountability in health promotion: the role of health economics. *Health Education Research,* 11, 355–60.

Crombie, I. (1996) *The Pocket Guide to Critical Appraisal.* BMJ Books: London.

Cronbach, L. (1980) *Towards Reform Evaluation.* San Francisco: Jossey-Bass.

Crosby, P. (1979) *Quality is Free.* New York: Mentor.

Crosby: P. (1985) *Quality without Tears.* New York: Mentor.

Cummings, S., Rubin, S. and Oster, G. (1989) The Cost-effectiveness of counseling smokers to quit. *JAMA,* 261(1), 75–9.

Dale, A. and Wooler, S. (1988) *SOS-Strategy and Organisation for Service: a Content and Process Model for Decision-making.* Uxbridge: BIOSS, Brunnel University.

Daley, J., McDonald, I. and Willis, E. (eds) (1992) *Researching Health Care: Designs, Dilemmas, Disciplines.* London: Routledge.

Dam, H., Molin, J., Bolwig, T., Wildschiødtz, G. and Mellerup, E. (1993) Development of winter depression and the effect of light therapy. *Nordic Journal of Psychiatry,* 48, 75–8.

Davidow, W. H. and Uttal, B. (1989) *Total Customer Service.* London: Harper and Row.

Davids, F., Hayes, B., Sackett, D. and Smith, R. (1995) Evidence based medicine, British Medical Journal, Vol. 310, 1089–1096.

Delamothe, T. (ed.) (1994) *Outcomes into Clinical Practice.* London: BMJ Publishing.

Deming, W. E. (1986) *Out of the Crisis.* Cambridge, Mass: MIT.

Demone, H. and Gibelman, M. (eds) (1989) *Services for Sale.* London: Rutgers University Press.

Denton, D. K. (1989) *Quality Service.* London: Gulf Publishing.

Denzin, N. and Lincoln, Y. (eds) (1993) *Handbook of Qualitative Reserach.* London: Sage.

DesHarnais, S., Laurence, F., McMahon, M. Jr and Wroblewski, R. (1991) Measuring outcomes of hospital care using risk-adjusted indexes. *Health Services Research,* 26(4), 425–45.

DHHSPHS (1995) *Performance Improvement* 1995: *Evaluation Activities of the Public Health Services.* Washington, DC: US Department of Health and Human Services.

Dixon, P. and Carr-Hill, R. (1989) *The NHS and Its Customers III. Consumer Feedback: a Review of Current Practice.* York: Centre of Health Economics, University of York.

DoH (1989a) *Report on Confidential Enquiries into Maternal Deaths in England and Wales 1982–84.* London: HMSO.

DoH (1989b) *Working Paper 6 – Medical Audit.* London: HMSO.

DoH (1989c) *Medical Audit in the Family Practitioner Services.* London: HMSO.

DoH (1989d) *Working for Patients.* London: HMSO.

DoH (1990) *The National Health Service and Community Care Act 1990.* London: HMSO.

DoH (1991a) *Medical Audit in the Hospital and Community Health Services.* HC(91)2, January.

DoH (1991b) *The Patient´s Charter.* London: HMSO.

DoH (1992) *The Health of the Nation.* London: HMSO.

DoH (1993) *Managing the New NHS.* London: HMSO.

DoH (1994) *Standing Group on Health Technology: 1994 Report.* London: HMSO.

Domenighetti, G., Luraschi, P., Gutzwiller, F., Pedrinis, E., Casabianca. A., Spinelli, A. *et al.* (1988) Effect of information changes by the mass media on hysterectomy rates. *Lancet,* **ii**, 1470–3.

Donabedian, A. (1980) *Exploration in Quality Assessment and Monitoring Volume I. Definition of Quality and Approaches to Its Assessment.* Ann Arbor: Health Administartion Press, University of Michigan.

Drummond, M. (1987a) Economic evaluation and the rational diffusion and use of health technology. *Health Policy,* 7, 309–24.

Drummond, M. (1987b) *Economic Appraisal of Health Technology in the European Community.* Oxford: Oxford University Press.

Drummond, M., Stoddard, G. and Torrance, G. (1987) *Methods for the Economic Evaluation of Health Care Programmes.* Oxford: Oxford Medical Publications.

Dubinsky, M. and Ferguson, J. (1990) Analysis of the National Institutes of Health Medicare Coverage Assessment. *International Journal of Technology Assessment in Health Care,* 480–8.

Eddy, D. (1989) Selecting technologies for assessment. *International Journal of Technology Assessment in Health Care,* 5, 485–501.

Eddy, D. and Billings, J. (1988) The quality of medical evidence. *Health Affairs,* 7(1), 19–32.

Edgren, L. (1995) *Evaluation of the SPRI Version of Organisational Audit at Lund University Hospital.* Goteborg: The Nordic School of Public Health (summary in English).

Edvardsson, B., Øvretveit, J. and Thomasson, B. (1994) *Service Quality – a TQM Perspective.* London: McGraw-Hill.

Edwards, W. and Newman, J. (1988) *Multiattribute Evaluation.* Newbury Park, CA: Sage.

Edwards, A. and Talbot, R. (1994) *The Hard-pressed Researcher.* Harlow: Longman.

Edwards, N. (1996) Lore unto themelves. *Health Services Journal,* 12 September, 26–7.

EFQM (1992) *The European Quality Award 1992.* Brussels: European Foundation for Quality Management.

Ellis, R. and Whittington, D. (1993) *Quality Assurance in Health Care: a Handbook.* London: Edward Arnold.

Ellis, J., Mulligan, I., Rowe, J. and Sackett, D. (1995) Inpatient medicine is evidence based. *Lancet,* 346, 407–9.

Emery, F. and Trist, E. (1969) Socio-technical systems. In F. E. Emery (ed.) *Systems Thinking.* Harmondsworth: Penguin.

Engelkes, E. (1993) What are the lessons from evaluating PHC projects? A personal view. *Health Polity and Planning,* 8(1), 72–7.

Eyler, J. (1979) *Victorian Social Medicine: the Ideas and Methods of William Farr.* Baltimore: Johns Hopkins University Press.

Fink, A. (1993) *Evaluation Fundamentals.* London: Sage.

Firth-Cozins, J. (1995) Looking at effectiveness. *Quality in Health Care,* 5, 55–9.

Fitzpatrick, R. and Boulton, M. (1994) Qualitative methods for assessing health care. *Quality in Health Care,* 3, 107–13.

Flanagan, J. (1954) The critical incident technique. *Psychological Bulletin,* 5, 327–58.

Forss, K. and Carlsson, J. (1997) The quest for quality: or can evaluation findings be trusted, paper presented to the 1997 European Evaluation Society Conference, Stockholm.

Fowkes, F. and Fulton, P. (1991) Critical appraisal of published research: introductory guidelines. *British Medical Journal*, 302, 1136–40.

Frankfort-Nachmias, C. and Nachmias, D. (1992) *Research Methods in Socail Sciences,* 4th edn. London: Edward Arnold.

Franklin, B. (1941) Letter to John Pringle (1757). In I. Cohen (ed.) *Benjamin Franklin´s Experiments.* Cambridge, MA: Harvard University Press.

Freemantle, N., Grill, I., Grimshaw, J. and Oxman, A. (1995) Implementing the findings of medical research: the Cochrane Collaboration and effective professional practice. *Quality in Health Care*, 4, 45–7.

French, W. and Bell, C. (1995) *Organisational Development.* Prentice Hall: London.

Fuchs, B. (1990) *Medicare´s Peer Review Organizations.* Washington, DC: Congressional Research Service.

Gardner, M. and Altmann, D. (1989) *Statistics with Confidence.* London: BMJ Books.

Garner, P., Thomason, J. and Donaldson, D. (1990) Quality assessment of health facilities in rural Papua New Guinea. *Health Polity and Planning*, 5(1), 49–59.

Garpenby, P. and Carlsson, P. (1994) The role of national quality registers in the Swedish health service. *Health Policy*, 29, 183–95.

Gavin, K., Conway, J., Glynn, W., Turner, M. and Brannick, T. (1996) Designing a measurement instrument for evaluating quality in the maternity services: a composite view involving international and external customers. In B. Edvardsson *et al.* (eds) *Advancing Service Quality: a Global Perspective.* New York: ISQA, St. John´s University.

Gerard, K. and Mooney, G. (1993) QALY league tables: handle with care. *Health Economics*, 2, 59–64.

Ghauri, P., Grønhaug, K. and Kristianslund, I. (1995) *Research Methods in Business Studies.* London: Prentice-Hall.

Giddens, A. (1974) *Positivism and Sociology.* London: Heinemann.

Gissler, M., Teperi, J., Hemminki, E. and Merilainen, J. (1995) Data quality after restructuring a National Medical Registry. *Scandinavian Journal of Social Medicine*, 23(1), 75–80.

Glaser, B. G. and Strauss, A. L. (1968) *The Discovery of Grounded Theory: Strategies for Qualitative Research.* London: Weidenfeld and Nicolson.

Glennerster, H., Matsaganis, M., Owens, P. and Hancock, S. (1994) *Implementing GP Fundholding.* Buckingham: Open University Press.

Golden, B. (1992) The past is the past – or is it? The use of retrospective accounts as indicators of past strategy. *Academy of Management Journal*, 35(4), 848–60.

Goodwin, J. and Goodwin, J. (1984) The tomato effect. *JAMA*, 251(18), 2387–90.

Gray, M. (1997) *Evidence-based healthcare.* Churchill Livingstone: London.

Greene, J. (1994) Qualitative program evaluation. In N. Denzin and Y. Lincoln (eds) *op. cit.*

Greenhalgh, J., Long, A., Brettle, A. Grant, M. (1996) The value of an outcomes information reource. *Journal of Management in Medicine*, 10(5), 55–65.

Grimshaw, J. and Russel, I. (1994) Achieving health gain through clinical guidelines II: ensuring guidelines change medical practice. *Quality in Health Care*, 3, 45–52.

Gronroos, C. (1991) Facing the challenge of service competition: costs of bad service. Papers from Conference on Quality Management in Services, EIASM.

Gummesson, E. (1987) *Quality – the Ericsson Approach.* Stockholm: Ericsson.

Guyatt, G., Sackett, D., Adachi, G. *et. al.* (1988) A clinician´s guide for conducting randomised trials in individual patients. *Canadian Medical Association Journal*, 139, 497–503.

Guyatt, G., Sackett, D., Taylor, D., Chong, J., Roberts, R. and Pugsey, S. (1986) Determining optimal therapy: Randomised trials in individual patients. *NEJM*, 314, 889–92.

Haines, A. and Jones, R. (1994) Implementing findings of research. *British Medical Journal*, 308, 1488–91.

Ham, C. and Woolley, M. (1996) *How Does the NHS Measure up? Assessing the Performance of Health Authorities.* Birmingham: National Association of Health Authorities and Trusts.

Ham, C., Hunter, D. and Robinson, R. (1995) Evidence based policy making. *British Medical Journal*, 310, 71–2.

Harper, J. (1986) Measuring performance – a new approach. *Hospital and Health Services Review,* January, 26–8.

Harrison, S., Hunter, D. and Pollitt, C. (1990) *The Dynamics of British Health Policy.* London: Unwin Hyman.

Hart, E. and Bond, M. (1996) *Action Research for Health and Social Care.* Buckingham: Open University Press.

Haycox, A. (1994) A methodology for estimating the costs and benefits of health promotion. *Health Promotion Internaional*, 9(7), 5–11.

Helman, C. (1994) *Culture, Health and Illness,* Butterworth Heinemann: London.

Henkel, M. (1991) *Government, Evaluation and Change.* London: Jessica Kingsley.

HERG (1994) *Assessing Payback from Department of Health Research and Development.* Uxbridge: Health Economics Research Group, Brunel University.

HERG (1996) *Economic Evaluation in Healthcare and Development: Undertake It Early and Often.* Uxbridge: Health Economics Research Group, Brunel University.Heron, J. (1979) *Peer Review Audit.* Guildford: University of Surrey Human Potential Research Project, University of Surrey.

Heron, J. (1981) Self and peer assessment for managers. In T. Boydell and M. Pedler (eds) *Handbook of Management Self-development.* London: Gower.

Heron, J. (1986) Critique of conventional research methodology. *Complementary Medical Research,* 1(1), 14–22.

Heskett, J. L. (1986) *Managing in the Service Economy.* Cambridge, MA: Harvard Business School Press.

Heskett, J. L., Sasser, W. E. and Hart, C. (1990) *Service Breakthroughs.* New York: Free Press.

Hoey, J., McCallum, H. and LePage, E. (1982) Expanding the nurse´s role to improve preventative service in an outpatient clinic. *Canadian Medical Association Journal,* 127, 27–8.

Holland, W. (ed) (1983) *Evaluation of Health Care.* Oxford: Oxford University Press.

House, E. (1980) *Evaluating with Validity.* Beverly Hills, CA: Sage.

Hunter, D. (1992) Rationing dilemmas in health care. NAHA & T Paper 8, Birmingham.

IoM (1992) *Seting Priorities for Health Technology Assessment: a Model Process.* Washington, DC: National Academy Press.

Jackson, C. (1997) *Evaluation of the Exercise by Prescription Programme.* Harrogate: North Yorkshire Health Autority.

Jaques, E. (1982) *The Form of Time.* London: Heinemann.

Jaques, E. (1989) *Requisite Organization.* Arlington, VA: Casson Hall.

JAMA (1993) User´s guides to medical literature: how to use an article about therapy or prevention, 1. *JAMA,* 270, 2598–601.

JCAHO (1991) *Transitions: from QA to CQI – Using CQI Approaches to Monitor, Evaluate and Improve Quality.* Oakbrook Terrace, IL: Joint Commission on Accreditation of Healthcare Organizations.

JCSEE (1994) *The Programme Evaluation Standards: How to Assess Evaluations of Educational Programs,* 2nd edn. Thousand Oaks, CA: Sage.

Jick, T. (1983) Mixing qualitative and quantitative methods: triangulation in action. In J. Van Maanen (ed.) *Qualitative Methodology.* Beverly Hills, CA: Sage.

Johannessen, H., Launsø, L., Gosvig Olsen, S. and Staugård, F. (eds) (1994) *Studies in Alternative Therapies, 1: Contributions from the Nordic Countries.* Odense: Odense University Press.

Johannessen, T. (1991) Controlled trials in single subjekts. *British Medical Journal,* 303, 173–4.

Johnson, S. and Mclaughlin, C. (1996) Simulating alternative quality improvement methods. In B. Edvardsson *et al.* (eds) *Advancing Service Quality: a Global Perspective.* New York: ISQA, St John´s University.

Johnston, N., Narayan, V. and Ruta, D. (1992) Development of indicators for quality assurance in public health medicine. *Quality in Health Care,* 1, 225–30.

Jones, J. and Hunter, D. (1995) Consensus methods for medical and health services research. *British Medical Journal,* 311, 376–9.

Jones, R. (1995) Why do qualitative research? *British Medical Journal,* 311, 2.

Joss, R. and Kogan, M. (1995) *Advancing Quality.* Buckingham: Open University Press.

Joss, R., Kogan, M. and Henkel, M. (1994) *Final Report to the Department of Health on Total Quality Management Experiments in the National Health Service.* Uxbridge: Centre for Evaluation of Public Policy and Practice, Brunel University.

Jost, T. (1990) Assuring the quality of medical practice, King´s Fund Projekt Paper No. 82, London.

Kazdin, A. (1982) *Single Case Research Design: Methods for Clinical and Applied Settings.* Oxford: Oxford University Press.

Keen, J. (1994) Evaluation: informing the future not living in the past. In J. Keen (ed) *Information Management in Health Services.* Buckingham: Open University Press.

Kelly, G. (1955) *A Theory of Personality.* New York: Norton.

Kerrison, S., Packwood, T. and Buxton, M. (1993*) Medical Audit: Taking Stock.* London: King´s Fund.

Kinston, W. (1995) *Working with Values.* London: Stigma Centre.

Kirk, J. and Miller, M. (1986) *Reliability and Validity in Qualitative Research.* London: Sage.

Kitzinger, J. (1995) Introducing focus groups. *British Medical Journal,* 311, 299–302.

Kleijnen, J., Knipschild, P. and ter Riet, G. (1991) Clinical trials of homepathy. *British Medical Journal,* 302, 316–23.

Klein, R. (1989) Research and the health polity process: a UK perspective. In *Research and the Health Policy Process: Proceedings of the Second Annual Policy Conference.* Center for Health Economics and Policy Analysis, McMaster University.

Klein, R. and Scrivens, E. (1993) The bottom line – Accreertation in the UK. *Health Services Journal,* 25 November, 25–6.

Kogan, M. and Redfern, S. (eds) (1995) *Making Use of Clinical Audit: a Guide to Practice in the Health Professions.* Buckingham: Open University Press.

Kreuger, R. (1988) *Focus Groups: a Practical Guide for Applied Research.* London: Sage.

Kvale, S. (1944) Ten standard objections to qualitative research interviews. *Journal of Phenomenological Psychology,* 1–28.

Lawrence, M. and Packwood, T. (1996) Adapting total quality management for general practice: evaluation of a programme. *Quality in Health Care,* 5, 151–8.

Lewin, K. (1947a) Group decision and social change. In T. Newcomb and E. Hartley (eds) *Readings in Social Psychology.* New York: Holt, Rinehart and Winston.

Lewin, K. (1947b) Frontiers in group dynamics: (1) Concept, methods and reality in social sciences: social equilibria and social change; (2) Channels of group life, social planning and action research. *Human Relations,* 1(1, 2), 5–41. 143–53.

Lindblom, C. and Cohen, D. (1979) *Usable Knowledge: Social Science and Social Problem Solving.* New Haven, CT: Yale University Press.

Lockwood, F. (1994) *Exercise by Prescription in York and Selby.* Harrogate: North Yorkshire Health Authority.

Long, A., Dixon, P., Hall, R., Carr-Hill, R. and Sheldon, T. (1993) The outcomes agenda. *Quality In Health Care,* 2, 49–52.

Ludbrook, A. and Mooney, G. (1984) *Economic Appraisal in the NHS: Problems and Challenges.* York: Northern Health Economics.

McConway, K. (ed) (1994) *Studying Health and Disease.* Buckingham: Open University Press.

Macdonald, G., Veen, C. and Tones, K. (1996) Evidence for success in health promotion: suggestions for improvement. *Health Education Research,* 11(3), 367–76.

Macfarlane, A. (1996) Trial would not answer key question, but data monitoring should be improved. *British Medical Journal,* 312, 754–5.

McKenna, M., Maynard, A. and Wright, K. (1992) *Is Rehabilitation Cost-effective?* York: Centre for Health Economics, University of York.

McKinlay, J. (1992) Advantages and limitations of the survey approach – understanding older people. In J. Daley *et al.* (eds) *op cit.*

Mahaparatra, P. and Berman, P. (1994) Using hospital activity indicators to evaluate performance in Andra Pradesh, India. *International Journal of Health Planning and Management,* 9, 199–211.

Majeed, F. and Voss, S. (1995) Performance inicators

for general practice. *British Medical Journal,* 311, 209–10.

Majone, G. and Wildavsky, A. (1979) Implementation as evolution. In G. Pressman and A. Wildavsky (eds) *Implementaion,* 4thedn. Berkeley: University of California Press

Marks, S. *et al.* (1980) Ambulatory surgery in an HMO. *Medical Care,* 18, 127–46.

Maxwell, R. (1984) Quality assessment in health. *British Medical Journal,* 288, 1470–2.

Mays, N. and Pope, C. (1995) Observational methods in health care settings, *British Medical Journal.* 311, 192–4.

Mercer, G., Long, A. and Smith I. (1995) Researching and Evaluating Complementary Therapies. Leeds: Nuffield Institute for Health.

Middle, C. and Macfarlane, A. (1995) Recorded delivery. *Health Services Journal,* 31 August, 27.

Miles, M. and Huberman, A. (1984) *Qualitative Data Analysis: a Source Book of New Methods.* Beverly Hills, CA: Sage.

Morgan, D. (ed) (1993) *Successful Focus Groups.* London: Sage.

Morgan, G. (1988) *Images of Oraganisation.* London: Heinemann.

Mugford, M., Banfield, P. and O'Hanlon, M. (1991) Effects of feedback of information on clinical practice: a review. *British Medical Journal,* 303, 398–402.

Najman, J., Morrison, J., Williams, G. and Anderson, M. (1992) Comparing alternative methodologies of social research. In J. Daley *et al.* (eds) (1992) *op cit.*

Nathanson, C. (1978) Sex roles as a variable in the interpretation of morbidity data: a methodological crtique. *International Journal of Epidemiology,* 7(3), 253–62.

NCEPOD (1987, 1989) *The Report of a Natinal Confidnetail Enquiry into Perioperative Deaths.* London: King's Fund.

NCEPOD (1993) *Report of the National Confidential Enquiry into Perioperative Deaths, 1991/92.* London: NCEPOD.

Newell, D. (1992) Randomised controlled trials in health care research. In J. Daley *et al.* (eds) *op. cit.*

NHSCR&D (1996) *Undertaking Systematic Reviews of Research on Effectiveness: CRD Guidelines for Carrying out or Commissioning Reviews.* York: NHS Centre for Reviews and Dissemination.

Nichol, K., Lind, A., Margolis, K., Murdoch, M., Mcfadden, R., Hauge, M., Magnan, S. and Drake, M. (1995) The effectiveness of vaccination against influenza in healthy, working adults. *New England Journal of Medicine,* 333(14), 889–93.

Nightingale, F. (1863) *Notes on Hospital,* 3rd edn. London: Longman, Green, Longman, Roberts and Green.

NIST (1990) *The Malcolm Baldrige National Quality Award 1990 Application Guidelines.* Gaithersburg, MD: National Insitute of Standards and Technology.

Nordberg, E., Oganga, H., Kazibwe, S. and Onyango, J. (1993) Rapidm assessment of an African district health system. *International Journal of Health Planning and Mangagemant,* 8, 219–33.

Oakland, J. (1989) *Total Quality Management.* Oxford: Heinemann.

Odegård, K. (1995) Lex Maria – from punishment to prevention? A study of medical errors reported to the National Board of Health and Welfare. Masters thesis, Nordic School of Public Health, Goteborg.

Olsen, J. (1995) Aiming at what? The objectives of the Norwegian health services. In A. Alban and T. Christiansen (eds) *op. cit.*

Olsen, J. and Donaldson, C. (1993) Willingness to pay for public sector health care programmes in Northern Norway. HERU Discussion Paper, University of Aberdeen.

Ong, B. (1993) *The Practice of Health Service Research.* London: Chapman and Hall.

Øvretveit, J. (1984) Is action research scientific? Social analyis and action research. Unpublished master thesis, Brunel University, Uxbridge.

Øvretveit, J. (1986) *Improving Social Work Records and Practice.* Birmingham: BASW Publications.

Øvretveit, J. (1987a) Social analytic evaluation research. BIOSS Research document, Brunel University, Uxbridge.

Øvretveit, J. (1987b) Volunteers in drugs agencies: an evaluation of supervision arrangements. BIOSS Working Paper, Brunel University, Uxbridge.

Øvretveit, J. (1988) A peer review process for developing service quality. BIOSS Working Paper, Brunel University, Uxbridge.

Øvretveit, J. (1990a) Quality health in services. BIOSS Research report, Brunel University, Uxbridge.

Øvretveit, J. (1990b) What is quality in health services? *Health Service Management,* June, 132–3.

Øvretveit, J. (1990c) Improving primary health care team organisation. BIOSS Research report, Brunel University, Uxbridge.

Øvretveit, J. (1991a) Primary care quality through teamwork. BIOSS Research report Brunel University, Uxbrigde.

Øvretveit, J. (1991b) Quality costs – or does it? *Health Service Management,* August.

Øvretveit, J. (1992a) *Health Service Quality.* Oxford: Blackwell Scientific Press.

Øvretveit, J. (1992b) Maps-Qual quality audit software. *Quality News,* 18(3), 166–17.

Øvretveit, J. (1992c) Towards market-focused measures of customer/purchaser perceptions. *Quality Forum,* 19(3), 21–4.

Øvretveit, J. (1993a) *Coordinating Community Care: Multidisciplinary Teams and Care Management in Health and Social Services.* Buckingham: Open University Press.

Øvretveit, J. (1993b) Quality awards and auditing for purchasers of services: towards partnership contracting. *International Journal of Service Industry Management,* June.

Øvretveit, J. (1993c) *Measuring Service Quality.* Aylesbury: Technical Communications Publications.

Øvretveit, J. (1994a) A comparison of approaches to quality in the UK, USA and Sweden, and of the use of organisational audit frameworks. *European Journal of Public Health,* 4(1), 46–54.

Øvretveit, J. (1994b) *Evaluation of a Community Mental Health Rescoure Centre.* Uxbridge: Mental Health Unit, Hillingdon Hospital Trust.

Øvretveit, J. (1994c) Quality in health services purchasing. *Journal of the Association of Quality in Health Care,* 2(1), 9–22.

Øvretveit, J. (1994d) *Purchasing for Health.* Buckingham: Open University Press.

Øvretveit, J. (1994e) A framework for cost effective team quality and multiprofessional audit. *Journal of Interprofessional Care,* 8(3), 329–33.

Øvretveit, J. (1996a) Informed choice? Patient access to health service quality information. *Health Policy,* 36, 75–93.

Øvretveit, J. (1996b) *The Quality Journeys of Five Norwegian Hospitals.* Oslo: Norwegian Medical Association.

Øvretveit, J. (1997a) Learning from quality improvement in Europe and beyond. *Journal of the Joint Commission for Accreditation of Healthcare Organisations,* 23(19, 7–22.

Øvretveit, J. (1997b) *Evaluation of the Norwegian Total Quality Programme – Second Report.* Oslo: Norwegian Medical Association.

Øvretveit, J. (1997c) Evidence-based management technologies. *Journal of Health Gain,* Autumn, 1–5.

Øvretveit, J. (in press) *Six Norwegian Hospitals´ Experience with Total Quality Management.* Oslo: Norwegian Medical Association.

Packwood, T., Keen, J. and Buxton, M. (1991*) Hospitals in Transition: the Resource Management Experiment.* Milton Keynes: Open University Press.

Parasuraman, A. *et al.* (1985) A conceptual model of service quality and its implications for future research. *Journal of Marketing,* 49, 41–50.

Parasuraman, A. *et al.* (1988) SERVQUAL: a multiple item scale for measuring consumer perceptions of service quality. *Journal of Retaling,* Spring, 12–40.

Parlett, M. (1981) Illuminative evaluation. In P. Reason and J. Rowan (eds) *op. cit.*

Parlett, M. and Hamilton, D. (1976) Evaluation as illumination. In G. Glass (ed.) *Evaluation Studies Review Annual, Volume 1.* Beverly Hills, CA: Sage.

Parlett, M. and Dearden (1977) *Introduction to Illuminative Evaluation: Studies in Higher Education.* California: Pacific Soudings Press.

Patel, M. (1987) Problems in the evaluation of alternative medicine. *Social Science and Medicine,* 25, 669–78.

Patton, M. (1980) *Qualitative Evaluation Methods.* London: Sage.

Patton, M. (1987) *How to use Qualitative Methods in Evaluation.* London: Sage.

Patton, M. *et al.* (1977) In search of impact: an analysis of the utlisation of federal health evaluation research. In C. Weiss (ed.) *op. cit.*

Pearce, K. (1966) Show a leg. *Health Service Journal,* 2 May, 33.

PHCCCC (1992) *Hospital Effectiveness Report.* Harrisburg: Pennsylvania Health Care Cost Containment Council.

Phillips, C., Palfry, C. and Thomas, P. (1994) *Evaluating Health and Social Care.* London: Macmillan.

Pocock, S. (1983) *Clinical Trials: a Practical Approach.* Chichester: John Wiley.

Pollitt, C. (1987) Capturing quality? The quality issue in British and American health policies. *Journal of Public Policy,* 7(1), 71–91.

Pollitt, C. (1990) Doing business in the temple. *Public Administration,* 68(4), 435–52.

Pollitt, C. (1992) The politics of medical quality: auditing doctors in the UK and the USA. Unpublished draft, Dept of Government, Brunel university.

Pope, C. and Mays, N. (1995a) Reaching the parts other methods cannot reach: an introduction to qualitative methods in health and health services research. *British Medical Journal,* 311, 42–5.

Pope, C. and Mays, N. (1995b) Rigour and qualitative research. *British Medical Journal, 311,* 109–12.

Pope, C. and Mays, N. (1995c) Observational methods in health care settings. *British Medical Journal,* 311, 182–4.

Powell, J. Lovelock, R., Bray, J. and Philp, I. (1994) Involving consumers in assessing service quality using a qulitative approach. *Quality in Health Care,* 3, 199–202.

RCP (1989) *Medial Audit – A First Report. What, Why and How?* London: Royal College of Physicians of London.

Reason, P. and Rowan, J. (eds) (1981) *Human Inquiry.* London: John Wiley & Sons.

Richardson, J. (1992) Cost-utility analyses in health

care: present status and future issues. In J. *Daley et al.* (eds) *op. cit.*

Roberts, C., Lewis, P., Crosby, D., Dunn, C. and Grundy, P. (1996) Prove it. *Health Services Journal,* 7 March, 32–3.

Roberts, H. (1990) *Outcome and Performance in Health Care.* London: Public Finance Foundation.

Robertson, A. and Gandy, J. (1983) Policy Practice and Research: An Overview, in Gandy, J. *et al* (1983) *Improving Social Intervention: Changing Social Policy and Social Work Practise Through Research.* London: Croom Helm.

Robinson, R. and Le Grand. J, (1994) *Evaluating the NHS Reforms.* London: King´s Fund Centre.

Robson, M., France, R. and Bland, M. (1984) Clinical psychologists in primary care: controlled and economic evaluation. *British Medical Journal,* 288, 1805–8.

Rooney, E. M. (1988) A proposed quality system specification for the national health service. *Quality Assurance,* 14(2), 45–53.

Rooney, E. M. (1989) *A Quality Management System for the NHS and a Strategy for Training.* Bristol: NHS-Training Authority.

Rosenberg, W. and Donald, A. (1995) Evidence-based medicine: an approach to clinical problem-solving. *British Medical Journal,* 310, 1122–6.

Rossi, P. and Freeman, H. (1993) *Evaluation – a Systematic Approach.* London: Sage.

Rossi, P. and Wright, S. (1977) Evaluation Research: An assessement of theory, practice and politics, *Evaluation Quarterly* 1, 5–52.

Rowbottom, R. and Billis, D. (1977) Stratification of work and organisational design. In E. Jaques (ed.) *Health Services.* London: Heinemann.

Russell, I., Fell, M., Devlin, H., Glass, N. and Newell, D. (1977) Day case surgery for hernias and haemorrhoids – a clinical, social and economic evaluation. *Lancet,* i, 844–7.

Sabatier, P. (1986) Top-down and bottum-up approaches to implementation research: a critical analysis and suggested synthesis. *Journal of Public Policy,* 6(1), 21–48.

Sackett, D., Haynes, R., Guyatt, G. and Tugwell, P. (1991) *Clinical Epidemiology: a Basic Science for Medicine.* Boston: Little Brown.

Sackett, D., Rosenberg, W., Gray, J., Haynes, R. and Scott-Richardson, W. (1996) Evidence-based medicine: what it is and what it isn´t. *British Medical Journal,* 312, 71–2.

Sacks, H., Chalmers, T. and Smith, H. (1982) Randomized versus historical controls for clinical trials. *American Journal of Medicine,* 72, 233–40.

St Leger, A., Schienden, H. and Walsworth-Bell, J.

(1992) *Evaluating Health Service Effectiveness.* Buckingham: Open University Press.

Salked, G., Davey, P. and Arnolda, G. (1995) A critical review of health-related economic evaluations in Australia: implications for health policy. *Health Policy,* 31, 111–25.

Sapsford, R. and Abbott, P. (1992) *Research Methods for Nurses and the Caring Professions.* Buckingham: Open University Press.

Sasco, A., Day, N. and Walter, S. (1986) Case-control studies for evaluation of screening. *Journal of Chronic Diseases,* 39, 399–405.

Schein, E. (1987) *The Clinical Perspective in Fieldwork.* London: Sage.

Schelesselman, J. (1982) *Case-Control Studies: Design, Conduct, Analysis.* Oxford: Oxford University Press.

Schwartz, D., Flamant, R. and Lelluoch, J. (1980) *Clinical Trails.* London: Academic Press.

Schyve, P. (1995) Models for relating performance measurement and accreditation. *International Journal of Health Planning and Management,* 10, 231–41.

Scott, A. and Hall, J. (1995) Evaluating the effects of GP remuneration: problems and prospects. *Health Polity and Planning,* 31, 183–95.

Scriven, M. (1967) The methodology of evaluation. In R. Tyler *et al.* (eds) *Perspectives of Curriculum Evaluation.* Chicago: Rand-McNally.

Scriven, M. (1972) The methodology of evaluation. In C. Weiss (ed) *Evaluating Action Programmes: Readings in Social Action and Education.* Boston: Allyn and Bacon.

Scriven, M. (1973) Goal-free evaluation. In E. House (ed.) *School Evaluation: the Politics and the Process.* Chicago: University of Chicago Press.

Scriven, M. (1980) *The Logic of Evaluation.* Interness, CA: Edgepress.

Scriven, M. (1991) *Evaluation Thesaurus.* London: Sage.

Scrivens, E. (1995) Accreditation: *Protecting the Professional or the Consumer?* Buckingham: Open University Press.

Sechrest, L., Perrin, E. and Bunker, J. (eds) (1990) *Research Methodology: Strengthening Causal Interpretation of Non-experimental Data.* Washington, DC: US Department of Health and Human Services.

Senge, P. (1992) *The Fifth Discipline.* London: Random House.

Shadish, W., Cook, T. and Leviton, L. (1991) *Foundations of Programme Evaluation: Theories of Practice.* London: Sage.

Shapiro, D. and Firth, J. (1987) Prescriptive vs exploratory psychotherapy. *British Journal of Psychiatry,* 151, 790–9.

Shaw, C. (1989) *Medical Audit: a Hospital Handbook.* London: King´s Fund Centre.

Shaw, C. (1993) Quality assurance in the UK. *Quality Assurance in Health Care,* 5(2), 107–18.

Sheldon, T. and Chalmers, I. (1994) The UK Cochrane Centre and the NHS Centre for Reviews and Dissemination. *Health Economics,* 3, 201–3.

Sibley, J., Sackett, D., Neufeld, V. *et al* (1982) A randomised controlled trail of continuing medical education, *New England Journal of Medicine,* 302, 511.

Silagy, C. (1993) Developing a register of randomised controlled trials in primary care. *British Medical Journal,* 306, 897–900.

Sinclair, C. and Frankel, M. (1982) The effect of quality assurance activities on the quality of mental health services. *Quality Review Bulletin,* July, 78–89.

Sivestro, R., Johnston, R., Fitzgerald, L. and Voss, C. (1990) Quality measurement in service industries. *International Journal of Service Industry Management,* 1(2).

Sketries, I. (1988) *Health Service Accreditation – an International Overview.* London: King´s Fund Centre.

Smith, G. and Cantley, C. (1985) *Assessing Health Care: a Study in Organizational Evaluation.* Milton Keynes: Open University Press.

Smith, J. (1992) Ethics and health care rationing. *Journal of Management in Medicine,* 26–8.

Smith, M., Glass, G. and Miller, T. (1980) *The Benefits of Psychotherapy.* Baltimore: Johns Hopkins University Press.

Spitzer, W., Kergin, D., Yoshida, M. *et al.* (1973) Nurse practitioners in primary care. *Canadian Medical Association Journal,* 108, 1006–16.

Spitzer, W., Sackett, D., Sibley, J., Roberts, R., Gent, M., Kergin, D., Hackett, B. and Olynich, A. (1974) The Burlington randomized trial of the nurse practitioner. *New England Journal of Medicine,* 31 January, 252–6.

SSI (1989) *Homes Are for Living in.* London: HMSO.

SSSSG (1994) Randomised trial of cholesterol lowering in 4444 patients with coronary heart disease. *Lancet,* 344, 1383–9.

Stern, E. (1990) *Evaluating Innovatory Programmes.* London: The Tavistock Institute.

Stern, E. (1993) The challenge of ‹real-time› evaluation. In *The Tavistock Institute Review 1992–93.* London: The Tavistock Institute.

Stocking, B. (1996) The art and science of medicine. *The IHSM Network,* 3(6), 3.

Strauss, A. and Corbin, J. (1990) *Basics of Qualitative Research.* London: Sage.

TARP (1980) *Consumer Complaint Handling in America: Summary of Findings and Recommendations.*

Washington, DC: White House Office of Consumer Affairs.

Thomson, R., Cook, G., Elliott, P., Baket, I. and Goodwin, R. (1993) Audit and the purchaser/provider interaction. Report of a working group of the regional medical audit co-ordinator's committee and confernce of colleges' audit working group members. NHSME, Ledds.

Tolley, K., Buck, D. and Godfrey, C. (1996) Health promotion and health economics. *Health Education Research,* 11(3), 361–4.

Townsend, J., Piper, M., Frank, A.; Dyer, S., North, W. and Meade, T. (1988) Reduction in readmission of elderly patients by a community based hospital discharge team: a randomised controlled trial. *British Medical Journal,* 297, 544–7.

Tukey, J. (1962) The future of data anlasis. *Annals of Mathematical Statistics,* 33, 13–14.

Tversky, A. (1991) Winner Takes All? *The Psychologist,* June, 268.

Unell, J. (1996) *The Carers Impact Experiment.* London: King's Funf Centre.

Van Maanen, J., Dabbs, J. and Faulkner, R. (1982) *Varieties of Qualitative Research.* Beverly Hills, CA: Sage.

Walshe, K. and Coles, J. (1993) *Evaluating Audit: a Review of Initiatives.* London: CASPE Research.

Walt, G. (1994a) *Health Policy: an Introduction to Process and Power.* London: Zed Books.

Walt, G. (1994b) How far does research influence policy? *European Journal of Public Health,* 4(4), 223–5.

Webb, E., Campell, D., Schwarz, R. and Sechrest, L. (1966) *Unobtrusive Measures: Nonreactive Research in the Social Sciences.* Chicago: Rand-McNally.

Weiss, C. (ed.) (1977) *Using Social Research in Public Policy Making.* Lexington, MA: Lexington Books.

Weiss, C. (1978) Improveing the linkage between social research and public policy. In L. Lynn (ed.) *Knowledge and Policy: the Uncertain Connection.* Washington, DC: National Academy of Sciences.

Weiss, C. and Bucuvalas, M. (1980) *Social Research and Decision-making.* New York: Columbia University Press.

WHO (1981) *Health Programme Evaluation.* Geneva: World Health Organisation.

WHO (1994) Implementation of the global strategy for health for all by the year 2000 – second evaluation. Eighth report of the world health Organisation, Geneva.

Wholey, J. (1977) Evaluability assessment. In L. Rutman (ed.) *Evaluation Research Methods: a Basic Guide.* Beverly Hills, CA: Sage.

Wholey, J. (1983) *Evaluation and Effective Public Management.* Boston: Little, Brown.

Wilkin, D., Hallan. L. and Dogget, M. (1992) *Measures of Need and Outcome for Primary Health Care.* Oxford: Oxford Medical Publications.

Wilson, D. (1992) Assessment of an intervention in primary care: counseling patients on smoking cessation. In F. Tudiver, M. Bass, E. Dunn, P. Norton and M. Stuart (eds) *Assessing Interventions.* London: Sage.

Yin, R. (1981) The case study: some answeres. *Administrative Science Quarterly,* 26(1), 58–65.

Yin, R. (1989) *Case Study Research:* Design and Methods. Beverly Hills, CA: Sage.

Zeithaml, V. A., Parasurman, A. and Berry, L. L. (1990) *Delivering Service Quality.* London: Macmillian.

Zemke, R. and Bell, C. R. (1989) *Service Wisdom: Creating and Maintaining the Customer Service Edge.* Minneapolis: Lakewood Books.

Sachwortverzeichnis